脑小血管病

Cerebral Small Vessel Disease

主　编　Leonardo Pantoni　Philip B. Gorelick

主　译　黄勇华　石文磊

副主译　赵弘轶　袁俊亮　刘志新　魏　微

译　者　（按姓氏笔画排序）

　　　　丁　玉　马　铁　汤丽雅　贡京京　李　莹
　　　　李　霞　李永琴　陈　飞　林　琅　赵秀欣
　　　　赵晓萍　郭希正　梁伟华

人民卫生出版社

图字：01-2017-3285

图书在版编目（CIP）数据

脑小血管病 /（意）里昂纳多·潘托尼（Leonardo Pantoni）主编；黄勇华，石文磊主译. —北京：人民卫生出版社，2018
ISBN 978-7-117-26996-4

Ⅰ. ①脑… Ⅱ. ①里… ②黄… ③石… Ⅲ. ①脑血管疾病—诊疗 Ⅳ. ①R743

中国版本图书馆 CIP 数据核字（2018）第 148682 号

| 人卫智网 | www.ipmph.com | 医学教育、学术、考试、健康，购书智慧智能综合服务平台 |
| 人卫官网 | www.pmph.com | 人卫官方资讯发布平台 |

版权所有，侵权必究！

脑小血管病

主　　译：黄勇华　石文磊
出版发行：人民卫生出版社（中继线 010-59780011）
地　　址：北京市朝阳区潘家园南里 19 号
邮　　编：100021
E - mail：pmph @ pmph.com
购书热线：010-59787592　010-59787584　010-65264830
印　　刷：北京顶佳世纪印刷有限公司
经　　销：新华书店
开　　本：787×1092　1/16　　印张：21
字　　数：524 千字
版　　次：2018 年 7 月第 1 版　2018 年 7 月第 1 版第 1 次印刷
标准书号：ISBN 978-7-117-26996-4
定　　价：198.00 元

打击盗版举报电话：010-59787491　E-mail：WQ @ pmph.com
（凡属印装质量问题请与本社市场营销中心联系退换）

主译简介

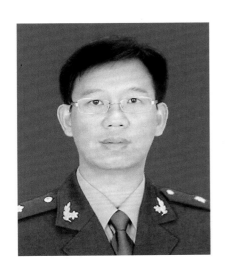

黄勇华，男，医学博士，主任医师，教授，加拿大阿尔伯塔大学访问学者，博士研究生导师。2016 年被评为第二届"人民好医生"，学术任职：中国人民解放军陆军总医院神内科（全军神经内科中心、国家临床重点专科军队建设项目）主任，中国人民解放军全军医学科委会神经内科学专业委员会副主任委员，中华医学会北京分会神经病学专业委员会秘书、委员，中国老年保健医学研究会老年脑血管病分会常委，中国研究型医院学会脑血管病学专业委员会常委、中国研究型医院学会介入神经病学专委会常委、中国研究型医院学会眩晕医学专委会常委、中国微循环学会血液治疗学专业委员会常委，中国心胸血管麻醉学会脑与血管分会常委，中国医师协会神经内科医师分会认知障碍专业委员会委员，国家卫计委脑防委中青年专家委员会专家，全军神经内科专委会睡眠障碍学组副组长，全军神经内科专委会头痛与眩晕学组副组长，北京市神经内科学神经感染和免疫学专业委员会常委，北京神经科学学会理事。长期从事临床、科研及教学工作，较早开展脑小血管病基础与临床研究。对脑小血管病（腔隙性脑梗死、脑白质损害、腔隙、脑微出血、血管周围间隙扩大、脑萎缩）的诊疗有丰富的临床经验。主持 863 课题（军口）、军委科技委创新课题、国家自然科学基金面上项目、卒中专项基金各一项，参研国基金、首发基金 6 项。获全军科技进步及医疗成果二、三等奖 8 项，发表论著 100 余篇，SCI 论著 15 篇。

主译简介

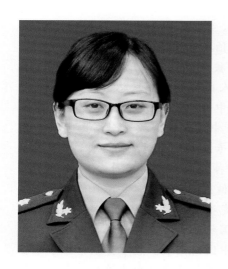

石文磊，女，中国共产党党员，现役军人，医学博士，美国杜兰大学联合培养博士，陆军总医院神经内科博士后。白求恩国际和平医院神经内科主治医师。主要研究方向：脑小血管病及其发病机制；应激与神经内分泌免疫调节。擅长头晕与眩晕、脑血管病、脑小血管病、神经免疫性疾病及认知障碍等疾病的诊治。目前是全军神经内科专业委员会青年委员会委员，全军神经免疫及神经肌肉病学组委员，中国研究型医院学会眩晕医学专业委员会青年委员，中国免疫学会河北省神经免疫分会委员，河北省医师协会神经内科医师分会青年委员，北京市神经内科学会脑血管病专业委员会委员，北京医学会神经病学分会神经重症组委员。参研美国NIH基金，国家自然科学基金，"十一五"军队医学杰出人才基金支持课题。参编著作4部，发表国内外文章十余篇。

作者名单

Rosanna Abbate, MD
Department of Medical and Surgical Critical Care, Artherothrombotic Diseases Center, University of Florence, Florence, Italy

Charlotte L. Allan, BA, MBChB, MRCPsych
Department of Psychiatry, University of Oxford, and Department of Psychiatry, Warneford Hospital, Oxford, UK

Johannes Attems, MD
Institute for Ageing and Health, Newcastle University Campus for Ageing and Vitality, Newcastle upon Tyne, UK

Richard I. Aviv, MBChB, MRCP, FRCR
Sunnybrook Health Sciences Centre and University of Toronto, Toronto, ON, Canada

Hansjoerg Baezner, PhD
UniversitätsMedizin Mannheim, University of Heidelberg, Germany

Oscar R. Benavente, MD, FRCP
Brain Research Centre, University of British Columbia, BC, Canada

Maria Bjerke, PhD
Institute of Neuroscience and Physiology, Sahlgrenska Academy, University of Gothenburg, Gothenburg, Sweden

Sandra E. Black, MD, FRCPC, FRSC
Sunnybrook Health Sciences Centre and University of Toronto, Toronto, ON, Canada

Christian Blahak, MD, PhD
UniversitätsMedizin Mannheim, University of Heidelberg, Germany

Mark I. Boulos, MD, FRCP (C), CSCN (EEG), MSc
Department of Neurology, Sunnybrook Health Sciences Centre and University of Toronto, Toronto, ON, Canada

Margherita Cavalieri, PhD
Division of Neurogeriatrics, Medical University of Graz, Graz, Austria

Hugues Chabriat, MD, PhD
Lariboisière Hospital, Universite Paris Diderot, Sorbonne Paris Cité, UMR-S1161 INSERM, Paris; Centre de référence pour les maladies vasculaires rares du cerveau et de l'oeil (CERVCO), France

Christopher Chen, MD
Memory, Aging and Cognition Centre, National University Health Services, Singapore

Martin Dichgans, MD, PhD
Institute for Stroke and Dementia Research, Ludwig–Maximillians University Munich, Munich, Germany

Maria Teresa Dotti, MD
Department of Medicine, Surgery and Neurosciences, University of Siena, Italy

Klaus P. Ebmeier, MD
Department of Psychiatry, Warneford Hospital, Oxford, UK

Elisabet Englund, MD, PhD
Department of Pathology, Lund University, and Regional Laboratories, Skåne, Lund, Sweden

Christian Enzinger, MD, PhD
Division of Neuroradiology, Department of Neurology, Medical University of Graz, Graz, Austria

Margaret Esiri, DM, FRCPath
Department of Neuropathology, University of Oxford, Oxford, UK

Franz Fazekas, MD
Department of Neurology, Medical University of Graz, Graz, Austria

Antonio Federico, MD
Department of Medicine, Surgery, and Neurosciences, University of Siena, Italy

José M. Ferro, MD, PhD
Department of Neurosciences, Hospital de Santa Maria, University of Lisbon, Instituto de Medicina Molecular, Lisbon, Portugal

Thalia Field, MD, FRCP
University of British Columbia, Vancouver, BC, Canada

Wiesje M. van der Flier, PhD
Alzheimer Center of the VU University Medical Center, Amsterdam, the Netherlands

Philip B. Gorelick, MD, MPH
Michigan State University College of Human Medicine and Hauenstein Neuroscience Center, Mercy Health at Saint Mary's, Grand Rapids, MI, USA

Steven Greenberg, MD, PhD
Massachusetts General Hospital, Boston, MA, USA

Atticus H. Hainsworth, PhD
Stroke and Dementia Research Centre, St George's University of London, London, UK

Brian T. Hawkins, PhD
Division of Hematology, University of Washington School of Medicine, Seattle, WA, USA

Michael G. Hennerici, MD
Department of Neurology, UniversitätsMedizin Mannheim, University of Heidelberg, Germany

Domenico Inzitari, MD
NEUROFARBA Department, Neuroscience Section, University of Florence, Florence, Italy

Hatsue Ishibashi-Ueda, MD, PhD
Department of Pathology, National Cerebral and Cardiovascular Center, Osaka, Japan

Yoshikane Izawa, MD, PhD
Division of Hematology, University of Washington School of Medicine, Seattle, WA, USA

Kurt A. Jellinger, MD, PhD
Institute of Clinical Neurology, Vienna, Austria

Anne Joutel, MD, PhD
INSERM U740, Paris, and Universite Paris Diderot, Paris, France

Eric Jouvent, MD, PhD
Lariboisière Hospital, Department of Neurology, Paris, and Universite Paris Diderot, Sorbonne Paris Cité, UMR-S1161 INSERM, Paris, France

Raj Kalaria, PhD, FRCPath
Institute for Ageing and Health, NIHR Biomedical Research Building, Newcastle University, Campus for Ageing and Vitality, Newcastle upon Tyne, UK

Edward G. Lakatta, MD
Laboratory of Cardiovascular Science and Cardiovascular Function Section, National Institute on Aging, National Institutes of Health, Baltimore, MD, USA

Jennifer Linn, MD
Department of Neuroradiology, University Hospital Munich, Munich, Germany

Marisa Loitfelder, PhD
MUG Research Units, Division of Neurogeriatrics, Medical University of Graz, Graz, Austria

Sofia Madureira, MSc
Department of Neurosciences, Instituto de Medicina Molecular, Faculdade de Medicina de Lisboa, Lisbon, Portugal

Hugh S. Markus, DM, FRCP
Department of Clinical Neurosciences, University of Cambridge, Cambridge, UK

Ranjith K. Menon, MD
Vascular Neurology, Division of Adult Neurology, Sunnybrook Health Sciences Centre, and University of Toronto, Toronto, ON, Canada

Vincent Mok, MD
Division of Neurology, Department of Medicine and Therapeutics, Prince of Wales Hospital, Chinese University of Hong Kong, Hong Kong Special Administrative Region, China

Makoto Nakajima, MD
University of British Columbia, Vancouver, BC, Canada

David Nyenhuis, PhD
Department of Translational Science and Molecular Medicine, College of Human Medicine, Michigan State University; and Hauenstein Neuroscience Center, Saint Mary's Health Care, Grand Rapids, MI, USA

Jun Ogata, MD, PhD
Hirakata General Hospital for Developmental
Disorders, Osaka, Japan

Christian Opherk, MD, PhD
Department of Neurology and Institute
for Stroke and Dementia Research,
Ludwig–Maximillians University Munich,
Munich, Germany

Leonardo Pantoni, MD, PhD
Stroke Unit and Neurology, Azienda Ospedaliero
Universitaria Careggi, Florence, Italy

Francesca Pescini, MD, PhD
NEUROFARBA Department,
Neuroscience Section, University of Florence,
Florence, Italy

Anna Poggesi, MD, PhD
NEUROFARBA Department, Neuroscience
Section, University of Florence,
Florence, Italy

Sharon Reutens, MD
School of Psychiatry, University of New South Wales,
Sydney, Australia

Stefan Ropele, MD, PhD
Department of Neurology, Medical University of
Graz, Graz, Austria

Perminder S. Sachdev, MD, PhD
Centre for Healthy Brain Ageing; School of
Psychiatry, Faculty of Medicine, University of
New South Wales, Sydney, Australia

Reinhold Schmidt, MD
Medical University of Graz, Graz, Austria

Angelo Scuteri, MD, PhD
Scuola Specializzazione in Geriatria, Universita' Tor
Vergata, Rome, Italy

Glenn T. Stebbins, PhD
Translational Imaging Core Facility, Rush University
Medical Center, Chicago, IL, USA

Richard H. Swartz, MD, PhD
Sunnybrook Health Sciences Centre and University
of Toronto, Toronto, ON, Canada

Ana Verdelho, MD, PhD
Department of Neurosciences, Hospital de Santa
Maria, University of Lisbon, Lisbon, Portugal

Anand Viswanathan, MD, PhD
Partners Telestroke Program, Department of
Neurology, Massachusetts General Hospital, Boston,
MA, USA

Anders Wallin, MD, PhD
Institute of Neuroscience and Physiology,
Sahlgrenska Academy, University of Gothenburg,
Gothenburg, Sweden

Joanna M. Wardlaw, MD, FRCR
Division of Neuroimaging Sciences, Centre for
Clinical Brain Sciences, University of Edinburgh,
Edinburgh, UK

Hiromichi Yamanishi, MD, PhD
Hirakata General Hospital for Development
Disorders, Osaka, Japan

Gregory J. del Zoppo, MD
Department of Hematology and Department of
Neurology, University of Washington School of
Medicine, Seattle, WA, USA

中文版序

脑小血管病是指一组特殊的血管病实体和综合征,临床离开影像学是不能下此诊断的。在解剖学中脑小血管是脑血管的一部分,在病理学中脑小血管病归属于脑血管病。脑血管病的研究在神经影像学的迅速发展过程中,得到黄金20年。然而,脑小血管病的研究滞后于大动脉粥样硬化性脑血管病,现在世界进入老龄化的趋势在加速,国际神经病学专家学者们掀起了脑小血管病的研究热潮。我国神经病学专家对于国际脑小血管病的研究是有贡献的,也是走在世界前列的。

脑小血管病起源于神经病理学,例如腔隙性脑梗死,发展于神经影像学,除了腔隙梗死以外,通过神经影像认识了脑白质损害以及脑微出血;成就于临床多学科对于脑小血管病的综合性理解和认识,尤其是认知功能障碍和老龄化与小血管病的密切相关,使得老年医学、精神病学、遗传学、神经影像学、神经病理学与神经内科学共同关注并联合研究,得出可信的结果。

Leonardo Pantoni 和 Philip B. Gorelick 所著的《脑小血管病》一书在解放军陆军总医院神经内科团队的努力下,历时18个月,逐句斟酌,逐段推敲,终于完成全书翻译任务。黄勇华主译要求我,作为他的导师,撰写这篇序言,我首先要感谢黄勇华教授对此书翻译出版所做出的努力和贡献,同时要感谢石文磊等翻译团队成员。1992年我在瑞典乌普萨拉大学开始接触脑小血管病的研究,并因此研究获得瑞典医学博士。从此,我的博士和硕士学生们都在这一领域获得各自的发展。现在,黄勇华主任作为学科带头人,领导翻译团队有实力出版《脑小血管病》的中文版,给国内同仁一个共同及时分享《脑小血管病》一书的机会。

最后,我希望读者喜欢《脑小血管病》中文版这本书,借这本书为全国的同仁们带来一定的帮助,这也是我们翻译本书的初衷。

张微微

2018年5月30日

序

脑的血供依赖于大血管和小血管共同构成的血管网络。由于大动脉便于影像学检测及神经病理学观察，多年来的研究主要集中于大动脉。就血管病而言，脑部大动脉与身体其他系统的大动脉相类似，易发生动脉粥样硬化。然而，脑的小动脉一直被忽视直至最近，更先进的脑影像学技术能够探测到小动脉病的结果，如脑深部小梗死、白质病变（即脑白质疏松）、微出血以及伴随血管扩张的血管周围间隙等。此外，对脑深部的小动脉和小静脉进行直接研究更难，也很少被神经病理学者关注。尽管如此，近年来掀起了一个脑小血管病研究的潮流，脑小血管病及其在老龄化中的重要性等方面的新信息大量积聚，可供我们以专著形式探讨这一主题。由于更多新的临床、神经病理学及流行病学研究结果可资利用，我们感到本书的出版时机业已成熟。

多年以来，本书编辑们一直专注于解读随年龄增长而出现的血管性认知障碍以及血管危险因素在认知功能损害中的作用，我们的结论与其他研究者一致：脑小血管病是血管性认知障碍最重要的原因。借助本书编纂之良机，我们会同国际脑小血管病研究领域的领军人物，对相关领域的题目进行简要综述，内容涵盖了脑小血管病分类、神经病理学、基础研究、遗传性疾病、神经影像学及临床检验、临床表现以及治疗和预防等各个方面。本书读者将会发现，脑小血管病的遗传模型乃是我们理解其病理生理机制的要点，而神经血管单元（neurovascular unit）则很可能是小血管病变导致脑部并发症和认知损害及其他功能结局的最后通路（final common pathway）。

当前的学术文献中，脑小血管病相关信息正如春苗勃发，生意盎然。然而，对这一庞大的科学知识库进行逻辑化的梳理，使之易于理解和把握的尝试，却寥寥无几。《脑小血管病》一书将以其综合性和易解性，为读者架设一座了解这一疾病的桥梁。

本书的编纂兼顾了临床医师与科研人员的需求，适合执业医师及其他医疗从业者、流行病学者、医学生、住院医师（尤其是对神经病学及老年病学有兴趣者）、老年病医师、放射科医师、病理学者以及具备公共卫生背景的人士等群体阅读参考。对于脑老龄化，血管因素及血管病变过程对脑的影响，以及血管性脑损伤的治疗和预防等诸方面的浓厚兴趣，是阅读本书的基本前提。血管因素不仅是血管性认知障碍的风险，亦可对阿尔茨海默病构成影响。因此，本书所述内容可能也适用于阿尔茨海默病。

本书可作为临床医师或医疗业者便捷的专题参考来源，相关患者的治疗及预防等方面的问题可以从本书中寻找答案。此外，本书还提供关于脑小血管病深层机制及结局等方面更为详尽的理解。因此，本书对临床医师及研究人员均可有所裨益。

谨此感谢所有患者及研究合作者，多年以来，在逐步深入了解脑小血管病的努力之时，是他们提供的分享以及真知灼见，激发我们进行分析和思考。衷心希望读者通过阅读本书，能够更好地理解脑小血管病，从而更好地服务于患者，并冀望本书能够激发读者设计更为大胆的研究方案，以改善众多罹患脑小血管病或受脑小血管病威胁的患者的健康状况。

目　　录

1

小血管病的定义和分类

Leonardo Pantoni

前言

　　脑小血管病（small vessel disease，SVD）已成为目前广为流行和被广泛使用的术语。为了反映这一趋势，此书面向临床医师、放射科医师、病理学家及诸多卒中、痴呆、老年病领域的研究人员，全面关注这一近年来引起大家广泛兴趣的概念。

　　本章将简要列出 SVD 相关的关键定义和概念，并简要报道该领域新的研究方向。读者可参考综述[1]和近期发表的关于脑小血管病的见解性论文[2]获得详细的讨论内容。

脑 SVD 的定义和分类

　　在定义影响脑小血管的病理过程之前，有必要先给出这些血管本身的定义。一般来讲，任何不"大"的血管都可称为小血管。显然这样过于简单，应该提出更精确的定义。值得注意的是，几年前的一项调查报道，神经病理学家之间对小血管的定义并未达成高度共识[3]。约 50% 的神经病理学家同意定义脑小血管为直径小于 500μm 且位于皮层深部的小血管。另一些得到较少人共识的定义包括"直径小于 50μm 的血管"，"脑实质的所有血管以及软脑膜区直径小于 500μm 的血管"。也有研究者将脑小血管作为小动脉的代名词[3]。许多研究者使用术语"小血管"几乎只涉及动脉树，可能因为动脉的组分病理过程较其他组分（毛细血管和小静脉）更为人熟知。我们目前关于小血管的定义包括位于脑实质和蛛网膜下腔所有的血管结构（小动脉，微动脉，毛细血管，微静脉，小静脉）。这个概念是基于一般的假设即影响小血管的疾病至少与影响大血管的疾病有部分是不同的。之所以部分不同，因为有些病理过程可同时破坏大血管和小血管，比如糖尿病和一些炎性疾病（如血管炎）。另一方面，有些疾病，如脑淀粉样血管病则主要影响小血管。第二个导致小血管和大血管病理过程不同的假设是其病理生理及对脑实质影响的后果不同。通常除了腔隙性脑梗死外，SVD 对脑实质的影响为非急性的，随着时间的累积可最终导致功能障碍。

　　除了小血管定义的不一致，SVD 研究领域的另一个问题是目前标准的神经影像技术达不到小血管可视化，因此不能直接了解其结构。所以，如今 SVD 是用于描述 SVD 对脑实质影响的病理结果的术语而不是指血管疾病。目前观点的一个问题是它趋向于对脑部病变做出统一的病因解释，因此人们倾向使用词语"病"（详见 Wardlaw 等[4]）。某种程度上这会引起误导；例如一个小的腔隙性梗死可以由于年龄和高血压导致的小动脉粥样硬化所致，也可以源于血管炎或影响小穿通动脉和微动脉的感染过程，因此综合征更适用。所以只是通过单一神经影像的病变不能做综合的诊断。

　　关于 SVD 需要记住的最后一个概念是脑

1

实质的病变可以不同性质,既可以缺血也可以出血。迄今为止,更多的观点关注非出血性脑部病变,极少关注出血性病变。我们之前关于SVD引起的脑部病变的分类包括两类缺血(白质病变,腔隙性脑梗死)和两类出血(大出血,微出血)性病变[1]。近年来,归因于SVD的病变数量增多,分类也较前扩大[2]。

脑SVD的病因学分类

可能的病因学分类如表1.1[1]。其中一些是系统性疾病,另一些只局限于脑部。如[1]所述,这些疾病的相对发生率不同,迄今为止,前两者在临床实践中更多见。

表1.1 脑SVD的病因学分类

1型. 小动脉粥样硬化性SVD(年龄和血管危险因素相关SVD)

2型. 脑淀粉样血管病(散发和遗传性)

3型. 遗传性SVD(非脑淀粉样血管病,如CADASIL,CARASIL,Fabry病,*COL4A1*突变致SVD等)

4型. 炎症和免疫介导的SVD(系统性和脑血管炎,继发于感染的中枢神经系统血管炎)

5型. 静脉胶原性疾病。

6型. 其他SVD(如辐射后血管病,阿尔茨海默病患者的非淀粉样的微血管变性)

Pantoni[1]改良

CADASIL,伴有皮质下梗死和白质脑病的常染色体显性遗传性脑动脉病;CARASIL,伴有皮质下梗死和白质脑病的常染色体隐性遗传性脑动脉病;SVD,小血管病

SVD定义的新进展

由于目前SVD主要是神经影像学概念,随着神经影像技术的发展,SVD的概念也应与时俱进。过去的几年里情况正是如此,2011年,神经变性病卓越中心(Centers of Excellence in Neurodegeneration,COEN)和加拿大卫生研究院(Canadian Institutes of Health Research,CIHR)呼吁发起关注不同类型SVD的评估及其定义的协作努力,并为此成立国际工作组[5]。2012年该工作组两次开会,最终形成并发表共识[2]。报道了为SVD研究的神经影像标准统一路径,缩写为STRIVE(神经影像上血管改变的报道标准)。协作组完成的工作体现在一系列的重大结论里。第一个是SVD病变的亚型数量扩大至神经影像病变的六型:①新发小的皮质下梗死;②推测为血管起源的腔隙;③推测为血管起源的白质高信号;④血管周围间隙;⑤脑微出血;⑥脑萎缩。"脑萎缩"的列入可能是最大的进展,近来关于皮质下病变和脑萎缩的关系的研究已经予以证实[6]。第二个结论是确立了术语的通用语言以及磁共振成像(MRI)上可视化的SVD特征的定义。第三个结论是图像采集和分析的最低标准的建议。第四个结论是对有关SVD神经影像学变化的科学报告标准达成共识。此外,还提及检测和量化SVD临床前表现的新的影像方法。该方法学的论文[2]代表了未来相关课题和SVD领域研究的基础。

(石文磊 译)

参考文献

1. Pantoni L. Cerebral small vessel disease: from pathogenesis and clinical characteristics to therapeutic challenges. *Lancet Neurol* 2010;9:689–701.

2. Wardlaw JM, Smith EE, Biessels GJ, et al. Neuroimaging standards for research into small vessel disease and its contribution to ageing and neurodegeneration. *Lancet Neurol* 2013;12:822–838.

3. Pantoni L, Sarti C, Alafuzoff I, et al. Postmortem examination of vascular lesions in cognitive impairment: a survey among neuropathological services. *Stroke* 2006;37:1005–1009.

4. Wardlaw JM, Smith C, Dichgans M. Mechanisms of sporadic cerebral small vessel disease: insights from neuroimaging.

Lancet Neurol 2013;12:483–97. Erratum in *Lancet Neurol* 2013;12:532.

5. Editorial. A united approach to vascular disease and neurodegeneration. *Lancet Neurol* 2012;11:293.

6. Appelman AP, Exalto LG, van der Graaf Y, et al. White matter lesions and brain atrophy: more than shared risk factors? A systematic review. *Cerebrovasc Dis* 2009;28:227–242.

2 脑小血管病的病理学

Jun Ogata, Hiromichi Yamanishi, Hatsue Ishibashi-Ueda

前言

　　小血管病（SVD）指与远端软脑膜和脑内血管病理改变相关的脑实质损伤。为了理解脑实质损伤的病理生理并且建立预防和治疗策略，必须首先了解血管病理学知识。本章对最常见类型的 SVD 的主要血管组织理学进行了复习。作者描述了高血压及其他血管危险因素（此后指高血压性血管病）相关脑血管病理改变和散发性脑淀粉样血管病（cerebral amyloid angiopathy，CAA）的血管病理改变。本章未特别讨论遗传性 SVD，包括家族性 CAA 和伴有皮质下梗死和白质脑病的常染色体显性遗传脑动脉病（cerebral autosomal dominant arteriopathy with subcortical infarcts and lerkoencephalopathy，CADASIL），本章还简要讨论了 SVD 的各种潜在发生机制。

材料与方法

　　本章依据的是日本大阪国立脑和心血管病中心 1977 年以来的尸检病理材料和手术标本以及文献报告的资料，病理学检查方法如前所述[1,2]。用抗人 β/A4 蛋白（DAKO）单克隆抗体 1:100 浓度进行 β 淀粉样蛋白（Aβ）免疫组织化学染色。

高血压性血管病

　　高血压性血管病表现如下，可以单独或以不同组合形式存在。

　　纤维素样坏死见于脑、肾及其他器官的小动脉和微动脉，尤其见于血压控制不良的严重高血压患者。脑出血患者常见。纤维素样物质节段性沉积，常占血管的一部分。血管壁沉积物呈嗜伊红的，非结晶或细颗粒状，称为纤维素。其在马松三色（Masson trichrome，MT）染色呈红色，而用磷钨酸苏木素（phosphotungstic acid hematoxylin，PTAH）染色呈蓝色。电子显微镜和免疫组织化学观察显示纤维素由渗出的血浆蛋白（纤维蛋白原和纤维蛋白）和坏死的平滑肌细胞（smooth muscle cells，SMC）组成。棒状或多边形高电子密度团块为其最特征性表现。纤维素结构包括 11nm 和 22nm 两种周期性条纹类型。这些常常导致附壁或阻塞性血栓形成，动脉瘤样扩张，血液成分通过不完整的血管壁漏出[3~5]。随着时间的推移，急性的血管改变时马松三色染色的红色着色丢失，代之以光亮透明的无细胞成分的玻璃样外观（图 2.1）。

　　微动脉瘤 1868 年 Charcot 和 Bouchard 首先描述了微动脉瘤，现在称为 Chacot-Bouchard 动脉瘤。C. Mill Fisher[6,7]描述了患小卒中或脑内大出血的高血压患者中的微动脉瘤。微动脉瘤（也称为粟粒状的囊状动脉瘤）（直径 300~1100μm）累及脑内动脉（直径 40~160μm），常出现在动脉分叉处。动脉瘤壁完全没有肌层或弹力组织，有时表现为纤维素样坏死。在管壁内表面常常有血栓排列。动脉瘤周围常围绕有红细胞或富含含铁血黄素的吞噬细胞，表明新旧出血同时存在。微动脉瘤常见于出血好发区域（图 2.2）。出血球（bleeding globe）（也称为假性动脉瘤）由红细胞和血小板团构成（直径 0.3～1.0cm），表面包绕以动脉（直径 100～200μm）破口处渗出的同心圆形的纤维素。在脑内大出血中可见到假性动脉瘤。

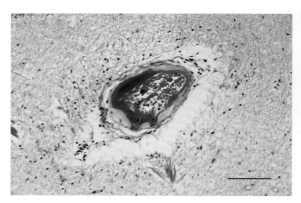

图 2.1　豆纹动脉，染成红色区域表示纤维素样坏死和血栓，浅蓝色区域为玻璃样变。马松三色（Masson trichrome, MT），标尺 =100μm

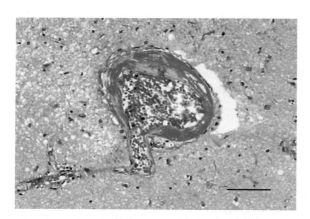

图 2.2　一个起自豆纹动脉并有附壁血栓的微动脉瘤。MT，标尺 =100μm

　　脑出血的主要元凶是继发于血管壁纤维素样坏死的动脉瘤破裂，还是动脉硬化所致的动脉壁薄弱，尚在讨论中（图 2.3）。Takebayashi 和 Kaneko[8] 收集了脑内血肿清除术及尸检的豆纹动脉，并用电子显微镜观察，探讨动脉破裂的机制。观察到 48 例破裂动脉中有 46 例在动脉分叉处或其附近有严重的动脉硬化伴中层变性，

仅 2 例是动脉瘤破裂。Wakai 等[9, 10] 检测了脑叶或小脑出血外科清除术后取得的血肿壁上发现的假性动脉瘤的完整连续切片。明确在所有伴或不伴有高血压病的患者和一例合并 CAA 的患者，破裂的动脉瘤旁均有假性动脉瘤围绕。

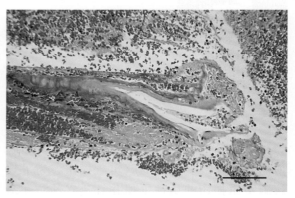

图 2.3　小脑大量出血，可见小脑齿状核门处一支伴有动脉硬化的小动脉破裂。MT，标尺 =100μm

　　玻璃样变表现为在高血压患者脑内小动脉上呈浅染的嗜伊红的非晶形管壁区域。使用这一名词的原因是用苏木素 - 伊红（hematoxylin and eosin, HE）染色时这一区域的着色较含有纤维素区域浅，且用 MT 染色时呈浅蓝色。鉴别玻璃样变性与纤维素的方法是 MT 和 PTAH 时显色不同。电子显微镜检测显示玻璃样变中包含变性的胶原、SMC 和非特异性非晶形结构[4, 5]。玻璃样变不会导致脑出血，却是高血压病患者的常见表现。纤维素样坏死可能早于玻璃样变，因为与纤维素样坏死相比，玻璃样变更常见（图 2.1，图 2.4）。寿命短的纤维素样坏死可能变成稳定的玻璃样变，但是，尚没有研究证明这一过程[5]。

　　纤维玻璃样变是用来描述包含增厚的玻璃样管壁且增厚的管壁含有纤维样变性区域的穿支动脉的术语。

　　微粥样硬化斑包含近脑表面的穿支动脉的动脉粥样硬化改变，由血管内膜下成纤维细胞和吞噬脂质的吞噬细胞的增殖以及胆固醇结晶沉积构成，偶可见于慢性高血压患者。虽然偶可见到易感血栓形成的微粥样硬化斑[11]（图 2.5），但我们尚未见到新发闭塞的责任性微粥样硬化斑。

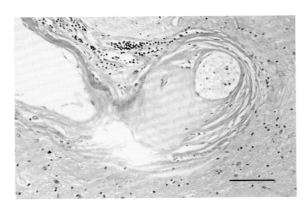

图2.4 豆纹动脉因玻璃样物质而狭窄（节段性动脉结构破坏）。HE，标尺 =100μm

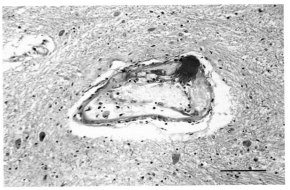

图2.6 脑底附近豆纹动脉脂质玻璃样变，图中可见浅蓝色染色区域为玻璃样变，红色区域为纤维素样坏死区，以及动脉壁浸润的吞噬细胞。MT，标尺 =100μm

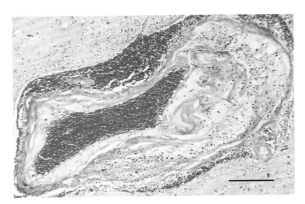

图2.5 脑底附近豆纹动脉微粥样硬化斑，这种动脉易形成血栓。MT，标尺 =100μm，

脂质玻璃样变 Fisher[6]引入脂质玻璃样变一词用于描述穿支动脉壁上因玻璃样物质及含脂质的吞噬细胞沉积引起的血管破坏过程。Fisher 认为，脂质玻璃样变好发于频繁出现高血压性脑出血和腔隙性脑梗死的区域。我们自己的观察表明脂质玻璃样变出现在基底核、丘脑以及近脑表面大脑皮质区域的穿支动脉上，而脑深部动脉多为纤维素样坏死和玻璃样变。脂质玻璃样变的动脉管壁可与纤维素和（或）纤维化并存（图2.6）。在检出脂质玻璃样变的区域，我们也发现了微粥样硬化斑，我们认为脂质玻璃样变是高血压性小动脉和动脉硬化性动脉改变的共同病理表现。还没有遇见新近闭塞事件相关责任性的脂质玻璃样变性动脉。

动脉粥样硬化在慢性高血压病例的脑底穿支动脉软脑膜部分和软脑膜凸面动脉末梢上偶然可观察到动脉粥样硬化改变。Fisher[12]把主要累及内囊的较腔隙大的梗死定义为动脉粥样硬化相关的"囊性梗死"，累及的是大脑中动脉（middle cerebral artery，MCA）邻近开口处至基底核中部的单支豆纹动脉节段，血管直径 300～800μm。动脉改变的基础是由动脉粥样硬化斑块伴严重狭窄构成，其中一些叠加了血栓形成。脑实质内动脉损伤亦称为微粥样硬化斑。也有报道一例 Fisher 所谓的囊性梗死[12]罕见的由出血性脂质玻璃样变引起受累动脉闭塞所致。

Caplan[13]将基底动脉发出的单支动脉开口处的粥样硬化闭塞所致的脑桥梗死[14]及相同机制导致的其他脑内主要动脉相关的梗死命名为"颅内分支动脉粥样硬化病"。这种梗死的特征是紧靠基底面，而腔隙通常由脑实质深部血管损伤引起[15]，所以这型梗死不包括在 SVD 中。

节段性动脉结构破坏是由 Fisher 引入的一个非特异性名词[6, 16]，用来描述各种局灶性血管变化，大多数是陈旧的，有动脉结构丧失进而导致管腔狭窄或闭塞的共同特点。最终通常结缔组织完全取代血管（图2.4）。

分析脑动脉微血管构筑改变的方法有：对

动脉内注射钡剂处理过的脑标本进行高分辨率放射微显影技术，扫描电镜观察动脉铸型，磷酸碱性酶染色火棉胶厚切片。老年人中最常见的是皮层分支小动脉及白质髓动脉扭曲[17, 18]。老年人石蜡切片上偶可在白质内扩大的血管周围间隙中见到扭曲的或缠绕着的动脉（图 2.7）[17]。这些都可看做是尤其在白质区域，脑灌注受损的促进因素，但动脉变化与组织损伤的关系尚不清楚[17, 18]。

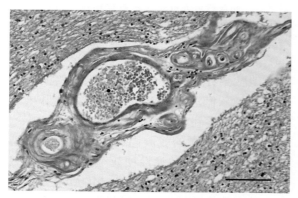

图2.7　一名 83 岁非淀粉样皮质下血管性痴呆的老年男性患者，顶叶深部白质扩张的血管周围间隙中的血管束结构。HE，标尺 =100μm

Fisher[15] 对腔隙性梗死相关的动脉损伤进行了细致的研究，把腔隙性梗死定义为特定体积的缺血性梗死，即最大直径小于 15mm，且位于脑深部。多见于慢性恢复期，主要为在基底核、丘脑及脑桥形成的不规则囊腔，常见于高血压和（或）糖尿病患者。1969 年 Fisher 研究了 4 例有高血压病和小卒中病史的腔隙性梗死患者的动脉损伤情况[16]，共有 50 个腔隙性梗死灶，其中 45 个供应梗死区域的动脉闭塞，血管损伤中最多见的是节段性动脉结构破坏阻塞了单支动脉。Fisher[6] 发现皮质下白质中 2 个腔隙性梗死灶，是由供应大脑皮质穿支动脉的粟粒状不对称梭形动脉瘤中血栓阻塞引起，但他对皮质下白质中腔隙性梗死未进行系统的研究[15]。

1990 年 Challa 等[19] 利用碱性磷酸酶对微血管染色和高分辨率放射微显影技术对 15 例

高血压病患者的 31 个腔隙性梗死灶进行了三维观察。结果支持 Fisher 关于"SVD 是腔隙性梗死的原因"的结论，但又有一个重要区别。在基底核和丘脑中的绝大多数腔隙性梗死灶经证实存在由于内膜过度增生或动脉粥样硬化引起的狭窄。这些腔隙性梗死均发生于使用当前抗高血压药物将血压控制良好的患者，而这些药物在 19 世纪 60 年代是无法得到的。Fisher 研究的 50 个腔隙性梗死灶中有 36 个来自同一个可能有更严重的高血压性 SVD 的患者。Challa 等[19] 也观察到深部白质的腔隙性梗死的发生率很高，深部白质易发生腔隙性梗死可能是源于其特征性的血管构筑，包括穿支髓动脉较长，有节段性或广泛的管腔狭窄。

Tanoi 等[20] 通过连续切片研究了脑髓质动脉病变，以明确 Binswanger 脑病（Binswanger's encephalopathy，BE）的动脉变化特征。通过对从动脉的皮质表面穿入点到白质深部末梢部分连续切片重建，他们分析了尸检 BE 的软脑膜和脑内动脉标本。结果显示，与高血压性脑出血（HH）组和正常血压（NT）组标本相比，BE 组标本存在非特异性的，却是更广泛的内膜纤维化，无论伴有或不伴动脉硬化斑。研究者还发现 BE 组有更明显的节段性 SMC 丢失，后者有时与内膜血浆外渗或微动脉瘤相关。与 HH 组和 NT 组标本相比，BE 组标本软脑膜动脉内膜纤维化更广泛。BE 组标本的软脑膜和颅内动脉中膜明显厚于 HH 组。NT 组标本中，颅内动脉似乎比软脑膜动脉中膜薄。他们认为，继发于内膜纤维变性加重和中膜 SMC 丢失的血流调节功能紊乱是 BE 皮质下白质弥漫性髓鞘脱失的主要机制。

血管周围间隙扩大，常见于基底核节，内衬以单纯膜性结构，而不是增生的胶质细胞（图 2.8），而腔隙性梗死的囊腔则被增生的胶质细胞包绕[21]。Pollock 等人[21] 分析了基底节区和大脑皮质中血管周围间隙结构的差别，发现阿尔茨海默病（Alzheimer's disease，AD）患者基底节区形成扩大的血管周围间隙，极少数情况有 Aβ 堆积；而在皮质区域罕见腔隙性梗死灶，常见的是淀粉样血管病。基底节区的动脉有两种不同的软脑膜包绕，其间是血管周围间隙，与围绕在蛛网膜下腔内动脉周围的血管周围间隙相延续。软脑膜的内层紧紧围绕着血管壁的外膜，而外层在脑表面与软脑膜相接续。在大脑皮质动脉周围仅有一层软脑膜。基底节区静脉周围没有外层软脑膜，血管周围间隙与软脑膜下间隙相连。围绕在动脉周围的血管周围间隙的结构差异可以反映脑内间质液从不同位点引流的相对效率。AD 患者血管周围间隙的结构特点可能导致此类患者基底节区血管周围间隙增宽发生率高和淀粉样血管病的发生率低。关于血管周围间隙扩大的发病机制，Pollock 等[21]认为动脉通透性异常，使液体漏出，血管周围间隙超载形成扩大的血管周围间隙，沿动脉长轴的血管周围间隙纤维变性和阻塞增加了液体引流通路的阻力。

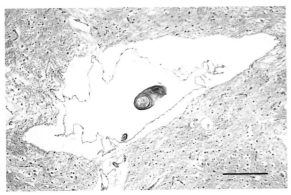

图 2.8　基底节区扩张的血管周围间隙。小动脉和脑实质之间存在膜性结构，在脑实质周围没有胶质增生。Watanabe 网状纤维银染，标尺 =200μm

脑淀粉样血管病

　　脑淀粉样血管病（cerebral amyloid angiopathy，CAA）是指淀粉样物质在中枢神经系统（CNS）血管内进行性沉积。老年人和 AD 患者中常可见到散发的 CAA，显示 Aβ 肽沉积在皮质内和远端软脑膜血管壁内，继而引起血管病变[22~25]。

　　CAA 的发生率和严重程度随年龄增加而增加，且与 AD 病理改变相关。CAA 首先见于新皮质的皮质内和远端软脑膜血管中，大脑后部受累的频率和严重程度均较前部明显，其次受累的是旧皮质和小脑，颞叶内侧、海马、基底核和丘脑受累极少，脑干通常不受累。CAA 与高血压、动脉硬化和其他器官的淀粉样变不相关[22~26]。

　　Aβ 在大脑皮质和软脑膜的微动脉、小动脉和中等大小动脉壁上沉积，而极少沉积于静脉和毛细血管上。CAA 广泛存在，但呈斑片或节段性，Willis 环的大分支血管不受累及。HE 染色显示晚期 CAA 小动脉壁呈无细胞性增厚，血管壁薄切片经刚果红染色后在偏振光显微镜下呈双折射苹果绿色。用抗 Aβ 抗体染色显示血管壁上 Aβ 和老年斑呈阳性。Aβ 沉积从血管中层的管腔侧及血管外层开始（图 2.9A，B）。Aβ 浸润并取代中间的平滑肌层，直达内膜，但血管内皮细胞不受侵犯[22~25]。

　　Weller 和他的同事[27]就 CAA 发病机制提出假说，认为 Aβ 沉积在 AD 患者脑动脉周围间质液引流通路中，明显有利于 CAA 形成。Weller 等[27]验证了这一假说的证据，有明确证据证明间质液沿动脉周围间隙从脑引流到颈部淋巴结。针对非 AD 脑的生化研究显示皮质中有可溶性 Aβ 池，对 AD 脑的组织学和免疫细胞化学研究显示 Aβ 在动脉周围的堆积是静脉周围的 5 倍，常选择性累及小动脉，早期 Aβ 沉积在动脉周围。这些研究结果均支持这一假说。

　　受 Aβ 侵害的血管呈现继发性损害，如纤维素样坏死，中层 SMC 丢失、微动脉瘤、血栓形成、纤维玻璃样管壁增厚、管腔狭窄、围绕神经毡的淀粉样蛋白沉积（特指淀粉样蛋白沉积致的扭曲样改变），血管壁及周围炎细胞浸润，以及血管周围血色素沉积。受 CAA 影响的血管被膜中层增厚或变薄、动脉管腔狭窄或扩张。组织形成过程中，由于组织成分的物理性质不同，特别是软脑膜小动脉，血管壁层分离可能产生双桶现象（图 2.9A，B）[22~25]。

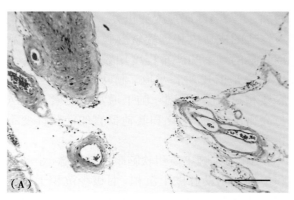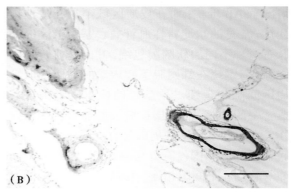

图 2.9　顶叶软脑膜动脉壁上显示 Aβ 沉积于中层和外层，形成双桶结构。（A）MT，（B）免疫染色，标尺 = 200μm。（A）是（B）附近切片，（B）是抗 β/A4 抗体免疫染色

Aβ 沉积在毛细血管壁内层称为毛细血管 CAA（capCAA），周围的神经毡常见 Aβ 沉积（图 2.10）。capCAA 也可在毛细血管以外其他血管上见到 Aβ 沉积，而大血管 CAA，Aβ 仅局限于皮质和软脑膜动脉、微动脉和极少数静脉，不累及毛细血管。Richard 等[28]提出 capCAA 的在病理上且可能在发病机制上均与大血管 CAA 不同。

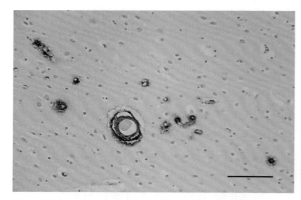

图 2.10　顶叶毛细血管和大血管的 Aβ 沉积和扭曲改变。免疫荧光染色，标尺 =100μm

广泛应用于常规病理学的 CAA 分级系统由 Vonsattel 等[29]提出的。轻度表示淀粉样物质沉积在中膜但没有明显的 SMC 破坏；中度意味着淀粉样物质取代了血管中膜，引起中膜增厚，但没有血液漏出的证据；重度则说明淀粉样物质广泛沉积，伴局部血管壁破裂以及血液漏出证据。

CAA 相关脑出血的特征是脑叶出血，老年人的发生率高，并非与高血压病相关。所以，此时用的特异性术语是自发性脑出血。虽然 CAA 累及脑叶浅表血管，但引起原发性蛛网膜下腔出血的罕见。小脑出血亦有发生，常见的是多部位复发性脑叶出血。据推测脑叶出血继发于含 Aβ 的薄弱的血管壁破裂或继发于微动脉瘤（图 2.11～2.13）。Vonsattel 等[29]注意到无论伴或不伴微动脉瘤，CAA 的严重程度和纤维素样坏死的存在总与脑出血相关。Wakai 等[10]进行的连续切片研究发现微动脉瘤破裂与 CAA 相关。证据表明 CAA 是溶栓治疗[30]、使用华法林[31]和抗血小板制剂[32]相关脑出血的危险因素与。

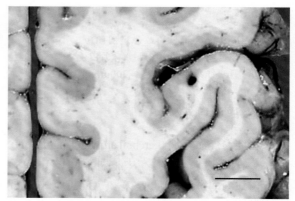

图 2.11　脑水平切片显示顶叶皮髓交界区有一个黑点，因血栓阻塞了富含 β 淀粉样蛋白的组织学瘤样扩张的动脉所致。标尺 =10μm

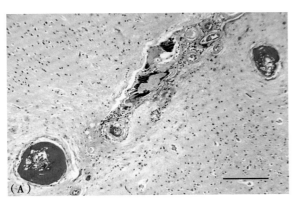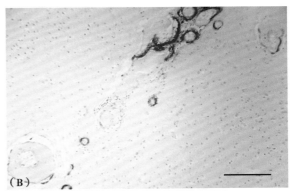

图2.12 顶叶的皮质内和软脑膜血管和微动脉瘤中的 Aβ 沉积,微动脉瘤被血栓阻塞。(A) MT,(B) 免疫染色,标尺 =200μm

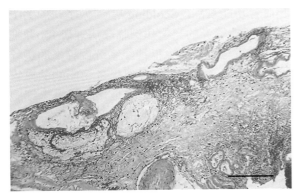

图2.13 顶叶出血患者外科清除血肿块中的小动脉。免疫染色显示动脉壁上有大量的 Aβ,可见到动脉壁破裂。MT,标尺 =200μm

脑微出血(CMB)是梯度回波 T_2*- 加权磁共振成像(MRI)上小的信号流空区,许多疾病都可见点状的信号流空区,最常见的是高血压病和 CAA。高血压病性血管病相关的 CMB 多位于脑深部中央灰质、脑干和小脑,而与 CAA 相关的 CMB 则位于脑叶[33, 34]。已经证明,脑叶出血是 CAA 患者复发性脑出血的强预测因子[35]。同时 Lovelock 等[36]针对非 CAA 使用抗栓药物患者中脑出血进行的系统综述研究显示,存在 CMB 是脑出血的一个潜在危险因素,并显示 CMB 增加华法林相关脑出血的危险。

Fazekas 等[37]给经过甲醛溶液固定的脑片做 MR 成像和相关组织学检查,从组织学角度提供证据支持这些是陈旧微出血残留的假设。

组织病理学检查显示许多 MR 信号缺失区内有局灶性富含含铁血黄素的吞噬细胞堆积。高血压病患者的所有标本都有纤维玻璃样变性,而仅于部分脑中见到 CAA。

Schrag 等[38]做了一项关于高分辨率、三维梯度回波 T_2* 及磁敏感加权成像 MR 方法显示的低信号影,与伴有不同程度 CAA 的 AD 患者尸检后脑切片组织病理学的系统性相关研究。做连续切片前首先利用解剖显微镜观察影像学观察到的低信号点。常见的病变有急性微出血、陈旧性出血的含铁血黄素残留、带含铁血黄素环的小梗死以及大脑皮层的微动脉瘤,这些病变位于灰白质交界区下方、深部白质和深部灰质。Aβ 沉积的部位位于脑叶血管壁。

表面含铁血黄素沉积是中枢神经系统表面的含铁血黄素沉积。Feldman 等[39]和 Linn 等[40]报道,合并 CAA 的 AD 患者新皮质表面和蛛网膜下腔中有吞噬含铁血黄素的巨噬细胞。梯度回波 T2*- 加权 MRI 显示一条线状脑回形低信号。紧邻表面铁质沉着处可见脑叶 CMB。他们推测这种局限性出血的起源可能来自新皮质出血,或者来自软脑膜血管漏出到蛛网膜下腔,或者二者并存。Vernooij 等人的研究[41]支持鹿特丹港脑部扫描研究(Rotterdam Scan Study)中非痴呆老年人中表面铁沉积与 CAA 之有联系的假设。

微梗死是肉眼看不到而组织切片上可以检查出来的组织坏死(图 2.14A,B)[42, 43]。一些研

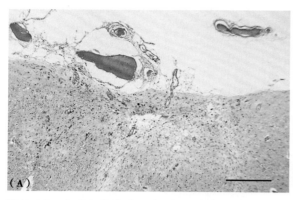 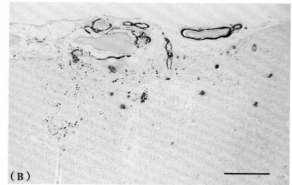

图 2.14　皮质和软脑膜区的微梗死和富含含铁血黄素的吞噬细胞。血管里的 Aβ 沉积及软脑膜血管的双桶结构。（A）HE，（B）免疫染色，标尺 =0.5mm

究提示微梗死的位置和数目对痴呆的预测有提示作用[43]。微梗死与包括动脉硬化和 CAA 在内的晚期 SVD 相关。阻塞性血管病、栓塞、低灌注、血脑屏障功能损伤和炎症，可能是微梗死的潜在原因，但其发病机制的细节尚不清楚。

脑白质病变可因 CAA 而加重。Zhu 等[44]证明 CAA 患者中，白质 T_2 高信号首先见于枕叶、CAA 病理改变最严重区域。白质损害的机制尚未完全阐明，Holland 等[45]研究显示局限性脑灌注下降能引起白质损害。灌注皮质内和软脑膜部分脑白质的长穿支动脉血管闭塞性改变似起重要作用[46]。受 Aβ 沉积影响的血管也会损害脑组织循环调节功能[47]。Roher 等[48]证实 AD 患者脑白质中扩张的动脉周围间隙内间质液堆积与 CAA 严重程度相关（图 2.15），他们提出 Aβ 沉积阻碍了皮质和软脑膜动脉上动脉周围间质液引流通路，导致白质内血管周围间隙扩张。这种现象在活体 MRI 上可以见到。

血管炎性改变可在晚期 CAA 中见到（图 2.16A，B）[22]。Eng 等[49]报道，在表现为亚急性认知功能下降或有影像学上白质异常的癫痫发作的病例中，淀粉样变血管周围有巨细胞反应性炎症。经免疫抑制治疗后，一些患者的临床和影像学变化均有所好转。Eng 等[49]认为，针对 Aβ 的炎症，作为一种潜在的毒性反应，能引

起血管功能紊乱。Scolding 等[50]做了一项关于 Aβ 相关血管炎的尸检病例临床病理研究，并把它的特征与原发性中枢神经系统血管炎的进行比较。显示 Aβ 相关血管炎患者受影响的血管有血管破坏性炎症，常见的是伴脑膜淋巴细胞浸润的肉芽肿，并且 Aβ 在受累血管中持续大量存在。得出结论，其结果有助于从临床病理角度区分 Aβ 相关血管炎与中枢神经系统原发性血管炎，对淀粉样蛋白相关血管病患者有重要的治疗意义，同时为淀粉样蛋白相关炎症的发展提供了有价值的思路，这些不仅研究不仅适用于 Aβ 相关血管炎，也与 Aβ 免疫相关脑膜脑炎及 AD 有关。

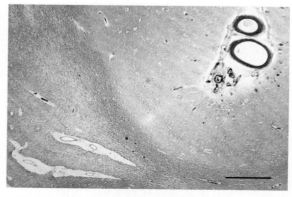

图 2.15　枕叶白质中扩张的血管周围间隙。Aβ 重度沉积于软脑膜和皮质血管，而髓质动脉则无淀粉样蛋白沉积。弓状纤维下方的白质髓鞘减少。Luxol 固蓝 - 过碘酸 - 希夫（PAS），标尺 =1mm

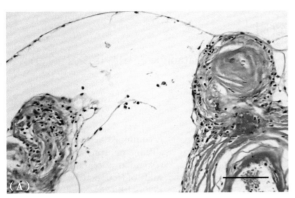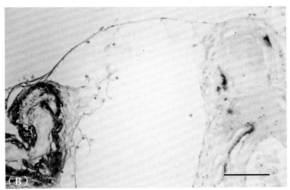

图2.16　一名83岁AD患者可见枕叶Aβ沉积，相关的软脑膜血管壁内及血管周围细胞浸润。（A）HE，（B）免疫染色，标尺=100μm

讨论

表2.1比较了两种重要SVD，即高血压性血管病和CAA的主要病理表现。高血压性血管病发生在基底中央灰质、脑桥和小脑，而CAA及相关血管病发生在脑叶皮质内和软脑膜血管。血管性改变的发展过程受危险因素和遗传易感性影响，可以单独出现或以各种不同组合形式出现。

高血压性血管病患者的白质退行性变与脑白质内穿支动脉的改变相关。相反，CAA患者中，脑叶血管闭塞性改变，与动脉周围间隙受阻相关的Aβ在脑叶血管上的沉积，血管炎症，淀粉样蛋白的毒性作用均可促进其发展。

CNS在体MRI检查的重要意义已日益受到重视，用以确定SVD中血管和脑实质损伤的发生机制。关于CMB、皮质下白质内血管周围间隙扩大、脑表面含铁血黄素沉积及其他方面的MR成像研究，已经使研究者对SVD的认识取得了进展。用显微镜分析常规大小组织块的神经病理表现前对尸检脑片进行MR检查，有助于获得CMB对应部分的组织学表现。这种方法在分析脑的组织病理学变化，包括其他病因所致的病理学变化均非常有用。

许多观点仍待解释，在普通人群中采用影像学技术检查尸检脑的方法需要进一步研究，以阐明纵向随访中未解决的问题。

结论

两类主要SVD，高血压性血管病和CAA

表2.1　两种主要小血管病的突出病理表现：高血压性血管病和脑淀粉样血管病

	高血压性血管病	脑淀粉样血管病
血管病理	纤维素样坏死、动脉硬化、动脉粥样硬化	脑叶皮质／软脑膜血管中Aβ沉积／相关血管病
	好发于基底核、丘脑、脑桥、小脑	好发于后部脑叶
脑微出血	基底核、丘脑、脑桥、小脑、脑叶	脑叶
脑内巨大出血	基底核、丘脑、脑桥、小脑、脑叶	脑叶，各部位新旧出血性损伤并存
表面铁沉积	罕见	蛛网膜下腔／皮质表面铁沉积
微梗死	基底核、丘脑	脑叶
皮质下白质变性	髓血管病理	皮质／软脑膜血管病理，扩大的血管周围间隙
腔隙性脑梗死	基底核、丘脑、脑桥	无

很常见常单独存在或共存。最近 SVD 研究方面的进展，特别是基于 MR 成像的研究，已经在相当程度上可以区别这两种不同病理变化的相关机制。

致谢

对 Ms.Y.Watanabe 在图片准备中的贡献表示特别的感谢。

（赵晓萍 译）

参考文献

1. Ogata J, Yutani C, Otsubo R, et al. Heart and vessel pathology underlying brain infarction in 142 stroke patients. *Ann Neurol* 2008;63:770–781.

2. Ogata J, Yamanishi H, Ishibashi-Ueda H. Review: role of cerebral vessels in ischaemic injury of the brain. *Neuropathol Appl Neurobiol* 2011;37:40–55.

3. Ogata J, Fijishima M, Tamaki K, et al. Stroke-prone spontaneously hypertensive rats as an experimental model of malignant hypertension. I. A light- and electron-microscopic study of the brain. *Acta Neuropathol* 1980;51:179–184.

4. Amano S. Vascular changes in the brain of spontaneously hypertensive rats: hyaline and fibrinoid degeneration. *J Pathol* 1977;121:119–128.

5. Rosenblum WI. Fibrinoid necrosis of small brain arteries and arterioles and miliary aneurysms as causes of hypertensive hemorrhage: a critical reappraisal. *Acta Neuropathol* 2008;116:361–369.

6. Fisher CM. Cerebral miliary aneurysms in hypertension. *Am J Pathol* 1971;66:313–330.

7. Fisher CM. Pathological observations in hypertensive cerebral hemorrhage. *J Neuropathol Exper Neurol* 1971;30:536–550.

8. Takebayashi S, Kaneko M. Electron microscopic studies of ruptured arteries in hypertensive intracerebral hemorrhage. *Stroke* 1983;14:28–36.

9. Wakai S, Nagai M. Histological verification of microaneurysms as a cause of cerebral haemorrhage in surgical specimens. *J Neurol Neurosurg Psychiatry* 1989;52:595–599.

10. Wakai S, Kumakura N, Nagai M. Lobar intracerebral hemorrhage. A clinical, radiological, and pathological study of 29 consecutive operated cases with negative angiography. *J Neurosurg* 1992;76:231–238.

11. Naghavi M, Libby P, Falk E, et al. From vulnerable plaque to vulnerable patient. A call for new definitions and risk assessment strategies: part I. *Circulation* 2003;108:1664–1672.

12. Fisher CM. Capsular infarcts. The underlying vascular lesions. *Arch Neurol* 1979;36:65–73.

13. Caplan LR. Intracranial branch atheromatous disease: a neglected, understudied, and underused concept. *Neurology* 1989;39:1246–1250.

14. Fisher CM, Caplan LR. Basilar artery branch occlusion: a cause of pontine infarction. *Neurology* 1971;21:900–905.

15. Fisher CM. Lacunes: small, deep cerebral infarcts. *Neurology* 1964;15:774–784.

16. Fisher CM. The arterial lesions underlying lacunes. *Acta Neuropathol* 1969;12:1–15.

17. Akima M, Nonaka H, Kagesawa M, Tanaka K. A Study on the microvasculature of the cerebral cortex. Fundamental architecture and its senile change in the frontal cortex. *Lab Invest* 1986;55:482–489.

18. Thore CR, Anstrom JA, Moody DM, et al. Morphometric analysis of arteriolar tortuosity in human cerebral white matter of preterm, young, and aged subjects. *J Neuropathol Exper Neurol* 2007;66:337–345.

19. Challa VR, Bell MA, Moody DM. A combined hematoxylin–eosin, alkaline phosphatase and high-resolution microradiographic study of lacunes. *Clin Neuropathol* 1990;9:196–204.

20. Tanoi Y, Okeda R, Budka H. Binswanger's encephalopathy: serial sections and morphometry of the cerebral arteries. *Acta Neuropathol* 2000;100:347–355.

21. Pollock H, Hutchings M, Weller RO, Zhang E-T. Perivascular spaces in the basal ganglia of the human brain: their relation to lacunes. *J Anat* 1997;191:337–346.

22. Vinters HV. Cerebral amyloid angiopathy. A critical review. *Stroke* 1987;18:311–324.

23. Revesz T, Holton JL, Lashley T, et al. Genetics and molecular pathogenesis of sporadic and hereditary cerebral amyloid angiopathies. *Acta Neuropathol* 2009;118:115–30.

24. Attems J, Jellinger K, Thal DR, Van Nostrand W. Review: sporadic cerebral amyloid angiopathy. *Neuropathol Appl Neurobiol* 2011;37:75–93.

25. Biffi A, Greenberg SM. Cerebral amyloid angiopathy: a systematic review. *J Clin Neurol* 2011;7:1–9.

26. Vinters HV, Gilbert JJ. Cerebral amyloid angiopathy: incidence and complications in the aging brain. II. The distribution of amyloid vascular changes. *Stroke* 1983;14:924–928.

27. Weller RO, Massey A, Tracey A, et al. Cerebral amyloid angiopathy. Amyloid β accumulates in putative interstitial fluid drainage pathways in Alzheimer's disease. *Am J Pathol* 1998;153:725–733.

28. Richard E, Carrano A, Hoozemans JJ, et al. Characteristics of dyshoric capillary cerebral amyloid

angiopathy. *J Neuropathol Exp Neurol* 2010;69:1158–1167.

29. Vonsattel JPG, Myers RH, Hedley-Whyte ET, et al. Cerebral amyloid angiopathy without and with cerebral hemorrhages: a comparative histological study. *Ann Neurol* 1991;30:637–649.

30. Ly JV, Rowe CC, Villemagne VL, et al. Cerebral β-amyloid detected by Pittsburgh compound B positron emission topography predisposes to recombinant tissue plasminogen activator-related hemorrhage. *Ann Neurol* 2010;68:959–962.

31. Rosand J, Hylek EM, O'Donnell HC, Greenberg SM. Warfarin-associated hemorrhage and cerebral amyloid angiopathy: a genetic and pathologic study. *Neurology* 2000;55:947–951.

32. Biffi A, Halpin A, Towfighi A, et al. Aspirin and recurrent intracerebral hemorrhage in cerebral amyloid angiopathy. *Neurology* 2010;75:693–698.

33. Vernooij MW, van der Lugt A, Ikram MA, et al. Prevalence and risk factors of cerebral microbleeds. The Rotterdam Scan Study. *Neurology* 2008;70:1208–1214.

34. Greenberg SM, Vernooij MW, Cordonnier C, et al. Cerebral microbleeds: a field guide to their detection and interpretation. *Lancet Neurol* 2009;8:165–174.

35. Greenberg SM, Eng JA, Ning M, Smith EE, Rosand J. Hemorrhage burden predicts recurrent intracerebral hemorrhage after lobar hemorrhage. *Stroke* 2004;35:1415–1420.

36. Lovelock CE, Cordonnier C, Naka H, et al. Antithrombotic drug use, cerebral microbleeds, and intracerebral hemorrhage: a systematic review of published and unpublished studies. *Stroke* 2010;41:1222–1228.

37. Fazekas F, Kleinert R, Roob G, et al. Histopathologic analysis of foci of signal loss on gradient-echo T2*-weighted MR images in patients with spontaneous intracerebral hemorrhage: evidence of microangiopathy-related microbleeds. *AJNR Am J Neuroradiol* 1999;20:637–642.

38. Schrag M, McAuley G, Pomakian J, et al. Correlation of hypointensities in susceptibility-weighted images to tissue histology in dementia patients with cerebral amyloid angiopathy: a postmortem MRI study. *Acta Neuropathol* 2010;119:291–302.

39. Feldman HH, Maia LF, Mackenzie IRA, et al. Superficial siderosis. A potential diagnostic marker of cerebral amyloid angiopathy in Alzheimer disease. *Stroke* 2008;39:2894–2897.

40. Linn J, Herms J, Dichgans M, et al. Subarachnoid hemosiderosis and superficial cortical hemosiderosis in cerebral amyloid angiopathy. *AJNR Am J Neuroradiol* 2008;29:184–186.

41. Vernooij MW, Ikram MA, Hofman A, Krestin GP, Breteler MMB. Superficial siderosis in the general population. *Neurology* 2009;73:202–205.

42. Hachinski V, Iadecola C, Petersen RC, et al. National Institute of Neurological Disorders and Stroke–Canadian Stroke Network vascular cognitive impairment harmonization standards. *Stroke* 2006;37:2220–2241.

43. Smith EE, Schneider JA, Wardlaw JM, Greenberg SM. Cerebral microinfarcts: the invisible lesions. *Lancet Neurol* 2012;11:272–282.

44. Zhu YC, Chabriat H, Godin O, et al. Distribution of white matter hyperintensity in cerebral hemorrhage and healthy aging. *J Neurol* 2012;259:530–536.

45. Holland CM, Smith EE, Csapo I, et al. Spatial distribution of white-matter hyperintensities in Alzheimer disease, cerebral amyloid angiopathy, and healthy aging. *Stroke* 2008;39:1127–1133.

46. Thal DR, Ghebremedhin E, Orantes M, Wiestler OD. Vascular pathology in Alzheimer disease: correlation of cerebral amyloid angiopathy and arteriosclerosis/lipohyalinosis with cognitive decline. *J Neuropathol Exp Neurol* 2003;62:1287–1301.

47. Dumas A, Dierksen GA, Gurol ME, et al. Functional magnetic resonance imaging detection of vascular reactivity in cerebral amyloid angiopathy. *Ann Neurol* 2012;72:76–81.

48. Roher AE, Kuo YM, Esh C, et al. Cortical and leptomeningeal cerebrovascular amyloid and white matter pathology in Alzheimer's disease. *Mol Med* 2003;9:112–122.

49. Eng JA, Frosch MP, Choi K, Rebeck GW, Greenberg SM. Clinical manifestations of cerebral amyloid angiopathy-related inflammation. *Ann Neurol* 2004;55:250–256.

50. Scolding NJ, Joseph F, Kirby PA, et al. Aβ-related angiitis: primary angiitis of the central nervous system associated with cerebral amyloid angiopathy. *Brain* 2005;128:500–515.

3 小血管病所致的脑实质缺血性病变的病理特征

Margaret Esiri, Elisabet Englund

前言

长久以来，人们一直认为脑血管病是导致痴呆的一个致病因素，但具体参与方式至今尚不完全清楚。100 多年前，Alzheimer 和 Binswanger 曾称之为"动脉硬化性痴呆"或"老年性动脉硬化"的痴呆患者皮质下血管的病理表现[1]。按现行的概念，这些情况可被归为小血管病（SVD）的范畴。19 世纪 70 年代，Tomlinson 及其同事[2]随后的研究认为，血管性痴呆（VaD）可归因于体积大于 50～100ml 的肉眼可见的梗死。人们的研究曾多次试图涵盖与认知功能减退和痴呆有关的缺血性脑改变的所有内容。有段时期，由于研究者对血管性缺血领域研究兴趣的减低，这种尝试受到过一定程度的阻碍，如 19 世纪 80 年代"阿尔茨海默 - 主导型"的时代。成功引入了多发梗死性痴呆（MID）[3]这一概念之后，MID 在临床和研究领域均得到广泛应用，同时提高了人们对 VaD 的整体认识。鉴于 MID 的临床表现与早期描述的动脉硬化性痴呆，及后来命名为 SVD 相对应，MID 在与认知功能障碍相关的疾病范围内并不显得突出。然而，自 20 世纪 90 年代开始，我们命名某一术语更倾向于其病理生理学特点而非以发现人命名，因此我们尝试将形态学描述与临床症候相结合。用这种方式，使得血管性认知障碍或 VaD 与 SVD 相联系。Tatemichi[4]、Brun[5] 和 Knopman 等[6]的工作进一步阐释了它们临床病理学之间的相互关系。

不仅分类学随时代改变，真正的疾病谱也在一定程度上与时俱进。例如，现在临床上的血管性认知功能障碍（VCI）患者很少有脑梗死体积超过 50ml。因此，对于脑血管疾病导致的认知功能障碍需要新的共识标准。

如果想通过有效的干预进一步预防和治疗 VCI，需要认识到我们所知的导致 VCI 的重要因素非常有限。造成这种状态的原因很多，很多文章都进行过综述[7~9]。简言之，不同类型的血管病发生在不同的脑区；经常超过一种类型与另一种类型的血管病同时出现，对某一个体病例很难指定其功能缺失为哪一种血管病所致。此外，血管性疾病常伴有不同程度的阿尔茨海默病（AD）。在这种情况下，很难评估血管因素的参与程度。而且直到目前，认知评估仍严重依赖于与 AD 严重程度相关的功能测试，而这些评估手段对 VCI 特征性的功能障碍缺乏敏感性。最后，脑血管疾病，尤其 SVD，在看似保持认知功能良好的老年人群中非常常见，让人对 VCI 的意义产生怀疑[10]。

为克服这些困难，需要对大量伴有或不伴有认知功能障碍的老年受试者进行细致的神经病理学分析。如果要取得研究进展，不同的研究中心在认知和病理学方面，须采用一致的评价方法。本章我们描述了 SVD 致脑损害的性质，这可能是导致 VCI 的重要原因。在某些区域如大脑皮质，白质和基底核的深部灰质，丘脑和脑桥结果可能是微梗死，或者在皮质下区域发现有腔隙。然而，一些明显的损害没有完全性梗死，而是导致尤其在大脑白质的更弥漫的损害。

为了全面理解病理学上的血管缺血改变，需进行某些全脑检查。为了特定的目的，需多个区域的一系列小切片以用于对基本形态学HE 染色确定的区域进行简单的免疫组织化学抗体染色评估。在有些情况下，如需要研究死亡前神经病理与影像相关性时，描绘整个大脑半球或全脑冠状面的改变可能更有意义，在此基础上可以鉴定各种类型的病理改变，并且可以具体到特定的皮质和脑叶区域。

由于白质标本的小断面的变形风险，以及环绕在每个标本周围的纤维密度的不规则松散，所以上述的切片通常也是评估白质病理改变的一个必要条件。组织学技术处理的效果导致相对于切片中灰质标本而言，保存完好的白质标本要少得多。因此，任何由小标本得出的脑白质病（WMD）的结论必须非常慎重，以防病理学上的假阳性。

此外，如果白质标本从同一个地方取下，或所取的部位有限，将会妨碍多数根据大标本所提供的白质病理学的评估，因此也阻碍了对脑室下、皮质下和中央白质的同时评估。

病理学

局灶性病变：皮质下腔隙

腔隙是指大脑切片和磁共振成像（MRI）上肉眼可见的缺血性坏死病灶，通常直径小于 1.5cm[1]（图 3.1）。可出现于基底核，丘脑或白质（图 3.2），主要由血管堵塞导致（脑内的小血管堵塞）。他们与 SVD 的其他表现高度相关。可单发也可以多发。在一项 72 例老年受试者的临床病理研究中，这些受试者中没有肉眼可见缺血性损害而仅有 Braak 病理Ⅱ级及以下的无意义的阿尔茨海默样 tau 蛋白阳性神经纤维缠结[11]，研究者发现存在于丘脑和基底核，但非深部白质的腔隙与认知功能损害相关[12]。Strozyk 等所进行的社区研究中[13]，相对于 SVD 的弥漫性白质表现，腔隙与痴呆并不

相关。然而，腔隙是决定整体血管病变评分的因素之一，该评分与痴呆风险相关。

腔隙的形态学由很多因素决定，即病因类型，发病的年龄，缺血性事件的持续时间，以及脑内的特定部位。

根据定义，腔隙代表过去缺血性事件的病理改变，缺血性事件常发生在其出现数周之前。当栓子阻塞血管形成栓塞时，通常伴有出血，既包括可以为肉眼所见的血管周围出血，也包括微小的红细胞渗出。无出血的"苍白"病变是典型的血栓性闭塞，但也可见于非闭塞性卒中。例如，由于低灌注导致的卒中。急性全身性低血压所导致的明显的卒中在老年人致命性卒中占相当大比例[14]，在脑血管疾病方面和认知功能障碍方面对于其致病的重要性应引起更多的注意[15]。低血压性卒中可能从其他似是而非的类型中难以识别，并且大多见于假定病因的病例报道[16]和一些个案报道中[17, 18]。性质相似的急性或亚急性病变最初几天并没有形成腔隙，因此脑成像中不易发现。这些病变由外周轮廓苍白而模糊的失活的神经胶质组织以及可变的水肿组成，水肿弥漫扩散，并形成围绕坏死中心周围的由微空泡组成的边界。这些病变的形状取决于他们的位置在白质还是在皮质下神经核团；由于灰质内血管密度较高，后者病变有更明显的边界。

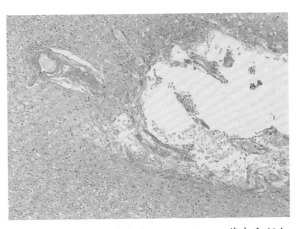

图 3.1　一个脑白质腔隙，3mm×2mm，苏木和伊红（H&E）染色

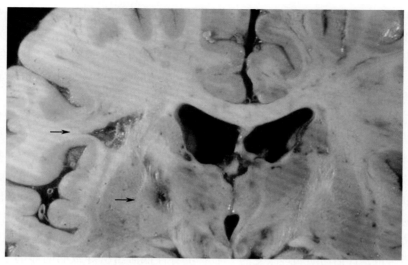

图 3.2 一名老年受试者的固定脑切片,显示左侧额叶有一个白质腔隙(上方箭头所指),左侧苍白球与左侧内囊相接处一个小腔隙(下方箭头所指)

腔隙常伴有巨噬细胞,反应性的小胶质细胞,星形胶质细胞,以及边缘周围形成的粗糙、角状的星形细胞(图 3.3)。在最初的几天,不定量的活化血细胞和胶质细胞聚集以及巨噬细胞活化,该活化似乎与此区域的再灌注程度成正比(图 3.4)。缺血后期,巨噬细胞的活性逐渐消逝,遗留空的腔隙。

SVD 的类型在一定程度上决定了继发于缺血事件的组织病理改变的类型。最典型的腔隙性梗死在高血压血管病变时可见,伴有血脑屏障的渗漏,因此表现为腔隙灶的空腔内充满富含含铁血黄素的巨噬细胞,以及相邻微动脉外膜纤维化(图 3.5)。在某些时候,能看到活化的胶质细胞形成栅栏细胞,体现出大脑对反复开放的血脑屏障的反应(图 3.6)。血浆蛋白通过变性的血管壁渗漏可能直接被观察到,比如,通过抗白蛋白或抗纤维蛋白原抗体的免疫染色法,但除非用于对比评价核磁成像(MRI)/弥散张量成像(DTI)的改变,血浆蛋白的渗漏通常不需显示。当存在既往的血管微动脉瘤破裂或小动脉栓塞(非高血压的)情况,组织的出血会特别明显。出血的另一个原因是发生了罕

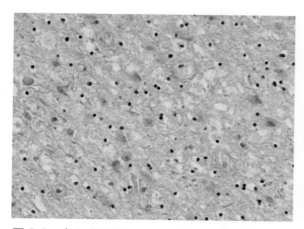

图 3.3 在白质新鲜梗死灶附近反应性的星形细胞和水肿

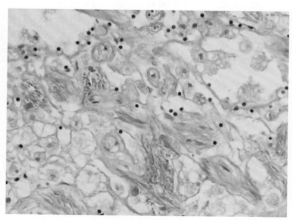

图 3.4 正在形成空腔的腔隙性梗死灶内的巨噬细胞(图 3.1 中腔隙的一部分)

见的血管炎。典型的血管炎表现为显微镜下血管周围出血，小动脉内及小动脉壁周围白细胞聚集，有时在血管壁上纤维素样坏死。与高血压和（或）栓塞的区别是血管炎所造成的脑实质改变更为广泛而非局灶的。

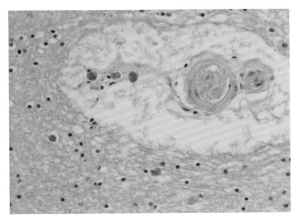

图 3.5 高血压退行性变和硬化的小动脉周围增宽的血管周围间隙，伴有血管外膜纤维化和充满含铁血黄素的巨噬细胞提示血脑屏障的渗漏

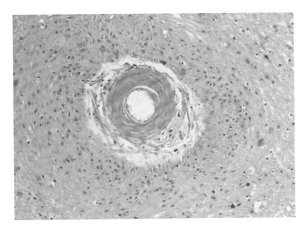

图 3.6 小血管病中高血压血管病变的一个典型血管表现，表现为血管壁的退化，胶质细胞的栅栏化，以及含铁血黄素的沉积

腔隙所导致的认知损害可能归因于神经元、髓鞘和轴突的缺血性损伤。残余功能可能与幸存组织的体积相关，幸存组织可以替代受损组织而产生相应神经功能，类似于所谓的"脑储备"概念，此概念原本是为尝试用

于解释在一些老年人群中神经退行性病变而认知保存的情况[19]。然而，血管性疾病研究中老年人大脑的这个特点尚未进行过系统性的研究。

局灶性病变：皮质微梗死

大脑皮质不显示腔隙，相反，显示的是轻微延长的条纹状的组织缩合的瘢痕伴随反应性的星形细胞和小胶质细胞。皮质微梗死（图 3.7）通常是小血管闭塞的结果，这些小动脉比导致腔隙的栓塞性病变的小动脉更小。这在高血压性血管病变和淀粉样血管病变中均可见到[20~23]，因此说明随时间推移血管功能的进展性衰退。这些病变可能数量很多，甚至可以在同一个冠状面中发现数以百计。他们通常比平均的腔隙性梗死要小，测量直径可能在 1.0mm×0.3mm。皮质血管的密度明显高于白质，可能是仅有微小梗死损害形成的原因。由于少突胶质细胞和髓鞘的相对比重较白质中的比重明显较少，没有更多的组织（在微观层面上）丢失，因此，巨噬细胞的反应是不同的。和在皮质下区域一样，时间（即从缺血发作后的持续时间）对表现起决定性作用。在急性期，神经元凋亡时可能先水肿后萎缩，其类型很可能取决于缺血发作的速度。一组复合图片（图 3.8）阐释了 SVD 微观形态学的几个方面。

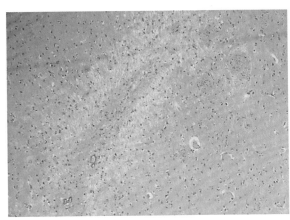

图 3.7 皮质微梗死形成 1.0mm×0.3mm 的瘢痕

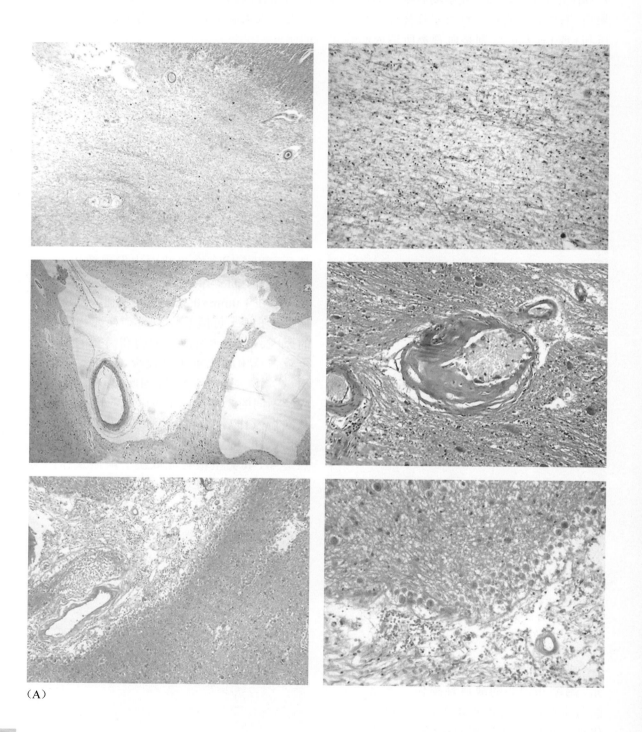

（A）

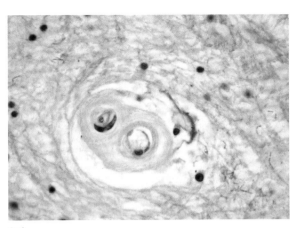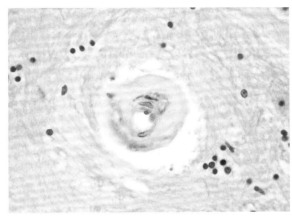

(B)

图 3.8 小血管病严重病理学特点的实例。(A，顶部)左图可见白质固蓝染色的切片显示一个小腔隙邻近部位出现严重的白质变薄，图右可见大量的巨噬细胞浸润。(A，中间)苏木和伊红(H&E)染色显示左图中的部分增宽的血管周围间隙和右图中严重的小动脉壁纤维化。(A，底部)下方显示了深部灰质在低水平(左图)和中等水平(右图)时的严重缺血性改变。(B)两个图显示了小动脉的严重纤维化和狭窄的病例

非局灶性病变

血管缺血导致的非局灶的病理改变在白质中较为典型，可能是白质中的主要病理表现，与邻近的腔隙性梗死可以相关或不相关。如果存在腔隙，弥漫性白质病变的病理，或不完全性梗死，通常意味着一大片缺血过渡区围绕在中央边界清晰的梗死区周围(图 3.9)，病灶周边的病变体积可能比中央腔隙的体积大 200 多倍[24]。如果不存在腔隙，弥漫状白质病变的病理可能是一大片区域，甚至是整个白质部分的唯一形态学改变。这种病变有轴突、髓鞘和少突胶质细胞的不完全缺失，以及反应性星形细胞的中等程度增加(图 3.10)，腔隙性梗死早期，在某些区域，少突胶质细胞会迅速达到一定数量，但不会如反应性星形细胞一样马上成为主要成分。轻度伴随的巨噬细胞活化标志着缓慢的组织衰减过程。非局灶的白质的病理改变伴随着狭窄的小动脉粥样硬化(图 3.11)，原来的血管壁平滑肌层退化，取而代之的是同心圆形的纤维玻璃样变性伴胶原蛋白沉积[25]。即使这种类型病变的根本原因是缺血本身，虽然没有完全缺血，发病机制可能包括小血管病理改

变和反复的低灌注，导致组织不完全氧合。肉眼下，缺血性的白质的病理不一定被检测到，或者在晚期病例表现为脑切片上灰质的褪色，表面粗糙，有凹痕。显微镜下，髓鞘和少突胶质细胞的数量减少。轴突同样减少，如用镀银染色显示剩余的组织纤维变薄、破碎伴有看似外表正常的纤维。一定限度的巨噬细胞的存在，通常意味着与直接梗死不同的轻度的衰减过程。当非局灶性白质病变较轻时，可能因为病变太小而难以进行传统的镜下分级。在这种情况下需要计数少突胶质细胞和星形细胞数量，并计算少突/星形细胞比率[26]，或通过光学密度中的改变以及髓鞘碱性蛋白的降解水平测量髓鞘丢失数量[27]，有助于病损区域的描述。

在涉及典型的脑血管缺血性疾病时，非局灶性病变是其病理改变中主要且常见的部分，并且基于病史、临床症状和影像学征象而被预测。同样，在原发性神经退行性疾病中，可出现血管病理改变，可能是继发性血管缺血性病理改变的基础。例如在 AD 发展的过程中，在相当一部分病例中发现了这种类型的非局灶性WMD[28]。除其他区域特异性地白质改变外，WMD 也与相邻皮质的神经轴突变性相关，尤

其在颞叶基底部特别明显。通常不出现在白质的淀粉样脑血管,然而却不利于深部脑组织的灌注,软脑膜淀粉样脑血管病的数量与 AD 中 WMD 的程度相关可以说明[21, 29]。

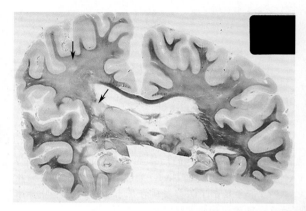

图 3.9 低灌注卒中的全脑冠状切面,整个白质多发的完全的白质小灶梗死(在蓝染色的白质内有一些局限性的苍白的小点),周围伴大面积的弥散的不完全性缺血损害。固蓝髓鞘染色

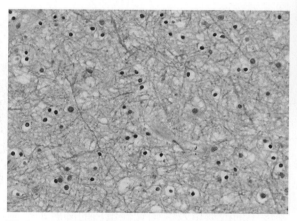

图 3.10 非局灶性白质病变伴有轴突、髓鞘和少突胶质细胞的不完全丢失,以及扩大的反应性星形细胞出现

血管周围间隙扩大可见于许多智力保存好的老年人群的大脑中,在神经放射学中,尤其 MRI,也可观察到这种现象[30]。用术语"筛状"(état criblé)来描述[1](图 3.12)围绕在或多或少硬化的小动脉周围的大量增宽的血管周围间隙(图 3.5 和图 3.8)。虽然这个病理并非与明确的认知下降这样的临床症状相对应,但在经典 VCI 患者中血管病的其他临床症状特别明显。

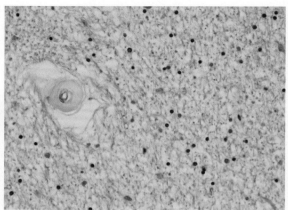

图 3.11 小血管病的非局灶性白质病理改变显示组织退化以及透明纤维样小动脉硬化

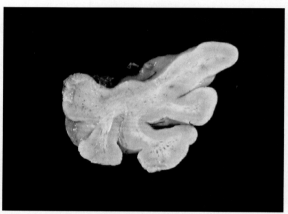

图 3.12 老年患者颞极的大体照片,由于硬化的小动脉周边大量的血管间隙增宽而呈典型的筛状(état criblé)

全脑缺血所致的局灶性病变

当发生一过性全脑缺血时,可以出现多种形式的局灶性脑损害。与阻塞性血管病及反复发作的卒中不同,脑低灌注常由循环障碍引起,后者可能又由充血性心力衰竭、直立性低血压、缓慢性心律失常,或心脏手术后诱发的低血压,如旁路移植手术[31]所致。在这些情况下,血管丛的结构同时供应独立的和共享区域,这是全脑灌注障碍所致的局灶性损害的前提。因此,当出现心搏骤停或其他严重原因导致低灌注时,可能在大脑前动脉与大脑中动脉

共同供血的额顶叶区域以及后部顶枕叶交界的"三边区"出现交界区梗死。局灶性损害的另一个主要原因是由于某些区域以及神经细胞的选择性易损性[32]。心搏骤停极易导致海马损害，海马的病理切片常极清晰，明显肉眼可见，常出现由于海马椎体细胞丢失，局灶的胶质增生以及随后近端脱髓鞘，轴突变性导致的双侧海马萎缩。心搏骤停也可导致特定区域的选择性神经元凋亡，其严重程度取决于如心搏骤停的时间，高血糖，以及局部的 pH 水平[33, 32]，特别易受到攻击且有靶向神经元的部位仅包括海马，小脑皮质和丘脑[32~34]。

由于高血压和（或）糖尿病导致的小血管病变非常常见，并认为加重这些疾病的进展。由于选择的易损性，在海马和丘脑观察到与 VCI 相关的神经元凋亡，而其他已知的对这样的损害易受影响的区域，如小脑，对认知功能方面有较少的影响。有报道全脑缺血所导致的认知障碍发生在一些严重的循环障碍之后，如伴有严重低灌注的心肌梗死，或由于其他原因突然出现的系统性低血压之后。这种病原学的情况被称为"心源性痴呆"[35]，或"低血压性卒中"[14]。相比较于高血压及不同形式的血管阻塞所致的紊乱，低灌注所导致的全脑缺血较少被关注。这里，SVD，即透明纤维样小动脉硬化（图 3.8 和图 3.11），通常出现在白质，而新皮质和中央灰质核团反而表现正常的血管系统。而高血压性血管病变也出现在更广泛的区域（图 3.6）。

低灌注 - 缺氧所导致的特殊类型的大脑病理见于心搏骤停性脑病[33]。心搏骤停时，脑细胞暴露于循环停止的血液，而后又暴露于一些正常应清除的有害成分，如乳酸。结果通常造成选择性的嗜酸性的神经元细胞凋亡，损害部位不仅在海马和小脑，也特异性地存在于丘脑和基底核，后者在缺血情况中通常相对幸免。心搏骤停性脑病的表现可能增加并有助于心肌梗死后选择性易损部位的损害。海马和丘脑的这种倾向性损害可导致如额叶丘脑回路的皮质丘脑路径被切断。这样，反过来可能成为某种认知缺陷对应的结构病变。

SVD 的评估及其对老年人运动和认知功能障碍的作用

在病理学水平上试图优化对 SVD 评估的研究还很缺乏。这与 AD 和帕金森病（Parkinson's disease）的病理学研究形成对比，人们反复尝试精炼后二者病理学诊断的类别。需要解答的关键问题是：单纯由 SVD 所引起（并且非其他同时也存在的病变）的与临床缺陷最相关的病理类型是什么以及病变程度如何？并且这些特点是否能被不同的观察者可靠地识别和量化？回答这些问题需要大量的研究，在这些研究中要仔细评估受试者 SVD 所致的临床特点，以及与这些临床特点最相关的病理学特点，且没有除 SVD 外的其他病理改变及统计学上的其他病理改变。这种类型的少数研究中，进行的临床评估往往仅限于认知测试。认知测试本身通常基于 AD 的更多特征，因此那些有血管损害的患者的认知问题有被低估的风险。由于许多包括为研究捐赠脑的前瞻研究都是基于记忆门诊，所以这些研究更倾向于过分强调阿尔茨海默型的病理的重要性，而低估血管病变作为认知障碍的一个原因的重要性。其他临床特征如步态障碍、跌倒、抑郁以及尿便失禁，如果发生，经常被粗略地观察。目前还没有被广泛接受且有效的方式来评估这种病理学。在已有的研究中，病理学家所使用的方法各不相同[7, 8]。

最近几年，当所有这些在临床病理学研究中的不足之处被更好地认识时，SVD 的影像学迅速发展[36, 37]，且发展到这样一个程度，有些研究者甚至认为真实的病理学是多余的。这种态度并非有益，因为只有研究微观的组织，我们才能更好地理解 SVD 的细胞和分子学基础。本章，将总结 SVD 的病理研究中获得的临床以及病理学经验教训（表 3.1[12, 13, 38~48]）。

21

表3.1 CVD 与认知相关的临床病理学研究(按年代顺序列表)

临床评估	尸检数量	CVD 病理评估	临床病理学相关性	参考文献
年度认知测试	102	微梗死和腔隙;AD 病理	AD 合并梗死和腔隙的病例其认知功能明显减退	Snowdon 等(1997)[38]
定期认知测试的前瞻性研究	103	巨大梗死和微梗死,皮质下腔隙,和弥漫的皮质下 SVD;AD 病理	与 Braak 分级 I/II 的 AD 病理相比,CVD 病损的存在仅有明显的认知减退	Esiri 等(1999)[39]
有年度认知测试的前瞻性 AD 中心	237	体积最大 10cm³ 的皮质和皮质下梗死,;AD 病理	相比较于那些仅有 AD 病理的病例,AD 的病例和表现出更严重的认知障碍的梗死病例两者间并无显著差异(虽然趋势明显)	Lee 等(2000)[40]
最初的基于社区的老年人群认知评估	209	巨大梗死,腔隙,和弥漫性白质损害;AD 病理	多种形式的血管病变在痴呆组比非痴呆组更常见	神经病理学组(2001)[41]
关于老年牧师的年度认知测试(ROS)	153	双侧慢性梗死;也有 AD 病理	巨大梗死增加痴呆的风险 2.8 倍	Schneider 等(2004)[42]
ROS 的年度认知测试	180	慢性脑巨大梗死和腔隙;AD 和 Lewy 体的病理	与正常对照和痴呆组相比,MCI 中有中等数量的梗死(与 AD 程度相当)	Bennett 等(2005)[43]
临终前 4 年内有认知测试的老年人的前瞻性研究	333	皮质和皮质下巨大梗死(三角形);也有 AD 病理	有脑血管病损的病例痴呆风险增加,尤其那些很少有神经炎斑块的	Petrovitch 等(2005)[44]
没有明显 AD 病理和大血管病灶的老年人群的前瞻性评估	72	双侧微血管病变和腔隙;AD 病理	基底核和丘脑腔隙(但没有白质腔隙),皮质微梗死影响认知	Gold 等(2005)[12]
临床 AD 和 VaD 的病例	79	使用一种新的脑血管实质病理评分;AD 病理和海马硬化	总体来说,只有 Braak 分级 tau 阶段与全脑神经心理学测量的认知障碍相关	Chui 等(2006)[45]
每 2 年认知评估的老年人前瞻性研究	221	囊性微梗死,腔隙和微梗死;AD 病理	Braak 分级较高的 tau 阶段和微梗死计分较高是认知障碍的主要决定因素	Sonnen 等(2007)[46]
有年度认知测试的老年人前瞻性研究	148	双侧,皮质和皮质下微梗死和巨大梗死;AD 病理	大脑皮质或皮质下梗死分别增加了痴呆风险 5.06 和 3.93 倍	Schneider 等(2007)[47]
每 12~18 个月认知评估的老年人的前瞻性研究	190	主要是单侧皮质和皮质下的巨大梗死,弥漫的白质损害,微梗死和筛出改变;AD 病理	更高的病灶总分与痴呆相关,白质损害严重程度与痴呆强烈相关	Strozyk 等(2010)[13]
只有轻度 AD 的前瞻性病例研究;所有临终前 2 年内有认知评估	70	新的 SVD 半定量评估;AD 病理	皮质下 SVD 的严重程度与认知得分显著相关	Smallwood 等(2012)[48]

AD,阿尔茨海默病;CVD,脑血管疾病;MCI,轻度认知功能障碍;ROS,宗教秩序研究;SVD,小血管病;VaD,血管性痴呆

大多数老年人不但有一些 SVD 也有一些 AD- 型病理改变。两种类型的病理改变同时存在可以叠加,特别是轻度水平的 AD 病理[39,44],

但目前尚无足够的证据表明其中一种类型会促进另一种。一项纳入了 70 例老年患者 tau- 病理学 Braak 分级不超过Ⅲ级且无其他导致痴呆

的病因的系列研究中，对 SVD 的严重程度给予半定量的计分，对应于痴呆，血管的病理改变需要较严重（在平均分数 5/12 之上）[48]。使用简易精神状态测量量表（MMSE）和剑桥认知测量量表（CAMCOG）评定痴呆严重程度，这些病例的分值只有轻到中度。然而，为了查到由于 SVD 导致的认知缺陷，这些测试不如其他测试如蒙特利尔认知评定量表（MoCA）敏感[49]，因此这样的研究可能低估 SVD 对痴呆或认知损害的作用。影像学研究也表明，如果出现痴呆时，SVD 影像学表现应相对严重[50~52]。

总结

人们对这里总结的 SVD 病理学已有几十年的认识。然而，将来仍需要更好的设计的临床病理学和临床影像学研究以使我们能够正确地认识 SVD 的特点，特别是 SVD 患者在晚年生活中所经历的认知、情感和运动方面的困难。在临床和结构特点两方面同时认识到一种疾病是迈向改善和预防其不良后果道路上至关重要的第一步。

（汤丽雅 译）

参考文献

1. Roman GC. On the history of lacunes, état criblé and the white matter lesions of vascular dementia. Cerebrovasc Dis 2002;13 (Suppl 2):1–6.
2. Tomlinson BE, Blessed G, Roth M. Observations on the brains of demented old people. J Neurol Sci 1970;11:205–242.
3. Hachinski VC, Lassen NA, Marschall J. Multi-infarct dementia. A cause of mental deterioration in the elderly. J Amer Geriatr Soc 1974;2:207–210.
4. Tatemichi TK. How acute brain failure becomes chronic. A view of the mechanisms and syndromes of dementia related to stroke. Neurology 1990;40:1652–1659.
5. Brun A. Pathology and pathophysiology of cerebrovascular dementia: pure subgroups of obstructive and hypoperfusive etiology. Dementia 1994;5:145–147.
6. Knopman DS, Parisi JE, Boeve BF, et al. Vascular dementia in a population-based autopsy study. Arch Neurol 2003;60:569–575.
7. Alafuzoff I, Gelpi E, Al-Sarraj S, et al. The need to unify neuropathological assessments of vascular alterations in the ageing brain: multicentre survey by the BrainNet Europe consortium. Exp Gerontol 2012;47:825–833.
8. Pantoni L, Sarti C, Alafuzoff I, et al. Postmortem examination of vascular lesions in cognitive impairment: a survey among neuropathological services. Stroke 2006;37:1005–1009.
9. Pantoni L, Poggesi A, Inzitari D. Cognitive decline and dementia related to cerebrovascular diseases: some evidence and concepts. Cerebrovasc Dis 2009;27 (Suppl 1):191–196.
10. Schneider JA, Bennett DA. Where vascular meets neurodegenerative disease. Stroke 2010;41(Suppl): S144–S146.
11. Braak H, Alafuzoff I, Arzberger T, Kretzschmar H, Del Tredici K. Staging of Alzheimer disease-associated neurofibrillary pathology using paraffin sections and immunohistochemistry. Acta Neuropathol 2006;112:389–404.
12. Gold G, Kövari E, Herrmann FR, et al. Cognitive consequences of thalamic, basal ganglia and deep white matter lacunes in brain aging and dementia. Stroke 2005;36:1184–1188.
13. Strozyk D, Dickson DW, Lipton RB, et al. Contribution of vascular pathology to the clinical expression of dementia. Neurobiol Aging 2010;31:1710–1720.
14. Mitchinson MJ. The hypotensive stroke. Lancet 1980;1(8162): 244–246.
15. Zuccalà G, Onder G, Pedone C, et al. Hypotension and cognitive impairment. Selective association in patients with heart failure. Neurology 2001;57:1986–1992.
16. Duggal N, Lach B. Selective vulnerability of the lumbosacral spinal cord after cardiac arrest and hypotension. Stroke 2001;33: 116–121.
17. Verbrugge SJ, Klinek M, Klein J. A cerebral watershed infarction after general anaesthesia in a patient with increased anti-cardiolipin antibody level. Anesthesist 2004;53:341–346.
18. Wang CJ, Cheng KI, Soo LY, Tang CS. Intraoperative stroke under epidural anesthesia for bipolar hemiarthroplasty in a patient with multiple myeloma: a case report. Kaohsiung J Med Sci 2001; 17:55–59.
19. Esiri MM, Chance SA. Cognitive reserve, cortical plasticity and resistance to Alzheimer's disease. Alzheimers Res Ther 2012;4:7.
20. Cadavid D, Mena H, Koeller K, Frommelt RA. Cerebral β amyloid angiopathy is a risk factor for cerebral ischemic infarction. A case control study in human brain biopsies. J Neuropathol Exp Neurol 2000;59:768–773.
21. Greenberg SM. Cerebral amyloid angiopathy and vessel dysfunction. Cerebrovasc Dis 2002;13 (Suppl 2):42–47.

22. Haglund M, Passant U, Sjöbeck M, Ghebremedin E, Englund E. Cerebral amyloid angiopathy and cortical microinfarcts as putative substrates of vascular dementia. *Int J Geriatr Psychiatry* 2006;21:681–687.

23. Kövari E, Hermann FR, Hof PR, Bouras C. The relationship between cerebral amyloid angiopathy and cortical microinfarcts in brain ageing and Alzheimer's disease. *Neuropathol Appl Neurobiol* 2013;39:498–509.

24. Englund E. Neuropathology of white matter lesions in vascular cognitive impairment. *Cerebrovasc Dis* 2002;13(Suppl) :11–15.

25. Olsson Y, Brun A, Englund E. Fundamental pathological lesions in vascular dementia. *Acta Neurol Scand* 1996;168(Suppl):31–38.

26. Sjöbeck M, Englund E. Glial levels determine severity of white matter changes in Alzheimer's disease: a neuropathological study of glial changes. *Neuropathol Appl Neurobiol* 2003;29:159–169.

27. Ihara M, Polvikoski TM, Hall R, et al. Quantification of myelin loss in frontal lobe white matter in vascular dementia, Alzheimer's disease and dementia with Lewy bodies. *Acta Neuropathol* 2010;119:579–589.

28. Sjöbeck M, Haglund M, Englund E. White matter mapping in Alzheimer's disease. A neuropathological study. *Neurobiol Aging* 2006;27:673–680.

29. Haglund M, Englund E. Cerebral amyloid angiopathy, white matter lesions and Alzheimer encephalopathy – a histopathological assessment. *Dement Geriatr Cogn Disord* 2002;14:161–166.

30. Schmidt R, Schmidt H, Haybeaeck J, et al. Heterogeneity in age-related white matter changes. *Acta Neuropathol* 2011;122:171–185.

31. Roman GC. Vascular dementia may be the most common form of dementia in the elderly. *J Neurol Sci* 2002;203:7–10.

32. Pulsinelli WA, Brierley JB, Plum F. Temporal profile of neuronal damage in a model of transient forebrain ischemia. *Ann Neurol* 1982;11:491–498.

33. Petito CK, Feldmann E, Pulsinelli WA, Plum F. Delayed hippocampal damage in humans following cardiorespiratory arrest. *Neurology* 1987;37:1281–1286.

34. Björklund E, Lindberg E, Rundgren M, et al. Ischemic brain damage after cardiac arrest and therapeutic hypothermia – a systematic description of selective neuronal death. *Resuscitation* 2013, Dec 6 [Epub ahead of print].

35. Rosenberg GA, Haaland RY. Cardiogenic dementia. *Lancet* 1981;318:368–372.

36. O'Sullivan M. Imaging small vessel disease: lesion topography, networks and cognitive deficits investigated with MRI. *Stroke* 2010;41(Suppl):S154–158.

37. Pantoni L. Cerebral small vessel disease: from pathogenesis and clinical characteristics to therapeutic challenges. *Lancet Neurol* 2010;9:689–701.

38. Snowdon DA, Greiner LH, Mortimer JA, et al. Brain infarction and the clinical expression of Alzheimer disease. The Nun Study. *JAMA* 1997;277: 813–817.

39. Esiri MM, Nagy Z, Smith MZ, Barnetson L, Smith AD. Cerebrovascular disease and threshold for dementia in the early stages of Alzheimer's disease. *Lancet* 1999;354 (9182):919–920.

40. Lee JH, Olichney JM, Hansen LA, Hofstetter CR, Thal LJ. Small concomitant vascular lesions do not influence rates of cognitive decline in patients with Alzheimer's disease. *Arch Neurol* 2000;57:1474–1479.

41. Neuropathology Group. Medical Research Council Cognitive Function and Aging Study. Pathological correlates of late-onset dementia in a multicentre, community-based population in England and Wales. *Lancet* 2001;357:169–175.

42. Schneider JA, Wilson RS, Bienias JL, Evans DA, Bennett DA. Cerebral infarctions and the likelihood of dementia from Alzheimer disease pathology. *Neurology* 2004;62:1148–1455.

43. Bennett DA, Schneider JA, Bienias JL, Evans DA, Wilson RS. Mild cognitive impairment is related to Alzheimer disease pathology and cerebral infarctions. *Neurology* 2005;64:834–841.

44. Petrovitch H, Ross GW, Steinhorn SC, et al. AD lesions and infarcts in demented and non-demented Japanese-American men. *Ann Neurol* 2005;57:98–103.

45. Chui HC, Zarow C, Mack WJ, et al. Cognitive impact of subcortical vascular and Alzheimer's disease pathology. *Ann Neurol* 2006;60:677–687.

46. Sonnen JA, Larson EB, Crane PK, et al. Pathological correlates of dementia in a longitudinal, population-based sample of aging. *Ann Neurol* 2007; 62:406–413.

47. Schneider JA, Arvanitakis Z, Bang W, Bennett DA. Mixed brain pathologies account for most dementia cases in community-dwelling older persons. *Neurology* 2007;69:2197–2204.

48. Smallwood A, Oulhaj A, Joachim C, et al. Cerebral subcortical vessel disease and its relation to cognition in elderly subjects: a pathological study in the Oxford Project to Investigate Memory and Ageing (OPTIMA) cohort. *Neuropathol Appl Neurobiol* 2012;38:337–343.

49. Nasreddine ZS, Phillips NA, Bédirian V, et al. The Montreal Cognitive Assessment, MoCA: a brief screening tool for mild cognitive impairment. *J Am Geriatr Soc* 2005; 53:695–699.

50. Erkinjuntti T. Subcortical vascular dementia. *Cerebrovasc Dis* 2002;13 (Suppl 2):58–60.

51. Frisoni GB. Dementia: important advances in research in 2006. *Lancet Neurol* 2007;6:4–5.

52. Lee AY. Vascular dementia. *Chonnam Med J* 2011;47:66–71.

脑小血管病所致出血的病理特征

Johannes Attems, Kurt A. Jellinger

前言

脑血管病（CVD）包括可导致皮质缺血及出血性梗死的大血管病和皮质下的小血管病（SVD）。痴呆和非痴呆患者均可表现 CVD。但 SVD 作为认知障碍和痴呆的预测指标正被逐渐认识[1]。

颅内出血包括大的脑叶出血，基底核深部出血，显微镜下脑出血以及脑微出血（CMB）和蛛网膜下腔出血（SAH），均有可能是 SVD 所致。SVD 也可引起白质高信号（WMH）、腔隙以及缺血和出血性梗死。后两种病变通常是脑大血管病的并发症，而所有其他的病变都与各种类型的 SVD 相关，我们在第章中总结了其病理改变。SVD 的患病率和发病率随年龄而增加，最容易发生在年龄超过 60 岁的人群中。然而，年龄最高的老年人群中由 SVD 引起的各种病理改变的发生率可多种多样包括：肉眼可见的在极高龄人群中相对少见，而常与重度脑淀粉样血管病（CAA）相关的镜下的脑出血和 CMB 则较常见且具有相当的临床意义。[2]在非痴呆受试对象中，腔隙、CMB、WMH 常与认知功能下降有关，包括反应速度减慢和执行功能受损[3]，以及其他神经心理学的症状。SVD 在 Alzheimer 病（AD）患者中尤其常见，可与 AD 神经退行性变相互影响。二者或者相互独立[4]，或者对认知功能下降起附加和协同效应[5]。由于有些 SVD 所导致的后果可以治疗和（或）预防，因此更好地理解 SVD 及其相关结局之间关系的病理机制至关重要。本章将介绍 SVD 所导致的出血性结局的最新的形态学特征和发病机制，重点介绍各种不同类型的 CAA 相关脑出血。

脑出血

脑出血的神经病理学

脑出血（ICH）的病理学特征包括沿组织层和血管管腔堆积的新鲜血细胞（图 4.1A），脑实质的变形，血肿周围坏死，水肿形成，血脑屏障（BBB）的破坏；2～3 天后，血源性炎症细胞聚集（图 4.1B），包括最初的中性粒细胞和随后的巨噬细胞，并且出现吞噬细胞对红细胞的吞噬作用。紧随其后的是血肿的重吸收，最终形成一个瘢痕或空腔。病灶内或空腔的胶质瘢痕壁内在数月甚至数年后仍可见到充满了含铁血黄素或称为"泡沫样的"巨噬细胞和胆红素（图 4.1C～G）。

首次卒中，ICH 可占 6.5%～30.0%，其中最常见原因是高血压，因此与高血压相关的危险因素有关[6]。虽然大血管病变所致的 ICH 中经常可见到囊状动脉瘤和动静脉畸形，但由小血管破裂所致的 ICH 经常见于高血压患者，CAA（图 4.1H），或服用抗凝药时。老年人中的大多数 ICH（>75%）都归类于自发性出血（有时也称为原发性或非创伤性），其原因为下面两个主要病理改变引起的小动脉破裂：高血压动脉病或 CAA。

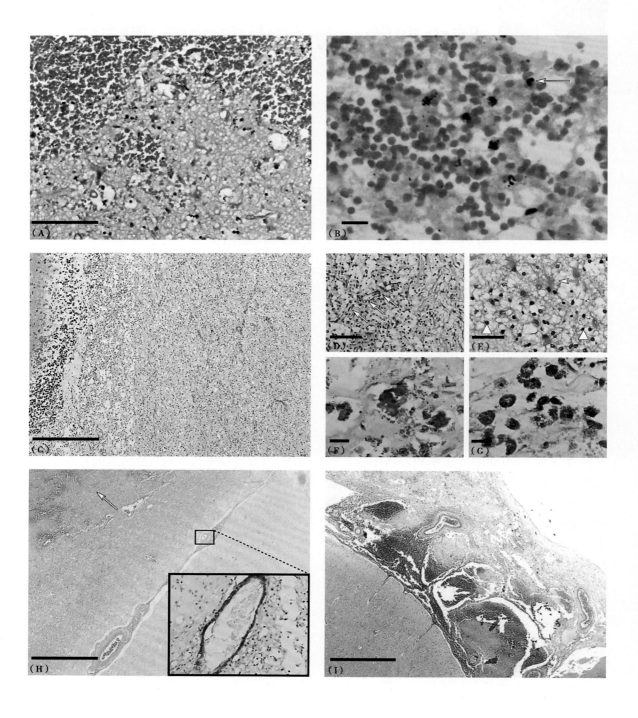

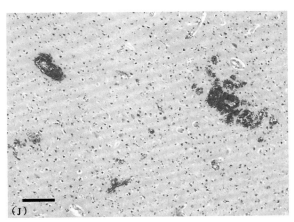
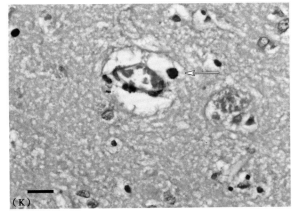

图4.1 （A，B）新鲜的脑出血（ICH）侵犯脑组织，可见中性粒细胞聚集（B 中箭头所示）。（C）ICH 后形成空腔的胶质瘢痕；与空腔直接相邻的是由含铁血黄素 / 充满含铁血黄素的巨噬细胞组成的褐色的边（在 C 左侧，G 中高倍放大）。胶质瘢痕中显现了明显的毛细血管（D 中箭头所示），以及包括星形细胞（E 中箭头所示）和小胶质细胞（E 中三角）内的胶质细胞增生。（F）胆红素沉积。（H）淀粉样脑血管病变（CAA）和 ICH；邻近 ICH 的一个脑膜血管（箭头）显示了 β- 淀粉样蛋白（Aβ）沉积（H 中的插图），表明该病例的 CAA 与 ICH 之间的关系。（I）蛛网膜下腔出血。（J）新鲜的脑微出血以及提示陈旧脑微出血且磁共振成像（MRI）表现为 T_2^* 加权像中的小的信号缺失的小的血管周围含铁血黄素沉积（K 中箭头所示）。染色方法：除外 H 中的插图均为苏木和伊红（H&E）染色，Aβ 抗体 4G8。原始放大倍数：20×，H 和 I；100×，J 和 C；200×，A 和 D；400×，B，E 和 K；600×，F 和 G。比例尺：20μm，B，F，G 和 K；50μm E；100μm，A，D 和 J；500μm，C；1000μm，H 和 I。J 图由 Dr. Tuomo Polvikoski 友情提供

高血压性动脉病，CAA 和 ICH

高血压性动脉病以小豆纹动脉穿支的纤维素样坏死和脂质透明样变为特征，是位于深部或幕下（基底核，丘脑和脑桥）自发性 ICH 的重要原因[7]。相比之下，CAA 相关的 ICH 优先影响皮质 - 皮质下（脑叶）区域，尤其是枕叶和颞叶[8]，而小脑、深部及脑干结构极少累及。CAA 相关的 ICH 的好发部位反映了潜在的微血管病变的分布[9]。CAA 常累及枕叶的原因尚不得而知，但也有假设枕叶小动脉的迂曲破坏血管周围引流[10]。

目前普遍认为 CAA 是老年人自发非创伤性 ICH 的重要危险因素。临床病理学相关性研究提示自发性 ICH 中的 5%～20% 由于 CAA 相关的 ICH 所致[9, 11]。在 Vantaa 85 岁以上人群的研究中，最老的老年受试对象（平均死亡年龄在 92.4±3.7 岁）中仅有 2.3% 有肉眼可见 ICH；3 例（1%）均有基底核出血和脑叶出血，其中 1 例有 SAH。有趣的是，基底核出血的人群中没有 1 例患有高血压[2]。与先前的大规模人群研究（痴呆人群 6%，非痴呆人群 3%）相比，高龄老人中肉眼可见 ICH 的患病率并不高（2.3%）[12]，并且一项纳入了 2060 例老人的回顾性连续病例研究显示，除外 CMB 有 5.6% 有肉眼可见脑出血[13]。在这些高龄老人中，脑叶出血的患者常可见到载脂蛋白 E（APOE）ε4 等位基因，这与先前的研究相似[14]，但与其他研究不同的是[15]，没有见到 APOEε2 等位基因的过表达[2]。然而，几项关于 CAA 阳性和 CAA 阴性队列的回顾性对比研究，并没有发现 ICH 患病率的明显差别，却发现无或轻度 CAA 与中重度 CAA 之间明显的组间差异[11, 13, 16～18]，提示轻度 CAA 并非 ICH 的重要危险因素。另一方面，有 ICH 的脑内 CAA 比无 ICH 的更为严重，且只在 ICH 脑内可见微动脉瘤、纤维素样坏死（均为重度 CAA 提示）[11]。此外，CAA 相关的 ICH 仅限于脑叶区域内，而脑叶和深部组织同时发生 ICH 的 CAA 阳性病例中没有检测到受 CAA 影响的血管和出血位置的共同定

位。研究显示 CAA 患者白质病变(或 WMH)进展提示其与脑叶出血事件之间的关系,反映了微血管病的进展性特性[19]。与 CVD 的其他标记一样,脑微梗死与晚期 SVD 和 ICH 相关,无症状的缺血性梗死与 CAA 的出血负担有关[20]。

相比于高血压性微血管病,除年龄以外,CAA 不被常规的心血管危险因素所影响[9]。高血压并非 CAA 的危险因素,但其增加 CAA 相关的 ICH 的风险。因此有一个重要问题必须解答:较单独的 CAA,高血压合并 CAA 是否增加了 ICH 的风险?一些尸检证实 CAA 的研究发现高血压的患病率在32%左右[9],而另一个病理学研究报道患有 ICH 的(50%)比没有 ICH(23%)的 CAA 中高血压患病率更高,提示高血压可能促进 CAA 相关的 ICH[11]。在最近的一项多中心关于自发性 ICH 队列研究中,高血压患病率在 CAA 相关性 ICH(62%)中较非 CAA 相关性 ICH(85%)中明显要低[21]。来自于一项关于针对培哚普利保护再发卒中研究(PROGRESS)的临床试验的证据显示,卒中后血压降低至平均血压在120(收缩压)/70(舒张压)mmHg,CAA 相关的 ICH 风险降低大约77%,支持高血压是 CAA 相关性出血的重要原因[22]。

在一项394例有详细临床资料的尸检病例中,CAA 相关性 ICH 存在于其中15.8%的病例,其中相比于无或轻度 CAA,重度 CAA 占12.2%。在 CAA 相关性 ICH 病例中,只有4例没有高血压[17]。研究提示这54例中仅有4例 CAA 可能是 ICH 的独立病因,证实了先前关于没有出血的患者中 CAA 高发生率,提示在许多情况下 CAA 单独存在并不能充分解释出血的发生[11]。

由于许多老年人有亚临床型 CAA 而无出血,因此轻度的 CAA 不足以作为脑叶 ICH 的唯一致病因素,但当其与引起 ICH 的其他因素,如高血压或使用抗凝药物[11, 13, 16, 18, 23]等相互作用可能会促进 ICH 发生。除了动脉高血压,其他几项因素也可能促进 CAA 患者出现 ICH。无论在尸检还是在临床方面,APOEε4 均显示可增加脑叶出血相关的散发 CAA[14, 24, 25]。APOEε2 基因型除了与 CAA 的重度病理形态学改变相关,如"双桶征",纤维素样坏死,血管周围出血的证据[26, 27],还有 CAA 导致的自发性脑叶 ICH 增加的风险[26~29]。这两个高危等位基因与 ICH 首次发病的低龄化[30],高复发风险有关[29]。ε2 和 ε4 等位基因增加 CAA 相关出血的机制可能不同:ε4 增加 β-淀粉样物质(Aβ)沉积;ε2 诱导富含淀粉样血管的结构改变,使其更易破裂[26, 27, 31, 32]。另外,与淀粉样物质代谢途径有关的基因多态性是否在散发性 CAA 中起一定作用目前尚未明确(见综述[33])。

此外,Aβ 对基质金属蛋白酶(MMP)-锌依赖的金属蛋白酶家族-的影响可能在 ICH 与 CAA 相关性中发挥一定作用。MMP 参与细胞外基质的降解与重构,并调节血管完整性[34]。Aβ 肽诱导 MMP-2 和 MMP-9 活化,MMP-2 出现同时会伴随 Aβ 降解片段的出现和纤维形成的减少,而静息态 MMP-2 表达导致 Aβ 降解减少和在细胞培养中的凋亡增加[35]。然而,MMP-2 也去除了血管基底膜的一些成分如 Ⅳ型和 Ⅴ型胶原,层粘连蛋白和蛋白聚糖[36]。CAA 血管的 MMP-9 免疫染色显示了经 APPsw 转基因小鼠证实的微出血的证据,提示 CAA 的自发出血可能至少在一定程度上由 Aβ-诱导的 MMP 活化所致[37]。Aβ 前体蛋白(AβPP)某些亚型中的 Kunitz 蛋白酶抑制剂(KPI)结构域也可以促进 CAA 出血,因其使几种与凝血有关的蛋白失活[38, 39]。这可以解释为何有些患者即便患有严重的 CAA 而并不发生 ICH,因为与 Aβ 相比,可能与包含 KPI 的 AβPP 水平相关。然而,有必要在人脑尸检标本中进行进一步的研究明确这种可能性。

抗凝相关的 ICH

在口服抗凝药的使用相关的 ICH 中,CAA 可能是一个重要的危险因素或病因。在过去的 10 年里，抗凝相关的 ICH 的发生率增加了五成，现在已占所有 ICH 的 15% 左右[40]。这种趋势很可能与心房颤动老年人为预防心源性栓塞而增加华法林的使用有关。华法林使用者中发生 ICH 人群出现 CMB，提示 CMB 增加了华法林相关的 ICH 的风险[41]。在脑血管完整的情况下使用抗凝药物本身并不会导致 ICH，但如果存在 CAA，或其他可增加血管壁脆性的微血管病，抗凝药就可能会加重出血。另外一种情况是，当血管渗出发生与晚期 CAA 破坏的血管时，本来小的、无害的、自限性的血管渗出可演变成危险的血肿。支持 CAA 与抗凝相关的 ICH 有关的证据有：①大多数 ICH 发生在治疗范围的抗凝药物水平内[42]提示脑小血管的本身紊乱可能很有意义；②华法林相关的 ICH 患者的 APOEε2 等位基因比没有 ICH 而同样使用华法林治疗的患者更常见。我们知道 APOEε2 与 CAA 相关的 ICH 有关，这个发现也支持 CAA 在抗凝治疗相关的 ICH 中有一定作用[42]。然而，尽管回顾性数据显示 CAA 可能确实代表了一种重要的潜在病理学改变，仍需要开展更多关于应用抗凝药物获益的确诊的 CAA（例如通过 MRI 得到 CMB 的证据）患者的前瞻性队列研究，以此进一步阐明 CAA 在使用抗凝治疗同时伴发 ICH 中的作用。

CAA 可能也是溶栓后 ICH 的危险因素，因为溶栓后 ICH 与 CAA 相关的 ICH 有共同的特点；这两种类型均倾向于脑叶出血，具有出血多样性，年龄依赖性，以及与痴呆和白质病变的相关性[43]。在一项小的研究中，5 例急性心肌梗死患者溶栓后 2 例出现 ICH 的患者有严重的 CAA[44]。无其他 ICH 的危险因素时，在伴有皮质下梗死和白质脑病的常染色体显性遗传性脑动脉病（CADASIL）患者，ICH 并不常见，而是更常见于使用抗凝或抗血小板聚集的药物时，或进行血管造影的 CADASIL 患者[45]，而其他报道 ICH 存在于 25% 的症状性 CADASIL 患者中与 CMB 数量高度相关[46]。

SAH 和表面铁沉积症

孤立的非创伤性的皮质蛛网膜下腔出血（cSAH）是一种局限性出血（图 4.1I），通常累及数个相邻的脑沟，经常累及中央沟，而与典型的囊状动脉瘤破裂相关的其他脑底部的蛛网膜下腔出血无关[47, 48]。单纯的 cSAH 罕见，却在 CAA 中非常常见，常由延伸至皮质表面的脑叶 ICH 所致[9, 50]。有文献包含一些病例，是病理学上已证实的 CAA 相关的急性 SAH[49, 51, 52]。在最大的一组孤立的 cSAH 队列（N=29）中发现 CAA 是 60 岁以上患者中常见而且明显的原因[47, 53]，约 50%CAA 患者中有急性 SAH[54]。一项 cSAH 三级卒中单元的回顾性连续病例研究提示 CAA 可能是老年人 cSAH 的一个常见原因[48]。这个假设被最近的另外一个 SAH 患者的研究所证实[55]。

表面铁沉积症表现为含铁血黄素沉积在大脑皮质、脊髓和神经的表层[56]，可继之以反复发作的蛛网膜下腔出血，如 cSAH[49]。与具有典型症状的中枢神经系统表面铁沉积症（其典型者影响脑干和颅后窝）相比，而 CAA 相关的表面铁沉积则更倾向于累及大脑凸面[57]。在 MRI 梯度回波序列（GRE）的 T_2 加权像上皮质表面铁沉积被定义为一种线状的脑回样低信号[58, 59]。在 270 例表面铁沉积症病例中，有 3% 被认为由 CAA 所致[60]。然而，最近发现在临床诊断 CAA 的患者中（平均年龄 70 岁）有 60.5% 有皮质表面铁沉积症，而在所有对照组中（平均年龄 54 岁）却没有，提示他有可能有助于 CAA 的临床诊断，强化了 CAA 的波士顿诊断标准的敏感性却不失其特异性[54]。

脑微出血

CMB 是指 MRI 上发现的小的流空信号；这些信号流空表明血管周围含铁血黄素沉积或富含含铁血黄素的巨噬细胞，代表陈旧出血。

CMB 的流行病学

随着 MRI T_2* 加权序列和磁敏感加权成像的应用更为广泛,CMB 的发现率也随之增加。CMB 是小的,边界清楚,低信号,圆形病变,常规 MRI 难以发现[61~65]。MRI 对 CMB 发现比脑微梗死有更高的敏感性,因此可用于区别这两类病变[20],尤其是 7-特斯拉(7-Tesla)的 MRI 对主要在皮质-皮质下区域[68]的 CMB 早期检测有重要意义[66,67]。对 MRI 的长期随访研究显示大多数 CMB 表现时间上的动态改变[69]。

老年人群中 CMB 的患病率与选择 MRI 方法紧密相关,范围从 3.1%[70] 至 35%[71] 不等,社区研究的结果则从 4.7% 至 24.4%[72]。将各种研究汇总后的数据显示健康人群中 CMB 的患病率达到 5%。这个数值在老年人(大于 60 岁)中增加到 20%[73],在缺血性卒中人群中增加到 34%,在非创伤性 ICH 患者(首次 ICH 52%,复发性 ICH 83%)中达到 60%~80%[74]。在除高血压、糖尿病外其他方面健康的人群中,CMB 的发生与高血压(优势比[OR]3.0)和糖尿病(OR 2.2)有关[75]。CMB 的患病率在各种类型的缺血性卒中和 ICH 人群为 19.4%~68.5%[72],AD 人群中为 16%~32%[75],但 CMB 罕见于短暂性脑缺血发作,CMB 在 Binswanger 病中的患病率为 77%,在多发腔隙性卒中患者中其患病率为 51%~68%。

约 31% 的症状性 CADASIL 患者可观察到 CMB,主要位于丘脑,随年龄显著增加,很可能提示 ICH 风险增加,但尚未见到临床前或早期 CADASIL 的报道[76]。根据活体影像学研究得出的 CMB 的患病率提示,86% 的 CADASIL 组织学检查可发现沉积在血管周围的富含含铁血黄素的巨噬细胞[77]。荷兰型遗传性淀粉样变脑出血患者中,幕上的 CMB 独立于高血压病存在,而幕下的 CMB 与高血压相关[78]。

在 Vantaa 85 岁以上人群的研究中,常见到镜下 ICH,且与任何临床的、遗传的或研究中各种神经病理学参数不相关。然而与此相反,镜下脑出血(镜下出血的一个亚组,定义为发现大于 5 个噬铁细胞沉积)的发生频率很低(5.3%),甚至与基于人群的年轻患者的 MRI 研究中的 CMB 的发生率(15.3% 和 11.1%)相比仍然很低[79,80]。幕下 CMB 与认知功能丧失有关[81],且与死亡率增加有关[82,83]。

神经病理学与神经影像学

尽管在 MRI 研究中,CMB 有较高的患病率,并没有很多 CMB 相关的脑标本组织学检查,仅有少数研究关于具有代表性的组织学检查结果与死后尸体 MRI 相关性,建立了 MRI 上低信号与形态学的相关性[84,85]。最近的一项研究系统地比较了 AD 患者高级 T_2*-MRI 序列上的磁敏感加权成像低信号及其组织病理学,发现绝大多数病变确实是 CMB,而少部分为小腔隙,血管壁夹层以及微动脉瘤。CMB 可能潜在反映了血管周围局灶性充满了含铁血黄素的巨噬细胞,且与既往出血无关。有证据表明血红素降解活动周围有活化的小胶质细胞,迟发补体激活和细胞凋亡的炎症反应[86]。

组织学上的 CMB 定义为血液渗出至血管周围和(或)Virchow-Robin 间隙,通常不伴有周围组织的损害和(或)有非常小的 ICH,且测量直径一般不超过 5mm(图 4.1J)。负载着含铁血黄素的巨噬细胞和含铁血黄素沉积在血管周围间隙(图 4.1K)常被认为有陈旧 CMB 存在[87]。有时 CMB 围绕以神经胶质细胞增生和不完全的缺血改变。破裂的小动脉壁可能显示 CAA 相关的血管损害,即非细胞形态学增厚,平滑肌层缺失以及有 Aβ 沉积。另外,已发现因高血压性血管病变或动脉粥样硬化导致的微血管破裂与 CMB 相关[64,80,88]。一篇系统回顾 5 项关于 CMB 和神经影像学之间组织病理关系的综述(N 总数 =18)[89],发现 MRI 诊断的 CMB 中 49% 有含铁血黄素沉积,然而 19% 通过铁染色为陈旧血肿,15% 无相关的特异性病理,13% 含有完整的红细胞,1% 分布由于假性血管钙化,微动脉瘤,或扩张的夹层血管。这里，脂质纤维透明样变是相关血管病理中最常见的因素。

CMB 的发病机制

CAA 中的脑叶 CMB 很可能由于淀粉样蛋白沉积于小或中型脑动脉血管中膜与外膜之间而致血管壁变脆并破裂所致，且在 CAA 中得到广泛研究[30,90]。在表现为脑叶 ICH 的老年患者中，发生 CMB 的频率比所见的其他类型的大出血频率的 2 倍还多[90]。

CMB 的解剖学分布与典型的血管疾病有关。正如 MRI 组织学关联研究显示，高血压性血管病与深部脑区域（基底核、丘脑、脑干和小脑）的 CMB 相关，而 CAA 的 CMB 以脑叶分布为特点[61,86,91,92]，如顶叶和枕叶多发[8]。此外，在多发病变的患者中病变往往集中在同一脑叶[8]，并且与 CAA1 型密切相关的 APOEε4 基因型[93]，已证明与脑叶 CMB 相关[94]，而与深部半球或幕下的 CMB 不相关，后者与收缩期血压、高血压病、腔隙性梗死相关[64,80]。在 Vantaa 85 岁以上人群的研究中，如以前在一些 CMB 的患者中所见的一样[64,79,95]，镜下脑出血的患者 APOEε4 等位基因过度表达[2]。在 Framingham 研究中，没有找到 CMB 与心血管危险因素、APOE 状态、脑体积以及 WMH 之间相关[96]。

除了年龄、高血压病、糖尿病以及低血清胆固醇是目前已知的 CMB 的危险因素，APOEε4 等位基因的存在是促进 CMB 进展的唯一的遗传学因素[72]。在 AD 的大脑中，CMB 与常规的出血危险因素不相关，而与脑白质病理改变显著相关，说明 AD 患者的 CMB 可能与 CAA 相关而非与高血压病或其他脑血管病相关[97]。新发的 CMB 在急性缺血性卒中后发展迅速。基线 CMB 和严重 SVD 是新发 CMB 发展的预测因子。CMB 与认知障碍之间的关系目前仍不确定[98]。

检查 Aβ 以及富含血红素沉积物的密度和大小，以及他们与老年人脑中的血管之间的关系表明病例之间有显著的不同，尤其在痴呆和非痴呆的患者之间。血红素沉积的频率与 Aβ 沉积的频率相关；二者均相邻或环绕小血管形成，常位于交叉位点，空间邻近分析确认了二者在微血管相近或共定位。由于血红素是已公认的脑出血的标志物，Aβ 是老年斑的标志物，这些数据显示老年斑在微出血中的位点，并由此提出问题微出血是否为斑块形成的早期事件[99]。

多发 CMB 的出现，尤其局限于一个脑叶区内的 CMB，往往与更糟糕的认知功能相关。在卒中患者中，CMB 常常与执行功能障碍相关，并且与远期认知障碍的预后相关，在没有 CMB 的病例中，预示着可逆的认知障碍[100]。

已有人提出经影像学诊断的 CMB 和 CAA 在解剖学有相关性[101]，尤其在 AD 患者中[97]，与在已报道的 ICH 中的发现相似[90]。在一些研究中，CMB 和 CAA 最好发于顶叶[2,95]。实际上，CMB 高发于顶叶可能由于 CAA 经常在顶叶。根据最近的一项在神经退行性痴呆症患者中进行的关于 CMB 患病率的尸检的研究，CMB 在 AD 的大脑中最常见，并且经常与 CAA 相关。CMB 也常见于路易体痴呆（DLB），可能由于 AD 的病理（如 CAA）经常作为 DLB 的伴随情况出现。然而，在老年人对照组中近 60% 有偶发的 CMB。

CAA 影响的血管的解剖分布与 CAA 相关的 CMB 不同；而重度 CAA 常导致全部脑叶中出现受 CAA 影响的血管，CMB 则较为局限。此外，在一个同时有重度 CAA 和 CMB 的大脑中，并非所有被 CAA 影响血管都显示环绕以 CMB。因此，似乎有其他的因素促成被重度 CAA 影响的血管处的 CMB。

在最近的关于临床疑似 CAA 的研究中，使用无创的匹兹堡复合物 B（PiB）对淀粉样蛋白成像，发现 CMB 与淀粉样蛋白高浓度区分布一致[101]。淀粉样蛋白与脑叶 ICH 复发的风险相关[90]，提示它们在 CAA 的预后方面有重要作用[98]。CAA 中局限于脑叶区域的 CMB

已被认为与疾病进展,反复 ICH 以及 CAA 相关的认知障碍相关[90]。大量的 CMB 以及 APOEε2 和 ε4 基因型只是新发 CMB 的预测因子,基线时出血点数量和随访时 CMB 的数量增加了出血复发的风险(1 次基线出血和多于 6 次基线出血点的患者的 3 年累计风险分别为 14%～51%)。随访时新发 CMB 的分布与基线 CMB 的分布相关[8]。

CMB 的分布与 ICH 的存在和发展高度相关[102],CMB 不仅是未来 ICH 的预测因子[33,103],也与认知功能下降独立相关[104～106]。

CMB 与 CAA 患者大出血之间的明确关系目前正在被研究。一项最近的研究显示,相比于有较少 CMB 的 CAA 患者,有非常多 CMB(多于 50)数量的 CAA 患者的血管壁厚度增加[61]。这提示增加的血管壁厚度可能使血管破裂时容易出现 CMB。基于这个假设,严重的管壁增厚发生在 Iowa 型遗传性 CAA,后者以多发微出血而无症状性出血为特点[107]。虽然 CAA 血管壁厚度增加和管腔狭窄已经有详尽的描述[108,109],但我们对于血管厚度的决定因素以及其对临床的影响却几乎一无所知[5]。最近有文章综述了这些以及一些关于老年人 CAA 的其他问题[110]。

ICH 和 CMB 之间的关系

CMB 是感染性心内膜炎患者即将发生 ICH 的强烈预测因子,代表有关的血管易损性[111]。并且更常见于接受血小板抑制剂治疗的患者[112],这些人群中只有服用阿司匹林的与明确的 CAA 相关的脑叶 CMB 相关,而卡巴匹林钙(carbasalate calcium)无这种相关[113]。无症状的 CMB 可能是阿司匹林相关的 ICH 一个危险因素[114],尤其在多个脑叶 CMB 提示 CAA 的患者,CMB 增加急性缺血性卒中溶栓后 ICH 风险,但仍需要进一步的研究[115,116]。虽然 CMB 在有 ICH 的华法林治疗的卒中患者中明显增多,但目前还没有足够证据认为其是抗栓药物在卒中预防中的禁忌证[72]。以往研究认为 CMB 不常发生在那些接受抗凝治疗的患者中[113],但一项新的前瞻性观察性队列研究(卒中患者微出血的临床关联;CROMIS-2,未发表,见文献[103]),有意评估 MRI 标志物在 SVD(包括 CMB)中的价值,和遗传因素对口服抗凝药相关的 ICH 的风险[33,103]。尽管晚期 CAA 和 CMB 患者不适合 Aβ 免疫治疗,CMB 在 AD 免疫治疗方面的作用尚不清楚,并且对于其在进行巴匹珠单抗(bapineuzumab)后的血管源性水肿方面的作用也不清楚[117]。虽然关于 CMB 发表的文章多了许多,其诊断和预测价值仍有待探索,还需要新的关于血管性认知功能障碍的定义和诊断标准,并且应充分考虑微梗死和 CMB。

(汤丽雅 译)

参考文献

1. Smallwood A, Oulhaj A, Joachim C, et al. Cerebral subcortical small vessel disease and its relation to cognition in elderly subjects: a pathological study in the Oxford Project to Investigate Memory and Ageing (OPTIMA) cohort. *Neuropathol Appl Neurobiol* 2012;38:337–343.

2. Tanskanen M, Makela M, Myllykangas L, et al. Intracerebral hemorrhage in the oldest old: a population-based study (Vantaa 85+). *Front Neurol* 2012;3:103.

3. Seo SW, Hwa Lee B, et al. Clinical significance of microbleeds in subcortical vascular dementia. *Stroke* 2007;38:1949–1951.

4. Esiri MM, Joachim C, Sloan C, et al. Cerebral subcortical small vessel disease in subjects with pathologically confirmed Alzheimer's disease: a clinicopathological study in the Oxford Project to Investigate Memory and Ageing (OPTIMA). *Alzheimer Dis Assoc Disord* 2013, Jul 8 [Epub ahead of print].

5. Zekry D, Duyckaerts C, Belmin J, et al. Cerebral amyloid angiopathy in the elderly: vessel wall changes and relationship with dementia. *Acta Neuropathol* 2003;106: 367–373.

6. Ferrer I, Kaste M, Kalimo H. Vascular diseases. In Love S, Louis DN, Ellison DW, eds. *Greenfield's Neuropathology*, 8th edn. London: Hodder Arnold; 2008: pp. 121–240.

7. Pantoni L. Cerebral small vessel disease: from pathogenesis and clinical characteristics to therapeutic challenges. *Lancet Neurol* 2010;9:689–701.

8. Rosand J, Muzikansky A, Kumar

A, et al. Spatial clustering of hemorrhages in probable cerebral amyloid angiopathy. *Ann Neurol* 2005;58:459–462.

9. Vinters HV. Cerebral amyloid angiopathy. A critical review. *Stroke* 1987;18:311–324.

10. Attems J, Jellinger K, Thal DR, Van Nostrand W. Review: sporadic cerebral amyloid angiopathy. *Neuropathol Appl Neurobiol* 2011;37:75–93.

11. Vonsattel JP, Myers RH, Hedley-Whyte ET, et al. Cerebral amyloid angiopathy without and with cerebral hemorrhages: a comparative histological study. *Ann Neurol* 1991;30:637–649.

12. Neuropathology Group. Medical Research Council Cognitive Function and Ageing Study. Pathological correlates of late-onset dementia in a multicentre, community-based population in England and Wales. *Lancet* 2001;357:169–175.

13. Attems J, Lauda F, Jellinger KA. Unexpectedly low prevalence of intracerebral hemorrhages in sporadic cerebral amyloid angiopathy: an autopsy study. *J Neurol* 2008;255:70–76.

14. Biffi A, Sonni A, Anderson CD, et al. Variants at ApoE influence risk of deep and lobar intracerebral hemorrhage. *Ann Neurol* 2010;68:934–943.

15. McCarron MO, Nicoll JA. High frequency of apolipoprotein E ε2 allele is specific for patients with cerebral amyloid angiopathy-related haemorrhage. *Neurosci Lett* 1998;247:45–48.

16. Olichney JM, Hansen LA, Hofstetter CR, et al. Association between severe cerebral amyloid angiopathy and cerebrovascular lesions in Alzheimer disease is not a spurious one attributable to apolipoprotein E ε4. *Arch Neurol* 2000;57:869–874.

17. Jellinger KA, Lauda F, Attems J. Sporadic cerebral amyloid angiopathy – no frequent cause of spontaneous brain haemorrhage. *Neuropathol App Neurobiol* 2008;34:S1–14.

18. Jellinger KA, Lauda F, Attems J. Sporadic cerebral amyloid angiopathy is not a frequent cause of spontaneous brain hemorrhage. *Eur J Neurol* 2007;14:923–928.

19. Chen YW, Gurol ME, Rosand J, et al. Progression of white matter lesions and hemorrhages in cerebral amyloid angiopathy. *Neurology* 2006;67:83–87.

20. Smith EE, Schneider JA, Wardlaw JM, Greenberg SM. Cerebral microinfarcts: the invisible lesions. *Lancet Neurol* 2012;11:272–282.

21. Gregoire SM, Charidimou A, Gadapa N, et al. Acute ischaemic brain lesions in intracerebral haemorrhage: multicentre cross-sectional magnetic resonance imaging study. *Brain* 2011;134:2376–2386.

22. Arima H, Tzourio C, Anderson C, et al. Effects of perindopril-based lowering of blood pressure on intracerebral hemorrhage related to amyloid angiopathy: the PROGRESS trial. *Stroke* 2010;41:394–396.

23. Revesz T, Holton JL, Lashley T, et al. Genetics and molecular pathogenesis of sporadic and hereditary cerebral amyloid angiopathies. *Acta Neuropathol* 2009;118:115–130.

24. Verghese PB, Castellano JM, Holtzman DM. Apolipoprotein E in Alzheimer's disease and other neurological disorders. *Lancet Neurol* 2011;10:241–252.

25. Greenberg SM, Rebeck GW, Vonsattel JP, Gomez-Isla T, Hyman BT. Apolipoprotein E ε4 and cerebral hemorrhage associated with amyloid angiopathy. *Ann Neurol* 1995;38:254–259.

26. Greenberg SM, Vonsattel JP, Segal AZ, et al. Association of apolipoprotein E ε2 and vasculopathy in cerebral amyloid angiopathy. *Neurology* 1998;50:961–965.

27. McCarron MO, Nicoll JA, Stewart J, et al. The apolipoprotein E ε2 allele and the pathological features in cerebral amyloid angiopathy-related hemorrhage. *J Neuropathol Exp Neurol* 1999;58:711–718.

28. Nicoll JA, Burnett C, Love S, et al. High frequency of apolipoprotein E ε2 allele in hemorrhage due to cerebral amyloid angiopathy. *Ann Neurol* 1997;41:716–721.

29. O'Donnell HC, Rosand J, Knudsen KA, et al. Apolipoprotein E genotype and the risk of recurrent lobar intracerebral hemorrhage. *N Engl J Med* 2000;342:240–245.

30. Greenberg SM, Briggs ME, Hyman BT, et al. Apolipoprotein E ε4 is associated with the presence and earlier onset of hemorrhage in cerebral amyloid angiopathy. *Stroke* 1996;27:1333–1337.

31. Biffi A, Anderson CD, Jagiella JM, et al. *APOE* genotype and extent of bleeding and outcome in lobar intracerebral haemorrhage: a genetic association study. *Lancet Neurol* 2011;10:702–709.

32. Montaner J. Genetics of intracerebral haemorrhage: a tsunami effect of *APOE* ε2 genotype on brain bleeding size? *Lancet Neurol* 2011;10:673–675.

33. Charidimou A, Gang Q, Werring DJ. Sporadic cerebral amyloid angiopathy revisited: recent insights into pathophysiology and clinical spectrum. *J Neurol Neurosurg Psychiatry* 2012;83:124–137.

34. Sumii T, Lo EH. Involvement of matrix metalloproteinase in thrombolysis-associated hemorrhagic transformation after embolic focal ischemia in rats. *Stroke* 2002;33:831–836.

35. Hernandez-Guillamon M, Mawhirt S, Fossati S, et al. Matrix metalloproteinase 2 (MMP-2) degrades soluble vasculotropic amyloid-β e22q and l34v mutants, delaying their toxicity for human brain microvascular endothelial cells. *J Biol Chem* 2010;285:27144–27158.

36. Rosenberg GA. Matrix metalloproteinases and their multiple roles in neurodegenerative diseases. *Lancet Neurol* 2009;8:205–216.

37. Lee JM, Yin KJ, Hsin I, et al. Matrix metalloproteinase-9 and spontaneous hemorrhage in an animal model of cerebral amyloid angiopathy. *Ann Neurol* 2003;54:379–382.

38. Del Zoppo GJ. Bleeding in the brain: amyloid-β may keep clots away. *Nat Med* 2009;15:1132–1133.

39. Xu F, Previti ML, Nieman MT, et al. Aβ APP/APLP2 family of Kunitz serine proteinase inhibitors regulate cerebral thrombosis. *J Neurosci* 2009;29:5666–5670.

40. Flaherty ML, Kissela B, Woo D, et al. The increasing incidence of anticoagulant-associated intracerebral hemorrhage. *Neurology* 2007;68:116–121.

41. Lovelock CE, Cordonnier C, Naka H, et al. Antithrombotic drug use, cerebral microbleeds, and intracerebral hemorrhage: a systematic review of published and unpublished studies. *Stroke* 2010;41:1222–1228.

42. Rosand J, Hylek EM, O'Donnell HC, Greenberg SM. Warfarin-associated hemorrhage and cerebral amyloid angiopathy: a genetic and pathologic study. *Neurology* 2000;55:947–951.

43. McCarron MO, Nicoll JA. Cerebral amyloid angiopathy and thrombolysis-related intracerebral haemorrhage. *Lancet Neurol* 2004;3:484–492.

44. Sloan MA, Price TR, Petito CK, et al. Clinical features and pathogenesis of intracerebral hemorrhage after RT-PA and heparin therapy for acute myocardial infarction: the Thrombolysis In Myocardial Infarction (TIMI) (ii) pilot and randomized clinical trial combined experience. *Neurology* 1995;45:649–658.

45. Kalimo H, Miao Q, Tikka S, et al. CADASIL: the most common hereditary subcortical vascular dementia. *Future Neurol* 2008;3:683–704.

46. Choi JC, Kang SY, Kang JH, Park JK. Intracerebral hemorrhages in CADASIL. *Neurology* 2006;67:2042–2044.

47. Kumar S, Goddeau RP, Jr., Selim MH, et al. Atraumatic convexal subarachnoid hemorrhage: clinical presentation, imaging patterns, and etiologies. *Neurology* 2010;74:893–899.

48. Raposo N, Viguier A, Cuvinciuc V, et al. Cortical subarachnoid haemorrhage in the elderly: a recurrent event probably related to cerebral amyloid angiopathy. *Eur J Neurol* 2011;18:597–603.

49. Linn J, Herms J, Dichgans M, et al. Subarachnoid hemosiderosis and superficial cortical hemosiderosis in cerebral amyloid angiopathy. *AJNR Am J Neuroradiol* 2008;29:184–186.

50. Cuvinciuc V, Viguier A, Calviere L, et al. Isolated acute nontraumatic cortical subarachnoid hemorrhage. *AJNR Am J Neuroradiol* 2010;31:1355–1362.

51. Katoh M, Yoshino M, Asaoka K, et al. A restricted subarachnoid hemorrhage in the cortical sulcus in cerebral amyloid angiopathy: could it be a warning sign? *Surg Neurol* 2007;68:457–460.

52. Karabatsou K, Lecky BR, Rainov NG, Broome JC, White RP. Cerebral amyloid angiopathy with symptomatic or occult subarachnoid haemorrhage. *Eur Neurol* 2007;57:103–105.

53. Kase CS, Nguyen TN. The clinical conundrum of convexal subarachnoid hemorrhage. *Neurology* 2010;74:874–875.

54. Linn J, Halpin A, Demaerel P, et al. Prevalence of superficial siderosis in patients with cerebral amyloid angiopathy. *Neurology* 2010;74:1346–1350.

55. Beitzke M, Gattringer T, Enzinger C, et al. Clinical presentation, etiology, and long-term prognosis in patients with nontraumatic convexal subarachnoid hemorrhage. *Stroke* 2011;42:3055–3060.

56. Fearnley JM, Stevens JM, Rudge P. Superficial siderosis of the central nervous system. *Brain* 1995;118 (Pt 4):1051–1066.

57. Kumar N, Cohen-Gadol AA, Wright RA, et al. Superficial siderosis. *Neurology* 2006;66:1144–1152.

58. Feldman HH, Maia LF, Mackenzie IR, et al. Superficial siderosis: a potential diagnostic marker of cerebral amyloid angiopathy in Alzheimer disease. *Stroke* 2008;39:2894–2897.

59. Vernooij MW, Ikram MA, Hofman A, et al. Superficial siderosis in the general population. *Neurology* 2009;73:202–205.

60. Levy M, Turtzo C, Llinas RH. Superficial siderosis: a case report and review of the literature. *Nat Clin Pract Neurol* 2007;3:54–58; quiz 59.

61. Greenberg SM, Vernooij MW, Cordonnier C, et al. Cerebral microbleeds: a guide to detection and interpretation. *Lancet Neurol* 2009;8:165–174.

62. Haacke EM, DelProposto ZS, Chaturvedi S, et al. Imaging cerebral amyloid angiopathy with susceptibility-weighted imaging. *AJNR Am J Neuroradiol* 2007;28:316–317.

63. Kellner CP, Connolly ES, Jr. Neuroprotective strategies for intracerebral hemorrhage: trials and translation. *Stroke* 2010;41: S99–S102.

64. Vernooij MW, van der Lugt A, Ikram MA, et al. Prevalence and risk factors of cerebral microbleeds: the Rotterdam Scan Study. *Neurology* 2008;70:1208–1214.

65. Nandigam RN, Viswanathan A, Delgado P, et al. MR imaging detection of cerebral microbleeds: effect of susceptibility-weighted imaging, section thickness, and field strength. *AJNR Am J Neuroradiol* 2009;30:338–343.

66. Theysohn JM, Kraff O, Maderwald S, et al. Seven Tesla MRI of microbleeds and white matter lesions as seen in vascular dementia. *J Magn Reson Imaging* 2011;33:782–791.

67. Conijn MM, Geerlings MI, Luijten PR, et al. Visualization of cerebral

microbleeds with dual-echo T2*-weighted magnetic resonance imaging at 7.0 T. *J Magn Reson Imaging* 2010;32:52–59.

68. De Reuck J, Auger F, Cordonnier C, et al. Comparison of 7.0-T T(2)*-magnetic resonance imaging of cerebral bleeds in postmortem brain sections of Alzheimer patients with their neuropathological correlates. *Cerebrovasc Dis* 2011;31:511–517.

69. Lee SH, Lee ST, Kim BJ, et al. Dynamic temporal change of cerebral microbleeds: long-term follow-up MRI study. *PLoS One* 2011;6:e25930.

70. Tsushima Y, Tanizaki Y, Aoki J, Endo K. MR detection of microhemorrhages in neurologically healthy adults. *Neuroradiology* 2002;44:31–36.

71. Cordonnier C. Brain microbleeds: more evidence, but still a clinical dilemma. *Curr Opin Neurol* 2011;24:69–74.

72. Loitfelder M, Seiler S, Schwingenschuh P, Schmidt R. Cerebral microbleeds: a review. *Panminerva Med* 2012;54:149–160.

73. Hofman A, Breteler MM, van Duijn CM, et al. The Rotterdam Study: 2010 objectives and design update. *Eur J Epidemiol* 2009;24:553–572.

74. Koennecke HC. Cerebral microbleeds on MRI: prevalence, associations, and potential clinical implications. *Neurology* 2006;66:165–171.

75. Cordonnier C, Al-Shahi Salman R, Wardlaw J. Spontaneous brain microbleeds: systematic review, subgroup analyses and standards for study design and reporting. *Brain* 2007;130:1988–2003.

76. Chabriat H, Joutel A, Dichgans M, Tournier-Lasserve E, Bousser MG. CADASIL. *Lancet Neurol* 2009;8:643–653.

77. Dichgans M, Holtmannspotter M, Herzog J, et al. Cerebral microbleeds in CADASIL: a gradient-echo magnetic resonance imaging and autopsy study. *Stroke* 2002;33:67–71.

78. Van den Boom R, Bornebroek M, Behloul F, et al. Microbleeds in hereditary cerebral hemorrhage with amyloidosis-Dutch type. *Neurology* 2005;64:1288–1289.

79. Sveinbjornsdottir S, Sigurdsson S, Aspelund T, et al. Cerebral microbleeds in the population based ages – Reykjavik study: prevalence and location. *J Neurol Neurosurg Psychiatry* 2008;79:1002–1006.

80. Poels MM, Vernooij MW, Ikram MA, et al. Prevalence and risk factors of cerebral microbleeds: an update of the Rotterdam Scan Study. *Stroke* 2010;41:S103–106.

81. Van Es AC, van der Grond J, de Craen AJ, et al. Cerebral microbleeds and cognitive functioning in the PROSPER study. *Neurology* 2011;77:1446–1452.

82. Henneman WJ, Sluimer JD, Cordonnier C, et al. MRI biomarkers of vascular damage and atrophy predicting mortality in a memory clinic population. *Stroke* 2009;40:492–498.

83. Altmann-Schneider I, Trompet S, de Craen AJ, et al. Cerebral microbleeds are predictive of mortality in the elderly. *Stroke* 2011;42:638–644.

84. Fazekas F, Kleinert R, Roob G, et al. Histopathologic analysis of foci of signal loss on gradient-echo T2*-weighted MR images in patients with spontaneous intracerebral hemorrhage: evidence of microangiopathy-related microbleeds. *AJNR Am J Neuroradiol* 1999; 20:637–642.

85. Tanaka A, Ueno Y, Nakayama Y, Takano K, Takebayashi S. Small chronic hemorrhages and ischemic lesions in association with spontaneous intracerebral hematomas. *Stroke* 1999;30:1637–1642.

86. Schrag M, McAuley G, Pomakian J, et al. Correlation of hypointensities in susceptibility-weighted images to tissue histology in dementia patients with cerebral amyloid angiopathy: a postmortem MRI study. *Acta Neuropathol* 2010;119:291–302.

87. Grinberg LT, Thal DR. Vascular pathology in the aged human brain. *Acta Neuropathol* 2010;119:277–290.

88. Hommet C, Mondon K, Constans T, et al. Review of cerebral microangiopathy and Alzheimer's disease: relation between white matter hyperintensities and microbleeds. *Dement Geriatr Cogn Disord* 2011;32:367–378.

89. Shoamanesh A, Kwok CS, Benavente O. Cerebral microbleeds: histopathological correlation of neuroimaging. *Cerebrovasc Dis* 2011;32:528–534.

90. Greenberg SM, Eng JA, Ning M, Smith EE, Rosand J. Hemorrhage burden predicts recurrent intracerebral hemorrhage after lobar hemorrhage. *Stroke* 2004;35:1415–1420.

91. Knudsen KA, Rosand J, Karluk D, Greenberg SM. Clinical diagnosis of cerebral amyloid angiopathy: validation of the Boston criteria. *Neurology* 2001;56:537–539.

92. Roob G, Lechner A, Schmidt R, et al. Frequency and location of microbleeds in patients with primary intracerebral hemorrhage. *Stroke* 2000; 31:2665–2669.

93. Thal DR, Ghebremedhin E, Rub U, et al. Two types of sporadic cerebral amyloid angiopathy. *J Neuropathol Exp Neurol* 2002;61:282–293.

94. Maxwell SS, Jackson CA, Paternoster L, et al. Genetic associations with brain microbleeds: systematic review and meta-analyses. *Neurology* 2011;77:158–167.

95. Poels MM, Ikram MA, van der Lugt A, et al. Incidence of cerebral microbleeds in the general population: the Rotterdam Scan Study. *Stroke* 2011; 42:656–661.

96. Jeerakathil T, Wolf PA, Beiser A, et al. Cerebral microbleeds: prevalence and associations with cardiovascular risk factors in the Framingham Study. *Stroke* 2004;35:1831–1835.

97. Nakata-Kudo Y, Mizuno T, Yamada K, et al. Microbleeds in Alzheimer disease are more related to cerebral amyloid angiopathy than cerebrovascular disease. *Dement Geriatr Cogn Disord* 2006;22:8–14.

98. Charidimou A, Werring DJ. Cerebral microbleeds: detection, mechanisms and clinical challenges. *Future Neurol* 2011;6:587–611.

99. Cullen KM, Kocsi Z, Stone J. Microvascular pathology in the aging human brain: evidence that senile plaques are sites of microhaemorrhages. *Neurobiol Aging* 2006; 27:1786–1796.

100. Tang WK, Chen YK, Lu JY, et al. Absence of cerebral microbleeds predicts reversion of vascular "cognitive impairment no dementia" in stroke. *Int J Stroke* 2011;6:498–505.

101. Dierksen GA, Skehan ME, Khan MA, et al. Spatial relation between microbleeds and amyloid deposits in amyloid angiopathy. *Ann Neurol* 2010;68:545–548.

102. Lee SH, Bae HJ, Kwon SJ, et al. Cerebral microbleeds are regionally associated with intracerebral hemorrhage. *Neurology* 2004;62:72–76.

103. Charidimou A, Shakeshaft C, Werring DJ. Cerebral microbleeds on magnetic resonance imaging and anticoagulant-associated intracerebral hemorrhage risk. *Front Neurol* 2012;3:133.

104. Charidimou A, Werring DJ. Cerebral microbleeds and cognition in cerebrovascular disease: an update. *J Neurol Sci* 2012.

105. Gold G, Kovari E, Herrmann FR, et al. Cognitive consequences of thalamic, basal ganglia, and deep white matter lacunes in brain aging and dementia. *Stroke* 2005;36:1184–1188.

106. Werring DJ. Cerebral microbleeds: clinical and pathophysiological significance. *J Neuroimaging* 2007;17:193–203.

107. Grabowski TJ, Cho HS, Vonsattel JP, Rebeck GW, Greenberg SM. Novel amyloid precursor protein mutation in an Iowa family with dementia and severe cerebral amyloid angiopathy. *Ann Neurol* 2001;49:697–705.

108. Mandybur TI. Cerebral amyloid angiopathy: the vascular pathology and complications. *J Neuropathol Exp Neurol* 1986;45:79–90.

109. Okoye MI, Watanabe I. Ultrastructural features of cerebral amyloid angiopathy. *Hum Pathol* 1982;13:1127–1132.

110. Viswanathan A, Greenberg SM. Cerebral amyloid angiopathy in the elderly. *Ann Neurol* 2011;70:871–880.

111. Okazaki S, Sakaguchi M, Hyun B, et al. Cerebral microbleeds predict impending intracranial hemorrhage in infective endocarditis. *Cerebrovasc Dis* 2011;32:483–488.

112. Gregoire SM, Jager HR, Yousry TA, et al. Brain microbleeds as a potential risk factor for antiplatelet-related intracerebral haemorrhage: hospital-based, case-control study. *J Neurol Neurosurg Psychiatry* 2010;81:679–684.

113. Vernooij MW, Haag MD, van der Lugt A, et al. Use of antithrombotic drugs and the presence of cerebral microbleeds: the Rotterdam Scan Study. *Arch Neurol* 2009;66:714–720.

114. Wong KS, Chan YL, Liu JY, Gao S, Lam WW. Asymptomatic microbleeds as a risk factor for aspirin-associated intracerebral hemorrhages. *Neurology* 2003;60:511–513.

115. Charidimou A, Kakar P, Fox Z, Werring DJ. Cerebral microbleeds and the risk of intracerebral haemorrhage after thrombolysis for acute ischaemic stroke: systematic review and meta-analysis. *J Neurol Neurosurg Psychiatry* 2013;84:277–280.

116. Shoamanesh A, Kwok CS, Lim PA, Benavente OR. Postthrombolysis intracranial hemorrhage risk of cerebral microbleeds in acute stroke patients: a systematic review and meta-analysis. *Int J Stroke* 2013;8:348–356.

117. Cordonnier C, van der Flier WM. Brain microbleeds and Alzheimer's disease: innocent observation or key player? *Brain* 2011;134:335–344.

第一部分　分类，病理学和基础研究

脑小血管病的实验动物模型

Atticus H. Hainsworth, Hugh S.Markus

前言

小血管病（SVD）缺乏特定治疗的一个重要原因，是缺乏测试可能的治疗方法的合适的动物模型[1]。动物模型已经广泛地应用于研究急性脑缺血，这类模型可用于制造灰质主要供血区的大面积梗死，但由于各种原因，该类模型在 SVD 中并不具有代表性[1]。这是由于：①SVD 的病变主要位于白质和深部灰质核团，这些部位的缺血机制不同于皮质的灰质[2, 3]。②慢性缺血性损伤即神经影像学上的脑白质疏松，是 SVD 的一个重要的组成部分，但这在标准的急性缺血动物模型中并没有出现。③相对于全脑大小，SVD 中的腔隙性梗死比诸如大脑中动脉闭塞模型所致的大面积的急性梗死面积小得多。④ SVD 常表现慢性动脉病理改变，而几乎所有急性缺血性模型，是在既往正常的血管基础上，出现急性缺血。一个有用的 SVD 模型至少可以模拟临床疾病的某些特征性的病理改变，要么是动脉改变，要么是脑内可见的白质改变和腔隙性梗死，或者两者兼有。

SVD／腔隙性卒中[4]的不同的病理机制说明一种动物模型不可能涵盖疾病的所有特征。神经病理学、神经影像学和流行病学数据显示可能至少存在有着不同临床预后两种主要类型的 SVD 模型[4~7]。①颅内大动脉的微粥样硬化斑位于穿支动脉的起始部或是近端，这与没有白质疏松的脑组织中，发生一个或少量较大的腔隙性梗死有关。②弥漫性动脉病变影响着较小的穿支动脉，这与多发性小腔隙性梗死[6]和脑白质疏松[5]有关。在第二种亚型中，脑血流量（CBF）和脑反应性／自我调节性降低[8, 9]及内皮细胞功能障碍[10, 11]。有研究表明这导致低灌注和（或）血脑屏障通透性的改变[12]。组织病理学和经颅多普勒数据表明血栓栓塞并非 SVD 病变的常见原因[6, 13, 14]。

我们以及其他的学者已经对 SVD[1]、腔隙性卒中[15, 16]和血管性认知功能障碍（VCI）[17]相关的动物模型进行了系统性回顾。我们选出 15 种与 SVD 某些方面相关的动物模型[1]。将这些模型依据 4 种类型的损伤刺激进行分类：栓子，低灌注，高血压或血管损伤。本章我们总结了这些分类，并突出自以往综述后的进展部分[1]。

栓子模型

基于小动脉闭塞可造成腔隙样缺血病变的原理，有大量关于急性栓塞的文献。在大鼠、兔子以及灵长类动物中[1, 17, 18]，可通过血管内注射胆固醇、琼脂、塑胶微颗粒或自体血凝块造成脑栓塞病变。这会造成散发的小梗死或更为广泛的区域性梗死。然而，皮质和皮质下梗死病灶以及这些栓子模型均不能代表 SVD 的特定模型。

低灌注的模型

包括由以下原因引起的病变：①短期的、

严重的全脑低灌注;②时限相对较长(数周到数月),程度相对较轻的低灌注;③局部的缺血发作。在多数动物模型中,全脑低灌注造成的白质病变,反映了白质内交界区的区域性的低CBF。

急性全脑缺血性损伤

在后交通动脉发育差的沙土鼠和C57BL6小鼠种系,双侧颈总动脉短暂性闭塞(CAA,持续时间5~30分钟)可造成全脑的短暂性缺血[19~21]。标准化测试中,动物表现出学习障碍[17],伴有海马及白质区的神经病理病变[20,21]。3~7天时,在胼胝体及尾状核白质,可见少突胶质细胞死亡及髓鞘碱性蛋白(MBP)的耗竭[19]。

慢性低灌注

成年大鼠,手术阻塞双侧颈总动脉(BCCAo)可造成慢性低灌注状态,数周后,演化成急性期后的脑部病变及认知功能改变[17]。虽然海马神经元及视束的缺血性损伤有助于观测到认知功能改变,这些动物也出现了白质病变和认知功能障碍。不出所料,尽管有报道闭塞大于12个月,毛细血管壁有增厚及纤维化的改变,但这些手术制造的模型没有形成SVD样的血管病变[22]。

已经有改良的方法可以造成较低程度低灌注,从而使海马的损伤最小化[23,24]。最近的一种改良方法是"两侧血管缓慢闭塞"(2-VGO),在这种方法里,每侧的颈总动脉周围放置收缩环压缩器口。这一压缩器口缓慢膨胀造成动脉在2~3天内完全闭塞[25]。跟踪随访2-VGO的大鼠,在28天后出现白质病变及工作记忆减弱。与标准的BCCAo大鼠[25]相比,其炎症反应减少,海马及视束的损伤较少。

慢性颈动脉狭窄

手术使用微弹簧圈造成慢性颈动脉狭窄的方法在小鼠中已经确立[26,27]。在30天的慢性低灌注后,动物工作记忆任务的表现减弱,而

在一组行为测试[26,28]中保持正常的神经功能。第3天时,可以看到小胶质细胞及星形胶质细胞增生,14天左右出现胼胝体中白质空泡化,而无灰质病变[27,28]。在白质区,可见细胞凋亡和髓磷脂碱基蛋白(MBP)的丢失,最小化的视束及海马损伤。慢慢地,在正电子发射成像(PET)上可以看到海马的代谢减低,8个月后,组织学上可见海马萎缩[26,29]。在狭窄较为严重的小鼠中,可观察到运动损伤[26,27,29]。

小鼠单侧颈总动脉闭塞

在C57BL6小鼠中,通过手术闭塞右侧颈总动脉(单侧颈总动脉闭塞小鼠[UCCAo])获得适度的脑部低灌注[30]。这些小鼠手术后很快出现同侧大脑半球CBF的降低(50%~70%),而对侧没有改变,4周后恢复近80%[30,31]。在4周时,新事物识别能力严重减弱(相较假手术组),但T-迷宫学习和运动功能是正常的[30]。在7天时,没有看到海马神经元的损伤[31]。胼胝体区域的免疫组织化学标记显示神经纤维密度减低,表明有轴突的缺失和小胶质细胞的增多,而在尾状核没有类似发现[30]。

局部低灌注模型

在大鼠颅内注射血管收缩剂内皮缩血管肽-1造成短暂的局部缺血(1~2小时)和梗死[32,33]。单侧纹状体注射后,在14天时,动物出现预期的神经功能缺损,前肢偏侧性运动功能减弱[33]。在内囊可形成相似的重要部位梗死[32]。

高血压模型

高血压灵长类动物

非人类灵长类动物有着大的多脑回大脑,丰富的白质以及与人类认知功能类似的复杂行为[34~37]。手术缩窄胸主动脉的猕猴出现慢性高血压,手术后12个月左右,开始出现认知功

能下降[37]。除了短时记忆缺损，猕猴还表现出注意和执行功能障碍。认知功能障碍与收缩压及舒张压增高有关[37]。在神经病理学上，最主要的损伤是与局部胶质增生相关的形状不规则的微梗死（直径<500μm），其散布于大脑皮层的灰质、白质、脑干和小脑，尤其是在前额叶白质[34, 37]。除了局部小胶质细胞增生外，没有发现其他血管病变[34]。

易卒中的自发高血压大鼠

自发高血压易卒中大鼠（SHRSP）是选择饲养成年高血压和高卒中发生率的Wistar-Kyoto株大鼠进行培育而得。大鼠在8周龄时，开始出现进行性的高血压，在12周龄左右时，达到重度高血压，此时认为其可以模拟各种血管病状态[1, 15~17]。大鼠这种表型的分子机制尚不明确。病变分散在各个脑区，大小和严重程度各异，大部分是出血性的。损伤的发生是不可预测的，改良的饮食（高钠，低钾）常用于加速卒中事件的发生。可能由于其慢性高血压的状态，SHRSP会出现尤其在大的软脑膜动脉的动脉壁增厚。关于SHRSP卒中事件发生前白质改变的研究很少[1]。磁共振成像（MRI）研究提示，脑白质疏松样的白质改变不是非卒中SHRSP的特点之一[38~40]。在一项MRI纵向研究中，在卒中前14天可看到受损脑区局部血管内对比剂渗出（代表局部血脑屏障的破坏）[41]。

血管损伤模型

高同型半胱氨酸的啮齿类动物

富含同型半胱氨酸或其前体甲硫氨酸饮食可导致轻中度高同型半胱氨酸血症。暴露于高甲硫氨酸饮食中的小鼠（持续10周）会出现学习和记忆障碍[42]。组织病理上的改变包括海马内皮损伤和小胶质细胞数量减少，但并没有检测到神经变性改变[42, 43]。

高同型半胱氨酸血症也可见于缺少亚甲基四氢叶酸还原酶（MTHFR）或胱硫醚β合成酶（CBS）的转基因小鼠中，这两种酶都参与同型半胱氨酸的代谢[44~46]。纯合空白小鼠有严重表型，有相当高水平的总血清同型半胱氨酸（MTHFR$^{-/-}$为30μM，在CBS$^{-/-}$最高到达200μM，而野生型小鼠中约3μM）[47]。然而，在杂合子中，只有轻度的高同型半胱氨酸血症（5~10μM）[47]。在CBS$^{+/-}$小鼠中，可见脑动脉管壁增厚伴血脑屏障通透性轻度增加[45, 46]。

CADASIL *NOTCH3* 转基因小鼠

伴有皮质下梗死和白质脑病的常染色体显性遗传性脑动脉病（CADASIL）是一种*NOTCH3*突变造成的罕见的，单基因遗传的SVD，*NOTCH3*是成熟动脉管壁肌细胞中发现的一种大的跨膜受体[48]。CADASIL与高血压相关的伴有腔隙性梗死和白质病变的SVD，在神经影像、临床特点和神经病理方面有着很多相似之处，但是CADASIL发病更早，且有着较少的高血压依赖性[48]。

近期已有两组报道有CADASIL相关表型的转基因小鼠[49, 50]。一株携带人造染色体，表达可致CADASIL的R169C点突变（Notch3^{Arg170Cys}）的*NOTCH3*类似物[49, 51]。另一株携带鼠*Notch3*基因的等位突变（即Notch3^{Arg170Cys}）[50]。两株小鼠的血管平滑肌细胞中均出现嗜锇颗粒（GOM）沉积（CADASIL的一种标记），且均有正常的生命周期[49, 50]。在Notch3^{R169C}小鼠中，血管病变包括自5月龄开始出现的GOM沉积和12月龄开始出现的星形胶质细胞增生。高龄Notch3^{R169C}小鼠（18~20月龄）在胼胝体、纹状体、内囊和海马有广泛的白质病变。没有发现血脑屏障通透性的改变和卒中病灶[49]。自6月龄开始，可记录到异常的肌源性的和自我调节性的反应，12月龄时可看到静息状态CBF降低。脑血管对高碳酸血症，二氧化碳的反应也受损[49]。

Notch3^{Arg170Cys}株小鼠在9月龄时出现

GOM 沉积，之后，开始出现一些卒中样病变的证据。在有些个体中，自 13 月龄可看到运动障碍（肢体轻瘫，步态不稳）（约 12%，73 个体的群组中有 9 个）[50]。在高龄动物（20~22 月龄）中，脑实质病变占有相当大的比例（17/73，23%），包括微出血，微梗死和小的腔隙[50]。如作者指出的那样，脑的病变仅存在于某一亚组（<30% 的个体），提示除基因型外，改良的因素决定疾病发生率[50]。

有些有趣的转基因模型，在白质病变前呈现出血管病变，在 Notch3^{Arg170Cys} 小鼠中在卒中症状前出现。尽管其病理基础似乎与散发 SVD 不同，但脑小血管动脉病变造成的白质改变的机制是可能一致。两种小鼠可能都助于对治疗干预的检测。

M5R$^{-/-}$ 转基因小鼠

毒蕈碱型乙酰胆碱受体 M5 缺失的小鼠表现出脑动脉血管结构性的收缩，全脑 CBF 下降[52, 53]。与野生型同窝别小鼠相比，M5R$^{-/-}$ 小鼠在认知功能测试中的表现受损[52, 53]。突触增强的电生理测试（长程增强，成对脉冲易化）也有减弱。组织病理学上，M5R$^{-/-}$ 小鼠皮质神经元树突减少，皮层和海马的星形胶质细胞膨胀[52, 53]。

并发症

高龄

高龄动物可以表现出与老年人类似的认知及神经病理学改变。在大鼠和小鼠中，12 月龄左右开始出现这些改变[54, 55]。在老龄犬中，已经明确有"犬类认知功能障碍综合征"，包括有注意力降低和活动减少，睡眠紊乱，空间定向障碍和大小便失禁[56, 57]。与年轻对照组相比，老龄犬（8~18 年）在学习任务中的得分更差[56, 58]。同时伴随血管病变，包括动静脉血管的管壁纤维化和局部增厚，脑淀粉样血

管病变（CAA），脑实质内 β- 淀粉样物质（Aβ）沉积，脑室和脑沟的扩大，以及灰白质区 CBF 下降[56~58]。

老龄松鼠猴（>13 年）皮层灰质 CAA 明显，实质内 Aβ 斑程度较轻[59]。CAA 在毛细血管中较为明显。微出血，纤维蛋白渗出和白质病变很少见，即使严重 CAA 的动物也是如此[59]。在食蟹猕猴中，"中年"（10~12 岁）和"老年"（15~17 岁）动物没有发现认知功能的差异[36]。经过为期 5 个月日常训练，高龄动物与年龄匹配的没有运动的对照组相比，认知表现有所改善，伴有轻度运动皮层血供的增加[36]。

淀粉样蛋白病

包括 CAA 在内的脑淀粉样疾病已在部分转基因小鼠中重建。CAA 在老龄犬和灵长类动物中也很明显（见前文）。近期，有权威文章综述了阿尔茨海默症的动物模型[60]以及淀粉样蛋白病[61]对动物血管的影响。

糖尿病

慢性实验性糖尿病可见于单纯腹腔内注射链佐星的啮齿类动物（1 种 1 型糖尿病的模型）或转基因的鼠类株，如 KK-A^y 或是 ob/ob（2 型糖尿病）[62, 63]。双重转基因小鼠通过 APP23 阿尔茨海默小鼠与 2 种糖尿病株（瘦素缺乏的 ob/ob 或多基因 NSY）杂交获得[63]。早在 8 周龄时，双重转基因小鼠即可出现学习障碍（但在 APP23 或 ob/ob 单转基因株中没有出现），且独立于视觉缺损及肥胖之外[63]。AAP23-ob/ob 小鼠组织病理学改变包括海马胆碱能神经轴突的耗竭和星形胶质细胞增生，血管炎症以及淀粉样血管病变。在这些动物中没有看到淀粉样斑。脑血管中晚期糖基化终产物（RAGE）受体的表达自 3 月龄就已明显，CCA 自 6 月龄表现明显，而严重的脑萎缩在 12 月龄时出现[63]。

对糖尿病合并高血压的影响进行了探究[64]。在 5 个月时间内，1 型糖尿病大鼠出现

少突胶质细胞密度降低，而高血压大鼠（SHR大鼠）没有这样的表现。糖尿病和高血压结合后较单独糖尿病有着更多的少突胶质细胞丢失。高血压潜在的影响在 1 型和 2 型糖尿病模型中是相似的[64]。糖尿病的影响以及其与高血压之间的相互作用似乎不依赖于 CBF 或组织缺血的改变。

干预研究

近年来，对于药物以及其他干预措施临床前测试的标准化需求受到了越来越高的重视[65,66]。然而，现在没有明确的 SVD 预测模型。最近的研究已经解决了 SVD 的一些方面。慢性低灌注（BCCAo）大鼠发生白质病变和认知功能的缺损，可经胆碱能药物[54,67]或是磷酸二酯酶（PDE3）抑制剂西洛他唑[68]治疗改善。在一项实行良好的研究中，成年大鼠在 BCCAo 术后 28 天内，随机分配到安慰剂或是西洛他唑组（在食物中加入口服药，为等量的 $50mg/kg \cdot d$）[68]。经药物治疗的动物，Morris水迷宫表现得到改善；白质区组织病理学检测中，细胞凋亡数减少和少突胶质细胞密度增加[68]。另一项研究发现，在 SHRSP 中，在使用西洛他唑治疗的 20 周随访期中，白质保存完好[69]。这些白质保留效应部依赖于动脉血压的改变[68,69]。

在另外一项近期的试验中，探索了联合治疗严重高血压的效果[70]。SHRSP 大鼠高钠饮食饲养 28 天，然后使用氨氯地平（一种钙离子通道阻断剂）或是缬沙坦（一种血管紧张素受体抑制剂）或是两种药物联合治疗。在使用安慰剂治疗的动物中，至 28 天研究其结束时，其死亡率高于 80%，神经功能障碍发生率高于 90%。两种药物单独使用时均能降低死亡率和发病率，当两种药物联合使用时死亡率和发病率降至 0[70]。这两种药物在提高内皮细胞功能，降低动脉硬化、白质星形胶质细胞增生以及小胶质细胞增生方面有着额外的效应

（图 5.1 和图 5.2[70]）。这些有益的作用部分由抗高血压作用介导，也有些作用于脑实质细胞（如降低星形胶质细胞和小胶质细胞中 AT1R 的表达），这可能有助于观察治疗效果。

展望

正如以往的系统性综述总结[1,15,71]，没有一种动物模型能重建出人类 SVD 的所有特征。这可能是由于动物和人类生命周期、脑体积、脑的发展、白质灰质容量比以及血管大小存在差异所致。尽管不同物种中毛细血管的比例相似，但是小鼠豆状核的"深穿支动脉"与表现为 SVD 的人类深穿支动脉几乎没有相似性[4,13,72]。

实验动物模型的用处体现在三个方面。①动物模型使得我们在体细胞 / 分子水平上，探索 SVD- 相关的病理过程。例如，动脉管壁的纤维化增厚[49,63,70]或缺血性白质损害[25,39,49,73,74]。必须注意的是，这类模型并没有必要与人类 SVD 病理机制的发生、发展以及病因学等价，尽管相似的慢性病理通路可能应用于老年人或高龄的灵长类动物[34~37]以及其他的大型哺乳动物[56~58]。②动物模型有益于测试药物和其他干预对特定病理过程的作用。在体动物中确证的良好的临床前研究将有助于改进后期临床试验的设计[65,66]。上文已给出近期的试验[54,62,67~70]。③实验动物模型使得我们能够测试不同病理通路之间的相互作用。SVD 与阿尔茨海默病、糖尿病和肥胖等共患病的相互作用以及正常高龄可能是临床相关的。前瞻性动物研究提供了一个检测基础，在一定程度的控制下区分所涉及的危险因素，而这在多因素的临床设置中不可行。近期的模型探究了糖尿病及肥胖相关疾病与淀粉样血管病[63]或与高血压病[64]之间的相互作用。其他研究结合了手术所致低灌注与遗传性高血压病（SHRSP），造成明确的和可预测的白质病变[39]。

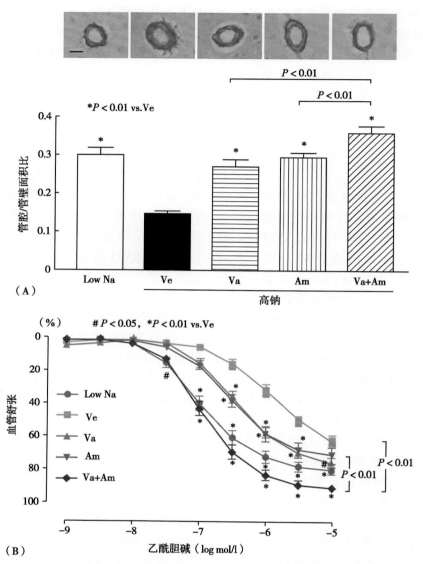

图 5.1　缬沙坦、氨氯地平或两者合用在自发高血压易卒中大鼠(SHRSP)中的效果。在成年雄性 SHRSP 中,研究了脑皮质区血管重建(A)和乙酰胆碱所致的,内皮细胞依赖性的离体的颈动脉舒张(B)。(A)最上面的一排显示的是典型的天狼星红染色的小动脉。相比于正常饮食(低钠)的 SHRSP,高盐饮食(高钠)的动物呈现出管壁增厚,反应在管腔∶壁面积比。与安慰剂(Ve)治疗的动物比,使用缬沙坦(Va)或氨氯地平(Am)治疗的动物血管增厚减少。给予口服药物 4 周(两药均为 2mg/kg·d)。两种药物联合使用(Va+Am),比单一用药效果好(P<0.01,单因素方差分析[ANOVA])。(B)最下面的一行显示的是乙酰胆碱的效力(作为内皮依赖性血管舒张的一种测量方法),表现出相似的模式。标志物以均数±均数标准误[SEM](N=5~8)的方式显示。依据参考文献[70],允许更改

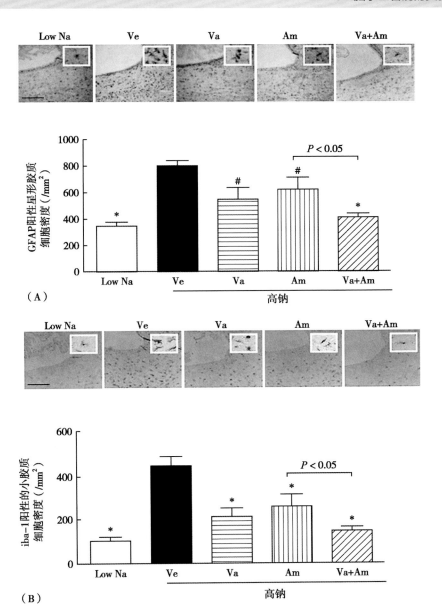

图 5.2 自发高血压易卒中大鼠（SHRSP）白质中星形胶质细胞和小胶质细胞的密度：缬沙坦、氨氯地平或两种药物合用的效果。在成年雄性 SHRSP 中研究星形胶质细胞（A，使用胶质纤维酸性蛋白 [GFAP] 标记）和小胶质细胞（B，使用 Iba-1 标记）的密度。上面的一排显示的是典型的显微照片，标度：200μm。插图行显示的是放大的图片。与正常饮食（低钠）的 SHRSP 相比，高盐饮食（高钠）的动物星形胶质细胞（A）和小胶质细胞（B）的密度增加。相比于安慰剂治疗组的动物（Ve），使用缬沙坦（Va）或是氨氯地平（Am）或两种药物联合治疗的动物，可降低细胞密度。口服给予药物 4 周（均为 2mg/kg·d）。横线代表均数±均数标准误 [SEM]（N=6～9）。#$P < 0.05$，*$P < 0.01$，与安慰剂（Ve）相比（单因素方差分析 [ANOVA]）。依据参考文献[70]，允许重建

总之，没有一种模型可以描绘人类SVD的所有特征——不同模型可模拟人类疾病的不同方面[1]。模型的选择依据研究要探索的问题。例如，为了降低动脉损害的干预设计可能需要不同的模型，依据不同干预设计的需要来预防白质损害。SHRSP和*Notch3*转基因小鼠（上文中已讨论）重建了人类SVD动脉病的某些方面。为了研究白质疏松样的白质损害，有很多基于低灌注的可用模型。尽管与散发SVD潜在的分子病理机制不同，CADASIL转基因模型可能作为一个有用的模型，用于确定SVD如何造成缺血损害，并测试治疗措施的效果。

（李永琴 译）

参考文献

1. Hainsworth AH, Markus HS. Do in vivo experimental models reflect human cerebral small vessel disease? A systematic review. *J Cereb Blood Flow Metab* 2008;28:1877–1891.

2. Imai H, Masayasu H, Dewar D, et al. Ebselen protects both gray and white matter in a rodent model of focal cerebral ischemia. *Stroke* 2001;32:2149–2154.

3. Sarti C, Pantoni L. Experimental models of vascular dementia: a focus on white matter disease and incomplete infarction. In Bowler JV, Hachinski V, eds. *Vascular Cognitive Impairment: Preventable Dementia*. Oxford: Oxford University Press; 2003: pp. 76–92.

4. Pantoni L. Cerebral small vessel disease: from pathogenesis and clinical characteristics to therapeutic challenges. *Lancet Neurol* 2010;9:689–701.

5. Boiten J, Lodder J, Kessels F. Two clinically distinct lacunar infarct entities? A hypothesis. *Stroke* 1993;24:652–656.

6. Fisher CM. The arterial lesions underlying lacunes. *Acta Neuropathol* 1968;12:1–15.

7. Khan U, Porteous L, Hassan A, Markus HS. Risk factor profile of cerebral small vessel disease and its subtypes. *J Neurol Neurosurg Psychiatry* 2007;78:702–706.

8. O'Sullivan M, Lythgoe DJ, Pereira AC, et al. Patterns of cerebral blood flow reduction in patients with ischemic leukoaraiosis. *Neurology* 2002;59:321–326.

9. Terborg C, Gora F, Weiller C, Rother J. Reduced vasomotor reactivity in cerebral microangiopathy: a study with near-infrared spectroscopy and transcranial Doppler sonography. *Stroke* 2000;31:924–929.

10. Fernando MS, Simpson JE, Matthews F, et al. White matter lesions in an unselected cohort of the elderly: molecular pathology suggests origin from chronic hypoperfusion injury. *Stroke* 2006;37:1391–1398.

11. Hassan A, Hunt BJ, O'Sullivan M, et al. Markers of endothelial dysfunction in lacunar infarction and ischaemic leukoaraiosis. *Brain* 2003;126:424–432.

12. Wardlaw JM, Sandercock PA, Dennis MS, Starr J. Is breakdown of the blood–brain barrier responsible for lacunar stroke, leukoaraiosis, and dementia? *Stroke* 2003;34:806–812.

13. Giwa MO, Williams J, Elderfield K, et al. Neuropathologic evidence of endothelial changes in cerebral small vessel disease. *Neurology* 2012;78:167–174.

14. Kaposzta Z, Young E, Bath PM, Markus HS. Clinical application of asymptomatic embolic signal detection in acute stroke: a prospective study. *Stroke* 1999;30:1814–1818.

15. Bailey EL, McCulloch J, Sudlow C, Wardlaw JM. Potential animal models of lacunar stroke: a systematic review. *Stroke* 2009;40: e451–e458.

16. Bailey EL, Wardlaw JM, Graham D, et al. Cerebral small vessel endothelial structural changes predate hypertension in stroke-prone spontaneously hypertensive rats: a blinded, controlled immunohistochemical study of 5- to 21-week-old rats. *Neuropathol Appl Neurobiol* 2011;37:711–726.

17. Jiwa NS, Garrard P, Hainsworth AH. Experimental models of vascular dementia and vascular cognitive impairment. A systematic review. *J Neurochem* 2010;115:814–828.

18. Sato Y, Chin Y, Kato T, et al. White matter activated glial cells produce BDNF in a stroke model of monkeys. *Neurosci Res* 2009;65:71–78.

19. Walker EJ, Rosenberg GA. Divergent role for MMP-2 in myelin breakdown and oligodendrocyte death following transient global ischemia. *J Neurosci Res* 2010;88:764–773.

20. Yamamoto Y, Shioda N, Han F, et al. Nobiletin improves brain ischemia-induced learning and memory deficits through stimulation of CaMKII and CREB phosphorylation. *Brain Res* 2009;1295:218–229.

21. Lai M, Horsburgh K, Bae SE, et al. Forebrain mineralocorticoid receptor overexpression enhances memory, reduces anxiety and attenuates neuronal loss in cerebral ischaemia. *Eur J Neurosci* 2007;25:1832–1842.

22. Farkas E, Luiten PG, Bari F. Permanent, bilateral common carotid artery occlusion in the rat: a model for chronic cerebral hypoperfusion-related neurodegenerative diseases. *Brain Res Rev* 2007;54:162–180.

23. Ohta H, Nishikawa H, Kimura H, Anayama H, Miyamoto M. Chronic cerebral hypoperfusion by permanent internal carotid ligation produces learning impairment without brain

damage in rats. *Neuroscience* 1997;79:1039–1050.

24. Sarti C, Pantoni L, Bartolini L, Inzitari D. Persistent impairment of gait performances and working memory after bilateral common carotid artery occlusion in the adult Wistar rat. *Behav Brain Res* 2002;136:13–20.

25. Kitamura A, Fujita Y, Oishi N, et al. Selective white matter abnormalities in a novel rat model of vascular dementia. *Neurobiol Aging* 2012;33:1012–1035.

26. Nishio K, Ihara M, Yamasaki N, et al. A mouse model characterizing features of vascular dementia with hippocampal atrophy. *Stroke* 2010;41:1278–1284.

27. Shibata M, Ohtani R, Ihara M, Tomimoto H. White matter lesions and glial activation in a novel mouse model of chronic cerebral hypoperfusion. *Stroke* 2004;35:2598–2603.

28. Shibata M, Yamasaki N, Miyakawa T, et al. Selective impairment of working memory in a mouse model of chronic cerebral hypoperfusion. *Stroke* 2007;38:2826–2832.

29. Miki K, Ishibashi S, Sun L, et al. Intensity of chronic cerebral hypoperfusion determines white/gray matter injury and cognitive/motor dysfunction in mice. *J Neurosci Res* 2009;87:1270–1281.

30. Yoshizaki K, Adachi K, Kataoka S, et al. Chronic cerebral hypoperfusion induced by right unilateral common carotid artery occlusion causes delayed white matter lesions and cognitive impairment in adult mice. *Exp Neurol* 2008;210:585–591.

31. Kitagawa K, Yagita Y, Sasaki T, et al. Chronic mild reduction of cerebral perfusion pressure induces ischemic tolerance in focal cerebral ischemia. *Stroke* 2005;36:2270–2274.

32. Lecrux C, McCabe C, Weir CJ, et al. Effects of magnesium treatment in a model of internal capsule lesion in spontaneously hypertensive rats. *Stroke* 2008;39:448–454.

33. Whitehead SN, Hachinski VC, Cechetto DF. Interaction between a rat model of cerebral ischemia and β-amyloid toxicity: inflammatory responses. *Stroke* 2005;36:107–112.

34. Kemper TL, Blatt GJ, Killiany RJ, Moss MB. Neuropathology of progressive cognitive decline in chronically hypertensive rhesus monkeys. *Acta Neuropathol (Berl)* 2001;101:145–153.

35. Ndung'u M, Hartig W, Wegner F, et al. Cerebral Aβ42 deposits and microvascular pathology in ageing baboons. *Neuropathol Appl Neurobiol* 2012;38:487–499.

36. Rhyu IJ, Bytheway JA, Kohler SJ, et al. Effects of aerobic exercise training on cognitive function and cortical vascularity in monkeys. *Neuroscience* 2010;167:1239–1248.

37. Moss MB, Jonak E. Cerebrovascular disease and dementia: a primate model of hypertension and cognition. *Alzheimers Dement* 2007;3:S6–S15.

38. Henning EC, Warach S, Spatz M. Hypertension-induced vascular remodeling contributes to reduced cerebral perfusion and the development of spontaneous stroke in aged SHRSP rats. *J Cereb Blood Flow Metab* 2010;30:827–836.

39. Jalal FY, Yang Y, Thompson J, Lopez AC, Rosenberg GA. Myelin loss associated with neuroinflammation in hypertensive rats. *Stroke* 2012;43:1115–1122.

40. Schreiber S, Bueche CZ, Garz C, et al. The pathologic cascade of cerebrovascular lesions in SHRSP: is erythrocyte accumulation an early phase? *J Cereb Blood Flow Metab* 2012;32:278–290.

41. Lee JM, Zhai G, Liu Q, et al. Vascular permeability precedes spontaneous intracerebral hemorrhage in stroke-prone spontaneously hypertensive rats. *Stroke* 2007;38:3289–3291.

42. Troen AM, Shea-Budgell M, Shukitt-Hale B, et al. B-vitamin deficiency causes hyperhomocysteinemia and vascular cognitive impairment in mice. *Proc Natl Acad Sci USA* 2008;105:12474–12479.

43. Lee H, Kim JM, Kim HJ, Lee I, Chang N. Folic acid supplementation can reduce the endothelial damage in rat brain microvasculature due to hyperhomocysteinemia. *J Nutr* 2005;135:544–548.

44. Mikael LG, Wang XL, Wu Q, et al. Hyperhomocysteinemia is associated with hypertriglyceridemia in mice with methylenetetrahydrofolate reductase deficiency. *Mol Genet Metab* 2009;98:187–194.

45. Baumbach GL, Sigmund CD, Bottiglieri T, Lentz SR. Structure of cerebral arterioles in cystathionine β-synthase-deficient mice. *Circ Res* 2002;91:931–937.

46. Kamath AF, Chauhan AK, Kisucka J, et al. Elevated levels of homocysteine compromise blood–brain barrier integrity in mice. *Blood* 2006;107:591–593.

47. Troen AM. The central nervous system in animal models of hyperhomocysteinemia. *Prog Neuropsychopharmacol Biol Psychiatry* 2005;29:1140–1151.

48. Chabriat H, Joutel A, Dichgans M, Tournier-Lasserve E, Bousser MG. CADASIL. *Lancet Neurol* 2009;8:643–653.

49. Joutel A, Monet-Lepretre M, Gosele C, et al. Cerebrovascular dysfunction and microcirculation rarefaction precede white matter lesions in a mouse genetic model of cerebral ischemic small vessel disease. *J Clin Invest* 2010;120:433–445.

50. Wallays G, Nuyens D, Silasi-Mansat R, et al. Notch3 Arg170Cys knock-in mice display pathologic and clinical features of the neurovascular disorder cerebral autosomal dominant arteriopathy with subcortical infarcts and leukoencephalopathy. *Arterioscler Thromb Vasc Biol* 2011;31:2881–2888.

51. Ayata C. CADASIL: experimental insights from animal models.

Stroke 2010;41:S129–S134.

52. Araya R, Noguchi T, Yuhki M, et al. Loss of M5 muscarinic acetylcholine receptors leads to cerebrovascular and neuronal abnormalities and cognitive deficits in mice. *Neurobiol Dis* 2006;24:334–344.

53. Kitamura N, Araya R, Kudoh M, et al. Beneficial effects of estrogen in a mouse model of cerebrovascular insufficiency. *PLoS One* 2009;4:e51–e59.

54. Storozheva ZI, Proshin AT, Sherstnev VV, et al. Dicholine salt of succinic acid, a neuronal insulin sensitizer, ameliorates cognitive deficits in rodent models of normal aging, chronic cerebral hypoperfusion, and β-amyloid peptide-(25–35) β-induced amnesia. *BMC Pharmacol* 2008;8:1.

55. Park L, Anrather J, Girouard H, Zhou P, Iadecola C. Nox2-derived reactive oxygen species mediate neurovascular dysregulation in the aging mouse brain. *J Cereb Blood Flow Metab* 2007;27:1908–1918.

56. Cummings BJ, Head E, Ruehl W, Milgram NW, Cotman CW. The canine as an animal model of human aging and dementia. *Neurobiol Aging* 1996;17:259–268.

57. Borras D, Ferrer I, Pumarola M. Age-related changes in the brain of the dog. *Vet Pathol* 1999;36:202–211.

58. Head E, Mehta R, Hartley J, et al. Spatial learning and memory as a function of age in the dog. *Behav Neurosci* 1995;109:851–858.

59. Elfenbein HA, Rosen RF, Stephens SL, et al. Cerebral β-amyloid angiopathy in aged squirrel monkeys. *Histol Histopathol* 2007;22:155–167.

60. LaFerla FM, Green KN. Animal models of Alzheimer disease. *Cold Spring Harb Perspect Med* 2012;2:a006320.

61. Hamel E, Nicolakakis N, Aboulkassim T, Ongali B, Tong XK. Oxidative stress and cerebrovascular dysfunction in mouse models of Alzheimer's disease. *Exp Physiol* 2008;93:116–120.

62. Tsukuda K, Mogi M, Li JM, et al. Amelioration of cognitive impairment in the type-2 diabetic mouse by the angiotensin II type-1 receptor blocker candesartan. *Hypertension* 2007;50:1099–1105.

63. Takeda S, Sato N, Uchio-Yamada K, et al. Diabetes-accelerated memory dysfunction via cerebrovascular inflammation and Aβ deposition in an Alzheimer mouse model with diabetes. *Proc Natl Acad Sci USA* 2010;107:7036–7041.

64. Yang C, Devisser A, Martinez JA, et al. Differential impact of diabetes and hypertension in the brain: adverse effects in white matter. *Neurobiol Dis* 2011;42:446–458.

65. Landis SC, Amara SG, Asadullah K, et al. A call for transparent reporting to optimize the predictive value of preclinical research. *Nature* 2012;490:187–191.

66. Kilkenny C, Browne WJ, Cuthill IC, Emerson M, Altman DG. Improving bioscience research reporting: the ARRIVE guidelines for reporting animal research. *PLoS Biol* 2010;8:e1000412.

67. Wang J, Zhang HY, Tang XC. Huperzine a improves chronic inflammation and cognitive decline in rats with cerebral hypoperfusion. *J Neurosci Res* 2010;88:807–815.

68. Miyamoto N, Tanaka R, Shimura H, et al. Phosphodiesterase III inhibition promotes differentiation and survival of oligodendrocyte progenitors and enhances regeneration of ischemic white matter lesions in the adult mammalian brain. *J Cereb Blood Flow Metab* 2010;30:299–310.

69. Fujita Y, Lin JX, Takahashi R, Tomimoto H. Cilostazol alleviates cerebral small-vessel pathology and white-matter lesions in stroke-prone spontaneously hypertensive rats. *Brain Res* 2008;1203:170–176.

70. Dong YF, Kataoka K, Tokutomi Y, et al. Beneficial effects of combination of valsartan and amlodipine on salt-induced brain injury in hypertensive rats. *J Pharmacol Exp Ther* 2011;339:358–366.

71. Bailey EL, Smith C, Sudlow CL, Wardlaw JM. Is the spontaneously hypertensive stroke prone rat a pertinent model of subcortical ischemic stroke? A systematic review. *Int J Stroke* 2011;6:434–444.

72. Lammie GA. Hypertensive cerebral small vessel disease and stroke. *Brain Pathol* 2002;12:358–370.

73. Holland PR, Bastin ME, Jansen MA, et al. MRI is a sensitive marker of subtle white matter pathology in hypoperfused mice. *Neurobiol Aging* 2011;32:2325–2326.

74. Brittain JF, McCabe C, Khatun H, et al. An MRI-histological study of white matter in stroke-free SHRSP. *J Cereb Blood Flow Metab* 2013;33:760–763.

散发性小血管病：病因学

Joanna M.Wardlaw, Leonardo Pantoni

前言

如本书第一章所述，SVD 一词涉及许多类型的脑实质损害，最新的见解性论文[1]描述了六型 SVD 病变：①新近皮层下小梗死；②推测的血管源性腔隙；③推测的血管源性白质高信号（WMH）；④血管周围间隙；⑤脑微出血；⑥脑萎缩。这些病变的病理表现差异很大，且可能有不同的发病机制——如推测的缺血源性病变（腔隙性梗死）和伴有出血性特征的情况如微出血。此外，有些病变，如血管周围间隙，多年前就有认识，但只在最近才纳入 SVD 术语范围内。到目前为止，对其发病机制的研究不如其他 SVD 病变研究的深入。要掌握每一种病变的发病机制似乎很困难，可能只存在于纯理论的情况，而且不同病变类型可能有一些共同的机制。因此，本章中我们要集中回顾那些证据较多且有充分资料的机制。

先前的综述文章中，我们有一篇文章大体概述了 SVD 的病因学[2]。该观点在基础水平上预见了遗传和危险因素（广义上包括老龄化）之间的相互作用，以确定脑小血管的典型病理变化。病理观察对理解散发性 SVD 可能发病机制至关重要，基于这些病理观察的主要观点有：

1. 小动脉和微动脉有明显变化，总体上表现为平滑肌细胞丢失，其他物质（如胶原蛋白，不排除玻璃样物质和淀粉样蛋白）取代血管壁成分。

2. 血管腔狭窄或扩张，血管树的整体构筑受到破坏，血管扭曲度和延长度增加，形成动脉瘤囊。

导致脑实质损害的后续性机制有：

1. 局灶性血流减少或失调，在某些部位严重到可导致小梗死。

2. 一些部位经历更缓慢的缺血，其严重程度不足以导致组织的完全坏死，但引起某些细胞群的选择性损害（如神经元或少突胶质细胞）。

3. 一些血管壁破裂发生脑实质出血。

4. 小血管变化导致血 - 脑屏障破坏，继而导致液体外渗，各种分子进入脑实质中。

以下段落中，我们将回顾其中一些机制，本章不涉及的出血性机制，将在其他章节讨论。

缺血和 SVD

缺血在 SVD 发生中起重要作用的假说源于两个主要团队的观察：① Miller Fisher 关于腔隙性脑梗死关系的原创性工作[3,4]；②关于白质病变（白质疏松）的血管致病机制的理论[2,5,6]。关于第一项研究，"梗死"一词告诉我们存在缺血性损害；Fisher 描述的小动脉血管病理改变，其主要特征是明显的管腔受限，强化和整合了缺血在 SVD 中作用的观点。值得注意的是，由于血管壁损害导致假定的脑实质缺血性损伤的确切机制目前还不清楚，因为不能证明有局部血栓形成，其他可能的机制诸如无血栓形成的局部血管痉挛或管腔阻塞又很难证实。然而,应该记住的是系统性溶栓在腔隙性脑梗死中同样起作用[7,8],这可能间接支持血栓形成的假说。血栓形成可能是破裂的小动脉内皮细胞触发的一个晚期继发现象。

支持白质病变(白质疏松)缺血病因的资料很多。先前的两篇文章已经详细做过描述[5,6],在此我们给出一个简短的逐项汇总:

1. 白质病变位于供血的交界区,因而血流减少的风险较高[9]。

2. 无论是横向,还是纵向的流行病学研究均显示,白质疏松几乎均与血管危险因素相关,均有脑血管事件病史或发作,其中最常见的是腔隙性和出血性卒中[10,11]。另外,白质疏松患者血管性死亡风险增加[12]。

3. 在病理水平上,许多研究发现小血管改变与白质疏松典型的组织学改变相关。最近描述的组织学标志物支持白质病变中的低氧环境[13]。

4. 已经证明,白质主要的成分(少突细胞和髓鞘)更易缺血[14,15]。

5. 根据正电子发射断层成像(PET)检查的一些研究显示白质疏松区域呈缺血状态[16,17]。

6. 磁共振灌注成像(pMRI)资料显示白质疏松患者白质区域呈血量减少状态[18]。

白质破坏最可能的责任性缺血类型尚未完全阐明,在白质中可以看到两种类型的组织学改变:

1. 真实的空洞区,从概念上说与灰质结构中腔隙性梗死的缺血假说没有区别。

2. 苍白区,其中的髓鞘成分稀薄。

据推测,第一种病变类型源于严重的局灶性缺血损伤引起所有细胞成分坏死(完全坏死),第二种类型被称为是一种不完全缺血形式,即引起某些成分选择性坏死的缺血损伤,主要累及少突胶质细胞。颞叶和顶叶散在分布的这些损伤会导致典型的、与缺血一致的白质区域内的弥散的苍白表现,把这种机制称为白质不全梗死[19~21]。

根据这种观点,第一种情况,SVD 会导致急性血管阻塞;选择性更高的弥散性破坏可能由血管进行性狭窄和灌注不足的缺血状态引起。另外,SVD 会导致全身血压变化时脑血管扩张和收缩能力下降,自身调节能力丧失,因此脑实质的血流量随全身血压的变化而波动。由于白质中穿支血管吻合稀少的终末血管类型增加了这种破坏[22,23],如乙酰唑胺试验资料所见,血管性白质高信号患者存在自身调节功能紊乱[24]。

血脑屏障与 SVD

正常血脑屏障

血脑屏障(blood-brain barrier,BBB)是非常重要的结构。从果蝇到人类的多个种属均存在 BBB,足以说明它的重要性[25]。由脑毛细血管的内皮细胞层和内皮细胞间的紧密连接、其下的基底膜、周细胞和星形细胞终足构成[26]。毛细血管的内皮与穿支动脉和静脉的内皮相连续。血管内皮结构随脑血管树而变化,可以部分解释 SVD 的一些特点,如穿支小动脉病变引起的皮质下小梗死发生的较早,而在终末小动脉和毛细血管区域的病变如 WMH 则发生较晚[27]。

血管内皮有重要的屏障作用,其基础是主动和被动转运机制[28]。BBB 的功能正常以维持神经元、胶质细胞、星形细胞和脑内其他细胞的适宜内环境,以完成恰当的功能。穿过正常 BBB 进入脑细胞外液的血浆成分,或依靠反向穿过 BBB 进入小静脉或通过血管周围间隙进入脑脊液(CSF)的方式离开细胞外间隙[28]。BBB 全部的细胞及分子成分尚未完全阐明[29]。但是,以上列出的、基于结构破坏所认识的一些重要组成成分给干预治疗提供了靶点。本章将从临床方面出发总结当前来关于 BBB 的知识,以及其功能不全是如何导致 SVD。资料有多个来源。

一生中人的血脑屏障不是一成不变的,而

是随着正常年龄的增加而改变[30]。通常比较脑脊液与血浆中的白蛋白的数量可以评价 BBB 非特异的完整性。正常情况下，白蛋白（目前已知）不是脑内产生的，CSF 中的含量非常低。白蛋白的分子量为中等大小，以被动转运的方式通过 BBB，所以 CSF 中白蛋白含量增加提示 BBB 完整性丧失。包括 700 名认知功能正常且无严重疾病个体的 10 项研究中，CSF∶血浆白蛋白比增加证明，年龄增加与 BBB 的通透性有关，（各年龄标准均方差（SMD）为 1.2，95%CI 0.6～0.8，$P<0.01$）（图 6.1）[31]。

BBB 的通透性随年龄增加而增加，年龄较低的老人较年龄较高的老人约有 2 倍的差别（SMD 1.91；95% CI，0.55～3.28）。所以年龄越大，BBB 的完整性越容易受到额外损伤，则可

能会有更多的血浆成分穿过 BBB 进入血管周围间隙和组织间质中。

SVD 实验模型

有效的 SVD 实验模型不多，原因之一是 SVD 的机制不清楚[32,33]。然而，依据对人 SVD 病理学和流行病学的了解，认为与人类 SVD 所见症状最接近的动物模型是易卒中的自发性高血压大鼠（SHRSP）经历的自发性脑卒中[34]。老年犬[35]和灵长类动物[36]对 SVD 机制的探索亦提供了一些帮助。

SHRSP 经过选育后，发展为自发性高血压和自发性脑卒中，但当用作 MCA 闭塞模型时，容易发展成大的交界性梗死。其脑的组织病理变化与人的 SVD 非常相似，所以，与所有的自

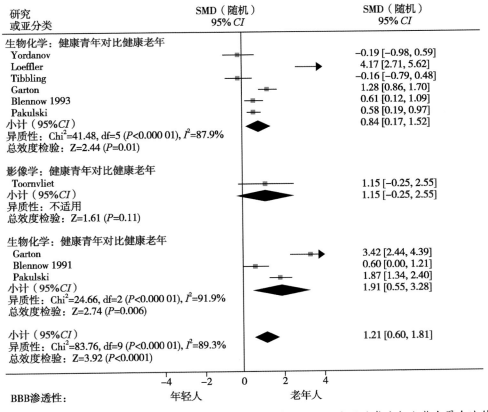

图 6.1 正常老龄化过程中血脑屏障（BBB）的变化。系统回顾了应用脑脊液与血浆白蛋白比值评价 BBB 通透性方法，对年轻与年老健康个体进行比较的研究。改编自 Farall 和 Wardlaw[31]

然模型（即非诱导、非转基因）接近。高血压于7～8周龄开始发病,至12周可确诊,20周龄开始出现卒中样症状和病变,高盐饮食加重所有症状和表现。虽然在测出血压增高之前就有脑血管异常的一些表现,但多数情况下将脑破坏归因于高血压所致[34,37]。也有自发性高血压脑卒中抵抗大鼠,表明单纯高血压不是脑血管病或卒中的唯一原因。

SHRSP 中,增强 MRI 或伊文思蓝（Evans blue）染色及组织学可显示穿支小动脉、毛细血管及相关脑区发生病变的早期特征是 BBB 通透性增加（图 6.2）[38]。

这可在明显小血管病理或卒中前出现,进

食盐后可加重[38]。另一个显著的特点是血管壁炎细胞浸润及血管周围组织中的异常血管炎性蛋白,同样可被盐负荷加重[38,39]。基于这种假说的针对神经血管单元的免疫组化[37]和 mRNA 表达[40]的分析表明,SHRSP 有遍布神经血管单元多位点的多发异常,因而增加 SVD 的易患性。在 5 周龄时,即高血压病发病前就可检出这些异常,提示了一种遗传易患性。与生育它们的父母对照组相比较,5 周龄 SHRSP 的血管内皮细胞紧密连接蛋白（闭合蛋白）有异常、小胶质细胞活化及急性期反应基因激活、髓鞘破坏、基质金属蛋白酶异常、胶质纤维化过度活跃、一氧化氮的生物利用度缺乏以及

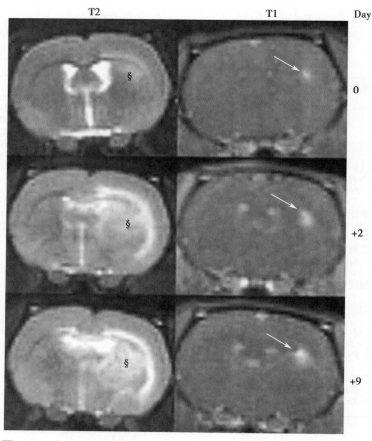

图 6.2 易患脑卒中的自发性高血压大鼠（SHRSP）首次检出脑异常时（0 天）、2 天及 9 天后标本脑冠状面图片,T_2 加权 MRI 显示血管源性水肿（左列,§ 区）,注射钆后 T_1 加权 MRI 显示跨 BBB 性漏出（右列箭头所示）。来自 Sironi 等[38],经允许转载

白蛋白减少，此时恰恰在血压升高之前[37,40]。

每种变化是如何增加SVD的易患性的？答案包括：紧密连接异常不能维持BBB的完整性；小胶质细胞活化成病理学所见的炎细胞浸润，与一个世纪以来人体病理学（如下）所见到的一致，可能提示免疫系统慢性过度活化促进了破坏[41]；髓鞘损伤，提示BBB抵挡不住白质破坏；胶质疤痕增加，提示组织破坏趋势；NO可利用度减少，提示因炎症导致NO分解增加（因为没有合成减少的证据），导致血管扩张或自身调节能力在需要时受损，增加了继发缺血损伤的危险；白蛋白减少提示血浆胶体压下降，致使液体容易漏出到间质中。这些因素的任何一个单一异常都不能导致太多麻烦，但是结合在一起则不难看出，即使两、三个异常结合在起，只通过普通消耗而不必有任何额外的应激因素如高血压病，就可能增加脑的易损性。特异性的血管危险因素如高血压，则会加剧这种损害。有趣的是，尽管认为SVD是一种"血管"病，但基因路径分析显示差异性表达最多的基因是神经病学（包括BBB）和炎症性（包括补体活化）通路，而不是血管病或高血压病通路[40]。

人类资料：病理学

小血管病变的病理学描述可追溯到19世纪中期，这一时期最常见的病理学异常描述[41]是弥漫的、较小的小动脉（直径40～200μm）的原发疾病，根据其严重程度，Fisher将其定义为小动脉硬化、脂质玻璃样变或纤维素样坏死。Fisher首先使用了"节段性"一词[4]，很好地描述了由于管壁增厚所致的狭窄区和由于管壁薄弱所致的扩张区；平滑肌层和外层均丧失正常结构，红细胞、蛋白质[42]和其他血液成分外渗到血管周围间隙中。血管壁改变包括血浆成分漏出和渗出[43]，如炎细胞浸润、血管周围水肿[44]，以及血管壁和脑组织损伤[41,45]。100多年前就发现了这许多特征，包括炎细胞成分[41]。

在20世纪50年代和20世纪60年代的

描述中，这些变化主要归因于高血压，部分原因可能是发现高血压病时血压极高，又没有像现在这样很好的有效的抗高血压药。许多人认为，SVD的各个表现几乎完全是高血压的结果，导致小动脉硬化，经历慢性血管痉挛，造成固定的如纤维素样坏死的缺陷。然而，流行病学研究表明，腔隙性梗死和非腔隙性缺血性梗死患者患高血压病的概率相近[46~48]，腔隙性脑梗死与高血压病相关性明显增加是利用危险因素进行卒中分类如TOAST分型造成的假象[49]。在过去半个世纪里，高血压的控制情况得到了相当的改善，但作为缺血性卒中亚型的腔隙性梗死的发病率（25%）未变，卒中总发生率亦未见特别下降（至少目前为止，卒中的流行病学结果可以允许我们这样说），而且有许多患腔隙性卒中和（或）WMH的患者未罹患高血压病，即使是未确诊的也没有。经连续尸检的组织学检查证明，患SVD的患者中31%的人一生中都没有符合标准的高血压病证据，9%的人年龄不大、未患糖尿病、血压正常，而且缺乏典型危险因素的病例中，有5/6患有已知增加BBB通透性的全身性疾病[50]。

原发的SVD也被归因于"微动脉硬化"，即脂肪在小动脉壁上沉积，引起脂质玻璃样变，或动脉分叉处附近脂肪断续沉积成微斑块。脂肪沉积引起脂质玻璃样变的直接证据很少，高胆固醇血症不是腔隙性梗死或WMH的特征。另外，已知的动脉硬化如颈动脉狭窄与同侧腔隙性梗死[51]或WMH[52]也没有直接相关性，任何明显相关关系均源于拥有共同的血管危险因素。病理学上可见到豆纹动脉起始处的小动脉硬化斑块[53,54]，在影像学上，特别是在7-T MR扫描仪应用增加的情况下，也能见到[55]。但是，由大脑中动脉（middle cerebral artery,MCA）或豆纹动脉硬化引起腔隙性脑梗死的各自比例仍不清楚。一项关于颅内动脉狭窄患者卒中预防的试验中，347例中仅有38例（11%）患有腔隙性梗死，其他的是皮质区域性梗死，其中所有复发型卒中均为非腔隙性的[56]。以颅内动脉硬化的发生率很低的北欧白种人为基础的研究显示，颅内动脉狭窄也不是腔隙性梗死或 WMH 的最常见原因。

另一种可能性，即血管内皮和 BBB 完整性丧失，致使那些正常情况下需停留在血液中及脑外的物质可以透过小动脉及毛细血管壁，是新近提供了大量的数据的一个合理解释[57]。蛋白质、炎细胞、其他血浆成分及红细胞，这些物质导致小血管壁损害和血管周围水肿[44]。血管周围水肿对神经元、胶质、星形细胞，乃至所有脑细胞造成毒性[44,58]，引起血管周围组织损害，最终导致病理学上或影像学上呈现出的 WMH 样脱髓鞘改变[59]。内皮破裂和管腔扭曲能导致继发性穿支小动脉血栓形成及传统的"梗死"。如本章第一段所述，小动脉壁增厚及僵硬破坏了其自身调节能力，需要时血管扩张能力下降，进一步促进了脑损伤。在内皮破坏始动过程背景上，这两个晚期结果[60]均得以强化，这一系列事件可能解释异常小动脉壁、腔隙性梗死[61]、WMH、血管周围间隙扩大[62,63]和微出血[64]的病理学及影像学特征。

人类临床资料

对 BBB 和内皮损伤在 SVD 发生中的潜在作用缺乏认识，意味着即使有强相关的合理证据，但其病因作用的直接证据有限[57,64]。

首先，在一项系统回顾中，用各种方法评价了 BBB 通透性，用得最多的是 CSF：血浆白蛋白比值，结果显示，与年龄匹配的正常对照组相比，痴呆患者（26 项研究，1060 例患者，包括 AD、VD 及混合型）的比值与 BBB 通透性增加相关（SMD 0.8，95%CI 0.4~1.3，$P<0.01$）[31]。与 AD 相比，血管性痴呆（10 项研究，460 例）的比值与 BBB 通透性相关性进一步增加（SMD 0.7，95%CI 0.1~1.3，$P<0.01$）。最终，影像学上有更多 WMH 的，其比值也与 BBB 通透性增加相关（5 项研究，200 例，SMD 0.6，95%CI 0.3~0.9，$P<0.01$）。然而，21 世纪第一个 10 年里检测 BBB 和 WMH 的研究不多[31]。

应用 MR（或 CT）进行 BBB 通透性成像是一项发展中的技术，系统性综述中[31]及以后的几项研究[65~67]中应用静脉注射钆 MRI 以评价 BBB 通透性。当前应用的钆对比剂有几种，但都是临床上广泛应用的 BBB 常见功能障碍的相对非特异性标志物。这些近期研究还需要更广泛的重复，但对 97 例腔隙性脑梗死（与非腔隙性脑梗死对照[65]）、60 例血管性痴呆（与年龄匹配的正常对照组比[67]）及白质外观正常但 WMH 较多的 SVD 患者（与较少 WMH 相比）的研究显示，对比剂漏出并弥散到白质中的数量增加[66]。在年龄较大的成年起病的糖尿病患者（与对照组相比[68]）、早期 AD 患者（与年龄匹配的对照比[69]）中，对比剂漏出增加。但在另一项针对较小规模痴呆患者研究中则不增加（虽然使用的是一种不敏感的方法[70]）。MRI 所见到的 BBB 通透性增加与 CSF 白蛋白水平增加相关，后者是肯定 MR BBB 成像技术有效性的一个直接证据[67]。BBB 通透性随年龄而增加，并随腔隙性脑梗死患者血管周围间隙数量增加而增加（图 6.3）[65]，这些结果与已知的 BBB 变化与年龄[30,31]及间质液引流情况[28,71]之间相关的观点一致。

使用对比剂进行的 MRI 检查对代表 SVD 中 BBB 破坏的非常低水平的改变相对不敏感。因此，有几项工作正在改进获得图像及提取可靠信号改变的方法[72,73]。增加对微小非特异性 BBB 渗漏敏感性，且对特殊破坏过程如炎症/小胶质细胞活化也敏感的制剂会非常有价值，也是当前研究的重点。

在缺少更特异性资料的情况下，其他证据可有补充作用，有两项研究评价了入组时 BBB 与长期疾病进展之间的相关性。Sloog 等[74]发现入组时脑脊液：血浆白蛋白比值高的正常个体，随访 3 年后发展成认知障碍及痴呆的风险明显增加。我们的研究发现，入组时 MRI 显示基底核区 BBB 通透性增加的卒中患者，3 年后需要照顾的可能性增加（图 6.3）[75]。

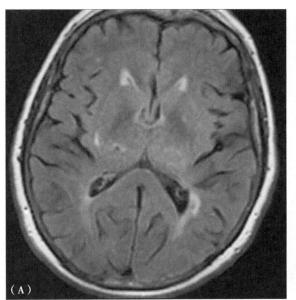

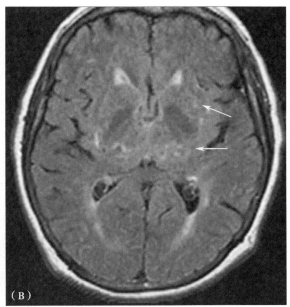

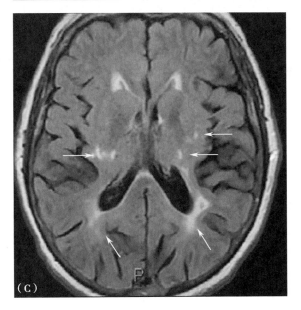

图 6.3　腔隙性脑梗死患者的血脑屏障（BBB）成像。（A）FLAIR 成像显示基底核区有些高信号。（B）病后 2 个月后静脉注射钆后 35 分钟时 FLAIR 成像显示豆状核及丘脑的血管周围间隙对比增强（箭头所示），表示 BBB 有漏出。（C）2 年后，FLAIR 成像显示基底核区高信号数目增加

当前，几项使用影像学技术评价 BBB 通透性与 SVD 的研究将在几年后报告结果。以人群为基础的研究，扩大影像学方法的应用范围，也有助于提供更多的关于脑水含量的资料，作为间接测定 BBB 渗漏的指标。前文提供的一些证据支持脑血管内皮易损及 BBB 破坏的概念，随着通透性的增加，导致的脑小动脉及脑组织的病理变化，就是我们见到的腔隙性脑梗死、腔隙状态、WMH 及血管周围间隙。各种增加小血管通透性的情况可促发 SVD 的发病机制的假说值得参考[50]。继发的病理变化与初期变化相重叠，特别是继发于内皮异常损伤的血栓形成，导致管腔血栓和小动脉阻塞；受损的血管反应性在神经元活动性增加时不能反应性扩张，导致继发性组织缺血，可以促发症状并加重病情。同样，有血管危险因素，特别是高血压病，可能会使损伤恶

化。至今未能识别的其他因素也有作用：在实验模型上使用几种内源性因子包括疼痛[76]和炎症[77,78]，两种共同存在于老年关节病及年龄相关免疫异常人群中的非特异性刺激因子，可以增加内皮的通透性。尚不清楚炎症是全身非特异性炎症过程的结果，还是脑特异性的[27,28]。

如果 BBB 功能障碍是始动因素，那么预防 SVD 症状进展，特别是 WMH 和复发性腔隙性梗死，则不能选择那些当前用于预防心源性血栓和动脉硬化性卒中的方法。避免使用双重抗血小板药物可能有重要意义，因为双重抗血小板对于已有 SVD 导致的腔隙性脑梗死患者是有害的[79]。合理管理血压及其他血管危险因素如糖尿病、高脂血症，与戒烟至关重要，因为这些因素可能减少血管病的总体发病率，但还需要有价值的直接证据证明控制这些因素在 SVD 中获益。其他方法，像增加血管反应性的，如通过药物增加 NO 的生物利用度，或减少盐的摄入，或改善运动耐力，都需要随机临床试验进行评价。还需要对抗炎制剂进行评估。事实上，当前用于卒中预防的几种药物（某些他汀类药物、双嘧达莫）均有抗炎和血管活性多靶点作用，这些药物在 SVD 中可能有益，应进行专门的评估。

脑 SVD 中其他可能的发病机制

除了缺血和血脑屏障功能障碍外，还提出了可能把小血管病理变化与脑实质损害联系起来的其他机制，表 6.1 列出了报告中的一些可能机制。

表 6.1 小血管病相关脑实质损害的可能病理机制（特指非出血性损伤）

- 弥漫的亚坏死性缺血（白质不全梗死）
- 神经元选择性坏死（灰质不全梗死）
- 血脑屏障破坏
- 静脉回流受损和静脉淤血（颈静脉回流、静脉胶原病）
- 波动性脑病
- 动脉搏动性增加
- 凋亡

静脉病理学和功能失常

有假说认为脑白质改变的一个可能原因是静脉引流紊乱，而不是动脉血流紊乱，这方面的首个观察来自病理学领域。Moody 等[80]在 20 例 60 岁以上患者中发现 13 例因静脉壁非炎性胶原样增厚导致严重的脑室周围静脉狭窄，其中 10 例表现为严重的白质疏松，且与更严重的静脉病变相关。

白质疏松和正常压力脑积水（normal pressure hydrocephalus，NPH）中观察到相似的血流和液体波动性变化，因此，Bateman[81]提出学说，认为颅内脉压改变引起的波动性脑病可能在脑白质改变过程中起关键作用，非 NPH 患者也一样。他发现白质疏松和 NPH 均表现出动脉和静脉窦搏动性增加。根据这一假说，皮质静脉顺应性在白质疏松早期增加，但在严重的白质疏松和 NPH 中则是下降的[81]。这种假说在其他 MRI 研究中得到了验证[82]。

新近 Chung 等[83]发现与轻至中度逆流患者相比，严重颈静脉逆流患者表现为更严重的年龄相关性白质病变。此项研究的背景是硬脑膜动静脉瘘引起的脑实质静脉充血患者，有白质病变和认知功能下降。

动脉搏动性增加

由老化和动脉危险因素引起的动脉僵硬可使动脉波形波幅下降，增加脑血流（cerebral blood flow，CBF）搏动性，使脑小血管遭受异常血流冲击，促发脑 SVD 病理过程。某些较早期的研究建议 MCA 搏动性增加与高血压[84]及糖尿病[85]患者的白质疏松或腔隙性梗死相关。

近来，因新的观察结果重新提起这一话题。Webb 等[86]对 100 位患者的研究发现，与没有白质疏松的患者相比，白质疏松患者应用经颅超声测得的 MCA 搏动性明显增加。对于室周及深部白质损伤而言，白质疏松的严重程度与 MCA 搏动性和大动脉脉波速率相关，而与大动脉舒张压、收缩压、脉压及 MCA 通过时间无关。MCA 搏动性是与脑白质疏松相关性最强的生理因素，与年龄无关，取决于大动脉舒张压、脉压及大动脉和 MCA 僵硬度。支持大动脉僵硬度增加，导致增加的动脉搏动性传递给脑小动脉，最终引起白质疏松[86]这一假说。

Poels 等[87]利用大型以人群为基础的分层研究方法，研究了大动脉脉搏，脉冲速率以及那些与脑 MRI 相关的资料，他们发现动脉僵硬度与体积较大的白质损伤相关[87]，而腔隙性梗死或微出血却无相关发现。另一项在中国进行的研究[88]发现了相似的结果。

凋亡

Brown 等[89]研究了 2 例 MRI 上有白质疏松的患者的脑内凋亡发生情况。他们依据 TUNEL 分析和其他检测 DNA 片段方法，揭示出白质疏松相应区域凋亡细胞数量较邻近未受

影响白质区增多。然而，作者发现皮质和血管壁上也有凋亡细胞，因而，用这些结果来解释 WMH 的特异性仍需要进一步验证[89]。然而，一些少突细胞死于凋亡的事实能更好地解释脑白质疏松区没有完全坏死和白质区髓鞘进行性脱失的可能性。

结论

在脑 SVD 及其导致的脑实质改变患者中，见到的病理变化相关的致病机制可能非常复杂，本章中我们试图概括其中一些以多种方法及不同证据水平提出及验证的主要机制（表 6.1）。这些机制可能不是相互独立的，且可能不在其病理表现中同时起决定作用。但因为将来可能有治疗意义，因此，有必要更好地理解这些机制[2]。

（赵晓萍 译）

参考文献

1. Wardlaw JM, Smith EE, Biessels GJ, et al. STandards for ReportIng Vascular changes on nEuroimaging (STRIVE v1). Neuroimaging standards for research into small vessel disease and its contribution to ageing and neurodegeneration. *Lancet Neurol* 2013;12:822–838.

2. Pantoni L. Cerebral small vessel disease: from pathogenesis and clinical characteristics to therapeutic challenges. *Lancet Neurol* 2010;9:689–701.

3. Fisher CM. Lacunes: small, deep cerebral infarcts. *Neurology* 1965;15:774–84.

4. Fisher CM. Lacunar strokes and infarcts: a review. *Neurology* 1982;32:871–876.

5. Pantoni L, Garcia JH. Pathogenesis of leukoaraiosis: a review. *Stroke* 1997;28:652–659.

6. Pantoni L. Pathophysiology of age-related cerebral white matter changes. *Cerebrovasc Dis* 2002;13 (Suppl. 2):7–10.

7. Pantoni L, Fierini F, Poggesi A. Thrombolysis in acute stroke patients with cerebral small vessel disease. *Cerebrovasc Dis* 2014;37:5–13.

8. IST-3 Collaborative Group. The benefits and harms of intravenous thrombolysis with recombinant tissue plasminogen activator within 6 h of acute ischaemic stroke (the Third International Stroke Trial [IST-3]): a randomised controlled trial. *Lancet* 2012;379:2352–2363.

9. De Reuck J. The human periventricular arterial blood supply and the anatomy of cerebral infarctions. *Eur Neurol* 1971;5:321–334.

10. Basile AM, Pantoni L, Pracucci G, et al. Age, hypertension, and lacunar stroke are the major determinants of the severity of age-related white matter changes. The LADIS (Leukoaraiosis And DISability in the elderly) study. *Cerebrovasc Dis* 2006;21:315–22.

11. Folsom AR, Yatsuya H, Mosley TH Jr, Psaty BM, Longstreth WT Jr. Risk of intraparenchymal hemorrhage with magnetic resonance imaging-defined leukoaraiosis and brain infarcts. *Ann Neurol* 2012;71:552–559.

12. Inzitari D, Cadelo M, Marranci ML, Pracucci G, Pantoni L. Vascular deaths in elderly neurological patients with leukoaraiosis. *J Neurol Neurosurg Psychiatry* 1997;62:177–181.

13. Fernando MS, Simpson JE, Matthews F, et al.; MRC Cognitive Function and Ageing Neuropathology Study Group. White matter lesions in an unselected cohort of the elderly: molecular pathology suggests origin from chronic hypoperfusion injury. *Stroke* 2006;37:1391–1398.

14. Pantoni L, Garcia JH, Gutierrez JA. Cerebral white matter is highly vulnerable to ischemia. *Stroke* 1996;27:1641–1646.

15. Petito CK, Olarte JP, Roberts B, Nowak TS, Jr., Pulsinelli WA. Selective glial vulnerability following transient global ischemia in rat brain. *J Neuropathol Exp Neurol*

1998;57:231–238.

16. Yao H, Sadoshima S, Ibayashi S, et al. Leukoaraiosis and dementia in hypertensive patients. *Stroke* 1992;23:1673–1677.

17. Nezu T, Yokota C, Uehara T, et al. Preserved acetazolamide reactivity in lacunar patients with severe white-matter lesions: ^{15}O-labeled gas and H_2O positron emission tomography studies. *J Cereb Blood Flow Metab* 2012;32:844–850.

18. O'Sullivan M, Lythgoe DJ, Pereira AC, et al. Patterns of cerebral blood flow reduction in patients with ischemic leukoaraiosis. *Neurology* 2002;59:321–326.

19. Brun A, Englund E. A white matter disorder in dementia of the Alzheimer type: a pathoanatomical study. *Ann Neurol* 1986;19:253–262.

20. Lammie GA, Brannan F, Wardlaw JM. Incomplete lacunar infarction (Type Ib lacunes). *Acta Neuropathol* 1998;96:163–171.

21. Ma K-C, Olsson Y. Structural and vascular permeability abnormalities associated with lacunes of the human brain. *Acta Neurol Scand* 1993;88:100–107.

22. Rowbotham GF, Little E. Circulation of the cerebral hemispheres. *Brit J Surg* 1965;52:8–21.

23. Van den Bergh R, van der Eecken H. Anatomy and embryology of cerebral circulation. *Progr Brain Res* 1968;30:1–26.

24. Tomura N, Sasaki K, Kidani H, et al. Reduced perfusion reserve in leukoaraiosis demonstrated using acetazolamide challenge ^{123}I-IMP SPECT. *J Comput Assist Tomogr* 2007;31:884–887.

25. Mayer F, Mayer N, Chinn L, et al. Evolutionary conservation of vertebrate blood–brain barrier chemoprotective mechanisms in *Drosophila*. *J Neurosci* 2009;29:3538–3550.

26. Neuwelt E, Abbott NJ, Abrey L, et al. Strategies to advance translational research into brain barriers. *Lancet Neurol* 2008;7:84–96.

27. Bechmann I, Galea I, Perry VH.

What is the blood–brain barrier (not)? *Trends Immunol* 2007;29:5–11.

28. Abbott NJ. Evidence for bulk flow of brain interstitial fluid: significance for physiology and pathology. *Neurochem Int* 2004;45:545–552.

29. Iadecola C. Neurovascular regulation in the normal brain and in Alzheimer disease. *Nat Rev Neurosci* 2004;5:347–360.

30. Mooradian AD. Effect of aging on the blood–brain barrier. *Neurobiol Aging* 1988;9:31–39.

31. Farrall AJ, Wardlaw JM. Blood brain barrier: ageing and microvascular disease – systemic review and meta-analysis. *Neurobiol Aging* 2007;30:337–352.

32. Bailey EL, McCulloch J, Sudlow C, Wardlaw JM. Potential animal models of lacunar stroke: a systematic review. *Stroke* 2009;40:e451–e458.

33. Hainsworth AH, Markus HS. Do in vivo experimental models reflect human cerebral small vessel disease? A systematic review. *J Cereb Blood Flow Metab* 2008;28:1877–1891.

34. Bailey EL, Smith C, Sudlow CLM, Wardlaw JM. Is the spontaneously hypertensive stroke prone rat a pertinent model of subcortical ischaemic stroke? A systematic review. *Int J Stroke* 2011;6:434–444.

35. Su MY, Head E, Brooks WM, et al. Magnetic resonance imaging of anatomic and vascular characteristics in a canine model of human aging. *Neurobiol Aging* 1998;19:479–485.

36. Kemper TL, Blatt GJ, Killiany RJ, Moss MB. Neuropathology of progressive cognitive decline in chronically hypertensive rhesus monkeys. *Acta Neuropathol* 2001;101:145–153.

37. Bailey E, Wardlaw J, Graham D, et al. Cerebral small vessel endothelial structural changes predate hypertension in stroke prone spontaneously hypertensive rats: a blinded, controlled immunohistochemical study of 5- to 21-week old rats. *Neuropathol*

Appl Neurobiol 2011;37:711–726.

38. Sironi L, Guerrini U, Tremoli E, et al. Analysis of pathological events at the onset of brain damage in stroke-prone rats: a proteomics and magnetic resonance imaging approach. *J Neurosci Res* 2004;78:115–122.

39. Sironi L, Tremoli E, Miller I, et al. Acute-phase proteins before cerebral ischemia in stroke-prone rats: identification by proteomics. *Stroke* 2001;32:753–760.

40. Bailey EL, McBride MW, Crawford W, et al. Differential gene expression in multiple neurological, inflammatory and connective tissue pathways explains vulnerability to cerebral small vessel disease in a spontaneous model of human disease. *Neuropathol Appl Neurobiol*, in press.

41. Bailey EL, Smith C, Sudlow CLM, Wardlaw JM. Pathology of lacunar ischaemic stroke in humans – a systematic review. *Brain Pathol* 2012;22:583–591.

42. Tomimoto H, Akiguchi I, Suenaga T, et al. Alterations of the blood–brain barrier and glial cells in white matter lesions in cerebrovascular and Alzheimer's disease patients. *Stroke* 1996;27:2069–2074.

43. Young VG, Halliday GM, Kril JJ. Neuropathologic correlates of white matter hyperintensities. *Neurology* 2008;71:804–811.

44. Lammie GA, Brannan F, Wardlaw JM. Incomplete lacunar infarction (type 1b lacunes). *Acta Neuropathol* 1998;96:163–171.

45. Gouw AA, Seewann A, van der Flier WM, et al. Heterogeneity of small vessel disease: a systematic review of MRI and histopathology correlations. *J Neurol Neurosurg Psychiatry* 2011;82:126–135.

46. Jackson CA, Sudlow CLM. Are lacunar strokes really different? A systematic review of differences in risk factor profiles between lacunar and non-lacunar infarcts. *Stroke* 2005;36:891–904.

47. Jackson CA, Hutchison A, Dennis MS, et al. Differences between

ischemic stroke subtypes in vascular outcomes support a distinct lacunar ischemic stroke arteriopathy. A prospective, hospital-based study. *Stroke* 2009;40:3679–3684.

48. Jackson CA, Hutchison A, Dennis MS, et al. Differing risk factor profiles of ischemic stroke subtypes: evidence for a distinct lacunar arteriopathy? *Stroke* 2010;41:624–629.

49. Landau WM, Nassief A. Editorial comment – time to burn the TOAST. *Stroke* 2005;36:902–904.

50. Lammie GA, Brannan F, Slattery J, Warlow C. Nonhypertensive cerebral small-vessel disease. An autopsy study. *Stroke* 1997;28:2222–2229.

51. Mead GE, Lewis SC, Wardlaw JM, Dennis MS, Warlow CP. Severe ipsilateral carotid stenosis and middle cerebral artery disease in lacunar ischaemic stroke: innocent bystanders? *J Neurol* 2002;249:266–271.

52. Potter GM, Doubal FN, Jackson CA, et al. Lack of association of white matter lesions with ipsilateral carotid artery stenosis. *Cerebrovasc Dis* 2012;33:378–384.

53. Fisher CM. Capsular infarcts: the underlying vascular lesions. *Arch Neurol* 1979;36:65–73.

54. Lammie GA, Wardlaw JM. Small centrum ovale infarcts – a pathological study. *Cerebrovasc Dis* 1999;9:82–90.

55. Kang CK, Park CA, Park CW, et al. Lenticulostriate arteries in chronic stroke patients visualised by 7 T magnetic resonance angiography. *Int J Stroke* 2010;5:374–380.

56. Khan A, Kasner SE, Lynn MJ, Chimowitz MI. Risk factors and outcome of patients with symptomatic intracranial stenosis presenting with lacunar stroke. *Stroke* 2012;43:1230–1233.

57. Wardlaw JM, Sandercock PA, Dennis MS, Starr J. Is breakdown of the blood–brain barrier responsible for lacunar stroke, leukoaraiosis, and dementia? *Stroke* 2003;34:806–812.

58. Silberberg DH, Manning MC, Schreiber AD. Tissue culture demyelination by normal human serum. *Ann Neurol* 1984; 15:575–580.

59. Fazekas F, Ropele S, Enzinger C, et al. MRI of white matter hyperintensities. *Brain* 2005;128:2926–2932.

60. Simpson JE, Wharton SB, Cooper J, et al. Alterations of the blood–brain barrier in cerebral white matter lesions in the ageing brain. *Neurosci Lett* 2010;486:246–251.

61. Wardlaw JM, Dennis MS, Warlow CP, Sandercock PA. Imaging appearance of the symptomatic perforating artery in patients with lacunar infarction: occlusion or other vascular pathology? *Ann Neurol* 2001;50:208–215.

62. Doubal FN, MacLullich AM, Ferguson KJ, Dennis MS, Wardlaw JM. Enlarged perivascular spaces on MRI are a feature of cerebral small vessel disease. *Stroke* 2010;41:450–454.

63. Potter GM, Doubal FN, Jackson CA, et al. Enlarged perivascular spaces and cerebral small vessel disease. *Int J Stroke* 2013, May 22 [Epub ahead of print].

64. Wardlaw JM, Smith C, Dichgans M. Mechanisms of sporadic cerebral small vessel disease: insights from neuroimaging. *Lancet Neurol* 2013;12:483–497.

65. Wardlaw JM, Doubal F, Armitage P, et al. Lacunar stroke is associated with diffuse blood–brain barrier dysfunction. *Ann Neurol* 2009;65:194–202.

66. Topakian R, Barrick TR, Howe FA, Markus HS. Blood–brain barrier permeability is increased in normal-appearing white matter in patients with lacunar stroke and leucoaraiosis. *J Neurol Neurosurg Psychiatry* 2010;81:192–197.

67. Taheri S, Gasparovic C, Huisa BN, et al. Blood–brain barrier permeability abnormalities in vascular cognitive impairment. *Stroke* 2011;42:2158–2163.

68. Starr JM, Wardlaw J, Ferguson K, et al. Increased blood–brain barrier permeability in type II diabetes demonstrated by gadolinium magnetic resonance imaging. *J Neurol Neurosurg Psychiatry* 2003;74:70–76.

69. Starr JM, Farrall AJ, Armitage P, McGurn B, Wardlaw J. Blood–brain barrier permeability in Alzheimer's disease: a case-control MRI study. *Psychiatry Res* 2009;171:232–241.

70. Wahlund LO, Bronge L. Contrast-enhanced MRI of white matter lesions in patients with blood–brain barrier dysfunction. *Ann N Y Acad Sci* 2000;903:477–481.

71. Weller RO, Djuanda E, Yow HY, Carare RO. Lymphatic drainage of the brain and the pathophysiology of neurological disease. *Acta Neuropathol* 2009;117:1–14.

72. Taheri S, Gasparovic C, Shah NJ, Rosenberg GA. Quantitative measurement of blood–brain barrier permeability in human using dynamic contrast-enhanced MRI with fast T1 mapping. *Magn Reson Med* 2011;65:1036–1042.

73. Armitage PA, Farrall AJ, Carpenter TK, Doubal FN, Wardlaw JM. Use of dynamic contrast-enhanced MRI to measure subtle blood–brain barrier abnormalities. *Magn Reson Imaging* 2011;29:305–314.

74. Skoog I, Wallin A, Fredman P, et al. A population study on blood–brain barrier function in 85-year-olds: relation to Alzheimer's disease and vascular dementia. *Neurology* 1998;50:966–971.

75. Wardlaw JM, Doubal FN, Valdes-Hernandez MC, et al. Blood–brain barrier permeability and long term clinical and imaging outcomes in cerebral small vessel disease. *Stroke* 2013;44:525–527.

76. Hawkins BT, Davis TP. The blood–brain barrier/neurovascular unit in health and disease. *Pharmacol Rev* 2005;57:173–185.

77. Abbott NJ. Inflammatory mediators and modulation of blood–brain barrier permeability. *Cell Mol Neurobiol* 2000; 20:131–147.

78. Huber JD, Witt KA, Hom S, et al. Inflammatory pain alters blood–brain barrier permeability and

57

tight junctional protein expression. *Am J Physiol Heart Circ Physiol* 2001;280:H1241–H1248.

79. The SPS3 Investigators. Effects of clopidogrel added to aspirin in patients with recent lacunar stroke. *N Engl J Med* 2012;367:817–825.

80. Moody DM, Brown WR, Challa VR, Anderson RL. Periventricular venous collagenosis: association with leukoaraiosis. *Radiology* 1995;194:469–476.

81. Bateman GA. Pulse-wave encephalopathy: a comparative study of the hydrodynamics of leukoaraiosis and normal-pressure hydrocephalus. *Neuroradiology* 2002;44:740–748.

82. Henry Feugeas MC, De Marco G, Peretti II, et al. Age-related cerebral white matter changes and pulse-wave encephalopathy: observations with three-dimensional MRI. *Magn Reson Imaging* 2005;23:929–937.

83. Chung CP, Wang PN, Wu YH, et al. More severe white matter changes in the elderly with jugular venous reflux. *Ann Neurol* 2011;69:553–559.

84. Sierra C, de la Sierra A, Chamorro A, et al. Cerebral hemodynamics and silent cerebral white matter lesions in middle-aged essential hypertensive patients. *Blood Press* 2004;13:304–309.

85. Lee KY, Sohn YH, Baik JS, Kim GW, Kim JS. Arterial pulsatility as an index of cerebral microangiopathy in diabetes. *Stroke* 2000;31:1111–1115.

86. Webb AJ, Simoni M, Mazzucco S, et al. Increased cerebral arterial pulsatility in patients with leukoaraiosis: arterial stiffness enhances transmission of aortic pulsatility. *Stroke* 2012;43:2631–2636.

87. Poels MM, Zaccai K, Verwoert GC, et al. Arterial stiffness and cerebral small vessel disease: the Rotterdam Scan Study. *Stroke* 2012;43:2637–2642.

88. Mok V, Ding D, Fu J, et al. Transcranial Doppler ultrasound for screening cerebral small vessel disease: a community study. *Stroke* 2012;43:2791–2793.

89. Brown WR, Moody DM, Challa VR, Thore CR, Anstrom JA. Apoptosis in leukoaraiosis lesions. *J Neurol Sci* 2002;203:169–171.

7 遗传性脑小血管病的病因学

Anne Joutel

前言

目前认为脑小血管病（SVD）是成人认知功能减退和运动障碍的主要原因。虽然 SVD 的治疗很重要，目前仍缺乏特异性的治疗手段，与其他脑卒中一般危险因素相比，其二级预防建议有限。SVD 治疗发展的障碍之一是其疾病的多样性和复杂的病理过程，另一个主要的障碍是我们对导致血管和脑病变的关键分子认识有限。尽管大部分 SVD 是散发的，但在罕见的家族性病例中已经检测到特异的遗传缺陷。发现这些罕见但却是 SVD 的高度外显致病因素的基因是相当令人振奋的，因为它能为人们认识 SVD 发病机制提供全新的视角，尤其有助于建立对特定形式的人类疾病具有一定意义的动物模型。更重要的是，这些基因及其调控的过程是能被动物模型评估的可能的治疗靶点。

本章我们关注已经明确致病基因的成人期起病的 SVD 的遗传方式。通过简要讨论其临床神经病理学特点，本章综述了该病目前的病原学及发病机制。

主要易患缺血性卒中的遗传性 SVD

伴有皮质下梗死和脑白质病的常染色体显性遗传性脑动脉病

临床、神经影像和病理

伴有皮质下梗死和白质脑病的常染色体显性遗传性脑动脉病（CADASIL）是一种原发的缺血性 SVD。四主征包括：①先兆偏头痛，20%～40% 的患者存在，通常为首发临床表现，30 岁左右出现；② 60%～85% 的患者出现反复发作的缺血性卒中，多于 50 岁左右起病，；③ 20% 的患者有情感障碍；④几乎所有的患者 50 岁以后会出现认知功能减退。60 岁左右不能行走，65～70 岁死亡。头颅 MRI 可检测到白质高信号、腔隙、微出血、脑萎缩和组织微结构改变。脑白质疏松是最早期改变，先于症状发作 10～15 年，且 35 岁以后持续存在，而腔隙性梗死和其他损害出现稍晚[1]。有大型队列研究表明腔隙的体积、全脑平均表观弥散系数、脑实质成分，均可独立影响整体的认知功能，脑萎缩则是临床损害的最强病因[2]。更重要的是，多种证据证明皮质病变可能与皮质下腔隙和组织的微结构病变有关[3]。

这种动脉病主要涉及软脑膜和小穿支动脉，特点是血管平滑肌细胞（vSMC）逐步丢失，各种类型的胶原和所谓嗜锇颗粒（GOM）在细胞外的沉积使血管床增厚。值得注意的是，沿包括毛细血管在内的所有血管树均可见 GOM 沉积[4]。

分子遗传学

该病由 *NOTCH3* 基因显性突变导致，是遗传性缺血性 SVD 最常见的病因诊断[1,5]。*NOTCH3* 编码 1 个有 2321 个氨基酸的长链蛋白，该蛋白属于进化保守的 NOTCH 受体家族。NOTCH3 受体包括含 34 个表皮生长因子样重复序列（EGFR）的细胞外结构域，1 个跨膜域和 1 个包含 7 个锚蛋白重复序列及两侧的两个核定位信号的细胞内结构域[5]。*NOTCH3* 有 33 个外显子，但所有的 CADASIL 突变均位于编码 EGFR 的第 2～24 外显子之间，有较强的簇集现象，在某些人，第 3～4 位外显子编码 EGFR2～5。绝大多数的突变是错义突变；其他是剪接位点突变或小的结构内缺失。迄今为止，几乎所有报道的变异位于特定的 EGFR 内的半胱氨酸残基[5,6]。仅有少数不影响半胱氨酸残基的报道；然而，既无遗传也无试验证据表明这些变异是致病性的。

NOTCH3 的合成，表达和功能

NOTCH3 最初先合成一个约 280kDa 的前体，然后经过蛋白酶解加工过程，形成成熟的异二聚体的跨膜受体，包含一个 210kDa 的细胞外的结构域（Notch3^ECD）非共价结合于一个 97kDa 的跨膜的细胞内结构域（Notch3^TMIC）[7]。

NOTCH3 主要在成人的小动脉 SMC 表达。哺乳动物包括 4 种 NOTCH 受体（NOTCH1-4）。多项证据表明 NOTCH3 是末梢动脉，尤其是脑动脉 SMC 的主要 NOTCH 受体。试验研究证实 NOTCH3 是参与动脉分化和这些血管的 SMC 出生后成熟的关键物质[8]。NOTCH3 也是小动脉正常功能所必需。当血管内压力增高或降低时，末梢动脉和小动脉收缩或舒张。这种现象，也称为肌源性反应，主要维持系统性血压改变时的脑血流（CBF）（自调节）。在完全缺乏 NOTCH3 的小鼠，包括脑动脉在内的末梢动脉的肌源性紧张显著下降，CBF 的自调节功能被改变，对缺血卒中更加易感[8~10]。

NOTCH 通过与跨膜配体，Delta 或 Jagged 结合，启动 NOTCH 受体的信号活动，激活以后，NOTCH 通过一系列的蛋白裂解过程导致细胞内结构域（NICD）从浆膜释放。移位到细胞核后 NICD 与转录因子 RBPJ 结合共同激活指导基因的转录[11]。在脑动脉中，NOTCH3 控制对肌源性肌紧张调控很重要的基因的表达[12]。

NOTCH3 突变的致病机制

从 *NOTCH3* 突变到动脉病，机制上尚未完全清楚。与 CADASIL 相关突变的高度同质性不同，基于细胞和体内的研究表明，突变不同程度的影响 NOTCH3/RBPJ 活性。经过功能分析，位于突变热点（EGFR2～5）的突变后的 NOTCH3 受体功能保留，且可激活野生型的 RBP-Jκ 转录，而突变位于两个需要结合配体的 EGFR（10，11）（在约 4% 的 CADASIL 家族中表达）可导致 NOTCH3 受体功能丧失[13~15]。然而，敲除 NOTCH3 的小鼠没有表现出如最近制造的小鼠 CADASIL 模型的典型脑病变[8]。此外，基因型 - 表型相关分析也没有如期证实失能突变与临床表型减弱有关[14]。因此，主流观点认为 NOTCH3 活性减弱不能导致疾病表型改变，这一观点仍存在争论[16]。

另一方面，突变的 NOTCH3 在体外自发地形成更高阶的多聚体[17]。携带所谓半胱氨酸突变的患者和小鼠细胞外的小血管总是有 NOTCH3^ECD 沉积。镜下 NOTCH3^ECD 形成 vSMC 和脑周细胞周围的细胞外沉积物，近来认为 NOTCH3^ECD 是 GOM 的组成成分[7,18~19]。NOTCH3^ECD 聚集物在血管的沉积被认为是疾病过程的早期表现，提示是细胞病理可能的原因[19]。大量的文献指出，蛋白聚集物可能促进与具有基本细胞功能的蛋白之间的异常的相互作用，导致蛋白的封存和功能减弱。蛋白螯合进富含 NOTCH3^ECD 沉积可能是 CADASIL 的关键病因。因此，清除 NOTCH3^ECD 聚合物可提供有价值的治疗手段。

建立小鼠 CADASIL 模型

概括相关人类疾病某些方面的动物模型是研究疾病机制的工具。人们曾经使用基因敲入合转基因的方法尝试建立小鼠 CADASIL 模型。这些小鼠表达了 Notch3^ECD 聚集物或 GOM 沉积[20]。此外，在其中一个小鼠模型中，显示了先兆偏头痛的电生理基础，增强的皮层扩散抑制[21]。更重要的是，只有过表达突变的 NOTCH3 蛋白的转基因小鼠（PAC-Notch3R169C），大约 4 倍于内源性的 NOTCH3 蛋白的表达，进一步发展为全面的渗透性的脑病变。特别指出，PAC-Notch3R169C 转基因小鼠分别在 1 月和 5 月龄的时候显示 Notch3ECD 聚集和 GOM 沉积，12 月龄后出现脑白质病变。在脑病变出现前，突变的小鼠显示平稳和广泛的静息血流下降（10%～20%）[19]。

脑部病变的机制

　　对患者的研究提示慢性低灌注可能是脑白质病变的重要原因；然而，这种因果关系，如慢性皮层下缺血是白质病变的主要原因尚未得到证实。此外，有人提出，对 CADASIL 患者神经病理和功能神经影像方面的研究得出皮层下缺血与血管腔狭窄，尤其是白质区域的小动脉动脉壁纤维化导致的动脉舒张减弱，以及平滑肌细胞脱失有关。PAC-Notch3R169C 转基因小鼠的研究，提示脑白质病变和脑低灌注可发生在无明显 SMC 退行性变和脑动脉纤维化，无血脑屏障破坏时[19]。然而，这不是说，一旦存在，不会加剧已经存在的白质病变和脑血管失能进程。另一方面，在这些突变小鼠中，我们发现脑血管自调节和功能性充血（如为了满足活动增加，糖和氧气需求增加，局部脑血流增加），在白质损害发生前即减弱。进一步的试验表明，突变小鼠在早期即有肌源性反应和脑动脉机械能的改变。最终，白质毛细血管逐渐减少同样是早期表现。所有的研究都充分证明，脑血管功能障碍和微循环障碍是病理性 NOTCH3 沉积的早期结果，最终导致低灌注和白质病变[19]（图 7.1）。

伴有皮层下梗死和白质病脑的常染色体隐性遗传性脑动脉病

临床，神经影像和病理

　　伴有皮层下梗死和白质脑病的常染色体隐

性遗传性脑动脉病（CARASIL）是非常罕见的常染色体隐性遗传 SVD，主要在日本的家系中有报道，表型比 CADASIL 更复杂，更严重。临床标志包括认知功能减退、运动障碍、皮层下卒中和广泛脱发，由于腰椎关节畸形和腰椎间盘突出导致的严重的腰痛发作。脱发常常早在青少年时期就发生，大多数患者在 40 多岁时变得痴呆和卧床不起[22]。脑动脉病主要分布在白质和基底核区。特点是血管外膜和基质严重变薄，血管平滑肌细胞大量丢失，纤维内膜增生，内弹力层撕裂，不断形成双桶样的血管壁（血管内套同心圆血管的结构）[23]。

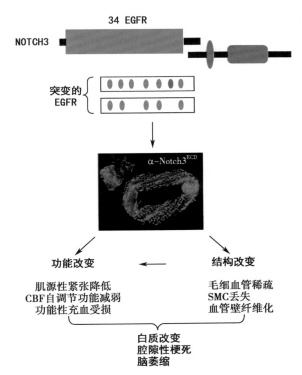

图 7.1　假定的与 CADASIL 相关的 NOTCH3 突变对脑血管的影响。NOTCH3 的表皮生长因子样重复序列（EGFR）内的半胱氨酸突变可引起 Notch3ECD 在平滑肌细胞周围沉积，引起脑血管结构和功能改变，最终导致白质退行性变，腔隙性梗死和脑萎缩。CBF：脑血流；SMC：平滑肌细胞

分子遗传学

　　CARASIL 是由 HTRA1 的隐性突变引起，

HTRA1 是独特的低聚丝氨酸蛋白酶家族的一员。该家族从细菌到人类保守表达。*HTRA1* 含 9 个外显子,编码 480 个氨基酸长的分泌的丝氨酸蛋白酶,其中包括从 N 末端到 C 末端的一个允许细胞分泌的信号肽,一个 N 末端不明功能的结构域,一个丝氨酸蛋白酶结构域(氨基酸 204~342)和一个 PDZ 域(氨基酸 381~473)。然而,有报道的突变很少,包括位于丝氨酸结构域的纯合的无义突变和纯合的错义突变。无义突变通过无义介导的信使 RNA 降解导致 HTRA1 蛋白丢失,错义突变减弱 HTRA1 蛋白酶活性。因此,CARASIL 可能由 HTRA1 活性降低引起[24]。

HTRA1 的功能

HTRA1 在成年哺乳动物组织中普遍表达。已经明确了很多潜在的底物,包括细胞外基质蛋白,如 aggregan[25]、纤连蛋白[26] 以及成纤维细胞生长因子或转化生长因子 -β(TGF-β)家族成员[27, 28]。晶体结构揭秘了 HTRA1 自我激活机制,通过底物与蛋白酶结合足以刺激蛋白活性[29]。然而,体内的 HTRA1 生理功能大部分仍未知。体外研究表明 HTRA1 抑制基质钙化[30];然而,这些数据被近来的一项 HTRA1 相反作用的研究挑战[31]。其他研究提示 HTRA1 可能通过与 TGF-β 前体的前结构域(潜在相关肽[LAP])结合以及其清除抑制 TGF-β 家族成员的信号转导。

疾病的机制

为促进我们理解 *HTRA1* 突变如何影响疾病表型,仍有许多工作需要做。目前还没有模拟人类疾病的动物模型的相关报道。唯一记载的携带失活的 *HtrA1* 基因的小鼠表型是视网膜毛细血管密度降低[33]。在分子水平,CARASIL 患者脑动脉的免疫组化分析和体外研究均发现由于 TGF-β1 前体清除减少导致的异常升高的 TGF-β 信号活性[24, 28]。然而,更重要的是,异常升高的 TGF-β 信号活性是否可以导致

CARASIL 相关的动脉病仍须进一步证实。

视网膜血管病伴脑白质营养不良

临床,神经影像和病理

脑视网膜血管病(CRV),遗传性内皮细胞病伴视网膜病变、肾病和卒中(HERNS),和遗传性血管视网膜病(HVR)是极少见的等位基因失调导致的疾病,均被认为是常染色体显性遗传性视网膜血管病伴有脑白质营养不良(RVCL)(OMIM 192315)[34]。临床症状始于中年,出现进行性视力下降,继而出现卒中样发作、偏头痛样头痛和认知功能下降。通常 5~10 年后死亡。荧光素血管造影显示特征性的毛细血管闭塞,视网膜外周区域无血管区,微动脉瘤和扩张的毛细血管。脑磁共振检查显示白质高信号和可能显示在深部白质内的对比增强的占位性病变,又称假瘤。假瘤的神经病理显示了凝固性坏死的区域,集中于纤维蛋白血栓闭塞的小血管区域,周围包绕着水肿的白质,其中有最小量的炎症渗出和突出的反应性胶质细胞增生,容易让人联想到延迟放射性坏死。小血管具有特征性的异常包括纤维素样坏死,增厚和纤维化的血管壁。超微结构分析,毛细血管基底膜呈现多层外观。一部分患者有系统性血管病,虽然不像脑部病变那么重,生物和组织学都证实了皮肤、肾脏、肝脏和小肠的异常[35~37]。值得注意的是,HVR 患者的突出特征是广泛存在的雷诺现象,无脑内假瘤,正常寿命[38]。

分子遗传学

RVCL 是由 *TREX1* 基因杂合突变导致,*TREX1* 基因编码 3' 端 DNA 核酸外切酶(DNA 酶Ⅲ前体)[34]。TREX1 是含 314 个氨基酸的蛋白质包含 3 个保守的核酸外切酶基团(ExoⅠ,Ⅱ,Ⅲ),形成酶的活性位点,一个富含脯氨酸的基团,参与蛋白质 - 蛋白质相互作用。值得注意的是,迄今报道的所有的 RVCL 相关 TREX1 突变都是 C- 末端的移码突变。由于 TREX1

是单一外显子编码，移码突变跳过无义介导的
mRNA 衰变途径[39]，因此导致表达的截短蛋白
缺乏 C- 末端区[34]。

TREX1 的表达和功能

TREX1 是哺乳动物细胞内含量最丰富
的 DNA 核酸外切酶，是可单独水解靶序列的
独立的核酸外切酶。TREX1 作为同型二聚体
优先与单链 DNA（ssDNA）紧密结合。但意
外的是，TREX1 主要定位于胞浆内的内质网
（ER）[40,41]。最初人们怀疑，由于其 C- 末端可
疑的跨膜螺旋，TREX1 是跨膜蛋白。但生化试
验证实 TREX1 通过其 C- 末端与 ER 膜或 ER
的另一种驻留蛋白相互作用[41]。

最初认为 TREX1 可能在 DNA 复制中扮
演 DNA 编辑角色或在 DNA 修复时完成间隙
填补工作[42]。但是，通过 Trex1 基因敲除的
小鼠的观察并没有引起自发突变的增加或导
致癌症，故不支持这种可能[43]。患自身免疫
疾病谱的人类 TREX1 突变的基因关联研究和
TREX1 缺陷小鼠及 TREX1 缺陷细胞的深入
分析揭示了其功能角色的重要机制。人类的
TREX1 活性位点的纯合和杂合突变可分别导
致 Aicardi-Goutières 综合征和家族性冻疮样狼
疮。Aicardi-Goutières 综合征是一种罕见的早
发的逐渐进展的隐性遗传脑病，可模拟先天性
病毒感染而无传染性病原体。家族性冻疮样
狼疮是童年早期发病的显性遗传的皮肤红斑
狼疮，并与 Aicardi-Goutières 综合征共享重要
的表型，包括干扰素 α 和血循环中抗核抗体水
平升高[44~46]。在小鼠，TREX1 缺失可引起一
种自身免疫性心肌炎从而导致出生存活率显
著减低[43]。重要的是，试验性研究提供的有
力的证据表明 TREX1 是干扰素 α 刺激的 DNA
反应的负性调节剂。特别的是，TREX1 缺失
时，本应在 TREX1 存在时加工的单链内源性
DNA 多聚核苷酸异常的聚积在细胞质内，导
致固有免疫系统激活，从而启动致死性的自身
免疫反应[41]。

有研究确定了 TREX1 的其他潜在功能。
例如，有报道 TREX1 是内质网相关的 SET 复
合物的一部分，参与颗粒蛋白酶 A 调节的细胞
凋亡，不依赖半胱氨酸途径[47]。另外，Yang 等
报道 Trex1 缺乏的细胞出现细胞周期异常，由
于 ATM 介导的 DNA 损伤的检查点信号通路的
慢性激活导致 G_1/S 期过渡缺陷。很有可能未
来几年会发现更多的 TREX1 的其他功能。

疾病的机制

有预测 RCVL 相关的 TREX1 突变可导致
表达的 TREX1 蛋白 C- 末端缩短，这个区域对
TREX1 在内质网（ER）中的正常定位及其重
要。经过功能分析，RCVL 相关的 TREX1 突
变导致细胞错误定位而不是酶活性丧失。实
际上，突变的 TREX1 缺乏羧基末端不再定位
于 ER，而是散在细胞各处[34]。然而，这些试
验中的一些注意事项绝对排除了失功能的机
制。例如，短截的 TREX1 表达没有在 RCVL
患者得到证实。此外，在无细胞系统中分析了
突变蛋白的酶活性，该系统没有考虑到有缺陷
的细胞定位。因此，突变可能只是导致在正确
位置执行功能的 TREX1 的数量不足。另一个
机制可能由于短截 TREX1 蛋白获得的有害的
获得性的功能突变。因此，尽管在过去的 5 年
对 TREX1 功能的研究取得了卓越的发现，有
关 TREX1 突变和 RCVL 病表型之间的关系的
机制仍然不清楚。未来仍需要对 RCVL 患者的
进一步研究，及 RCVL 相关 TREX1 突变的细
胞和动物模型产生和分析。

主要易患出血性卒中的遗传性 SVD

遗传性脑淀粉样血管病

病理

脑淀粉样血管病（CAA）定义是经神经病
理学检查在脑小血管壁发现淀粉样纤维。CAA
主要影响小和中等动脉和软脑膜，大脑和小脑

皮层的小动脉。典型的片状和节段样的淀粉样蛋白沉积,从 SMC 近腔部分的外膜和周围开始,然后逐渐渗入整个血管壁替代 SMC。在严重的 CAA 中,由于大量的 SMC 丢失,血管壁被严重破坏、断裂,甚至形成双桶形,微血管瘤,纤维素样坏死,血液通过血管壁渗出。在淀粉样蛋白沉积的血管周围可见伴有活化的小胶质细胞,星形胶质细胞和活化的补体级联反应的血管周围炎。CAA 多为散发病例,在形态学有或无阿尔茨海默病的老年人中相当普遍。CAA 可以引起自发大的脑叶内出血(ICH)(脑出血)和小的微出血,皮层小梗死,可能导致认知功能障碍的皮层下白质病变。在散发 CAA 中,淀粉样蛋白由含 39~43 个氨基酸的 β 淀粉样(Aβ)肽组成,其是淀粉样前体蛋白(APP)的蛋白水解产物[48]。

临床及分子遗传学

除了常见的散发类型,已经确定非常罕见的家族型 CAA,遗传性 CAA 包括遗传和生化多样型,基于淀粉样蛋白沉积物的主要组分,可被分为 Aβ-CAA 和非 Aβ-CAA。遗传性脑出血伴淀粉样变——荷兰型(HCHWAD)是典型的家族型 Aβ-CAA。由 APP 的 693 位密码子点突变引起,可导致 Aβ22 位的谷胺酰胺代替谷氨酸(E693Q)。Aβ 肽的 21~23 和 34 的氨基酸残基突变同样与典型的 CAA 和脑出血相关。APP 侧翼 Aβ 编码区域的其他突变或 APP 等位基因的重叠以及 γ 分泌蛋白复合物(分别由 PSEN1 和 PSEN2 基因编码的早老素 -1 和早老素 -2)的催化亚单位的突变产生 Aβ 也可引起严重 CAA;然而,临床表型更倾向于早发型阿尔茨海默病而不是脑出血[49]。非 Aβ-CAA 包括非常罕见的常染色体显性遗传的家族英国型痴呆(FBD)和家族丹麦型痴呆(FDD),有突变的 BRI 蛋白(分别是 FBD 和 FDD 的 ABri 和 ADan)的 34 个氨基酸长的 C- 末端的蛋白片段沉积。FBD 和 FDD 中该突变分别来自 BRI2 基因的正常的终止密码子的点突变和正常终止

密码子前的一个密码子的 10-nt 重复。这两种突变均可形成比正常的 BRI 蛋白大的蛋白,含 277 个氨基酸而不是 266 个氨基酸[50]。在遗传性脑出血伴淀粉样变——冰岛型(HCHWA-I)中,有突变的胱抑素 -C 蛋白的 N- 末端的降解产物沉积,是由胱抑素 -C 基因的始祖突变(L68Q)引起[51]。伴有转甲状腺蛋白变体沉积的家族性转甲状腺素蛋白(TTR)相关的淀粉样变是由 TTR 基因突变引起[52]。家族性淀粉样变——芬兰型(FAF)是由钙结合微丝蛋白的 187 个微残基错义突变导致;其中淀粉样蛋白片段(5kDa 和 8kDa)源于异常加工,首先在高尔基体内,然后以分泌形式的钙结合微丝蛋白出细胞外[53]。朊病毒相关脑淀粉样变,具有 N 和 C 末端的截短的 70 个氨基酸长的 PrP 肽沉积,已在 2 个家族中明确是分别在 145 和 163 密码子携带同义突变[54]。

总之,遗传性 CAA 是常染色体显性遗传形式,更早的年龄发病,临床过程较散发 CAA 更严重。常见特征包括脑叶出血,反复发作,认知功能减退,广泛的白质病变,皮层梗死和微出血。遗传性非 Aβ-CAA 特点不同,尤其认知功能减退而不是脑叶 ICH 更主要,但 HCHWA-I 除外,淀粉样物质也沉积在外周组织。遗传性 Aβ-CAA 的发病机制将在本文讨论。我们向读者建议几本优秀的参考书和其他关于非 Aβ-CAA 的综述。

Aβ 肽的合成和清除

APP 是脑内几乎所有类型细胞中均表达的单跨膜蛋白,生理功能尚不清楚。在大多数的传导通路中,APP 相继由 α- 分泌酶,γ 分泌酶水解,释放的片段可传达 APP 的正常功能。在所谓的淀粉样通路中,APP 被 β 分泌酶而不是 α- 分泌酶水解,然后由 γ 分泌酶水解,释放多个 Aβ 肽。γ 分泌酶蛋白复合物可在不同位置水解 APP,生成不同长度和 C 末端的 Aβ 肽,主要的两类分别位于缬氨酸 -40 和精氨酸 -42 残基的 Aβ40 和 Aβ42。Aβ 肽是脑组织液,脑脊

液和血液中的可溶性成分[55]。在脑内靠三种机制保持非淀粉样蛋白水平：①通过血管周围间隙的组织液排到颈淋巴结[56]；②激活血脑屏障至血液的转运体，尤其受低密度脂蛋白相关蛋白 1 调节[57]；③被几种蛋白酶降解包括脑啡肽酶、内皮素转化酶、胰岛素降解酶、纤溶酶和组织蛋白酶 B[55]。

疾病机制

Aβ 肽聚集

近期的试验证明淀粉样纤维通过"有核构象转化"机制形成。Aβ 肽快速聚集成球形寡聚体，慢慢地转变成淀粉样纤维[58]。重要的是，不同 Aβ 具有不同聚集倾向，特征性的 Aβ42 更容易聚集，Aβ40 水溶性更强而不易生成纤维[59]。数据显示 APP 与 PSEN 突变促进 Aβ 聚集机制不同。例如，在典型的荷兰突变 Aβ，中心突变的 Aβ 肽较野生型 Aβ 表现更高的聚合倾向，血脑屏障和血管周围清除系统清除更慢，对蛋白水解酶的降解更耐受[60]。在 β 分泌酶清除位点附近的 APP 变异或 APP 位点的复制增加了 Aβ 肽的产生，同时有助于其聚集，而位于 γ 分泌酶清除位点附近的 APP 突变或 PSEN 突变则通过增加 Aβ42 较 Aβ40 的相对数量增加聚集[61~63]。

Aβ 在血管沉积

已经有很多表达各种突变人 APP 或 PSEN 的转基因小鼠模型。这些模型中的多数出现通常在高龄时会出现的年龄依赖的实质动脉斑块和各种程度的 Aβ-CAA。其中，有趣的是，APP 荷兰转基因小鼠，过表达（5 倍）的 APP，包含 E693Q 突变，就像携带这些突变的人群，表现出严重的 CAA、微出血、神经炎症，实际上没有实质淀粉样斑块[64]。表现为显著血管淀粉样物质沉积的另一种小鼠模型是 APP23 小鼠模型，过表达（7 倍）APP，位于 β 分泌酶附近的双突变，也称"瑞典"双突变。这些小鼠在 6 月龄即表现出实质的淀粉样斑块，8 月龄首次检

出 CAA 病变[65]。尽管很多限制，这些模型仍然提供了解开血管淀粉样物质沉积的关键机制（图 7.2），尤其目前并不确定血管淀粉样蛋白是起源于神经元、血管壁还是血液，利用多种转基因小鼠，各种启动子导致突变 APP 的过表达，提供了试验证明，神经元来源的 Aβ 肽足以引起 CAA[64]。另外，这些模型精准地指出 Aβ40：Aβ42 比例在决定 Aβ 沉积优先部位（实质还是血管）时的重要性。Aβ40 是血管淀粉样蛋白的主要成分，而 Aβ42 是沉积在脑实质的主要分子[66]。此外，与阿尔茨海默病患者和 APPwt 小鼠相比，荷兰型淀粉样变和荷兰 APP 小鼠具有更高的 Aβ40：Aβ42 比。为了说明高 Aβ40：Aβ42 比有利于形成 CAA 患者脑实质的斑块，Jucker 实验室进行了以下设计巧妙的试验。他们利用 APPDutch 小鼠和转基因小鼠杂交产生突变的早老 -1 型，具有高 Aβ42 表达，人为将 APPDutch 小鼠的 Aβ40：Aβ42 比向 Aβ42 偏移。值得注意的是，已经发现降低 APPDutch 小鼠的 Aβ40：β42 比导致淀粉样物质从脉管结构至实质的再分布[64]。进一步的试验显示 Aβ40 不足以引起淀粉样物质沉积，因为过表达高水平 Aβ1~40 的小鼠，但缺乏 APP 过表达没有产生明显的淀粉样物质病理改变。另一方面，有研究 Aβ42 在小鼠脑实质和血管的淀粉样物质沉积中起关键作用，数据表明 Aβ42 可能是淀粉样物质沉积的起源[67]。此外，有研究提供直接证据，载脂蛋白 E（ApoE），调节脂类代谢的关键脂蛋白，在特定亚型的血管淀粉样物质沉积中发挥突出的作用。人类研究明确了 ApoE 的 ε2 和 ε4 亚型散发 CAA 风险和脑出血风险有关[68]。ApoE 与体内和体外的可溶性和聚集的 Aβ 相互作用。在两种 Aβ 沉积的不同的转基因小鼠模型中使 ApoE 基因失活，尽管实质内斑块显著沉积，仍显著减少血管内淀粉样物质[69]。值得注意的是，用人类 ApoE4 亚型替换鼠 *ApoE* 基因可导致从实质到脑血管系统 Aβ 沉积的重新分布[70]。值得一提的是，一系列的生化和体内研究显示非

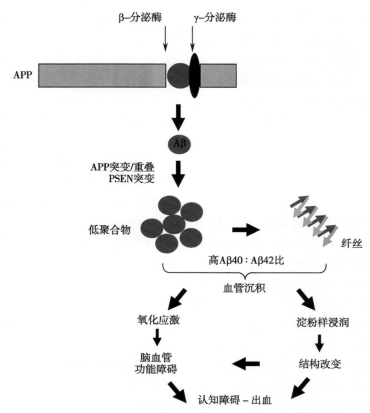

图 7.2　遗传性 β- 淀粉脑淀粉样血管病临床表现的推测机制。神经元产生的淀粉样前体蛋白（APP）经 β- 分泌酶和 γ- 分泌酶水解成水溶性的 Aβ 肽。APP 突变，APP 等位基因重叠，或早老素（PSEN）突变可增加 Aβ 肽形成 Aβ 低聚物和淀粉样纤维的倾向。高 Aβ40∶Aβ42 比易使 Aβ 淀粉样物质在血管沉积，导致脑动脉结构改变，最终引起血管渗漏以及脑叶出血。Aβ 肽或淀粉样物质在血管沉积同时通过增加氧化应激引起脑血管功能障碍，最终导致白质变性和腔隙性脑梗死，导致认知障碍

AβCAA 中的淀粉样肽可与 Aβ 结合并调节 Aβ 沉积[71~73]。

脑损伤机制

　　直观地讲，在血管壁的淀粉样蛋白沉积和进一步 SMC 丢失可削弱血管壁，引起血管壁破裂并导致微出血。实际上，Aβ-CAA 动物模型已经明确血管淀粉样蛋白沉积足以引起出血[64]。特别是这些研究已经显示出血和血管淀粉样蛋白沉积之间肯定的时间和空间相关性。除了结构改变，大量的这个证据表明血管淀粉样蛋白还能引起脑血管功能障碍，这可能是 CAA 与微梗死、白质病变和认知功能减退有关的机制。特别的是，Aβ 沉积的小鼠模型表现内皮依赖的脑血管舒张功能减弱[74]。此外，在这些小鼠中功能性充血和 CBF 自调节受到严重损害。重要的是，正常小鼠大脑皮层局部 Aβ40，而非 Aβ42 表面灌注可重述 Aβ 沉积小鼠模型观察到的血管功能障碍。药理学和基因学方法进一步表明 Aβ 的有害作用与氧化应激有关，在大多数情况下，此作用由异常激活的 NADPH 氧化酶产生的活性氧介导[75]。血管功能障碍在血管淀粉样物质沉积很长时间之前即表现，说明 Aβ 水平升高可能足以破坏血管功能；但是这个观点仍存在争议[76]。值得注意的是，功能经颅多普勒和功能磁共振在中晚期

CAA 患者血管反应性减弱分析方面具有一致性[77]。血管的功能和结构改变可能降低血循环的代偿能力，并增加易患脑血管供血不足风险。已经注意到，在穿通动脉和基底核动脉供血区域之间的脑室旁白质更容易缺血损伤。

抗 -Aβ 免疫治疗

抗 -Aβ 免疫治疗作为阿尔茨海默病的有前途的治疗选择始于 1999 年 Schenk 等的先驱研究[78]，研究表明给予阿尔茨海默病的转基因小鼠模型有效的外周 Aβ42 肽免疫治疗可预防斑块形成并去除已形成的斑块。很快发现免疫疗法对血管淀粉样物质有作用。尽管存在争议，几个报道指出 CAA 发病率升高伴随着斑块下降，一项研究符合血管周的引流假设，水溶性的斑块 Aβ42 转移至血管系统。此外，在人类和小鼠接种后不断有报道微出血事件[79, 80]。然而，微出血的机制仍不清楚，因为病理分析提示血管没有明显的结构改变，CAA 的严重程度与微出血的数量似乎不相关。因此，尽管我们对遗传性 CAA 的理解有巨大进步，但还不能把这些见解转化为治疗手段。

COL4A1 或 *COL4A2* 突变相关 SVD

基底膜也称为基底层，形成很多器官的限制边界，如神经系统，基底上皮和血管内皮，围绕如平滑肌和骨骼肌细胞或许多组织的功能单元的单个细胞。基底膜由网状的多聚层粘连蛋白以及连接巢蛋白和硫酸肝素蛋白多糖（集聚蛋白和蛋白多糖）的Ⅳ型胶原组成。Ⅳ型胶原是基底膜的主要成分之一。它组成多达六条基因上不同的 α 链即 α1（Ⅳ）～α6（Ⅳ），它们相互作用组装成高度特异的三种不同异三聚体：α1α1α2，α3α4α5 和 α5α5α6。α1 和 α2 链存在于所有组织基底膜中，而另外四条链在发育过程中分布于不同的组织[81]。

临床，神经影像和病理

与编码 α1（Ⅳ）链的基因突变相关的表型最初是在突变的小鼠中描述，随后在人类验证。第一次报道是家族性穿通畸形的 *COL4A1* 突变，一个罕见的神经系统疾病，特点是脑实质中充满液体的囊肿或空腔，典型的临床表现是婴儿期偏瘫和智力障碍[82]。同一实验室次年报道了一个 *COL4A1* 显性突变，有家族临床和神经影像特点，具有成人脑 SVD 和眼部症状[83]。此后，从胎儿时期直到成年晚期，表型主要涉及脑和眼睛，但也包括肾脏和骨骼肌，与遗传或原位 *COL4A1* 突变有关，或最近报道的与基因编码的Ⅳ型胶原的 α2 链（*COL4A2*）突变有关。常见的神经系统特征包括脑穿通畸形，脑裂畸形，产期和围产期 ICH，年轻和老年患者大或微出血，斑片至弥漫的白质疏松，扩大的血管周围间隙，以及不常见的小深部梗死。眼部症状包括视网膜小动脉迂曲，最常见的包括 Axenfeld-Rieger 畸形在内的眼前节发育不良，先天性白内障和青少年型青光眼。肾脏异常包括蛋白尿，血尿和肾囊肿以及肾发育不全[84~87]。遗传性血管病合并肾病，动脉瘤和痛性痉挛综合征（HANAC）已印证最优表型联合，包括存在动脉瘤，高发眼、肾脏、骨骼肌症状和雷诺现象[88, 89]。即使在同一家族成员间，似乎 *COL4A1* 和 *COL4A2* 突变的表现是多变的。此外，有几例病例报道存在有或无脑 MRI 异常的临床无症状的突变。

至今，尚无 *COL4A1* 和 *COL4A2* 突变患者的神经病理学研究。然而，皮肤电子纤维镜分析和肾脏活检不断显示局部区域的断裂、复制甚至基底膜疝出[88~90]。

分子遗传学

人类 *COL4A1* 和 *COL4A2* 基因分别包含 52 和 48 个外显子；这两个基因位点头对头位于 13 号染色体上，共享一个双向的启动子。α1 和 α2 链包含 3 个不同的结构域：①富含半胱氨酸和赖氨酸残基的 N- 末端结构域（7S）；②由 Gly-Xaa-Yaa 重复序列组成的约 1400 个氨基酸残基长的胶原区域，其中 Xaa 是可变的氨基酸,Yaa 通常是脯氨酸和赖氨酸残基;③约 230 个残基长度的 C- 末端球形区域(NCl)。Ⅳ型胶原特点是在胶原区域中间存在天然短的(1～24 残基)非胶原阻断,使其具有柔韧性,且提供了配体和链间交联的结合位点。

一项近期的 *COL4A1* 和 *COL4A2* 突变患者的调查显示,大部分的突变是错义突变替换在胶原域的 Gly-Xaa-Yaa 重复中的恒定的甘氨酸残基。另一方面,胶原域内没有影响到甘氨酸的其他错义突变还存在争议,需要进一步研究。尽管仍有有限数量的报道没有基因型 - 表型关联分析,值得注意的是,HANAC 综合征的 *COL4A1* 突变集中在胶原域的 N 末端的 30 个氨基酸残基,VHL 和与血管生成有关的其他蛋白(整合素,肝素,VWF)结合位点[91]。

Ⅳ型胶原的合成,结构和功能

Ⅳ型胶原的三螺旋分子在细胞内 NC1 域组装,对正确组装成 2 条 a1 链和 1 条 a2 链非常重要。组装的三聚体在 C 末端和 N 末端折叠。甘氨酸残基在螺旋形成和稳定性方面至关重要。在链合成和螺旋形成期间,脯氨酸和赖氨酸经过翻译后修饰,也对三螺旋的稳定性非常重要,尤其是 Y 位置的很多脯氨酸经过羟化形成羟脯氨酸。一旦被分泌到细胞外基质,分子自组装成高度共价的交联网络。两个三螺旋分子的 NC1 域形成尾对尾的相互作用,四个三螺旋分子的 7S 域形成反向平行的相互作用;超分子的扭曲和胶原域的侧方链接进一步强化了网络。从而提供了一个基底膜的其他组分可作用的支架[81]。

Ⅳ型胶原具有结构和非结构功能。与层粘连蛋白相比,Ⅳ型胶原对早期发育期间基底膜组分的沉积起始组装必不可少。确实,使 *COL4A1/2* 失活的小鼠没有减弱早期胚胎的发育和器官形成。然而,*COL4A1/2* 敲除的小鼠由于基底膜结构的显著改变在妊娠中期死亡,表明Ⅳ型胶原在稍后的基底膜完整性的维持上非常重要[92]。除了结构的作用,Ⅳ型胶原还通过整合和非整合受体参与细胞 - 细胞与细胞 - 基质相互作用,如细胞表面的硫酸乙酰肝素蛋白多糖、甘露糖受体、网柄菌凝素域受体。细胞基质相互作用对细胞粘着、迁移、增生和分化都至关重要[81]。

小鼠模型

已经确认经化学诱变,有很多携带 *COL4A1* 或 *COL4A2* 基因突变的小鼠种系。值得注意的是,突变包括,比如患者中胶原结构域中大部分的甘氨酸被替代。杂合突变小鼠可有多种表型与人类疾病更相似[82,83,93～96]。其中,Col4a1$^{+/\Delta ex41}$ 小鼠(之前命名的 Col4a1$^{+/\Delta ex40}$)具有最广泛的特征。这些小鼠表达突变 *Col4a1* 的转录,即由于外显子 41(之前称之为外显子 40)的拼接受体位点突变,外显子 40 直接连接外显 42。最终获得突变的胶原 a1(Ⅳ)链包含三螺旋结构的 17 个氨基酸残基的整码缺失(p.G1169_K1185del)。出生时,所有的杂合 Col4a1$^{+/\Delta ex41}$ 的小狗都有脑出血,约 50% 在 1 天内死亡。小部分的年轻的成年小鼠有脑穿通空洞。成年小鼠还具有反复的自发多灶 ICHs,主要集中于基底核区,可有或无临床症状。Col4a1$^{+/\Delta ex41}$ 小鼠也有局部或不同的脑皮层层状结构缺损造成软脑基底膜局部裂口,尤其邻近部位的移位。与人类 *COL4A1* 突变相似,突变小鼠也存在眼(视网膜动脉迂曲,眼前段发育不良,视神经发育不全),肾脏(微量蛋白尿,血尿),肌肉异常。电镜显示突变小鼠的脑血管与其他组织一样基底膜缺陷,尤其基底膜表现为边缘不平整,密度和厚度多变,局部破坏,裂开甚至疝出(图 7.3)[82,83,93,94]。

致病机制

COL4A1/2 突变的致病性

在细胞水平,*COL4A1/2* 突变致病性的推测机制包括蛋白缺陷,胶原变化,细胞、基质及组织水平的功能障碍。a 链的化学计量法预测 *COL4A1* 或 *COL4A2* 杂合突变分别导致 75%

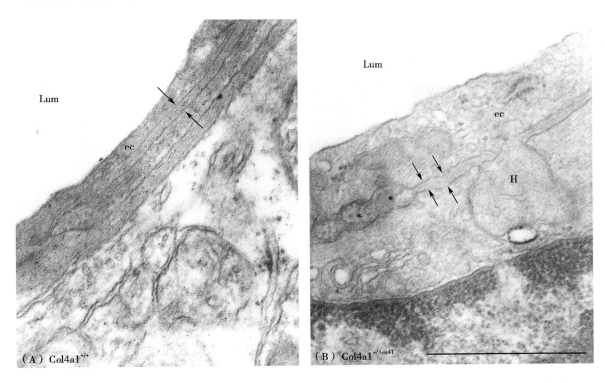

图 7.3　（A，B）小鼠的 Col4a1 突变导致脑脉管系统基底膜缺陷。与正常 Col4a1$^{+/+}$ 小鼠相比（A）Col4a1$^{+/\Delta ex41}$ 突变小鼠的基底膜表现为厚度不一，密度不连贯，边缘不平整（B，箭头之间），局部破坏（星号），疝出（H）。（Lum，管腔；ec，内皮细胞；标尺，0.5μm）。源自 Gould 等[82]

和 50% 的 IV 型胶原分子异常。体内和体外试验证明 *Col4a1* 突变可导致细胞外 IV 型胶原 a1 和 a2 链缺陷，因此其致病型可能来自 IV 型胶原数量的减少。在体外，在稳定表达突变 COL4A1 的细胞，分泌型与细胞内的胶原 a1 和 a2（IV）比值降低[97]。值得注意的是，a1（IV）链突变可降低 a2（IV）链的分泌，反之亦然。体内，在 Col4a1$^{\Delta ex41}$ 突变纯合胚胎，一种胚胎来源的基底膜，Reichert's 膜几乎缺乏 a1 和 a2（IV）胶原的沉积[82]。有实验推测，尚未证实，携带杂合突变的小鼠可能减少 50% 的沉积。这些发现与之前的研究一致，之前的研究表明替代 I 型胶原的三螺旋结构中的甘氨酸可延迟其折叠并导致胶原过度更改，影响其分泌[98]。此外，最近的一项研究报道，分别携带移码突变和剪接位点突变的两个家系的患者的成纤维细胞中突变 *COL4A1* 转录表

达显著减少[99]。然而，尽管目前没有小鼠的详细分析，含有 *Col4a1* 和 *Col4a2* 无效等位基因的杂合小鼠缺乏明显表型，表明单倍计量不足不能独自影响疾病表型[92]。一种可能是，突变分子缺陷定性也起作用。一些研究也报道，在稳定表达 COL4A1 和 COL4A2 的细胞和突变小鼠组织里保留有 a1 和 a2 链，在一些情况下导致内质网应激[93]。或者，一些突变分子可能到达细胞外，通过 IV 胶原配体发挥显性负效应，可能影响基质结构，产生细胞-基质或细胞-细胞相互作用的异常。提高我们在该领域的认识水平有助于提供有效的治疗干预靶点。

疾病表型的环境和遗传修饰因子

除了发现 *COL4A1/2* 突变在 SVD 患者发挥重要作用，*Col4a1/2* 小鼠模型在阐明本病重

要信息方面具有价值。脑外伤,尤其分娩过程出现的,被称为脑出血的易感因素。Gould 等研究表明,*Col4a1* 突变小鼠手术分娩可显著降低围产期脑出血。此外,通过小鼠研究,可以准确指出遗传修饰因子可能导致疾病表现变异性。Gould 等[83]研究显示 *Col4a1* 突变表型多样源于遗传背景的多样性。例如,在有 C57BL/6J 遗传背景的小鼠存在视网膜动脉迂曲和眼前段发育不良,而混有 CAST-BL/6 遗传背景的小鼠则缺乏。进一步的基因分析明确了小鼠染色体 1 的等位基因位点,可能含有修饰基因[83,93]。然而,*Col4a1/2* 突变体的脑穿通空洞畸形和脑出血机制尚不清楚。脑穿通空洞被认为是围产期或围产早期 ICHs 的结果,但详细机制仍不明。同时脑出血是否来自静脉,动脉或毛细血管或来自血管基底膜结构或非结构的改变也不清楚。此外,对于 a1 和 a2 链在体内广泛存在,而脑却成为严重的受累器官原因尚未可知。

总结

在 SVD 领域的一个突破是罕见符合孟德尔遗传规律的 SVD 的致病基因的发现,开辟了新的研究途径,并提供了这些疾病的病因和发病机制的新概念。研究疾病机制的关键步骤是制造动物模型以说明疾病的人类形式。然而,并没有明确小鼠同样的基因改变是否足以达成这一期望。除了 *Col4a1* 突变小鼠外,遗传上设计的小鼠模型只能部分阐明人类疾病的复杂特征。这在小鼠中不罕见,在很多成年起病的神经退行性疾病中也常如此。众所周知,小鼠脑更小,白质数量更少,寿命更短,有与人类很多不同的特征。然而,不完整的小鼠模型,如 CADASIL 和遗传性 Aβ-CAA,也可提供开启疾病机制的钥匙,并将继续为提供治疗策略提供无价帮助。

需要鼓励人们研究罕见的遗传性 SVD,因为对于散发疾病的研究有强大平台。在散发和遗传性 SVD 有相似地方;例如,在遗传和散发 CAA 之间,CADASIL 和散发缺血 SVD 之间。这提示单基因和常见非遗传的 SVD 可能具有相同的分子和病理基础。因此,这个领域的研究可能改变 SVD 研究的低谷。

（石文磊 译）

参考文献

1. Chabriat H, Joutel A, Dichgans M, Tournier-Lasserve E, Bousser MG. CADASIL. *Lancet Neurol* 2009;8:643–653.

2. Viswanathan A, Godin O, Jouvent E, et al. Impact of MRI markers in subcortical vascular dementia: a multi-modal analysis in CADASIL. *Neurobiol Aging* 2010;31:1629–1636.

3. Duering M, Righart R, Csanadi E, et al. Incident subcortical infarcts induce focal thinning in connected cortical regions. *Neurology* 2012;79:2025–2028.

4. Ruchoux MM, Guerouaou D, Vandenhaute B, et al. Systemic vascular smooth muscle cell impairment in cerebral autosomal dominant arteriopathy with subcortical infarcts and leukoencephalopathy. *Acta Neuropathol (Berl)* 1995;89:500–512.

5. Joutel A, Vahedi K, Corpechot C, et al. Strong clustering and stereotyped nature of Notch3 mutations in CADASIL patients. *Lancet* 1997;350:1511–1515.

6. Peters N, Opherk C, Bergmann T, et al. Spectrum of mutations in biopsy-proven CADASIL: implications for diagnostic strategies. *Arch Neurol* 2005;62:1091–1094.

7. Joutel A, Andreux F, Gaulis S, et al. The ectodomain of the NOTCH3 receptor accumulates within the cerebrovasculature of CADASIL patients. *J Clin Invest* 2000;105:597–605.

8. Domenga V, Fardoux P, Lacombe P, et al. NOTCH3 is required for arterial identity and maturation of vascular smooth muscle cells. *Genes Dev* 2004;18:2730–2735.

9. Belin de Chantemele EJ, Retailleau K, Pinaud F, et al. NOTCH3 is a major regulator of vascular tone in cerebral and tail resistance arteries. *Arterioscler Thromb Vasc Biol* 2008;28:2216–2224.

10. Arboleda-Velasquez JF, Zhou Z, Shin HK, et al. Linking NOTCH signaling to ischemic stroke. *Proc Natl Acad Sci USA* 2008;105:4856–4861.

11. Kopan R, Ilagan MX. The

canonical NOTCH signaling pathway: unfolding the activation mechanism. *Cell* 2009; 137:216–233.

12. Fouillade C, Baron-Menguy C, Domenga-Denier V, et al. Transcriptome analysis for NOTCH3 target genes identifies GRIP2 as a novel regulator of myogenic response in the cerebrovasculature. *Arterioscler Thromb Vasc Biol* 2013;33:76–86.

13. Monet M, Domenga V, Lemaire B, et al. The archetypal R90C CADASIL-NOTCH3 mutation retains NOTCH3 function in vivo. *Hum Mol Genet* 2007;16:982–992.

14. Monet-Lepretre M, Bardot B, Lemaire B, et al. Distinct phenotypic and functional features of CADASIL mutations in the NOTCH3 ligand binding domain. *Brain* 2009; 132:1601–1612.

15. Peters N, Opherk C, Zacherle S, et al. CADASIL-associated NOTCH3 mutations have differential effects both on ligand binding and ligand-induced NOTCH3 receptor signaling through RBP-J. *Exp Cell Res* 2004;299:454–464.

16. Arboleda-Velasquez JF, Manent J, Lee JH, et al. Hypomorphic NOTCH 3 alleles link notch signaling to ischemic cerebral small-vessel disease. *Proc Natl Acad Sci U S A* 2011;108:E128–135.

17. Duering M, Karpinska A, Rosner S, et al. Co-aggregate formation of CADASIL-mutant NOTCH3: a single-particle analysis. *Hum Mol Genet* 2011;20:3256–3265.

18. Ishiko A, Shimizu A, Nagata E, et al. NOTCH3 ectodomain is a major component of granular osmiophilic material (GOM) in CADASIL. *Acta Neuropathol* 2006;112:333–339.

19. Joutel A, Monet-Lepretre M, Gosele C, et al. Cerebrovascular dysfunction and microcirculation rarefaction precede white matter lesions in a mouse genetic model of cerebral ischemic small vessel disease. *J Clin Invest* 2010;120:433–445.

20. Joutel A. Pathogenesis of CADASIL: transgenic and knock-out mice to probe function and dysfunction of the mutated gene, *NOTCH3*, in the cerebrovasculature. *Bioessays* 2011;33:73–80.

21. Eikermann-Haerter K, Yuzawa I, Dilekoz E, et al. Cerebral autosomal dominant arteriopathy with subcortical infarcts and leukoencephalopathy syndrome mutations increase susceptibility to spreading depression. *Ann Neurol* 2011;69:413–418.

22. Fukutake T. Cerebral autosomal recessive arteriopathy with subcortical infarcts and leukoencephalopathy (CARASIL): from discovery to gene identification. *J Stroke Cerebrovasc Dis* 2011;20:85–93.

23. Oide T, Nakayama H, Yanagawa S, et al. Extensive loss of arterial medial smooth muscle cells and mural extracellular matrix in cerebral autosomal recessive arteriopathy with subcortical infarcts and leukoencephalopathy (CARASIL). *Neuropathology* 2008;28:132–142.

24. Hara K, Shiga A, Fukutake T, et al. Association of HTRA1 mutations and familial ischemic cerebral small-vessel disease. *N Engl J Med* 2009;360:1729–1739.

25. Chamberland A, Wang E, Jones AR, et al. Identification of a novel HtrA1-susceptible cleavage site in human aggrecan: evidence for the involvement of HtrA1 in aggrecan proteolysis in vivo. *J Biol Chem* 2009;284:27352–27359.

26. Grau S, Richards PJ, Kerr B, et al. The role of human HtrA1 in arthritic disease. *J Biol Chem* 2006;281:6124–6129.

27. Kim GY, Kim HY, Kim HT, et al. HtrA1 is a novel antagonist controlling fibroblast growth factor (FGF) signaling via cleavage of FGF8. *Mol Cell Biol* 2012;32:4482–4492.

28. Shiga A, Nozaki H, Yokoseki A, et al. Cerebral small-vessel disease protein HTRA1 controls the amount of TGF-β1 via cleavage of proTGF-β1. *Hum Mol Genet* 2011;20:1800–1810.

29. Truebestein L, Tennstaedt A, Monig T, et al. Substrate-induced remodeling of the active site regulates human HTRA1 activity. *Nat Struct Mol Biol* 2011; 18:386–388.

30. Hadfield KD, Rock CF, Inkson CA, et al. HtrA1 inhibits mineral deposition by osteoblasts: requirement for the protease and PDZ domains. *J Biol Chem* 2008;283:5928–5938.

31. Tiaden AN, Breiden M, Mirsaidi A, et al. Human serine protease HTRA1 positively regulates osteogenesis of human bone marrow-derived mesenchymal stem cells and mineralization of differentiating bone-forming cells through the modulation of extracellular matrix protein. *Stem Cells* 2012;30:2271–2282.

32. Oka C, Tsujimoto R, Kajikawa M, et al. HtrA1 serine protease inhibits signaling mediated by TGFβ family proteins. *Development* 2004;131: 1041–1053.

33. Zhang L, Lim SL, Du H, et al. High temperature requirement factor A1 (*HTRA1*) gene regulates angiogenesis through transforming growth factor-β family member growth differentiation factor 6. *J Biol Chem* 2012;287:1520–1526.

34. Richards A, van den Maagdenberg AM, Jen JC, et al. C-terminal truncations in human 3′-5′ DNA exonuclease TREX1 cause autosomal dominant retinal vasculopathy with cerebral leukodystrophy. *Nat Genet* 2007;39:1068–1070.

35. Weil S, Reifenberger G, Dudel C, et al. Cerebroretinal vasculopathy mimicking a brain tumor: a case of a rare hereditary syndrome. *Neurology* 1999;53:629–631.

36. Grand MG, Kaine J, Fulling K, et al. Cerebroretinal vasculopathy. A new hereditary syndrome. *Ophthalmology* 1988;95:649–659.

37. Jen J, Cohen AH, Yue Q, et al. Hereditary endotheliopathy with retinopathy, nephropathy, and stroke (HERNS). *Neurology*

1997;49:1322–1330.

38. Terwindt GM, Haan J, Ophoff RA, et al. Clinical and genetic analysis of a large Dutch family with autosomal dominant vascular retinopathy, migraine and Raynaud's phenomenon. *Brain* 1998;121(Pt 2):303–316.

39. Khajavi M, Inoue K, Lupski JR. Nonsense-mediated mRNA decay modulates clinical outcome of genetic disease. *Eur J Hum Genet* 2006;14:1074–1081.

40. Yang YG, Lindahl T, Barnes DE. TREX1 exonuclease degrades ssDNA to prevent chronic checkpoint activation and autoimmune disease. *Cell* 2007;131:873–886.

41. Stetson DB, Ko JS, Heidmann T, Medzhitov R. TREX1 prevents cell-intrinsic initiation of autoimmunity. *Cell* 2008;134:587–598.

42. Hoss M, Robins P, Naven TJ, et al. A human DNA editing enzyme homologous to the *Escherichia coli* DnaQ/MutD protein. *EMBO J* 1999;18:3868–3875.

43. Morita M, Stamp G, Robins P, et al. Gene-targeted mice lacking the TREX1 (DNase III) 3′–>5′ DNA exonuclease develop inflammatory myocarditis. *Mol Cell Biol* 2004;24:6719–6727.

44. Crow YJ, Hayward BE, Parmar R, et al. Mutations in the gene encoding the 3′-5′ DNA exonuclease TREX1 cause Aicardi–Goutières syndrome at the AGS1 locus. *Nat Genet* 2006;38:917–920.

45. Rice G, Patrick T, Parmar R, et al. Clinical and molecular phenotype of Aicardi–Goutières syndrome. *Am J Hum Genet* 2007; 81:713–725.

46. Rice G, Newman WG, Dean J, et al. Heterozygous mutations in TREX1 cause familial chilblain lupus and dominant Aicardi–Goutières syndrome. *Am J Hum Genet* 2007;80:811–815.

47. Chowdhury D, Beresford PJ, Zhu P, et al. The exonuclease TREX1 is in the SET complex and acts in concert with NM23-H1 to degrade DNA during Granzyme A-mediated cell death. *Mol Cell* 2006;23:133–142.

48. Viswanathan A, Greenberg SM. Cerebral amyloid angiopathy in the elderly. *Ann Neurol* 2011;70:871–880.

49. Revesz T, Holton JL, Lashley T, et al. Genetics and molecular pathogenesis of sporadic and hereditary cerebral amyloid angiopathies. *Acta Neuropathol* 2009;118:115–130.

50. Garringer HJ, Murrell J, D'Adamio L, Ghetti B, Vidal R. Modeling familial British and Danish dementia. *Brain Struct Funct* 2010;214:235–244.

51. Levy E, Lopez-Otin C, Ghiso J, Geltner D, Frangione B. Stroke in Icelandic patients with hereditary amyloid angiopathy is related to a mutation in the cystatin C gene, an inhibitor of cysteine proteases. *J Exp Med* 1989;169:1771–1778.

52. Plante-Bordeneuve V, Said G. Familial amyloid polyneuropathy. *Lancet Neurol* 2011;10:1086–1097.

53. Solomon JP, Page LJ, Balch WE, Kelly JW. Gelsolin amyloidosis: genetics, biochemistry, pathology and possible strategies for therapeutic intervention. *Crit Rev Biochem Mol Biol* 2012; 47:282–296.

54. Rostagno A, Holton JL, Lashley T, Revesz T, Ghiso J. Cerebral amyloidosis: amyloid subunits, mutants and phenotypes. *Cell Mol Life Sci* 2010;67:581–600.

55. De Strooper B. Proteases and proteolysis in Alzheimer disease: a multifactorial view on the disease process. *Physiol Rev* 2010; 90:465–494.

56. Iliff JJ, Wang M, Liao Y, et al. A paravascular pathway facilitates CSF flow through the brain parenchyma and the clearance of interstitial solutes, including amyloid β. *Sci Transl Med* 2012;4:147.

57. Deane R, Bell RD, Sagare A, Zlokovic BV. Clearance of amyloid-β peptide across the blood–brain barrier: implication for therapies in Alzheimer's disease. *CNS Neurol Disord Drug Targets* 2009;8:16–30.

58. Lee J, Culyba EK, Powers ET, Kelly JW. Amyloid-β forms fibrils by nucleated conformational conversion of oligomers. *Nat Chem Biol* 2011;7:602–609.

59. Kim J, Onstead L, Randle S, et al. Aβ40 inhibits amyloid deposition in vivo. *J Neurosci* 2007; 27:627–633.

60. Levy E, Prelli F, Frangione B. Studies on the first described Alzheimer's disease amyloid β mutant, the Dutch variant. *J Alzheimers Dis* 2006;9:329–339.

61. De Jonghe C, Esselens C, Kumar-Singh S, et al. Pathogenic APP mutations near the γ-secretase cleavage site differentially affect Aβ secretion and APP C-terminal fragment stability. *Hum Mol Genet* 2001;10:1665–1671.

62. Citron M, Oltersdorf T, Haass C, et al. Mutation of the β-amyloid precursor protein in familial Alzheimer's disease increases β-protein production. *Nature* 1992;360:672–674.

63. Chavez-Gutierrez L, Bammens L, Benilova I, et al. The mechanism of γ-secretase dysfunction in familial Alzheimer disease. *EMBO J* 2012;31:2261–2274.

64. Herzig MC, Winkler DT, Burgermeister P, et al. Aβ is targeted to the vasculature in a mouse model of hereditary cerebral hemorrhage with amyloidosis. *Nat Neurosci* 2004;7:954–960.

65. Calhoun ME, Burgermeister P, Phinney AL, et al. Neuronal overexpression of mutant amyloid precursor protein results in prominent deposition of cerebrovascular amyloid. *Proc Natl Acad Sci USA* 1999;96: 14088–14093.

66. Castano EM, Prelli F, Soto C, et al. The length of amyloid-β in hereditary cerebral hemorrhage with amyloidosis, Dutch type. Implications for the role of amyloid-β1–42 in Alzheimer's disease. *J Biol Chem* 1996;271:32185–32191.

67. McGowan E, Pickford F, Kim J, et al. Aβ42 is essential for parenchymal and vascular

amyloid deposition in mice. *Neuron* 2005;47:191–199.

68. Verghese PB, Castellano JM, Holtzman DM. Apolipoprotein E in Alzheimer's disease and other neurological disorders. *Lancet Neurol* 2011;10:241–252.

69. Fryer JD, Taylor JW, DeMattos RB, et al. Apolipoprotein E markedly facilitates age-dependent cerebral amyloid angiopathy and spontaneous hemorrhage in amyloid precursor protein transgenic mice. *J Neurosci* 2003;23:7889–7896.

70. Fryer JD, Simmons K, Parsadanian M, et al. Human apolipoprotein E4 alters the amyloid-β 40 : 42 ratio and promotes the formation of cerebral amyloid angiopathy in an amyloid precursor protein transgenic model. *J Neurosci* 2005;25:2803–2810.

71. Choi SH, Leight SN, Lee VM, et al. Accelerated Aβ deposition in APPswe/PS1deltaE9 mice with hemizygous deletions of TTR (transthyretin). *J Neurosci* 2007;27:7006–7010.

72. Kaeser SA, Herzig MC, Coomaraswamy J, et al. Cystatin C modulates cerebral β-amyloidosis. *Nat Genet* 2007;39:1437–1439.

73. Coomaraswamy J, Kilger E, Wolfing H, et al. Modeling familial Danish dementia in mice supports the concept of the amyloid hypothesis of Alzheimer's disease. *Proc Natl Acad Sci USA* 2010;107:7969–7974.

74. Iadecola C, Zhang F, Niwa K, et al. SOD1 rescues cerebral endothelial dysfunction in mice overexpressing amyloid precursor protein. *Nat Neurosci* 1999; 2:157–161.

75. Park L, Anrather J, Zhou P, et al. NADPH-oxidase-derived reactive oxygen species mediate the cerebrovascular dysfunction induced by the amyloid β peptide. *J Neurosci* 2005;25:1769–1777.

76. Shin HK, Jones PB, Garcia-Alloza M, et al. Age-dependent cerebrovascular dysfunction in a transgenic mouse model of cerebral amyloid angiopathy.

Brain 2007;130:2310–2319.

77. Dumas A, Dierksen GA, Gurol ME, et al. Functional magnetic resonance imaging detection of vascular reactivity in cerebral amyloid angiopathy. *Ann Neurol* 2012;72:76–81.

78. Schenk D, Barbour R, Dunn W, et al. Immunization with amyloid-β attenuates Alzheimer-disease-like pathology in the PDAPP mouse. *Nature* 1999;400:173–177.

79. Pfeifer M, Boncristiano S, Bondolfi L, et al. Cerebral hemorrhage after passive anti-Aβ immunotherapy. *Science* 2002;298:1379.

80. Boche D, Zotova E, Weller RO, et al. Consequence of Aβ immunization on the vasculature of human Alzheimer's disease brain. *Brain* 2008;131:3299–3310.

81. Khoshnoodi J, Pedchenko V, Hudson BG. Mammalian collagen IV. *Microsc Res Tech* 2008; 71:357–370.

82. Gould DB, Phalan FC, Breedveld GJ, et al. Mutations in Col4a1 cause perinatal cerebral hemorrhage and porencephaly. *Science* 2005;308:1167–1171.

83. Gould DB, Phalan FC, van Mil SE, et al. Role of *COL4A1* in small-vessel disease and hemorrhagic stroke. *N Engl J Med* 2006;354:1489–1496.

84. Kuo DS, Labelle-Dumais C, Gould DB. *COL4A1* and *COL4A2* mutations and disease: insights into pathogenic mechanisms and potential therapeutic targets. *Hum Mol Genet* 2012;21:R97–R110.

85. Meuwissen ME, de Vries LS, Verbeek HA, et al. Sporadic *COL4A1* mutations with extensive prenatal porencephaly resembling hydranencephaly. *Neurology* 2011;76:844–846.

86. Yoneda Y, Haginoya K, Arai H, et al. De novo and inherited mutations in *COL4A2*, encoding the type IV collagen alpha-2 chain cause porencephaly. *Am J Hum Genet* 2012;90:86–90.

87. Yoneda Y, Haginoya K, Kato M, et al. Phenotypic spectrum of *COL4A1* mutations: porencephaly

to schizencephaly. *Ann Neurol* 2013;73:48–57.

88. Alamowitch S, Plaisier E, Favrole P, et al. Cerebrovascular disease related to *COL4A1* mutations in HANAC syndrome. *Neurology* 2009;73:1873–1882.

89. Plaisier E, Gribouval O, Alamowitch S, et al. *COL4A1* mutations and hereditary angiopathy, nephropathy, aneurysms, and muscle cramps. *N Engl J Med* 2007; 357:2687–2695.

90. Verbeek E, Meuwissen ME, Verheijen FW, et al. *COL4A2* mutation associated with familial porencephaly and small-vessel disease. *Eur J Hum Genet* 2012;20:844–851.

91. Parkin JD, San Antonio JD, Pedchenko V, et al. Mapping structural landmarks, ligand binding sites, and missense mutations to the collagen IV heterotrimers predicts major functional domains, novel interactions, and variation in phenotypes in inherited diseases affecting basement membranes. *Hum Mutat* 2011;32:127–143.

92. Poschl E, Schlotzer-Schrehardt U, Brachvogel B, et al. Collagen IV is essential for basement membrane stability but dispensable for initiation of its assembly during early development. *Development* 2004;131:1619–1628.

93. Gould DB, Marchant JK, Savinova OV, Smith RS, John SW. *Col4a1* mutation causes endoplasmic reticulum stress and genetically modifiable ocular dysgenesis. *Hum Mol Genet* 2007;16:798–807.

94. Labelle-Dumais C, Dilworth DJ, Harrington EP, et al. *COL4A1* mutations cause ocular dysgenesis, neuronal localization defects, and myopathy in mice and Walker–Warburg syndrome in humans. *PLoS Genet* 2011;7: e1002062.

95. Favor J, Gloeckner CJ, Janik D, et al. Type IV procollagen missense mutations associated with defects of the eye, vascular stability, the brain, kidney function and embryonic or

postnatal viability in the mouse, *Mus musculus*: an extension of the *Col4a1* allelic series and the identification of the first two *Col4a2* mutant alleles. *Genetics* 2007;175:725–736.

96. Van Agtmael T, Schlotzer-Schrehardt U, McKie L, et al. Dominant mutations of *Col4a1* result in basement membrane defects which lead to anterior segment dysgenesis and glomerulopathy. *Hum Mol Genet* 2005;14:3161–3168.

97. Weng YC, Sonni A, Labelle-Dumais C, et al. *COL4A1* mutations in patients with sporadic late-onset intracerebral hemorrhage. *Ann Neurol* 2012;71:470–477.

98. Forlino A, Cabral WA, Barnes AM, Marini JC. New perspectives on osteogenesis imperfecta. *Nat Rev Endocrinol* 2012;7:540–557.

99. Lemmens R, Maugeri A, Niessen HW, et al. Novel *COL4A1* mutations cause cerebral small vessel disease by haploinsufficiency. *Hum Mol Genet* 2013; 22:391–397.

分类，病理学和基础研究

8 遗传性脑小血管病和遗传因素的作用

Christian Opherk, Martin Dichgans

前言

与一般的缺血性卒中类似，遗传因素已公认为对脑小血管病（SVD）有显著的影响。作为脑 SVD 代替标志物的脑白质病变的遗传力估计值，范围为 50%～80%[1]。此外，几种单基因的病也与脑 SVD 密切相关，其中一些对于患者的咨询和治疗有重要的意义。本章将概述与脑 SVD 相关的最常见的单基因病以及来自散发性脑 SVD 遗传学研究的最新数据。

与脑 SVD 相关的单基因病

单基因病是由单一基因中的高致病性突变造成。年轻 SVD 患者和没有传统血管危险因素的个人发生脑 SVD 时，应当考虑单基因病的可能。在某些单基因病中，SVD 是主要的表现，在另外一些情况中 SVD 只是更广范围症状谱的一部分（表 8.1）。为了识别 SVD 的单基因形式，应当在先证者和亲属中查询家族史，并找出相关神经病学和非神经病学的体征和症状。诊断可能对治疗决定和遗传咨询均有意义。具体的遗传性 SVD 的发病机制和临床方面的详情及诊断策略，将在第 7，第 16 和第 23 章讲述。

伴有皮层下梗死和白质脑病的常染色体显性遗传性脑动脉病

伴有皮层下梗死和白质脑病的常染色体显性遗传性脑动脉病（CADASIL），是由 *NOTCH3* 基因[2]突变引起的常染色体显性遗传，非淀粉样系统性血管病。发病率约 >4/100 000[3]。CADASIL 是一种最常见的遗传性 SVD，有报道称，65 岁以下人群中，约占腔隙性卒中伴有脑白质疏松病例的 2%，50 岁以下患者中占 11%[4]。

CADASIL 主要的临床症状是先兆性偏头痛、反复的短暂脑缺血发作（TIA）和脑缺血、进行性认知功能障碍及精神障碍。虽然该病是系统性疾病，但没有描述除脑部以外的相关临床表现。

病理学上，CADASIL 患者显示多处脑缺血病变和弥漫性脑白质改变。第一次卒中发生的平均年龄是 46 岁，30%～40% 的患者之前可能有先兆的偏头痛[5,6]。脑病变导致身体残疾和认知功能障碍。超过 70% 的患者在 60 岁时患有痴呆。性别似乎对临床表型有影响：先兆的偏头痛女性患者较多，男性更年期前的卒中发病率较高[7]。与女性相比，男性的残疾和死亡的长期预后更差[6]。

CADASIL 患者的脑磁共振成像（MRI）显示了脑 SVD 的所有特点，包括腔隙性病变，脑白质高信号和脑微出血。早期前颞极和外囊的病变提示 CADASIL 的可能[8]。即使在家族中，脑白质病变和临床症状[6,9]也会有相当大的变异性。这种变异性似乎并非由不同的 *NOTCH3* 基因突变引起的。因为估计 CADASIL 患者 T_2- 病变体积的遗传性为 74%，似乎与额外的遗

表 8.1　脑 SVD 相关的单基因病

单基因病	基因(遗传方式)	蛋白	起病年龄	临床症状	影像学表现
CADASIL	NOTCH3 (常染色体显性遗传)	NOTCH3 受体	30～50	反复发作 TIA 和卒中,偏头痛,情绪障碍,进展性痴呆	白质脑病(突出表现在颞极,外囊受累),微出血
CARASIL	HTRA1 (常染色体隐性)	HTRA1 丝氨酸蛋白酶	20～30	反复发作 TIA 和卒中,情绪障碍,进展性认知功能障碍,脱发,骨科症状	白质脑病
法布里病	GLA (X 连锁)	α- 半乳糖苷酶 A	儿童期	肢体感觉异常 多神经病,血管角质瘤,少汗症伴热耐受不良,角膜和晶状体混浊,蛋白尿,心肌病,TIA 和卒中	白质脑病、大血管扩张、血栓栓塞
COL4A1 相关血管病	COL4A1 (常显)	Ⅳ型胶原蛋白的 α-1 链	所有年龄	反复发作 TIA 和卒中,视网膜小动脉迂曲,白内障,Axenfeld-Rieger 异常综合征,肌肉痉挛,雷诺综合征,肾功能异常	颅内出血,白质脑病,某些病例有脑穿通畸形
RVCL	TREX1 (常染色体显性遗传)	DNA Ⅲ核酸外切酶	20～40	反复发作 TIA 和卒中,视网膜血管病变,头痛,偏头痛,精神障碍,进展性认知功能障碍,肾功能异常	白质脑病,血管源性水肿的强化病灶(假瘤)

CADASIL,伴有皮质下梗死和白质脑病的常染色体显性遗传性脑动脉病,CARASIL,伴有皮质下梗死和白质脑病的常染色体隐性遗传性脑动脉病;RVCL,视网膜血管病变伴脑白质营养不良;SVD,小血管;TIA,短暂性脑缺血发作

传修饰有关[9]。

CADASIL 由 NOTCH3 基因突变引起,该基因编码一个大的 Ⅰ 类跨膜受体[2]。出生后,NOTCH3(N3)似乎在动脉血管平滑肌细胞(vSMC)的分化和成熟中起着关键的作用[10]。在成年期,N3 主要在 vSMC 和周细胞表达。CADASIL 确切的病理生理机制仍不清楚。实际上,几乎所有报道的 CADASIL 突变均导致 N3 的细胞外结构域内形成奇数个半胱氨酸残基[6,11]。因此,有人提出异常二硫键形成可能调节受体多聚化和(或)与其他蛋白质的相互作用。事实上,该病的病理特征是(与诊断有关的)在 vSMC 细胞表面有 N3- 免疫阳性沉积物(电子显微镜下的嗜锇颗粒[GOM])。随着疾病进展,这些细胞退化。转染的细胞的体外研究和转基因小鼠的验证实验表明,CADASIL 相关的突变不会引起经典的增益或丧失功能机制[12~14]。相反,CADASIL- 相关突变可能通过一个新形态效应即变异受体的新功能而发挥

作用。根据这一假说,有研究显示 CADASIL 突变的 N3 片段能够将其他蛋白质螯合到聚合物中[15]。

目前,没有靶向治疗能够延缓原发病的进展。在 CADASIL 中,偏头痛很少需要特殊治疗,因为其发作频率一般很低。如果必须用预防性治疗,通常可使用 β 受体阻滞剂或抗癫痫药物。因为其收缩血管的特性,急性治疗时应避免使用曲普坦类药物。由于缺少有据可查的预防缺血发作的记录,目前使用抗血小板药物、他汀类药物和及一般控制血管危险因素的药物等标准的卒中预防治疗。在一些情况下,认为使用复合维生素 B 和小剂量的降压药(如,钙离子通道拮抗剂)能保护血管壁,但尚未证明这些方法能减少 CADASIL 卒中的危险。应建议患者摄入足够的液体以防止脱水。

迄今为止,唯一的 CADASIL 的随机对比临床试验是测试多奈哌齐对 CADASIL 患者认知功能减退的有效性[16]。在这个实验中,多奈

哌齐对主要终点（血管性痴呆评估量表 - 认知子量表 VADAS-cog])没有效果。然而，在多奈哌齐治疗中发现其改善了几个执行功能的子量表。这一发现的临床相关性还不清楚。

伴有皮层下梗死和白质脑病的常染色体隐性遗传性脑动脉病

伴有皮层下梗死和白质脑病的常染色体隐性遗传性脑动脉病（CARASIL)，是与CADASIL 相似的常染色体隐性综合征，伴有脑 SVD，骨科疾病和脱发症，主要在亚裔家族中描述为前田（Maeda）综合征[17, 18]。这种疾病是非常罕见的。到目前为止只有一个白种人家族患此病[19]。

类似于 CADASIL 患者，这些患者出现复发性卒中和认知能力下降，最终导致血管性痴呆。骨科并发症包括椎间盘疾病和其他骨性结构的各种临床表现，特别是驼背、退行性关节病、脊柱内的僵化、脊柱内的韧带骨化和肘部畸形。脑成像显示对称 T_2- 白质高信号和小腔隙病变[17]。

病理上，受累的血管显示 vSMC 丢失伴有内弹性层破裂及管腔变窄、内膜增厚，以及胶原纤维聚集和小动脉中间层透明变性[18]。与 CADASIL 相反，电子显微镜检测没有发现GOM（嗜锇颗粒样物）。

CARASIL 由编码影响已知转化生长因子 -β（TGF-β）的信号转导的丝氨酸蛋白酶的 *HTRA1* 突变引起[20]。大多数突变产生终止密码子并导致蛋白酶活性下降。由于 TGF-β 是HTRA1 的底物之一，因此已经提出增加 TGF-β活性是该病的核心因素。因此，CARASIL 患者脑血管中 TGF-β1 免疫反应性升高[20]。目前为止没有特异性的治疗方法。

法布里病

法布里病是 *GLA* 基因突变导致的 X 连锁疾病，*GLA* 基因突变导致溶酶体水解酶，α- 半乳糖苷酶 A（GLA）活性大大降低[21]。这使鞘糖脂（主要为 GB3）在很多器官积聚，主要包括血管内皮细胞和平滑肌细胞、心肌、肾脏上皮细胞和中枢神经系统。真皮血管经过扩张和增殖形成血管角化瘤。发病率约为2.5/100 000。尽管是 X 连锁遗传，女性也可受影响，但通常是温和表型。

该病的临床症状通常始于青少年，出现四肢肢端感觉异常及严重的神经性疼痛，无汗症和黏膜血管角化瘤。眼科检查常显示角膜混浊，晶状体后白内障及视网膜血管迂曲。发病率主要取决于心脏、肾脏和脑血管是否受累，这些症状通常出现在 40 岁左右[21]。在引进酶替代疗法之前，男性的平均死亡年龄是 55 岁。

脑血管症状似乎由大小动脉同时介导，主要好发于后循环[22]。小动脉发病的特点是进行性血管闭塞，继发血管壁 Gb3 沉积。法布里病合并隐源性卒中的青年男性患者发病率可高达 5%[23]。法布里病的第一个明显的临床表现可能是卒中。椎 - 基底动脉延长扩张症可能是该病的表现。

可以通过检测血液中 GLA 酶活性来诊断（由于不稳定的 X 染色体失活，女性 GLA 活性不是可靠标记）法布里病。明确诊断可指导治疗：有研究显示酶替代疗法对肾和心脏的预后有效[24]，但对脑血管并发症仍然缺乏阳性的作用。然而，一些指南建议用酶替代疗法治疗患法布里病的婴儿和儿童的卒中[25]。

COL4A1- 相关的血管病

最近在脑 SVD 文中描述了编码Ⅳ型胶原蛋白 α1 链的 *COL4A1* 基因突变[26]。该病是常染色体显性遗传病，较为罕见，仅有不到 20 个家族的报道。

临床上，对四种主要的 COL4A1 相关的血管病表型进行了描述：①围生期出血伴脑穿通畸形综合征[27]；②伴出血和轻偏瘫的 SVD[28]；③伴 Axenfeld-Rieger 异常的 SVD[29]；④遗传性血管病合并肾病、微动脉瘤、肌肉痉挛综合征（HANAC)[30]。除了脑出血，*COL4A1* 突变的患者表现为典型的眼科症状,如视网膜动脉迂曲、白内障、青光眼和眼前节发育不良(如 Axenfeld-Rieger 异常)。与 HANAC- 相关的 *COL4A1* 突变似乎有更多的临床表型,包括大动脉动脉瘤、雷诺综合征、肾脏缺陷和心律失常。

该疾病的第一个表现是脑出血。脑 MRI 显示典型的脑 SVD。脑穿通畸形病例的特点是室周区域含有大的充满液体的囊腔。到目前为止尚无有效治疗方法。

视网膜血管病变伴脑白质营养不良

虽然遗传内皮细胞病变与视网膜病变、肾病和卒中(HERNS)[31]、脑视网膜血管病(CRV)[32] 以及遗传性血管视网膜病(HVR)[33] 被单独报道,但基因的鉴定显示,它们是同种疾病(视网膜血管病伴脑白质营养不良 [RVCL])的不同表型谱。这三种病的共同点是 SVD 同时影响脑和视网膜。RVCL 非常罕见。

临床症状通常在 40 岁出现,表现为视觉障碍("盲点")、偏头痛、短暂性脑缺血发作、卒中和行为异常。疾病晚期的患者患有严重的认知损害。HERNS 和 CRV 的神经系统并发症常导致患者 55 岁之前死亡,HVR 患者的寿命长些。

与典型的 SVD 不同,脑的磁共振成像(MRI)通常显示对比剂强化的病变,周围有血管源性水肿,常见于额顶,也可能被误解为脑肿瘤。活检后,脑病理变化符合继发闭塞血管病变的凝固坏死并伴有轻微炎性浸润。小的颅内血管显示多层毛细血管基底膜、血管壁弥散增厚及外膜的纤维化。视网膜异常包括毛细血管扩张和微小动脉瘤,甚至通过荧光素血管造影可看到发生在无症状的个体[33]。晚期特点为大的视网膜动脉分枝堵塞视网膜和周边无血管区。在 HERNS 中,同时存在肾功能不全和蛋白尿。

关联分析表明,HERNS、CRV、HVR 是染色体 3p21.1-p21.3 上相同位点的等位基因异常。现被称为常染色体显性 RVCL[34]。致病突变影响 *TREX1* 基因,它编码哺乳动物细胞的自发的(非连续性)3′-5′DNA 特异的核酸外切酶。杂合突变导致 RVCL,而纯合突变引起 Aicardi-Goutie res 综合征[35]。AGS 表现为早发的进展性的脑病、脑萎缩、髓鞘脱失、基底节钙化和脑脊液(CSF)的慢性淋巴细胞增生。

脑淀粉样血管病的遗传形式

我们描述了几种脑淀粉样血管病(CAA)的遗传形式。表现为常染色体显性遗传,可通过临床病理学、生化和遗传表现区分[36,37]。这些疾病的主要表现是脑出血。一些相关形式表现为脑 SVD,表 8.2 对上述相关形式进行了总结。

淀粉样前体蛋白(APP)相关 CAA

有研究显示淀粉样前体蛋白(*APP*)基因的几个关键突变与 β- 淀粉样蛋白(Aβ),即 APP 的 39-43- 氨基酸片段的沉积增加有关。与严重的 CAA 有关的突变通常位于 Aβ 区本身,并与 Aβ40:Aβ42 较高的比率有关,而与老年斑(阿尔茨海默病变类型)有关的突变位于 Aβ 区侧区。典型 CAA 基因突变影响三个靠近 α- 切割位点的相邻密码子(表 8.2)。

家族性 CAA 的最全面的特征形式是荷兰型(也称为遗传性脑出血伴淀粉样变荷兰型、HCHWA-D)。患者通常在 40~75 岁之前反复发作卒中(平均 50 岁)[38]。临床脑出血情况占至少 80%。另一个突出特征是痴呆,可发生在缺乏临床明显卒中时。大多数患者的脑成像显示 SVD 在枕叶表现突出[38]。由 CAA 引起的卒中和痴呆的机制仍然未知。在尸检研究中,认知功能与 CAA 的严重程度相关(CAA 负载和血管壁厚),但与老年斑和神经纤维缠结即 AD 样的病理改变无关[39]。然而,无论是局灶梗死的数量还是白质病变的程度都与认知能力的下降无关[40]。因此,HCHWA-D 的痴呆可能属于血管性痴呆,也可能有除梗死或白质病变外的其他机制。其他与脑 SVD 有关的 APP- 相关的

表 8.2 与脑 SVD 有关的 CAA 的遗传类型

类型	基因 (染色体)	前体蛋白质	突变	淀粉样蛋白 成分	脑出血	缺血性白质 病变(MRI)	痴呆	除 CAA 外的 脑实质的改变
淀粉状蛋白病—佛兰德型	APP(21)	淀粉样前体蛋白(APP)	A692G	Aβ(4kDa)	+	+	++(AD 样的)	NP(++),NFT(++)
HCHWA—荷兰型			E693Q		++	++	+(VD 样的)	罕见弥漫性老年斑:NP 及 NFT
淀粉状蛋白病—爱荷华型			D694N		(+)微出血	++ 后部钙化	++ 失语,痴呆	NP(+)NFT(++)
淀粉状蛋白病—皮尔蒙特型			L705V		+	+	+	
HCHWA—冰岛型	CST3(20)	半胱氨酸蛋白酶抑制物 C(CysC)	L68Q	半胱氨酸蛋白酶蛋白 C(20kDA)	++	+	+	
FBD	BRI2(13)	ABri 前体蛋白(ABriPP)	STOP267R	ABri(4kDa)	相对罕见(+)	++	++	淀粉样斑块,神经元变性
FDD			十倍体复制	ADan(4kDa)				
FAF	GEL-(9)	凝溶胶蛋白(Gel)	D187N	AGel(7kDa)	–	++	认知障碍	–

Aβ,β- 淀粉样蛋白;chr.,染色体;AD,阿尔茨海默病;FAF,家族性淀粉样变性 - 芬兰型;FBD,家族性英国痴呆;FDD,家族性丹麦痴呆;HCHWA,遗传性脑出血伴淀粉样变;NFT,神经元纤维缠结;NP,神经炎斑块;SVD,小血管疾病;VD,血管性痴呆

遗传性 CAA 有佛兰德、爱荷华州和皮尔蒙特类型(表 8.2)。

胱蛋白酶抑制剂 C 相关的 CAA

已经有几个冰岛家系的遗传性脑出血伴淀粉样变—冰岛型(HCHWA-I)的描述[37]。这种疾病的特点是严重的淀粉样蛋白沉积在软脑膜的小动脉和微动脉、大脑皮层、基底神经节、脑干和小脑。主要临床表现为 20～40 岁时复发性的脑出血(ICH),常见缓慢进展的认知缺陷,某些患者可能只出现痴呆。

病理和 MRI 检查显示大脑一处或多处出血、弥漫性白质改变和散发性缺血梗死。HCHWA-I 中主要的淀粉样蛋白成分是胱蛋白酶抑制剂 C,是由包括神经细胞在内的很多细胞产生的Ⅱ型半胱氨酸蛋白酶抑制剂(表 8.2)。患者携带的 CST3 基因 68 位点的错义突变。

ABri 前体蛋白(ABriPP)相关的 CAA

BRI2 基因的两个特异突变与家族英国型痴呆(FBD)和家族性丹麦型痴呆(FDD)有关。野生型 ABriPP 的前体蛋白是Ⅱ型的单程跨膜蛋白。FBD 或 FDD 中的致病突变导致了 ABriPP 的 C- 末端作为淀粉样蛋白在软脑膜血管、皮层、白质和脊髓血管的沉积[41]。

英国的几个家系报道的 FBD 临床上表现为患者有进行性记忆丧失或痴呆(>95%),痉挛性四肢轻瘫(>90%)和小脑共济失调(75%)[42]。其他的临床症状包括卒中样发作和头痛,而颅内出血或癫痫发作则相当少见。平均发病年龄

是 48 岁,平均疾病持续时间为 9 年(平均死亡年龄 56 岁)。

FDD 最初在丹麦的一个大家系中描述。受累的患者典型表现为白内障和其他眼部疾病,包括 30 岁时出现的眼部出血及随后出现的严重听力损失。小脑性共济失调通常在 40 岁左右发病。大多数情况下,在 60 岁时出现精神症状,大多数患者随后会出现痴呆。大多数患者在 50~60 岁死亡[41]。

神经病理学上,FBD 和 FDD 的特点是脑部(包括小脑)、颅神经和脊髓弥漫性萎缩。另一个突出特点是脑白质缺血性改变和腔隙性脑梗死[41,42],而脑出血则比较少见。缺血性病变与广泛的 CAA 有关[41,43]。

组织病理结果还包括实质斑块和神经元纤维缠结。因此,FBD 和 FDD 的病理包括血管(缺血性为著)及神经退行性改变。很可能这些成分均导致了 ABriPP- 相关的 CAA 的痴呆的形成。

散发性 SVD 常见类型的易感基因

白质病变的遗传性

先前的研究已经显示白质病变(WML)是高度遗传的[44]。遗传性是用于表示由于附加遗传因素导致的同一特性在不同个体间的差异的度量单位。已经发表的男性双胞胎的文章估计了 WML 的遗传性[45],包括一项基于中老年同胞的人群[46]的研究,高血压[47,48]的兄弟姐妹以及不同表现的阿尔茨海默病的同胞的研究[49]。在这些研究中,所测的遗传性在 50%~80%。在腔隙方面所做的对比性研究尚未发布,但是最近对 3752 例缺血性的患者的和 5972 例对照患者的全基因组数据进行了研究,并用全基因组复杂特征对其缺血性进行了分析,发现小血管相关的卒中的低遗传性[50]。

鉴于遗传因素在 WML 发病机制中的重要贡献,关联研究确定了与 WML 体积显著相关的基因位点:基于人群样本研究的染色体 4[51]

及患高血压病的同胞研究中的染色体 1q24[48]。另外包括染色体 11、21 和 22 中的基因位点。

与 WML 相关的常见变异(候选基因和全基因组关联研究的结果)

候选基因的研究

直到最近,候选基因方法才成为识别 WML 相关的遗传变异最广泛应用的方法。大量的研究已发表,并在最近的荟萃分析中综述[52]。其中最可重复的发现是肾素 - 血管紧张素醛固酮系统,包括 2396 人的 9 项研究证实血管紧张素转化酶(ACE)基因 I/D 的多态性。DD 基因型是 WML 体积的重要预测指标,包括 2702 人的 6 个候选基因研究评估了血管紧张肽素原(AGT)基因 M235T 变异,提示该基因不足以预测 WML 负载[52]。然而,因为之前关联研究发现了该基因的染色体位点(1q42)[53],且最近一项全基因组关联研究(GWAS)重复了 N235T 作为 WML 的预测指标,很有可能是连锁不平衡中邻近变异引起的。一项纵向研究报道,WML 进展可能与血管紧张素受体(AGTR)1 和 2 的基因[54]的多态性有关,部分地与 N235T AGT 的变异体结合[55]。过去曾评估了大量的其他候选基因,不过大多数的这些研究不能被重复[52]。

最近,有报道认为,CADASIL 致病基因、NOTCH3 基因的一些变异,与老年社区人群的 WML 负载有关。在 9 个常见的单核苷酸多态性(SNP)中,发现有 4 个与 WML 体积有关[56],虽然只在高血压患者中。在心脏和老龄化基因组流行病学队列研究(CHARGE)协会进行的高血压独立样本中,重复了最稳定的 SNP。在 33 个罕见的 SNP 中,发现有 9 个出现在严重的 WML 的受试者中,经蛋白模型工具预测有 6 个为功能性的[56]。这些结果说明 NOTCH3 突变也存在于散发性脑 SVD 中。

全基因组关联研究

与候选分析相比,全基因组关联研究

（GWAS）采取一种公正的方法来排列变异体。最近由 CHARGE 协会进行的缺血性 WML 的 GWAS（全基因组关联分析）中，纳入欧洲血统的 9361 人[53]。在染色体 17q25 中发现了 6 个 SNP 有意义。这个等位基因后来被独立的样本所证实，包括鹿特丹研究[57]。17q25 染色体跨度大约为 100kb 并包括几个基因：两个含三分基序的基因，TRIM65 和 TRIM47；WW 结构域 - 结合蛋白质 2 基因（WBP2）；线粒体的核糖体蛋白 L38 基因（MRPL38）；Fas 结合因子 1 基因（FBF1）；脂酰辅酶 A 氧化酶 1 基因（ACOX1）和克氏病同系物 UNC13D 基因。明确了另外 3 个具有统计学意义的 SNP。这些位于编码聚胺 - 调节因子 1 基因（PMF1），胶原蛋白类型

XXVα 基因（COL25A1）以及亚甲基四氢叶酸脱氢酶 1 基因（MTHFD1）的基因。

结论

最近的研究为理解遗传因素在脑 SVD 的发病机制中的作用提供了重要的证据。单基因变异可以作为散发性脑 SVD 的重要的模型。根据详细评估家族史、不同，有时又特异的临床特征、病理学和基因检测对其诊断。GWAS（全基因组关联研究），结合下一代测序工具，将为脑 SVD 的基因构筑提供深入调查。这对新型的生物标记和潜在的治疗靶点提供了基础。

（贡京京 译）

参考文献

1. Dichgans M. Genetics of ischaemic stroke. *Lancet Neurol* 2007;6:149–161.

2. Joutel A, Corpechot C, Ducros A, et al. Notch3 mutations in CADASIL, a hereditary adult-onset condition causing stroke and dementia. *Nature* 1996;383:707–710.

3. Narayan SK, Gorman G, Kalaria RN, Ford GA, Chinnery PF. The minimum prevalence of CADASIL in northeast England. *Neurology* 2012;78:1025–1027.

4. Dong Y, Hassan A, Zhang Z, et al. Yield of screening for CADASIL mutations in lacunar stroke and leukoaraiosis. *Stroke* 2003;34:203–205.

5. Chabriat H, Joutel A, Dichgans M, Tournier-Lasserve E, Bousser MG. CADASIL. *Lancet Neurol* 2009;8:643–653.

6. Opherk C, Peters N, Herzog J, Luedtke R, Dichgans M. Long-term prognosis and causes of death in CADASIL: a retrospective study in 411 patients. *Brain* 2004;127:2533–2539.

7. Gunda B, Herve D, Godin O, et al. Effects of gender on the phenotype of CADASIL. *Stroke* 2012;43:137–141.

8. Yamamoto Y, Ihara M, Tham C, et al. Neuropathological correlates of temporal pole white matter hyperintensities in CADASIL. *Stroke* 2009;40:2004–2011.

9. Opherk C, Peters N, Holtmannspotter M, et al. Heritability of MRI lesion volume in CADASIL: evidence for genetic modifiers. *Stroke* 2006;37:2684–2689.

10. Domenga V, Fardoux P, Lacombe P, et al. Notch3 is required for arterial identity and maturation of vascular smooth muscle cells. *Genes Dev* 2004;18:2730–2735.

11. Peters N, Opherk C, Bergmann T, et al. Spectrum of mutations in biopsy-proven CADASIL: implications for diagnostic strategies. *Arch Neurol* 2005;62:1091–1094.

12. Joutel A, Monet M, Domenga V, Riant F, Tournier-Lasserve E. Pathogenic mutations associated with cerebral autosomal dominant arteriopathy with subcortical infarcts and leukoencephalopathy differently affect Jagged1 binding and Notch3 activity via the RBP/JK signaling pathway. *Am J Hum Genet* 2004;74:338–347.

13. Monet M, Domenga V, Lemaire B, et al. The archetypal r90c CADASIL-notch3 mutation retains notch3 function in vivo. *Hum Mol Genet* 2007;16:982–992.

14. Peters N, Ebert A, Freilinger T, et al. Postoperative amnesic state with impairment of static visual perception. *Eur J Neurol* 2008;15:e44–45.

15. Duering M, Karpinska A, Rosner S, et al. Co-aggregate formation of CADASIL-mutant notch3: a single-particle analysis. *Hum Mol Genet* 2011;20:3256–3265.

16. Dichgans M, Markus HS, Salloway S, et al. Donepezil in patients with subcortical vascular cognitive impairment: a randomised double-blind trial in CADASIL. *Lancet Neurol* 2008;7:310–318.

17. Fukutake T. Cerebral autosomal recessive arteriopathy with subcortical infarcts and leukoencephalopathy (CARASIL): from discovery to gene identification. *J Stroke Cerebrovasc Dis* 2011;20:85–93.

18. Arima K, Yanagawa S, Ito N, Ikeda S. Cerebral arterial pathology of CADASIL and CARASIL (Maeda syndrome). *Neuropathology* 2003;23:327–334.

19. Mendioroz M, Fernandez-Cadenas I, Del Rio-Espinola A,

et al. A missense *HTRA1* mutation expands CARASIL syndrome to the Caucasian population. *Neurology* 2010;75:2033–2035.

20. Hara K, Shiga A, Fukutake T, et al. Association of *HTRA1* mutations and familial ischemic cerebral small-vessel disease. *N Engl J Med* 2009;360:1729–1739.

21. Brady RO, Schiffmann R. Clinical features of and recent advances in therapy for Fabry disease. *JAMA* 2000;284:2771–2775.

22. Moore DF, Herscovitch P, Schiffmann R. Selective arterial distribution of cerebral hyperperfusion in Fabry disease. *J Neuroimaging* 2001;11:303–307.

23. Rolfs A, Bottcher T, Zschiesche M, et al. Prevalence of Fabry disease in patients with cryptogenic stroke: a prospective study. *Lancet* 2005;366:1794–1796.

24. Parenti G. Treating lysosomal storage diseases with pharmacological chaperones: from concept to clinics. *EMBO Mol Med* 2009;1:268–279.

25. Roach ES, Golomb MR, Adams R, et al. Management of stroke in infants and children: Scientific Statement from a Special Writing Group of the American Heart Association Stroke Council and the Council on Cardiovascular Disease in the Young. *Stroke* 2008;39:2644–2691.

26. Yamamoto Y, Craggs L, Baumann M, Kalimo H, Kalaria RN. Review: molecular genetics and pathology of hereditary small vessel diseases of the brain. *Neuropath Applied Neurobiol* 2011;37:94–113.

27. Gould DB, Phalan FC, Breedveld GJ, et al. Mutations in COL4A1 cause perinatal cerebral hemorrhage and porencephaly. *Science* 2005;308:1167–1171.

28. Vahedi K, Kubis N, Boukobza M, et al. COL4A1 mutation in a patient with sporadic, recurrent intracerebral hemorrhage. *Stroke* 2007;38:1461–1464.

29. Sibon I, Coupry I, Menegon P, et al. COL4A1 mutation in Axenfeld–Rieger anomaly with

leukoencephalopathy and stroke. *Ann Neurol* 2007;62:177–184.

30. Plaisier E, Gribouval O, Alamowitch S, et al. COL4A1 mutations and hereditary angiopathy, nephropathy, aneurysms, and muscle cramps. *N Engl J Med* 2007;357:2687–2695.

31. Jen J, Cohen AH, Yue Q, et al. Hereditary endotheliopathy with retinopathy, nephropathy, and stroke (HERNS). *Neurology* 1997;49:1322–1330.

32. Terwindt GM, Haan J, Ophoff RA, et al. Clinical and genetic analysis of a large Dutch family with autosomal dominant vascular retinopathy, migraine and Raynaud's phenomenon. *Brain* 1998;121(Pt 2):303–316.

33. Ophoff RA, DeYoung J, Service SK, et al. Hereditary vascular retinopathy, cerebroretinal vasculopathy, and hereditary endotheliopathy with retinopathy, nephropathy, and stroke map to a single locus on chromosome 3p21.1-p21.3. *Am J Hum Genet* 2001;69:447–453.

34. Richards A, van den Maagdenberg AM, Jen JC, et al. C-terminal truncations in human 3′-5′ DNA exonuclease TREX1 cause autosomal dominant retinal vasculopathy with cerebral leukodystrophy. *Nat Genet* 2007;39:1068–1070.

35. Crow YJ, Hayward BE, Parmar R, et al. Mutations in the gene encoding the 3′-5′ DNA exonuclease TREX1 cause Aicardi–Goutieres syndrome at the AGS1 locus. *Nat Genet* 2006;38:917–920.

36. Biffi A, Greenberg SM. Cerebral amyloid angiopathy: a systematic review. *J Clin Neurol* 2011;7:1–9.

37. Revesz T, Holton JL, Lashley T, et al. Genetics and molecular pathogenesis of sporadic and hereditary cerebral amyloid angiopathies. *Acta Neuropathol* 2009;118:115–130.

38. Maat-Schieman M, Roos R, van Duinen S. Hereditary cerebral hemorrhage with amyloidosis–Dutch type. *Neuropathology*

2005;25:288–297.

39. Natte R, Maat-Schieman ML, Haan J, et al. Dementia in hereditary cerebral hemorrhage with amyloidosis–Dutch type is associated with cerebral amyloid angiopathy but is independent of plaques and neurofibrillary tangles. *Ann Neurol* 2001;50:765–772.

40. Bornebroek M, Haan J, van Buchem MA, et al. White matter lesions and cognitive deterioration in presymptomatic carriers of the amyloid precursor protein gene codon 693 mutation. *Arch Neurol* 1996;53:43–48.

41. Holton JL, Lashley T, Ghiso J, et al. Familial Danish dementia: a novel form of cerebral amyloidosis associated with deposition of both amyloid-Dan and amyloid-β. *J Neuropathol Exp Neurol* 2002;61:254–267.

42. Mead S, James-Galton M, Revesz T, et al. Familial British dementia with amyloid angiopathy: early clinical, neuropsychological and imaging findings. *Brain* 2000;123 (Pt 5):975–991.

43. Revesz T, Holton JL, Lashley T, et al. Sporadic and familial cerebral amyloid angiopathies. *Brain Pathol* 2002;12:343–357.

44. Freudenberger P, Schmidt R, Schmidt H. Genetics of age-related white matter lesions from linkage to genome wide association studies. *J Neurol Sci* 2012;322:82–86.

45. Carmelli D, DeCarli C, Swan GE, et al. Evidence for genetic variance in white matter hyperintensity volume in normal elderly male twins. *Stroke* 1998;29:1177–1181.

46. Atwood LD, Wolf PA, Heard-Costa NL, et al. Genetic variation in white matter hyperintensity volume in the Framingham Study. *Stroke* 2004;35:1609–1613.

47. Turner ST, Jack CR, Fornage M, et al. Heritability of leukoaraiosis in hypertensive sibships. *Hypertension* 2004;43:483–487.

48. Turner ST, Fornage M, Jack CR, Jr., et al. Genomic susceptibility loci for brain atrophy, ventricular

volume, and leukoaraiosis in hypertensive sibships. *Arch Neurol* 2009;66:847–857.

49. Cuenco KT, Green RC, Zhang J, et al. Magnetic resonance imaging traits in siblings discordant for Alzheimer disease. *J Neuroimaging* 2008;18:268–275.

50. Bevan S, Traylor M, Adib-Samii P, et al. Genetic heritability of ischemic stroke and the contribution of previously reported candidate gene and genomewide associations. *Stroke* 2012;43:3161–3167.

51. DeStefano AL, Atwood LD, Massaro JM, et al. Genome-wide scan for white matter hyperintensity: the Framingham Heart Study. *Stroke* 2006;

37:77–81.

52. Paternoster L, Chen W, Sudlow CL. Genetic determinants of white matter hyperintensities on brain scans: a systematic assessment of 19 candidate gene polymorphisms in 46 studies in 19 000 subjects. *Stroke* 2009;40:2020–2026.

53. Fornage M, Debette S, Bis JC, et al. Genome-wide association studies of cerebral white matter lesion burden: the charge consortium. *Ann Neurol* 2011;69:928–939.

54. Taylor WD, Steffens DC, Ashley-Koch A, et al. Angiotensin receptor gene polymorphisms and two-year change in hyperintense lesion volume in men. *Mol Psychiatry* 2010;15:816–822.

55. Van Rijn MJ, Bos MJ, Isaacs A, et al. Polymorphisms of the renin–angiotensin system are associated with blood pressure, atherosclerosis and cerebral white matter pathology. *J Neurol Neurosurg Psychiatry* 2007;78:1083–1087.

56. Schmidt H, Zeginigg M, Wiltgen M, et al. Genetic variants of the *NOTCH3* gene in the elderly and magnetic resonance imaging correlates of age-related cerebral small vessel disease. *Brain* 2011;134:3384–3397.

57. Verhaaren BF, de Boer R, Vernooij MW, et al. Replication study of chr17q25 with cerebral white matter lesion volume. *Stroke* 2011;42:3297–3299.

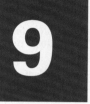

9 大动脉老化和脑小血管病的关系

Angelo Scuteri, Edward G. Lakatta

动脉系统的异质性

在学医时，我们了解到静态流体动力学的一个基本法则即欧姆定律的变体：

$$\Delta P = -RQ$$

式中，血压（P）的决定因素是外周阻力（R）和心输出量（Q）。几十年来，我们形成了基于外周阻力和心输出量进行血压治疗和预防心血管（CV）事件的基本概念[1]。根据欧姆定律，中心（心脏）和外周（组织）的动脉属性未予考虑。换言之，中心弹性动脉只起着导管的被动角色，把血液从中心输送到外周。相比之下，微循环即直径约为300μm的外周动脉区具有高阻力的特性，控制稳定的血流量[2]。

这个想法与来源于"空气"的单词"动脉"的语源学一致。当时，医学知识主要基于解剖观察，发现尸检时动脉是空的；因此猜测动脉只是用于向身体输送空气。然而，大的中心动脉、大动脉以及其主干把组织水平中的搏动的血流转换成外周的稳定血流。

该缓冲功能的有效性取决于动脉壁的黏弹性质和动脉几何性状[2]。大动脉结构和功能并不是互相独立的[3]。Moens-Korteweg方程直接将脉搏波传导速度（PWV）与动脉壁厚度和动脉扩张性相关，并与动脉半径成反比。因此，动脉壁的成分和几何性状发生变化，影响大动脉结构和功能。在人口研究中，我们之前描述了大动脉结构和功能特性的特异模式[4]，

以及这些模式如何独立预测后续心血管（CV）事件[5]。

从心脏至外周，动脉的结构和功能发生了变化。动脉逐渐变小，弹性（弹性蛋白与胶原纤维的比例降低）逐步减少，而血管平滑肌越来越更丰富。在近心端主动脉，弹性蛋白是细胞外基质的主要成分，而胶原蛋白主要是远心端主动脉的成分。在远端，主要是血管平滑肌细胞。动脉壁成分的功能性质也随着动脉树改变[6]。近端和远端主动脉的动脉平滑肌细胞可能有不同的胚胎起源[7]，产生的弹性蛋白或胶原纤维的合成表型也不同[8]。随着老龄化，近心端而不是远端主动脉内皮细胞功能受损[9]。

因此，动脉系统的特点是异质性，显著影响大动脉和微循环（任何直径小于300μm的血管）之间的功能性相互作用。事实上，动脉系统尤其在分支内这种异质性，成为反射点的来源。当大动脉变得较僵硬，反射点离心脏较近，所以反射波在收缩早期的而非是舒张末期返回中央主动脉，从而增加中心动脉压力[10]。值得注意的是，常规血压测量中所评估的外围脉压的改变不代表中心脉压的增高。随年龄增加，大动脉硬度增加，使微循环暴露于更高的搏动，逐渐变得疏松[10,11]。微循环损害和疏松可导致入射脉冲波反射近端化，从而增加了动脉硬化[11]。因此，动脉硬化增加既是微循环损害的原因，也是结果。

脑微血管损伤和大动脉老化相关联的依据

虽然大脑中只占体重的 2%，但它占耗氧量的 20% 和总葡萄糖利用率 25%。由于缺乏脑能量储备，大脑依赖充足的脑血流量（CBF）和灌注。脑血管在一定范围内有自动调整功能，保持脑血流量在动脉血压变化时仍保持稳定，使大脑在灌注压力突然改变时不致发生改变[12]。神经与血管耦合，脑血流量的调节包括局部神经活动和新陈代谢，并需要完整的软脑膜动脉循环[13]。

随着衰老和静息高血压的发生，局部 CBF 减少，脑血管反应性受损，脑血管自动调整曲线右移并变得陡峭[14]。由于大动脉老化，导致高脉冲压力传输到脑小动脉。起初，更大的搏动增加了小动脉肌源性紧张度，随后，小脑血管内部重建[15]。动脉管腔逐渐被侵蚀是为了使微循环免受搏动的应力影响[16]。然而，脑小血管内向重塑增加了最小阻力，减少了血管舒张反应，因此有助于增加对导致局灶性脑缺血及脑白质病变（WML）的慢性灌注不足的敏感性 WML[17, 18]。

因此，老年受试者中，即使非常普遍的短暂发作的低血压[19]也可引起脑灌注不足和 WML 进展[20]。实际上，WML 表现为计算机 X 线断层扫描（CT）中的低密度区域或 T_2- 加权磁共振成像（MRI）序列上的高信号，是脑小血管病的表现之一[21]。

人类的研究显示大动脉老化、WML、低血压与认知功能障碍有关。具体来说，用 PWV 测量的动脉硬化，即使对年龄、性别、教育和血压水平控制后，仍然成为认知能力下降的一个重要的危险因素[22~26]。在年长的被试者中，动脉硬化较重者，血压变异性和低血压发作与认知功能的下降有关[27, 28]。WML 与认知功能恶化或痴呆有关[11, 29]。

当考虑到很多与认知功能障碍有关的临床血管和血流动力学标志物，且他们与认知功能障碍有关时，老化的大动脉与脑微血管损害之间相互作用的复杂性显而易见。图 9.1 总结了这些因素。动脉硬化与 24 小时内血压水平和分布相关[10, 30]。动脉硬化和血压变异性与左心室质量（LVM）增加有关[31]。此外，左心室质量增加可使痴呆的风险加倍，这与血压水平无关[32]，与发生 WML 有关[33, 34]。

值得注意的是，我们的研究表明，在控制了年龄、性别、教育、抑郁、传统心血管危险因素以及药物的情况下，动脉硬化，神经影像学上出现的 WML，低血压发作不仅与认知功能减弱显著相关，而且这三个参数之间还存在协同效应。换句话说，动脉硬化加剧，WML 存在以及低血压的三个因素中的任何两个发生均与简易精神状态评价量表（MMSE）分数低有关，当三个因素时都出现时，认知能力进一步显著下降[35]。

"共同土壤"假说

1995 年，Stern[36]用"共同土壤"的表述提示糖尿病和动脉粥样硬化可能有共同的遗传和环境因素，因为糖尿病先于动脉粥样硬化发展，反之亦然。

也有可能共同的致病通路的改变影响大动脉老化速度、脑微血管损害及认知能力下降。以下简要介绍介导这种关系的主要候选因素的作用。

遗传

特异的先天性小血管疾病，是由 *COL4A1*（IV 型胶原蛋白 α1 链）基因突变引起[37]，表现为认知功能障碍、脑穿通畸形和脑白质病。值得注意的是，同样的 *COL4A1* 基因的变异在普通人群中与动脉硬化有关[38]。

内皮功能障碍

内皮功能障碍启动并促进动脉粥样硬化和动脉过早老化[39]。在某些模型中，比起脑以外的血管,大脑循环的内皮细胞功能障碍发病较早较重[40]。此外,在痴呆小鼠模型中[41],内皮依赖的皮层微循环调节减弱,先于 β- 淀粉样蛋白在神经元的累积。

内皮功能障碍可能通过减少神经发生,改变神经元传递,抑制淀粉样前体蛋白的生成,或影响少突胶质细胞前体细胞的存活和生长导致脑老龄化[42,43]。

血管紧张素Ⅱ（AngⅡ）

血管紧张素Ⅱ（AngⅡ）加速了年老的猴子及人类主动脉老化[44],而肾素血管紧张素系统的慢性药理学抑制可显著推迟动脉老化[45]。与颅外血管[46]相比,脑动脉对 AngⅡ引起的氧化应激反应更大,结果导致了血 - 脑屏障的完整性丢失,改变了神经血管偶联以及内向血管重构,从而增加了对脑的局灶性缺血[47]的敏感性,而不依赖于 AngⅡ诱导的血压改变[48]。局灶性脑缺血增加了对血管紧张素 1（AT1）受体在脉管系统的表达和反应性,而药物抑制 AT1 受体改善了局灶性缺血后的脑灌注及阿尔茨海默病试验模型的认知功能障碍[49]。

基质金属蛋白酶

基质金属蛋白酶（MMP）是由多种酶组成的,在转录水平起调节作用,对细胞外基质发挥蛋白质水解功能。MMP 在血管平滑肌细胞激活,全部动脉暴露于纵向张力以及稳定或周期性拉力中[50]。已经证明,在啮齿类动物和非人灵长类动物的动脉壁的 MMP-2 的活性,随着年龄增长而增加,是动脉基质重构和硬化的一个重要机制[51]。大脑中的 MMP-2、MMP-3、MMP-9,受白质的缺氧灌注不足的诱导,短暂的缺氧 / 缺血比慢性低氧血症激活的 MMP 的信号更强有力。的确,在血管性认知障碍的被试者中,免疫组织化学法显示坏死脑组织白质中 MMP 的表达增强,尤其是在髓磷脂损失区域的血管周围（见参考文献[52]）。

β- 淀粉样蛋白

β- 淀粉样蛋白（Aβ）,是支持"共同土壤"假说的主要潜在候选者。Aβ 对血管内皮细胞和神经元是有毒的。在痴呆患者中,缺血时可观察到血管收缩或舒张[53]。与那些没有淀粉样斑块和淀粉样血管病,行为正常的小鼠比,过

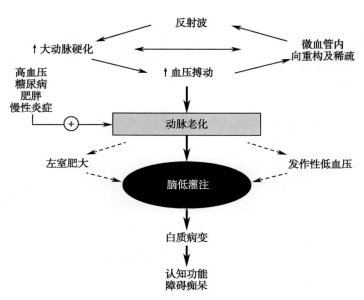

图9.1 已知与认知功能障碍有关的临床血管和血流动力学指标之间的关系

表达淀粉样前体蛋白（APP）的转基因小鼠CBF降低，脑血管舒张反应减弱[54]。向正常小鼠大脑皮质快速注射Aβ1～40，复制了APP小鼠中可见的脑血管的效果。因此，Aβ可能有助于减弱脑血管调节作用，可能进而导致神经元和脑小血管Aβ的清除下降和聚集，并加速整体认知功能下降。

淀粉样蛋白诱导MMP的表达

淀粉样蛋白诱导的MMP在脑血管，星形细胞和小神经胶质[55]的表达参与了Aβ的形成和清除[56,57]。在动脉老化的情况下，灌注白质需要较高的灌注压，可能会减少从血管周围间隙清除Aβ[58]。

目前，我们不清楚上述因素是否反映了动脉老化病理生理机制和微血管脑损害之间的因果关系，也未证明动脉和大脑衰老的"共同土壤"假说不只是概念化的构想。研究这些因素有望降低动脉老化率和VCI发作及其进展。

结论

动脉老化可能是进行性大小动脉相互作用不协调的关键病理生理因素，这是微血管脑损害的发生以及认知的功能障碍进展的关键。临床上以非侵入方式容易检测到动脉老化，检测并减少动脉老化可预防SVD及老年认知障碍。这种方法也是相对的，因为尚未有具体的治疗方法证明对血管性认知障碍有效。

（贡京京 译）

参考文献

1. Chobanian AV, Bakris GL, Black HR, et al. The Seventh Report of the Joint National Committee on Prevention, Detection, Evaluation, and Treatment of High Blood Pressure: the JNC 7 report. JAMA;289:2560–2572.
2. O'Rourke MF, Safar ME. Relationship between aortic stiffening and microvascular disease in brain and kidney: cause and logic of therapy. Hypertension 2005;46:200–204.
3. Scuteri A, Sgorbini L, Leggio F, Brancati AM. Aortic correlates of clinical markers of large artery structure and function. Effects of aging and hypertension. Aging Clin Exp Res 2006;18:452–461.
4. Scuteri A, Chen CH, Yin FCP, et al. Functional correlates of central arterial geometric phenotypes. Hypertension 2001;38:1471–1475.
5. Scuteri A, Manolio TA, Marino EK, Arnold AM, Lakatta EG. Prevalence of specific variant carotid geometric patterns and incidence of cardiovascular events in older persons. The Cardiovascular Health Study.

J Am Coll Cardiol 2004;43:187–193.
6. Fornieri C, Quaglino D, Mori G. Role of the extracellular matrix in age-related modifications of the rat aorta. Arterioscler Thromb 1992;12:1008–1016.
7. Rosenquist TH, Beall AC, Modis L, Fishman R. Impaired elastic matrix development in the great arteries after ablation of the cardiac neural crest. Anat Rec 1990;226:347–359.
8. Davidson JM, Hill KE, Mason ML, Giro MG. Longitudinal gradients of collagen and elastin gene expression in the porcine aorta. J Biol Chem 1985;260:1901–1908.
9. Barton M, Cosentino F, Brandes RF, et al. Anatomic heterogeneity of vascular aging. Role of nitric oxide and endothelin. Hypertension 1997;30:817–824.
10. Najjar SS, Scuteri A, Lakatta EG. Arterial aging: is it an immutable cardiovascular risk factor? Hypertension 2005;46:454–462.
11. Scuteri A, Nilsson PM, Tzourio C, Redon J, Laurent S. Microvascular brain damage with aging and hypertension: pathophysiological consideration and clinical implications. J Hypertens

2011;29:1469–1477.
12. Gorelick PB, Scuteri A, Black SE, et al. Vascular contributions to cognitive impairment and dementia. A statement for healthcare professionals from the American Heart Association/American Stroke Association. Stroke 2011;42:2672–2713.
13. Chen S, Li G, Zhang W, et al. Ischemia-induced brain damage is enhanced in human renin and angiotensinogen double-transgenic mice. Am J Physiol Regul Integr Comp Physiol 2009;297:R1526–R1531.
14. Pantoni L, Garcia JH. Pathogenesis of leukoaraiosis: a review. Stroke 1997;28:652–659.
15. Mulvany MJ. Small artery structure: time to take note? Am J Hypertens 2007;20:853–854.
16. Baumbach GL. Effects of increased pulse pressure on cerebral arterioles. Hypertension 1996;27:159–167.
17. James MA, Watt PA, Potter JF, Thurston H, Swales JD. Pulse pressure and resistance artery structure in the elderly. Hypertension 1996;26:301–306.
18. Joutel A, Monet-Lepretre M,

Gosele C, et al. Cerebrovascular dysfunction and microcirculation rarefaction precede white matter lesions in a mouse genetic model of cerebral ischemic small vessel disease. *J Clin Invest* 2010;120:433–445.

19. Scuteri A, Modestino A, Frattari A, Di Daniele N, Tesauro M. Occurrence of hypotension in older participants. Which 24-hour ABPM parameter better correlates? *J Gerontol A Biol Sci Med Sci* 2012;67:804–810.

20. Fernando MS, Simpson JE, Matthews F, et al. White matter lesions in an unselected cohort of the elderly: molecular pathology suggests origin from chronic hypoperfusion injury. *Stroke* 2006;37:1391–1398.

21. Pantoni L. Cerebral small vessel disease: from pathogenesis and clinical characteristics to therapeutic challenges. *Lancet Neurol* 2010;9:689–697.

22. Scuteri A, Brancati AM, Gianni W, Assisi A, Volpe M. Arterial stiffness is an independent risk factor for cognitive impairment in the elderly: a pilot study. *J Hypertens* 2005;23:1211–1216.

23. Poels MM, van Oijen M, Mattace-Raso FU, et al. Arterial stiffness, cognitive decline, and risk of dementia: the Rotterdam Study. *Stroke* 2007;38:888–892.

24. Scuteri A, Tesauro M, Appolloni S, et al. Arterial stiffness as an independent predictor of longitudinal changes in cognitive function in the older individual. *J Hypertens* 2007;25:1035–1040.

25. Waldstein SR, Rice SC, Thayer JF, et al. Pulse pressure and pulse wave velocity are related to cognitive decline in the Baltimore Longitudinal Study of Aging. *Hypertension* 2008;51:99–104.

26. Muller M, van der Graaf Y, Visseren FL, et al. Blood pressure, cerebral blood flow, and brain volumes. The SMART–MR study. *J Hypertens* 2010;28:1498–1505.

27. Kim CK, Lee S-H, Kim BJ, Ryu W-S, Yoon B-W. Age-independent association of pulse pressure with cerebral white matter lesions in asymptomatic elderly individuals. *J Hypertension* 2011;29:325–329.

28. Nagai M, Hoshide S, Ishikawa J, Shimada K, Kario K. Visit-to-visit blood pressure variations: new independent determinants for cognitive function in the elderly at high risk of cardiovascular disease. *J Hypertension* 2012;30:1556–1563.

29. Kearney-Schwartz A, Rossignol P, Bracard S, et al. Vascular structure and function is correlated to cognitive performance and white matter hyperintensities in older hypertensive patients with subjective memory complaints. *Stroke* 2009;40:1229–1236.

30. Scuteri A, Cacciafesta M, Di Bernardo MG, et al. Pulsatile versus steady-state component of blood pressure in elderly females: an independent risk factor for cardiovascular disease? *J Hypertens* 1995;13:185–191.

31. Parati G, Pomidossi G, Albini F, Malaspina D, Mancia G. Relationship of 24-hour blood pressure mean and variability to severity of target organ damage in hypertension. *J Hypertens* 1987;5:93–98.

32. Scuteri A, Coluccia R, Castello L, et al. Left ventricular mass increase is associated with cognitive decline and dementia in the elderly independently of blood pressure. *Eur Heart J* 2009;30:1525–1529.

33. Henskens LH, Kroon AA, van Oostenbrugge RJ, et al. Associations of ambulatory blood pressure levels with white matter hyperintensity volumes in hypertensive patients. *J Hypertension* 2009;27:1446–1452.

34. Henskens LH, Kroon AA, van Oostenbrugge RJ, et al. Increased aortic pulse wave velocity is associated with silent cerebral small-vessel disease in hypertensive patients. *Hypertension* 2008;52:1120–1126.

35. Scuteri A, Tesauro M, Guglini L et al. Aortic stiffness and hypotension episodes are associated with impaired cognitive function in older subjects with subjective complains of memory loss. *Int J Cardiol* 2013;169:371–377.

36. Stern MP. Diabetes and cardiovascular disease. The "common soil" hypothesis. *Diabetes* 1995;44:369–374.

37. Gould DB, Phalan FC, van Mil SE, et al. Role of COL4A1 in small-vessel disease and hemorrhagic stroke. *N Engl J Med* 2006;354:1489–1496.

38. Tarasov KV, Sanna S, Scuteri A, et al. COL4A1 is associated with arterial stiffness by genome-wide association scan. *Circ Cardiovasc Genet* 2009;2:151–158.

39. Scuteri A, Tesauro M, Rizza S, et al. Endothelial function and arterial stiffness in normotensive normoglycemic first-degree relatives of diabetic patients are independent of the metabolic syndrome. *Nutr Metab Cardiovasc Dis* 2008;18:349–356.

40. Modrick ML, Didion SP, Sigmund CD, Faraci FM. Role of oxidative stress and AT1 receptors in cerebral vascular dysfunction with aging. *Am J Physiol Heart Circ Physiol* 2009;296:H1914–H1919.

41. Niwa, K. et al. Aβ1–40 related reduction in functional hyperemia in mouse neocortex during somatosensory activation. *Proc Natl Acad Sci USA* 2000;97:9735–9740.

42. Lazarov O, Mattson MP, Peterson DA, Pimplikar SW, van Praag H. When neurogenesis encounters aging and disease. *Trends Neurosci* 2010;33:569–579.

43. Austin SA, Santhanam AV, Katusic ZS. Endothelial nitric oxide modulates expression and processing of amyloid precursor protein. *Circ Res* 2010;107:1498–1502.

44. Wang M, Khazan B, Lakatta EG. Central arterial aging and angiotensin II signaling. *Curr Hypertens Rev* 2010;6:266–281.

45. Basso N, Cini Pietrelli AR, Ferder L, Terragno NA, Inserra F. Protective effect of long-term angiotensin II inhibition. *Am*

J Physiol Heart Circ Physiol 2007;293:H1351–H1358.

46. Miller AA, Drummond GR, Schmidt HH, Sobey CG. NADPH oxidase activity and function are profoundly greater in cerebral versus systemic arteries. *Circ Res* 2005;97:1055–1062.

47. Chen S, Li G, Zhang W, et al. Ischemia-induced brain damage is enhanced in human renin and angiotensinogen double-transgenic mice. *Am J Physiol Regul Integr Comp Physiol* 2009;297:R1526–R1531.

48. Capone C, Faraco G, Park L, et al. The cerebrovascular dysfunction induced by slow pressor doses of angiotensin II precedes the development of hypertension. *Am J Physiol Heart Circ Physiol* 2011;300:H397–H407.

49. Takeda S, Sato N, Takeuchi D, et al. Angiotensin receptor blocker prevented β-amyloid induced cognitive impairment associated with recovery of neurovascular coupling. *Hypertension* 2009;54:1345–1352.

50. Asanuma K, Magid R, Johnson C, Nerem RM, Galis ZS. Uniaxial strain upregulates matrix-degrading enzymes produced by human vascular smooth muscle cells. *Am J Physiol Heart Circ Physiol* 2003;284:H1778–1784.

51. Wang M, Takagi G, Asai K, et al. Aging increases aortic MMP-2 activity and angiotensin II in nonhuman primates. *Hypertension* 2003;41:1308–1316.

52. Rosenberg GA. Matrix metalloproteinases and their multiple roles in neurodegenerative diseases. *Lancet Neurol* 2009;8:205–216.

53. Chow N, Bell RD, Deane R, et al. Serum response factor and myocardin mediate arterial hypercontractility and cerebral blood flow dysregulation in Alzheimer's phenotype. *Proc Natl Acad Sci USA* 2007;104:823–828.

54. Iadecola C. Neurovascular regulation in the normal brain and in Alzheimer's disease. *Nat Rev Neurosci* 2004; 5:347–360.

55. Yan P, Hu X, Song H, et al. Matrix metalloproteinase-9 degrades amyloid-β fibrils in vitro and compact plaques in situ. *J Biol Chem* 2006;281:24566–24574.

56. Yin KJ, Cirrito JR, Yan P, et al. Matrix metalloproteinases expressed by astrocytes mediate extracellular amyloid-β peptide catabolism. *J Neurosci* 2006;26:10939–10948.

57. Backstrom JR, Lim GP, Cullen MJ, Tokes ZA. Matrix metalloproteinase-9 (MMP-9) is synthesized in neurons of the human hippocampus and is capable of degrading the amyloid-β peptide (1–40). *J Neurosci* 1996;16:7910–7919.

58. Thore CR, Anstrom JA, Moody DM, et al. Morphometric analysis of arteriolar tortuosity in human cerebral white matter of preterm, young, and aged subjects. *J Neuropathol Exp Neurol* 2007;66:337–345.

10 神经血管单元及其对脑小血管病的可能影响

Gregory J. del Zoppo, Yoshikane Izawa, Brian T. Hawkins

前言

小血管病（SVD）反映的是微血管系统的损害。曾经一度认为微血管系统是中枢神经系统（CNS）中血流动的惰性导管，脑的微血管的结构相当复杂，动态动能响应与神经元一样快。微血管定义是直径小于 100μm 的脑血管，代表神经血管单元的一个分支。除了其超微结构和组织学，有关脑微血管系统信息非常不足。

SVD 表现为各种不同病因的疾病，典型表现包括腔隙、微出血、血管性认知障碍及其他影响微血管和较大 CNS 血管的情况[1]。最初损害的确切对象的组织起源不明确。此外，部分由于现有分辨率技术的限制，我们对 SVD 发病的启动分子理解非常有限。不过，缺血时微血管系统中的急性和早期的改变特征性证据，可能对 SVD 课题有益。

实验模型系统显示大脑内皮细胞反应性的改变，内皮细胞炎症反应增加，血管反应性改变，渗透性屏障变化和微血管成分超微结构的改变。非人类灵长类动物实验性局灶性缺血的情况表明这些事件发生在神经元损害的区域，同时证明局部缺血后不久血管和神经元开始损害。本章将讨论结合实验和临床观察，基本了解脑缺后几小时内微血管系统在"神经血管单元"中的某些变化，关联微血管和神经对损害反应的理论框架，以及如何应用到临床的明显的脑 SVD。

脑微血管系统

脑微血管系统局部和区域性的反应是为了维持脑血流和灌注，以及面对局部和系统性事件，包括局灶性缺血和全身炎症情况。CNS 的血管床被大血管束缚。皮层的穿通血管被 V-R 间隙即真实和虚拟的空间（在毛细管水平）约束，似乎涉及内皮和神经纤维网的基质鞘的排列。这种胶质界膜也有功能性质。尽管在含氧量正常时显现出微血管系统的静态组织学，局部贫血和炎症导致了基质边界分子快速反应。先天独特的微血管系统是渗透屏障。在局灶性缺血、血浆成分的渗出及出血转化之后，屏障功能损失。这些事件必然涉及微血管系统的胶质界膜的破坏。在 SVD 的情境下，可以假设当微血管事件发生在分离区域（损害）时，可能影响到几个或多个微血管及其神经元。相反，在血管性痴呆时，微血管损害可能是分散性的。本章我们以局灶性缺血区域相关的过程为例。所观察到的特点是，它们不均匀地发生在微血管系统中[2]。

微血管床

微血管密度、侧支线路以及在 CNS 中的血流之间是高度关联的。CNS 的微血管结构和特点在不同物种间显著保留。Bär 及其同事[3~6]通过大鼠试验，展示了血管和微血管分支一系列以互联方式六角形排列，垂直穿过软膜表面，通过 I～VI 级皮层与白质相交。大脑皮层的灰质的微血管密度高于白质。人类和非人类灵长类动物的纹状体结构几乎相同，但尚未明确绘制。较低物种的纹状体组织的白质纤维的结构与人类和灵长类动物的不同。灵长类动物纹状体的毛细血管的分支点为 30~40μm[7]。微血管排列的位置差异，与局部脑血流量（CBF）位置差异一致。Fenster-Macher 等[8]显示纹状体出现的 CBF 显著低于皮层。也就是说，如正电子发射断层扫描（PET）和其他技术所定义的，纹状体的血流接近缺血性阈值[9~11]。大脑中动脉（MCA）M1 段的阻塞，使豆纹动脉（LSA）的血流（起源于基底核球状的微血管组织）减少。

Willis 动脉环通过 MCA 和 LSA、大脑前动脉（ACA）和大脑后动脉（PCA），为皮层和深部结构给养。动脉环的形式也与物种相关，但在环完整的物种中，血流分布在两个半球。在啮齿类及灵长类物种和人类，已经绘制除皮质小动脉及出皮层的小静脉[4~6]。不过，出纹状体的静脉仍少有人知。

侧支系统及保护

CNS 动脉提供了低压高流量的血管系统，这反映在微血管床上。微血管给养动脉的分支的持续闭塞或低血流，导致下游局部缺血损伤。通常，毛细管之间相互连接可使血流通过其分支逆流（如纹状体）[12]。Zulch[12]在 1985 年描述了这一一般原则（图 10.1）。这种保护形式似乎不断出现在 CNS 脉管系统的所有水平。这个观察的意义是系统的保护功能良好，自动调整系统能够管理血流的变化。然而，随着长时间的血流的减少或停止流动，损害不断发展，有可能超出保护范围。此外，炎症（如局灶性缺血）的启动减少了微血管的开放，进一步减少了血流量，使病情不继续发展。这个概念指以下描述的过程。另一个推断使血管及其下游的微血管床在不同的区域样式不同（如皮质、白质和纹状体）。例如，微血管系统的特异细胞基质粘连受体的表达和分布是与位置相关的。

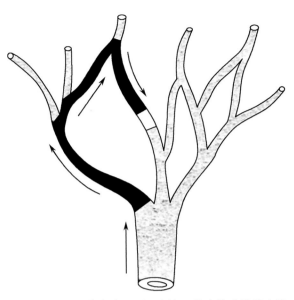

图 10.1 脑血管床内互联，使低压高流量系统的血液倒流（Zulch[12]）。在灵长类动物的纹状体的微血管床有明显的类似排列

CNS 的血管床的侧支保护，包括 Willis 动脉环与横贯整个皮层的表面的软脑膜吻合支。通过这些系统保存血流可减少局部缺血破坏。皮层表面的软膜小动脉和小静脉排列，提供了功能性吻合侧支系统，以保护皮层不受任何垂直段血流阻塞影响。随着物种演化的上升，软脑膜（软膜）吻合分支更加复杂，微血管密度更大[13]。随着皮层复杂度增加，软膜脉管系统的分支也增加。然而，已知的微血管及其供血的神经元之间的关系在局部结构相对稳定。

人类的卒中，通过侧支循环的开放性及血流 / 供应，在一定程度上对局部缺血损伤很重要。涉及通过微血管床提供本来来自闭塞动脉的血流。令人遗憾的是，小动物中很难研究侧支系统对微血管完整性的贡献。奇怪的是，制造可重复的病变，有必要去除原生脑血管系统的侧支[14]。

神经血管单元：微血管与神经元的关系

在皮层和纹状体内微血管系统供血的神经元和微血管之间的关系的状况是当前最引

人关心的。在发育过程中,神经元从室管膜下区(SVZ)沿着血管束迁移,进一步沿着基质途径迁移[15]。考虑到神经元与微血管之间已知解剖关系的一个描述是"神经血管单元"[3, 16, 17]。神经血管单元包括微血管(内皮细胞、基膜和星形细胞终足),中间的星形胶质细胞、神经元及其轴突(图 10.2[18])。其他细胞包括周细胞、肥大细胞、小胶质细胞及少突胶质细胞,它们参与维护及负责神经血管单元[16]。在非人类灵长类动物的纹状体内,微血管及其邻近(最靠近的)的神经元之间有严格的距离关系。Mabuchietal[7]等研究表明这种关系是高度有序和不可变的。它表明在含氧量正常的条件下,该结构的距离关系几乎没有改变。

微血管系统的元素

脑微血管是神经血管单元的一个必要组成部分。在微血管壁内,有周细胞、血管壁组织细胞和(或)单细胞单核 / 巨噬细胞系存在或穿过。脑微血管的内皮细胞层、细胞外基质(ECM)和星形胶质细胞,各含有独特的元素的网络,并相互作用。

内皮细胞

脑微血管内皮细胞与 ECM 基底膜近腔侧相邻。内皮细胞提供抗栓的环境,保护血管壁和神经纤维网不受有毒血浆物质侵入。重要的是,内皮细胞有助于维护(与星形胶质细胞一起)相邻的基底膜基质。通过整个 CNS 微血管树,可以观察到内皮细胞内位置相关功能性差别[19~22]。例如,离体的皮层微血管中可以观察到在含氧量正常和实验性缺氧的情况下葡萄糖运输代谢的相对不同[20]。源自脑毛细血管和小静脉的转录谱显示,微血管系统的各部分存在大量的异质性[23]。这提示对特定的损伤的反应存在潜在的差异。

内皮细胞通过整合素连接到基底层内特定的基质配体[24~26]。脑微血管中整合素免疫反应性的分布取决于微血管直径、细胞类型和特定 ECM 蛋白质的分布[24]。例如,在灵长类动物脑内,整合素 β_1 以一种与 β_1- 基质配体层粘连蛋白、胶原蛋白 Ⅵ 以及纤连蛋白平行的方式与整合素亚单位 α_1、α_6 共同在整个微血管树表达。在毛细管的子集中发现整合素 α_3 与 β_1 形成二聚体,α_2、α_4、α_5、α_v 和 β_3 亚单位在非毛细管的微血管表达[24, 27]。反过来,这些黏附受体通过其细胞质域(COOH- 末端)连接到细胞骨架肌动蛋白成分和信号分子的复合体,表明基质黏附对于微血管系统的结构的和功能完整性都很重要。

脑微血管内皮细胞的一个特点是,出现在类上皮细胞样紧密连接(TJ)复合物。形成内皮细胞间黏附相互作用的 TJ 蛋白,包括连接蛋白 -5,紧密连接蛋白和紧密连接(ZO),对渗透性(血 - 脑)屏障有重要的作用[28]。ZO- 和 ZO-2 附着于肌动蛋白细胞骨架。完整的细胞骨架包括肌动蛋白、微管和中间丝,能够向 TJ 蛋白提供锚定点,是维持渗透屏障功能的必须物质。这些有助于屏障的完整性。TJ- 肌动蛋白 -β1 整合素复合物之间的相互作用是渗透屏障的内皮细胞组件完整性的重要部分[29]。

黏附连接也包含血管内皮细胞钙黏着蛋白(VE- 钙黏着蛋白)和转接蛋白 β- 连环蛋白、p120 以及盘状球蛋白。这些有助于保持邻近的内皮细胞间松弛的连接。VE- 钙黏着蛋白、β- 连环蛋白以及相关蛋白与细胞骨架肌动蛋白相互作用,并可能参与到信号转导[30]。血小板内皮细胞黏着分子(PECAM)也有助于通过亲同种黏着性相互作用运使内皮细胞相互连接。

有关维护通透性屏障的神经元功能所需的物质输运,脑内皮细胞分别通过葡萄糖转运蛋白 -1(Glut-1)、L- 类氨基酸转运蛋白(LAT-1)以及单羧酸运蛋白 -1(MCT-1)积极调整葡萄糖、氨基酸和单羧酸向脑实质的转运。这些和其他转运蛋白有着特定的极性表达和运输方向[31]。

完整的内皮细胞通过硫酸类肝素(HS)在其表面的表达,前列环素 I_2(PGI$_2$)、腺苷、一氧

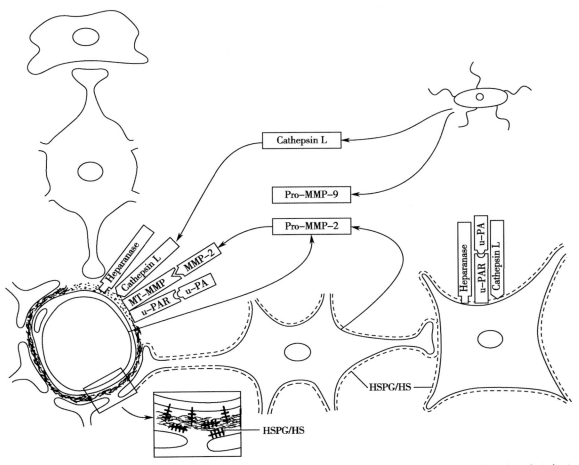

图 10.2 神经血管单元的基本要素的形成，展示了局灶性缺血后（灵长类的动物）所产生的基质蛋白酶的来源。注意，星形细胞作为微血管的组份的中间位置以及与周围神经元的接触。HS—硫酸类肝素；HSPG—类肝素硫酸蛋白多糖；MMP—基质金属蛋白酶；u-PA—尿激酶；u-PAR—尿激酶样纤溶酶原激活物。摘自 "del Zoppo"[18]，允许转载

化氮（NO），血栓调节蛋白（参与蛋白 C 激活）的产生及抗凝血酶活性的有效性从而保持着一个抗血栓环境。活动性血栓形成的情况下，内皮细胞释放组织纤溶酶原激活物（t-PA）、尿激酶（u-PA）和纤溶酶原激激活抑制剂 1（PAI），用于维持局部活性抗血栓环境。有关 PAI-1 释放，似乎依赖于所释放的自由 t-PA 和 u-PA 的数量。

内皮细胞通过多核白蛋白黏受体 P- 选择蛋白，细胞间的黏着分子 1（ICAM-1）和 E- 选择蛋白表达成为外周炎症的交界[16]。局灶性缺血激活这些受体在管腔表面的表达[32,33]。

细胞外基质

在脑微血管中，ECM 介于内皮细胞和星形细胞终足之间。微血管基底层基质（包括黏聚蛋白质、Ⅳ型胶原和纤连蛋白 [细胞来源]）的主要成分形成一个生物学活性纤维，内中居留着硫酸乙酰肝素蛋白聚糖（HSPG）、基底膜聚糖、巢蛋白、副层连蛋白和其他的微量成分[16]。

基底膜 ECM 提供黏着受体的配体，包括选择整合素和 αβ- 营养不良相关蛋白聚糖，它们使内皮细胞和星形细胞与基质结合。此外，ECM 为生长因子（例如成纤维细胞生长因子 β[FGF]-β）和非活性的基质蛋白酶提供了聚积点。

93

内皮细胞和星形胶质细胞通过基底膜层黏合，有助于通透性屏障的垂直分力[27, 29]。ECM保存了极为贴近的两个细胞网络（间室），从而内皮细胞和星形细胞相互作用，以维持通透性屏障和溶质传输系统。ECM还为细胞从血浆迁移到神经纤维网提供了物理屏障，阻挡了红细和白细胞的外流。由 TJs 提供的水平连接有助于屏障不渗透[34~36]。

根据具体的损害（如局部的凝血酶生成），内皮细胞可以生成并释放较多的基质蛋白[37]。

星形胶质细胞及其终足

毛细血管被星形胶质细胞的终足包围，似乎完全包裹了基底层基质[38, 39]。星形胶质细胞连接神经元至其给养微血管，并通过每个神经元大于 $1×10^5$ 的突触与神经元接触，起到了为神经元输送、吸收、分泌养分和精华物质的必要作用[40]。相邻的星形细胞形成合胞体连接的缝隙连接，允许 $Ca^{2+[2]}$ 瞬时交流。这种形式的交流正在研究中[38, 39, 41]。

整合素 $α_1β_1$ 和 $α_6β_4$ 及 $αβ$- 营养不良相关聚糖在星形细胞终足表达。整合素 $α_6β_4$ 和 $αβ$- 营养不良相关聚糖分布的取决于微血管的直径和位置。例如，$αβ$- 营养不良相关聚糖在整个灰质和白质微血管树表达，而在外周组织区域非毛细血管的更大的微血管发现整合素 $α_6β_4$ 表达[25, 42]。整合素 $α_6β_4$ 是半桥粒的一个组分，将上皮细胞黏附至 ECM[42]，表明这个复杂的行为也束缚了组织内的微血管。

星形胶质细胞的功能是通过调节毛细血管前小动脉的直径，调整应对神经元活动时的血流。因此，认为星形胶质细胞参与功能性充血[43]，但确切机制尚未阐明。也有研究表明，对神经活动时毛细管血流的控制在供应毛细血管的小动脉水平整合[44]。

星形胶质细胞会同内皮细胞通透性屏障，负责维持适当的神经功能所必需的离子浓度范围内的脑内细胞外液的组分。离子通道和水通道（例如，水通道蛋白）在星形胶质细胞终足中有高表达，使它们能快速吸收水分膨胀，以应对局部升高的细胞外钾离子（K^+）[45]。最近证明，星形胶质细胞中的功能性水运输装置，通过营养不良相关聚糖依赖于基质黏附[46]。

周细胞

周细胞是多能的细胞，它居留在微血管壁内，围裹在内皮细胞和星形细胞间的基底层。Dore-Duffy 等讨论了周细胞已知的功能特点[47]，主要是初级周细胞可以分化为星形胶质细胞、神经元和少突胶质细胞。毛细管周皮细胞似乎能够适度地收缩微血管，以应对血管收缩的刺激[48]，并有助于适度地舒张。这些功能表明，通过改变微血管直径，周细胞可调整局部血流量。周边细胞还有助于渗透屏障的完整性，介导节血管壁事件[49, 50]，在缺血的情况下，这些细胞被激活、迁移和分化。

虽然周细胞和其他组成神经血管单元的细胞间通讯已见诸报道[51]，包括维护渗透屏障的完整性，但其在 CNS 的精确作用却仍未知。在某种程度上，这是由于在脑组织的周细胞的密度低且识别困难。

肥大细胞

肥大细胞位于血管周围的 CNS[52]。肥大细胞颗粒含有组胺、5- 羟色胺、肝素、糜蛋白酶、类胰蛋白酶和组织蛋白酶 G[53]。组胺可以改变局部血流条件。这些颗粒的分泌与缺血和出血性卒中时血脑屏障的破坏有关。Strbian 及其同事们展示了肥大细胞在局部脑缺血[54]和大鼠实验性脑出血后的屏障破坏作用[55]。尽管没有完全阐明由肥大细胞引起的缺血性和出血性卒中屏障损害和基底层退化的精确机制，不过，糜蛋白酶和类胰蛋白酶可能解释退化的原因[56, 57]。

小神经胶质细胞

小神经胶质细胞在 CNS 对缺血的炎症反应中起很多作用。这些细胞有 Fc 受体，补充受体及应对全部的细胞因子[58,59]。小神经胶质细胞也产生细胞因子，包括肿瘤坏死因子-α（TNF-α）和白细胞介素-1β（IL-1β）及调节T-细胞-调节免疫过程。同时激活的小神经胶质细胞形状改变，缺血后表达炎症标志物[16,60]。活性细胞可以释放具有基质降解功能的蛋白酶，包括前基质金属蛋白酶（MMP）-9、组织蛋白酶L等[61~63]。有关其能否改变微血管完整性仍在研究中。

渗透屏障

脑微血管系统构成了大分子（>1000Da）及较小分子，极性溶液从血液循环到神经网络通道的"血-脑"渗透屏障。虽然最初认为血脑屏障是由星形胶质细胞终足及毛细血管内皮的被鞘紧密排列组成，但Reese和Karnovsky[64]发现内皮细胞本身可起对溶质的初级弥散屏障作用。脑毛细血管内皮细胞是无孔的，以少量的内吞囊泡为特征，表达TJs型高阻上皮细胞负责细胞旁的弥散限制[28]。此外，大脑毛细血管也表达各种特异性的异生物质外排转运蛋白，避免更多的亲脂性有机分子进入大脑。内皮细胞本身富含代谢酶，可迅速降解潜在神经毒性化合物。外排转运蛋白和代谢酶的表达是协调的，可有许多刺激诱导，包括环境毒物和炎症介质[65]。

如异种移植研究中所示，脑微血管内皮"屏障表型"，来自于其与神经组织的相互作用[66]。星形胶质细胞与内皮细胞的相互作用很重要；选择性地去除活体内的星形胶质细胞会导致屏障完整性的缺失[67]，接触共培养原代脑内皮细胞和星形胶质细胞可降低通透性，增加连接蛋白-5的表达，并诱发外排转运蛋白p-糖蛋白的活性[68]。然而，在发育中的脑中，对大分子的通透性屏障早于星形胶质细胞的生成[69]，表明其他细胞，如周细胞在发育和成长中参与屏障形成[70]。内皮细胞-星形胶质细胞和内皮细胞-周细胞的在缺血性脑损伤时渗透屏障的功能障碍中的相互作用

仍不清楚。

调查有关神经元对改变微血管渗透的能力是非常有趣的过程。已经有一些基本的实验观察依据。例如，已经知道蓝斑的去甲肾上腺素轴突支配脑微血管[71]。去甲肾上腺素能神经元的化学性损害导致TJ蛋白表达的显著降低[72]。最终，电刺激大鼠的蝶腭骨的神经节，导致其大鼠急性瞬时屏障开启[73]。

神经元-血管耦合和血管-神经元通信

局部脑血流受一氧化氮（NO）（内皮源性舒张因子[EDRF]）的旁分泌，及通过多种路径的神经元-血管耦合过程控制。神经元可通过中间神经元调节远处的血流[74]。例如，涉及大的供血动脉，包括MCA的神经支配。毛细前小动脉控制下游血流[44]。神经元也通过干预星形胶质细胞控制微血管血流。这展现了"神经血管单元"的传出支[75]。许多实验室已经证明，刺激神经元可使局部微血管直径改变。Iadecola证实肌肉收缩时COX-2在星形胶质细胞终足产生的作用[76]。

内皮细胞和星形胶质细胞之间邻近性表明：①隔室间的通信以保持微血管完整性；②微血管内事件可以传输到神经纤维[77,78]。在腔隙性疾病中小血管（大概是下游微血管）的阻塞，导致表现为神经功能缺损的神经元功能障碍。

局灶性缺血条件下的脑微血管

神经血管单元的组件对缺氧和营养缺乏敏感。脑微血管系统对局部缺血损伤的敏感度弱于神经纤维的组件。MCA闭塞2小时内，在非人灵长类动物，具有DNA断裂证据的80%以上的是神经元，而MCA闭塞24小时后，约1.8%的细胞是内皮细胞[79]。在体外研究，星形胶质细胞似乎比内皮细胞对试验性缺血更易受损[26]。

超微结构改变

微血管系统显示对局灶性缺血的快速动力学反应。Garcia 等描述了非人类灵长类动物延长缺血损伤的情况下组织学的变化[80]。随着时间的推移,缺血发作后,脑毛细血管扩张并破裂[81]。这些缺血区域的微血管系统的变化,表明缺血性事件本身导致结构发生改变。

脑供血动脉阻塞后的早期时刻,星形胶质细胞肿胀,从毛细血管基层分离。微血管腔面发现内皮细胞肿胀,但这可能是假象。一般情况下,内皮细胞的超微结构可维持一段时间完整。Heo 等的团队[82,83]证明,在体局灶性缺血期间微血管 ECM 的电子密度丢失。这与观察到的非人类灵长类动物中基底膜中的免疫反应性层粘连蛋白、胶原蛋白 IV 以及纤连蛋白(细胞来源)明显减少一致[84,85]。这些事件不均匀的发生在缺血性区域内。

发生在缺血性区的炎症(包括外周的和固有的),与血栓形成有关。在未麻醉的非人类灵长类动物中,局灶性缺血发作后,缺血性区域的后毛细血管小静脉的内皮细胞中相继出现 P-选择素(90 分钟)、ICAM-1,然后是 E-选择素,多形核白细胞(PMN)黏着受体[32,33]。局灶性缺血发作的几小时内,PMN 白细胞渗入缺血性的区域,紧接着单核细胞 / 巨噬细胞侵入[77,86]。此外,几个研究团队观察到在麻醉的啮齿类动物中 MCA 闭塞后,缺血性的区域出现髓过氧物酶(MPO)。这源于脱落 MPO 的 PMN 白细胞的迁移和运输。然而,也可指小胶质细胞激活和固有炎症的诱导。急性期 PMN 白细胞的激活与固有炎症激活的微血管完整和重塑的影响并没有引起足够的重视。此外,它们的出现导致神经坏死,神经元核皱缩,细胞质改变及其他神经纤维成分的显著改变。这些都仍缺乏认识。

微血管和神经元的关系

鉴于神经元与其供血微血管的有序排列,缺血性血管床内的选择性神经元损害直接与局部血供有关。Mabuchi 等[7]确定了在 MCA 闭塞后 2 小时内,灵长类动物纹状体中距微血管 $30\mu m$ 的范围内,靠近微血管最远距离的神经元显示出损害(DNA 分离)。这一发现是非常重要的,当时几乎没有细胞结构的畸形。Krogh 的假说表明,氧含量下降也不足以解释神经元损害:可能涉及神经血管单元的重要组件(如星形胶质细胞)的损害。无论如何,发现了所选的神经元亚型同样具有易损性[7,88]。这种关系的基础可能包含通过星形胶质细胞和(或)选择性破坏神经元功能的星形胶质细胞改变的信号转导。

黏附基质的改变

局灶缺血导致脑微血管内 ECM 相关的结构性相互作用快速深刻的改变。

黏着受体

缺血急性期内,内皮细胞和星形胶质细胞之间的接触丢失[25,26,89]。缺血发作后不久,连接星形胶质细胞与基底膜的内皮细胞上的整合素 β_1 和基质黏着受体整合素 β_1,整合素 $\alpha_6\beta_4$ 以及 $\alpha\beta$ 营养不良相关聚糖免疫活性降低[82,83,90]。这种改变与星形胶质细胞的终足分离以及细胞肿胀有关系[82]。伴随着微血管 ECM 降解,基质黏着受体丢失导致神经血管单元的破坏,与此同时,在相同局部缺血的受损部位出现神经元损伤。

基质

对非人灵长类动物和啮齿动物局部缺血模型研究显示,在 MCA 闭塞再灌注后,ECM 抗原层粘连蛋白、纤维结合蛋白、纤连蛋白和胶原蛋白 IV 逐步丧失[62,84]。Heo 等[61,82]显示,在缺血性条件下脑微血管基底层的电子密度丢失,这种丢失与 pro-MMP-9 的出现有关。

基质蛋白酶

基质蛋白酶的酶特异性,包括所选 MMPs、组织蛋白酶 L 和丝氨酸蛋白酶 u-PA,都是在

MCA 阻塞后的几小时内生成，并散发到缺血脑组织[61~63]。假设这些活化的蛋白酶降解了基质底物，包括IV型胶原蛋白、层粘连蛋白质和纤连蛋白及小 HSPG 基底膜聚糖，破坏神经血管单元内正常的通透性屏障的横向和纵向交互作用[62]。类肝素酶也急剧释放，这与 HS 侧链的损失相关[62]。某些基质蛋白酶尤其是 pro-MMP-9 的出现，与非人类灵长类动物的局灶性脑缺血的出血性转换有关[91~93]。这种情况下，pro-MMP-9 的激活尚未明确证明。血浆 MMP-9 水平与高信号[94]及后续出血性转换有关[95]。技术问题与小型动物模型的活动隔离相关。然而，同时出现的非激活部分以及在相同区域特异性基底层基质底物丢失，表明两种观察结果是相连的。某些基质蛋白酶的产生也能映射固有炎症的反应性[16, 96, 97]。

渗透屏障

在缺血超早期即发生渗透屏障的破坏，通过液体及溶质渗漏进入神经纤维网得到证实。在卒中患者中，可以通过磁共振成像（MRI）扫描钆高信号，以及计算断层断层扫描（CT）的高度衰减病变直观反应。渗透屏障的破坏的精确起因尚未知。

微血管渗透性的增加反映在 TJ 复合物的破坏。在局部缺血和体外缺氧模型中，描述了 TJ 蛋白的下调、降解和翻译后修饰[98]。ECM 降解和黏附受体丢失也可能导致 TJ 复合物的不稳定。例如，整合素 β_1 通过 TJ 连接蛋白 -5 的稳定性使屏障完整。早期局灶性缺血时，内皮细胞 β_1 整合素的免疫反应性缺失，这种改变使通透性屏障的内皮部分发生变化，虽然该假设未经实验[29, 90]。此外，基底层结构的缺失也可能导致在出血性转换时血浆和红细胞外渗[85]。

神经元血管耦联及血管神经元的通信

在局灶性缺血期间，神经元血管耦联的变化是难捉摸的。正中和周围神经调节脑血流量的过程[99]。同时，Raichle 等[100]显示了去甲肾上腺素能末梢调节血脑屏障的渗透性的证据。整体考虑，缺血造成的神经元血管耦联的破坏可能改变 CBF，导致缺血后充血或病灶灌注不足，包括十字形小脑神经机能联系失能（CCD）。脑水肿的产生，可能导致病区微血管循环的恶性循环。

此外，细胞基质黏附的损失及 TJ 结构性后果的表达的改变，说明在缺血性损害期间血管与神经元的通信中断。

局灶性缺血时临床相关微血管效应

水肿形成

大多在局部缺血发病的 2～3 小时，水肿发生在缺血性损害处，这主要与微血管通透性（血管性水肿）增加有关[77, 101]。大脑血流量缺失导致三磷酸腺苷（ATP）快速损耗，及能量依赖型离子转运蛋白（维持离子的正常梯度）损失。在星形胶质细胞中，这导致钠离子（Na^+）及氯离子（Cl^-）积累，水（H_2O）流经渗透梯度导致细胞肿胀。离子转录通道上调，包括磺酰脲受体 -1（SUR1）- 调整的 NCCA-ATP 通道，促进离子和水进入该细胞。然而，这不会导致水在大脑中的净积累。这种情况的发生是由于细胞外间隙水的消耗生成的渗透梯度以及通透性屏障的破坏[102]。

出血性转化

急性给予纤溶酶原激活物的临床研究提示脑出血风险的组织特征。发生在在缺血性病变内的基底层基质退化后的出血性梗死，被归因于微血管系统。在影像研究中，这些都以临床上瘀点状出血或微出血为主要特征，发生在约 65% 局灶性脑缺血患者[103]。这也随机出现在局部缺血的动物模型[61, 101]。实质的出血是以脑组织大面积血液汇聚，影像上的流域性出血事件为特征。源于动脉渗漏或破裂。微出血也可随即出现在无控制的高血压和淀粉样血管病（淀粉样蛋白沉积）的情况下[104]。

一个假设是说明微血管基底层破坏和出血转化诱导在 MCA 闭塞之后急性出现的几个家系的基质蛋白酶之间的关系[61, 62, 84]。虽然有人关注，有许多模型观察到与这种可能性一致，但迄今为止，这一假设——基质蛋白酶产生可能与出血性转换相关尚未被证明，由于许多实验研究受到技术和方法的限制，削弱了此论断的肯定性[61, 63, 105~110]。Montaner 和同事[95, 111~113]把临床的卒中后果包括出血性转换、水肿形成和缺血性卒中，分别归因为 MMP-9 活性。然而，血浆（如水肿和出血）渗入神经纤维网可以激活小神经胶质细胞，后者可释放 MMP-9 前体。是否在缺血组织单独出现的负责出血转化的血浆（前体）MMP-9 尚无定论[97]。

对于缺血性卒中，抗凝剂、抗血小板药物的使用，高血压、糖尿病和高龄情况下，检测到出血的风险增加。使用重组组织型纤维蛋白溶酶原激活体（rt-PA）的情况下，脑出血的危险因素包括缺血发作时间过长，体重指数低、高血压以及高龄。"早期 CT 征"的出现，表明由于栓塞而导致的大面积脑梗死，也与"出血性梗死形成"的风险增加有关。所有这些因素

的目标是小动脉、毛细血管前小动脉及其微血管系统。

局灶"无复流"

在早期局灶性脑缺血后，下游开放的微血管减少。部分源于肿胀的星形细胞的外部压力，这些血管内的过程可能导致血流改变。组织学研究表明，内皮细胞也可能发生肿胀，并产生管腔标记。不过，这可能反映的是假象，基于以下几点：①不适当的灌注技术；②不适当的灌流液的流体渗透压。在实验中，已经调整灌注液的流体渗透压与血浆相当，并应用特定的固定技术，但没有观察到这些内皮细胞事件[101]。

Ames 等[114]使用炭黑示踪技术演示了在全脑缺血后的血管床的开放度显著减少，即"无复流"现象。Sundt 等[115]表示这也可能发生在大动物全脑缺血时，Zoppo 等[77]则通过灌注炭黑示踪剂，显示了在非人类灵长类的动物，MCA 的 M1 段闭塞后的局灶性"无复流"现象。在一系列的实验中，证明可能由于 PMN 白细胞激活的血小板和（或）纤维蛋白沉积导致（图 10.3[77]）微血管系统阻塞。PMN 白细胞的黏附

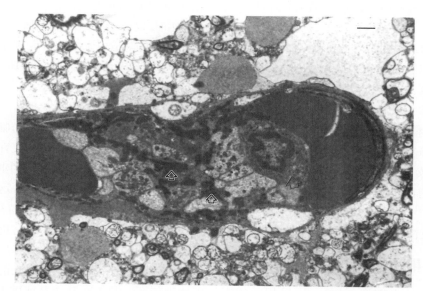

图 10.3　大脑中动脉闭塞后 3 小时，再灌注 1 小时后，非人类灵长类动物纹状体中，一个多形核白细胞（大开放箭头），纤维蛋白（小开放箭头）和血小板堵塞的微血管。注意：在血管壁的纤维蛋白。放大标记 =1μm。摘自 del Zoppo 等[77]，允许转载

与碳同位素示踪剂不能灌注毛细血管和微血管段一致（图10.4）[77, 116]。那些微血管的阻塞与毛细血管后微静脉出现内皮细胞白细胞黏着受体（包括P-选择蛋白、ICAM-1和E-选择蛋白）表达的时机一致[33]。此外，已经有证据证明缺血区域管腔内可有血小板的激活和沉积[32]。最终，Okada[78]证明了纤维蛋白沉积在缺血性区域微血管段及微血管壁。沉积是组织-因子依赖，提示某种程度上负责纤维蛋白沉积的微

血管渗透性增加[117]。已经采取了干预措施，即抑制PMN白细胞黏附[77, 116]、血小板和纤维蛋白的相互作用[78, 118]以及纤维蛋白沉积（通过组织因子（TF）：因子Ⅶa活性进行抑制)[78, 117]，以增加微血管的开放。此外，有研究描述鼠科局灶脑缺血模型中抑制血小板-[凝血]因子Ⅰ相互作用，降低了缺血性损伤，改善了模型神经系统预后[118, 119]。这些遗传的经验和实验与预防微血管事件可显著减少局灶缺血时神经元损

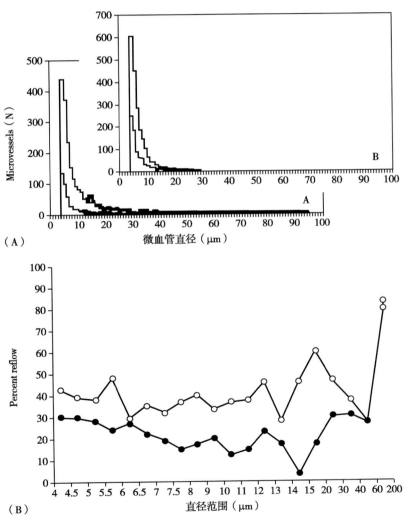

图10.4 在图10.3中的"纹状体的情况"-微血管开放减少（局灶"无复流"）。（A）在两个通透性实验中的开放性微血管的相对分布。被试对象A和B中，上面的曲线来自非缺血的纹状体，下面的曲线来自同侧缺血的纹状体（表示血管床阻塞）。（B）由微血管大小级说明两个被试对象的回流百分数。被试者A=封闭圈，被视者B=开口圈。注意，微血管直径>60μm时完全开放

伤的观点一致。

SVD 和神经血管单元

　　描述的神经血管单元的理论结构,适用于 CNS 中的微血管神经元的相互作用(图 10.5)。如果微血管 - 神经元平均距离约为 30μm(在纹状体)[7],则在 MRI 的扫描中 2mm 的脑病变可能包含约 $1×10^5$ 神经血管单元。因此,损伤达到放射学可检测到的水平,必须含有许多单元。相反,如果损伤(如淀粉样血管病)没有达

到可检测水平,也可影响许多单元。

　　对单元(如微血管或其组件)的一个或多个元素的损害,可能会影响到该单元的其他元素(如神经元)。当一组单元相互作用时(无论是通过内皮细胞、星形胶质细胞或神经元网络),对任何一个网络的损害都可能影响到其他。然而,对 SVD 影响的猜测只是推理性,部分是因为 SVD 的涉及过多疾病和病因学分类[1]。术语"脑 SVD"包含着影响脑小血管的病理过程,不仅包括小动脉和细动脉,也包括毛细血管和小静脉[1]。这些包括腔隙梗死、Binswanger 病、

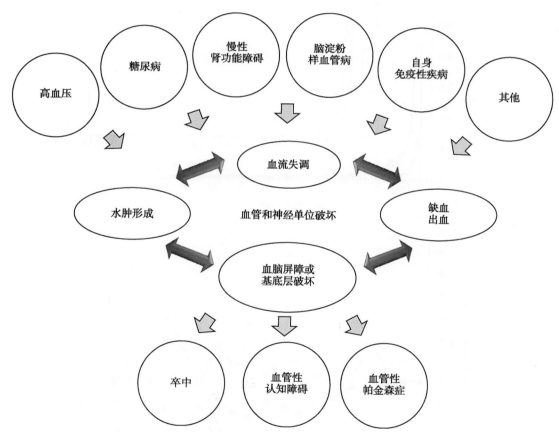

图 10.5　构想显示小血管损害的过程及对其下游微血管和神经血管单元影响之间的潜在关系。慢性过程(例如低血压、糖尿病、慢性肾功能障碍、淀粉样沉积病、自身免疫性疾病和其他损害的过程)直接影响小血管和下游微血管系统。对后者的影响也损害相关神经血管单元的完整性。局部流失调、局部缺血、出血、血脑屏障和基质损害、微血管及其神经血管单元损伤引起的水肿。这可能导致炎症发生时受损程度增加的恶性循环,把神经血管单元募集到受损的区域。在无症状的临床早期,卒中临床表现时,出现血管性认知障碍和血管性帕金森综合征。微血管和神经血管单元丢失(见图 10.2)增加了这些事件的风险。可想而知,对神经血管单元的损害影响了上游的小血管。最后,小血管可能仍如图 10.1 和图 10.4 指明的特征保持开放,而下游微血管床则变得堵塞

脑白质疏松、脑淀粉样血管病及各种病因的微出血等。SVD 的病理变化包括通常观察到的动脉粥样硬化、纤维素样坏死、小动脉变性和小动脉硬化。但是，在慢性高血压或糖尿病患者中也可观察到这些改变，可在小动脉和细动脉中发现隐含的病理变化，也可在脑 SVD 发现。因此，所观察到的各种病变，可能代表影响单个或多个神经血管单元组件的多重过程的终末阶段，这在临床上是很有意义的。这意味着最早期的障碍是无法察觉的，可能包括内皮细胞完整性的改变、血管内血栓形成、基质黏附和基质完整性、渗透屏障、水肿、出血及其他一些缺血性损害通常有的影响。

因此，可想而知，所观察到的局灶性脑缺血中血脑屏障和微血管结构（及功能）的损害，在某些脑 SVD 是普遍存在的。是否微血管通透性屏障功能障碍继发于上游事件，或继发于微血管疾病过程仍未确定。微血管闭塞、慢性灌注不足、血管壁炎症、先天性炎症及其他因素可造成基底层损坏及渗透屏障的改变。这些事件与 rCBF 的自动调整的改变一起可能导致出血、微血管损害和失代偿性灌注不足 / 非灌注的障碍及许多神经血管单元破坏。此外，这些微观结构变化可能早在第一个 SVD 症状出现之前就已经开始，临床表现为生理和心理学症状[120]。

虽然 SVD 可能是无症状的，它仍与卒中、认知障碍、行走障碍（血管性帕金森综合征）的高复发率有关。因此，为避免生理和心理伤残，对 SVD 的发展和恶化的机制进行说明是至关重要的。与此同时，尽管一些调查表明，高血压的控制能防止白质病变[121]，但干预措施是否能控制此病情的发展尚未证实。因此，有必要采取干预措施，控制神经血管单元损害的恶性循环，并对小血管和微血管损伤进行修复。这要求详细说明分子结构和功能性机制以及对神经单元损害的结果。

（贡京京　译）

参考文献

1. Pantoni L. Cerebral small vessel disease: from pathogenesis and clinical characteristics to therapeutic challenges. *Lancet Neurol* 2010;9:689–701.

2. Del Zoppo GJ, Sharp FR, Heiss W-D, Albers GW. Heterogeneity in the penumbra. *J Cereb Blood Flow Metab* 2011;31:1836–1851.

3. del Zoppo GJ. The neurovascular unit in the setting of stroke. *J Intern Med* 2010;267:156–171.

4. Bär T. The vascular system of the cerebral cortex. *Adv Anat Embryol Cell Biol* 1980;59:1–62.

5. Bär T. Morphometric evaluation of capillaries in different laminae of rat cerebral cortex by automatic image analysis: changes during development and aging. In Cervos-Navarro J, ed. *Advances in Neurology*, 20th edn. New York, NY: Raven Press; 1978: pp. 1–9.

6. Bär T. Patterns of vascularization in the developing cerebral cortex. In Nugent J and O'Connor M., eds. *Ciba Foundation Symposium 100 – Development of the Vascular System*. Chichester, UK: John Wiley and Sons; 2008: pp. 20–36.

7. Mabuchi T, Lucero J, Feng A, Koziol JA, del Zoppo GJ. Focal cerebral ischemia preferentially affects neurons distant from their neighboring microvessels. *J Cereb Blood Flow Metab* 2005;25:257–266.

8. Fenstermacher J, Nakata H, Tajima A, et al. Functional variations in parenchymal microvascular systems within the brain. *Magn Reson Med* 1991;19:217–220.

9. Heiss WD. Ischemic penumbra: evidence from functional imaging in man. *J Cereb Blood Flow Metab* 2000;20:1276–1293.

10. Heiss WD. Experimental evidence of ischemic thresholds and functional recovery. *Stroke* 1992;23:1668–1672.

11. Heiss WD, Graf R, Wienhard K, et al. Dynamic penumbra demonstrated by sequential multitracer PET after middle cerebral artery occlusion in cats. *J Cereb Blood Flow Metab* 1994;14:892–902.

12. Zülch K-J. *The Cerebral Infarct: Pathology, Pathogenesis, and Computed Tomography*. Berlin: Springer-Verlag; 1985: pp. 4–5.

13. Edvinsson L, MacKenzie ET, McCulloch J. General and comparative anatomy of the cerebral circulation. In Edvinsson L, MacKenzie ET, McCulloch J, eds. *Cerebral Blood Flow and Metabolism*. New York, NY: Raven Press; 1993: pp. 3–39.

14. Edvinsson L, MacKenzie ET, McCulloch J. *Cerebral Blood Flow and Metabolism*. New York, NY: Raven Press; 1993.

15. Garcion E, Halilagic A, Faissner A, French-Constant C. Generation of an environmental niche for neural stem cell development by the extracellular

matrix molecule tenascin C. *Development* 2004;131:3423–3432.

16. del Zoppo GJ. Inflammation and the neurovascular unit in the setting of focal cerebral ischemia. *Neuroscience* 2009; 158:972–982.

17. del Zoppo GJ. The neurovascular unit, matrix proteases, and innate inflammation. *Ann NY Acad Sci* 2010;1207:46–49.

18. del Zoppo GJ. Toward the neurovascular unit: a journey in clinical translation. 2012 Thomas Willis lecture. *Stroke* 2013;44:263–269.

19. Spatz M, Bacic F, McCarron RM, et al. Human cerebromicrovascular endothelium: studies in vitro. *J Cereb Blood Flow Metab* 1989;9:S393.

20. Spatz M, Micic D, Mrsulja BB, Klatzo I. Cerebral microvessels as mediators of cerebral transport. *Adv Neurol* 1978;20:189–196.

21. Micic D, Swink M, Micic J, Klatzo I, Spatz M. The ischemic and postischemic effect on the uptake of neutral amino acids in isolated cerebral capillaries. *Experientia* 1993;15:625–626.

22. McCarron RM, Merkel N, Bembry J, Spatz M. Cerebrovascular endothelium in vitro: studies related to blood–brain barrier function. *Proceedings of the XIst International Congress of Neuropathy* 1991; (Suppl. 4):785–787.

23. Macdonald JA, Murugesan N, Pachter JS. Endothelial cell heterogeneity of blood–brain barrier gene expression along the cerebral microvasculature. *J Neurosci Res* 2010; 88:1457–1474.

24. Haring H-P, Akamine P, Habermann R, Koziol JA, del Zoppo GJ. Distribution of integrin-like immunoreactivity on primate brain microvasculature. *J Neuropathol Exp Neurol* 1996;55:236–245.

25. Milner R, Hung S, Wang X, Spatz M, del Zoppo GJ. The rapid decrease in astrocyte-associated dystroglycan expression by focal cerebral ischemia is protease-dependent. *J Cereb Blood Flow Metab* 2008;28:812–823.

26. Milner R, Hung S, Wang X, et al. Responses of endothelial cell and astrocyte matrix-integrin receptors to ischemia mimic those observed in the neurovascular unit. *Stroke* 2008;39:191–197.

27. del Zoppo GJ, Milner R. Integrin–matrix interactions in the cerebral microvasculature. *Arterioscler Thromb Vasc Biol* 2006;26:1966–1975.

28. Hawkins BT, Davis TP. The blood–brain barrier/neurovascular unit in health and disease. *Pharmacol Rev* 2005;57:173–185.

29. Osada T, Gu Y-H, Kanazawa M, et al. Interendothelial claudin-5 expression depends upon cerebral endothelial cell–matrix adhesion by β_1-integrins. *J Cereb Blood Flow Metab* 2011;31:1972–1985.

30. Dejana E, Orsenigo F, Lampugnani MG. The role of adherens junctions and VE-cadherin in the control of vascular permeability. *J Cell Sci* 2008;121:2115–2122.

31. Pardridge WM. *Introduction to the Blood–Brain Barrier. Methodology, Biology and Pathology*. Cambridge: Cambridge University Press; 1998.

32. Okada Y, Copeland BR, Mori E, et al. P-selectin and intercellular adhesion molecule-1 expression after focal brain ischemia and reperfusion. *Stroke* 1994;25:202–211.

33. Haring H-P, Berg EL, Tsurushita N, Tagaya M, del Zoppo GJ. E-selectin appears in non-ischemic tissue during experimental focal cerebral ischemia. *Stroke* 1996;27:1386–1392.

34. Bernstein JJ, Getz R, Jefferson M, Kelemen M. Astrocytes secrete basal lamina after hemisection of rat spinal cord. *Brain Res* 1985;327:135–141.

35. Hurwitz AA, Berman JW, Rashbaum WK, Lyman WD. Human fetal astrocytes induce the expression of blood–brain barrier specific proteins by autologous endothelial cells. *Brain Res* 1993;625:238–243.

36. Webersinke G, Bauer H, Amberger A, Zach O, Bauer HC. Comparison of gene expression of extracellular matrix molecules in brain microvascular endothelial cells and astrocytes. *Biochem Biophys Res Commun* 1992;189:877–884.

37. Kaizuka M, Yamabe H, Osawa H, Okumura K, Fujimoto N. Thrombin stimulates synthesis of type IV collagen and tissue inhibitor of metalloproteinase-1 by cultured human mesangial cells. *J Am Soc Nephrol* 1999;10:1516–1523.

38. Takano T, Tian GF, Peng W, et al. Astrocyte-mediated control of cerebral blood flow. *Nat Neurosci* 2006;9:260–267.

39. Oberheim NA, Wang X, Goldman S, Nedergaard M. Astrocytic complexity distinguishes the human brain. *Trends Neurosci* 2006;29:547–553.

40. Panickar KS, Norenberg MD. Astrocytes in cerebral ischemic injury: morphological and general considerations. *GLIA* 2005;50:287–298.

41. Anderson CM, Nedergaard M. Astrocyte-mediated control of cerebral microcirculation. *Trends Neurosci* 2003;26:340–344.

42. Wagner S, Tagaya M, Koziol JA, Quaranta V, del Zoppo GJ. Rapid disruption of an astrocyte interaction with the extracellular matrix mediated by integrin $\alpha_6\beta_4$ during focal cerebral ischemia/reperfusion. *Stroke* 1997;28:858–865.

43. Koehler RC, Roman RJ, Harder DR. Astrocytes and the regulation of cerebral blood flow. *Trends Neurosci* 2009;32:160–169.

44. Itoh Y, Suzuki N. Control of brain capillary blood flow. *J Cereb Blood Flow Metab* 2012;32:1167–1176.

45. Simard M, Nedergaard M. The neurobiology of glia in the context of water and ion homeostasis. *Neuroscience* 2004;129:877–896.

46. Hawkins BT, Gu YH, Izawa Y, del Zoppo GJ. Disruption of dystroglycan–laminin interactions

modulates water uptake by astrocytes. *Brain Res* 2013.

47. Dore-Duffy P, Katychev A, Wang X, Van BE. CNS microvascular pericytes exhibit multipotential stem cell activity. *J Cereb Blood Flow Metab* 2006;26:613–624.

48. Peppiatt CM, Howarth C, Mobbs P, Attwell D. Bidirectional control of CNS capillary diameter by pericytes. *Nature* 2006;443:700–704.

49. Zozulya A, Weidenfeller C, Galla HJ. Pericyte-endothelial cell interaction increases MMP-9 secretion at the blood–brain barrier in vitro. *Brain Res* 2008;1189:1–11.

50. Thanabalasundaram G, Pieper C, Lischper M, Galla HJ. Regulation of the blood–brain barrier integrity by pericytes via matrix metalloproteinases mediated activation of vascular endothelial growth factor in vitro. *Brain Res* 2010;1347:1–10.

51. Fisher M. Pericyte signaling in the neurovascular unit. *Stroke* 2009;40:S13–S15.

52. Silver R, Silverman AJ, Vitkovic L, Lederhendler I. Mast cells in the brain: evidence and functional significance. *Trends Neurosci* 1996;19:25–31.

53. Strbian D, Kovanen PT, Karjalainen-Lindsberg ML, Tatlisumak T, Lindsberg PJ. An emerging role of mast cells in cerebral ischemia and hemorrhage. *Ann Med* 2009;41:438–450.

54. Strbian D, Karjalainen-Lindsberg ML, Tatlisumak T, Lindsberg PJ. Cerebral mast cells regulate early ischemic brain swelling and neutrophil accumulation. *J Cereb Blood Flow Metab* 2006;26:605–612.

55. Strbian D, Tatlisumak T, Ramadan UA, Lindsberg PJ. Mast cell blocking reduces brain edema and hematoma volume and improves outcome after experimental intracerebral hemorrhage. *J Cereb Blood Flow Metab* 2007;27:795–802.

56. Tchougounova E, Lundequist A, Fajardo I, et al. A key role for mast cell chymase in the activation of pro-matrix metalloprotease-9 and pro-matrix metalloprotease-2. *J Biol Chem* 2005;280:9291–9296.

57. Lohi J, Harvima I, Keski-Oja J. Pericellular substrates of human mast cell tryptase: 72 000 dalton gelatinase and fibronectin. *J Cell Biochem* 1992;50:337–349.

58. Aloisi F, Ambrosini E, Columba-Cabezas S, Magliozzi R, Serafini B. Intracerebral regulation of immune responses. *Ann Med* 2001;33:510–515.

59. Aloisi F. Immune function of microglia. *GLIA* 2001;36:165–179.

60. Mabuchi T, Kitagawa K, Ohtsuki T, et al. Contribution of microglia/macrophages to expansion of infarction and response of oligodendrocytes after focal cerebral ischemia in rats. *Stroke* 2000;31:1735–1743.

61. Heo JH, Lucero J, Abumiya T, et al. Matrix metalloproteinases increase very early during experimental focal cerebral ischemia. *J Cereb Blood Flow Metab* 1999;19:624–633.

62. Fukuda S, Fini CA, Mabuchi T, et al. Focal cerebral ischemia induces active proteases that degrade microvascular matrix. *Stroke* 2004;35:998–1004.

63. Chang DI, Hosomi N, Lucero J, et al. Activation systems for latent matrix metalloproteinase-2 are upregulated immediately after focal cerebral ischemia. *J Cereb Blood Flow Metab* 2003;23:1408–1419.

64. Reese TS, Karnovsky MJ. Fine structural localization of a blood–brain barrier to exogenous peroxidase. *J Cell Biol* 1967;34:207–217.

65. Miller DS. Regulation of P-glycoprotein and other ABC drug transporters at the blood–brain barrier. *Trends Pharmacol Sci* 2010;31:246–254.

66. Stewart PA, Wiley MJ. Developing nervous tissue induces formation of blood–brain barrier characteristics in invading endothelial cells: a study using quail–chicken transplantation chimeras. *Dev Biol* 1981;84:183–192.

67. Willis CL, Leach L, Clarke GJ, Nolan CC, Ray DE. Reversible disruption of tight junction complexes in the rat blood–brain barrier, following transitory focal astrocyte loss. *GLIA* 2004;48:1–13.

68. Cohen-Kashi Malina K, Cooper I, Teichberg VI. Closing the gap between the in-vivo and in-vitro blood–brain barrier tightness. *Brain Res* 2009; 1284:12–21.

69. Saunders NR, Knott GW, Dziegielewska KM. Barriers in the immature brain. *Cell Mol Neurobiol* 2000;20:29–40.

70. Daneman R, Zhou L, Kebede AA, Barres BA. Pericytes are required for blood–brain barrier integrity during embryogenesis. *Nature* 2010;468:562–566.

71. Kalaria RN, Stockmeier CA, Harik SI. Brain microvessels are innervated by locus ceruleus noradrenergic neurons. *Neurosci Lett* 1989;97:203–208.

72. Kalinin S, Feinstein DL, Xu HL, et al. Degeneration of noradrenergic fibres from the locus coeruleus causes tight-junction disorganisation in the rat brain. *Eur J Neurosci* 2006;24:3393–3400.

73. Yarnitsky D, Gross Y, Lorian A, et al. Blood–brain barrier opened by stimulation of the parasympathetic sphenopalatine ganglion: a new method for macromolecule delivery to the brain. *J Neurosurg* 2004;101:303–309.

74. Iadecola C. Neurovascular regulation in the normal brain and in Alzheimer's disease. *Nat Rev Neurosci* 2004;5:347–360.

75. del Zoppo GJ. Stroke and neurovascular protection. *N Engl J Med* 2006;354:553–555.

76. Iadecola C, Nedergaard M. Glial regulation of the cerebral microvasculature. *Nat Neurosci* 2007;10:1369–1376.

77. del Zoppo GJ, Schmid-Schönbein GW, Mori E, Copeland BR, Chang CM. Polymorphonuclear leukocytes occlude capillaries

following middle cerebral artery occlusion and reperfusion in baboons. *Stroke* 1991;22:1276–1283.

78. Okada Y, Copeland BR, Fitridge R, Koziol JA, del Zoppo GJ. Fibrin contributes to microvascular obstructions and parenchymal changes during early focal cerebral ischemia and reperfusion. *Stroke* 1994;25:1847–1853.

79. Tagaya M, Liu KF, Copeland B, et al. DNA scission after focal brain ischemia. Temporal differences in two species. *Stroke* 1997;28:1245–1254.

80. Garcia JH, Conger KA. Light and electron-microscopic features of brain ischemia. In Wood JH, ed. *Cerebral Blood Flow. Physiologic and Clinical Aspects.* New York, NY: McGraw-Hill; 1987: pp. 75–91.

81. Garcia JH, Lowry SL, Briggs L, et al. Brain capillaries expand and rupture in areas of ischemia and reperfusion. In Reivich M, Hurtig HI, eds. *Cerebrovascular Diseases.* New York, NY: Raven Press; 1983: pp. 169–182.

82. Kwon I, Kim EH, del Zoppo GJ, Heo JH. Ultrastructural and temporal changes of the microvascular basement membrane and astrocyte interface following focal cerebral ischemia. *J Neurosci Res* 2009;87:668–676.

83. Heo JH, Han SW, Lee SK. Free radicals as triggers of brain edema formation after stroke. *Free Radic Biol Med* 2005;39:51–70.

84. Hamann GF, Okada Y, Fitridge R, del Zoppo GJ. Microvascular basal lamina antigens disappear during cerebral ischemia and reperfusion. *Stroke* 1995;26:2120–2126.

85. Hamann GF, Okada Y, del Zoppo GJ. Hemorrhagic transformation and microvascular integrity during focal cerebral ischemia/reperfusion. *J Cereb Blood Flow Metab* 1996;16:1373–1378.

86. Garcia JH, Liu KF, Yoshida Y, et al. Influx of leukocytes and platelets in an evolving brain infarct (Wistar rat). *Am J Pathol* 1994;144:188–199.

87. Wang X, Yue T-L, Barone FC, et al. Concomitant cortical expression of TNF-α and IL-1β mRNA following transient focal ischemia. *Mol Chem Neuropathol* 1994;23:103–114.

88. Quistorff B, Chance B, Hunding A. An experimental model of the Krogh tissue cylinder: two dimensional quantitation of the oxygen gradient. *Adv Exp Med Biol* 1977;94:127–136.

89. del Zoppo GJ. Relationship of neurovascular elements to neuron injury during ischemia. *Cerebrovasc Dis* 2009; 27(Suppl 1):65–76.

90. Tagaya M, Haring H-P, Stuiver I, et al. Rapid loss of microvascular integrin expression during focal brain ischemia reflects neuron injury. *J Cereb Blood Flow Metab* 2001;21:835–846.

91. Asahi M, Wang X, Mori T, et al. Effects of matrix metalloproteinase-9 gene knock-out on the proteolysis of blood–brain barrier and white matter components after cerebral ischemia. *J Neurosci* 2001;21:7724–7732.

92. Cheng T, Petraglia AL, Li Z, et al. Activated protein C inhibits tissue plasminogen activator-induced brain hemorrhage. *Nat Med* 2006;12:1278–1285.

93. Yamashita T, Kamiya T, Deguchi K, et al. Dissociation and protection of the neurovascular unit after thrombolysis and reperfusion in ischemic rat brain. *J Cereb Blood Flow Metab* 2009;29:715–725.

94. Barr TL, Latour LL, Lee KY, et al. Blood–brain barrier disruption in humans is independently associated with increased matrix metalloproteinase-9. *Stroke* 2010;41:e123–e128.

95. Montaner J, Alvarez-Sabin J, Molina CA, et al. Matrix metalloproteinase expression is related to hemorrhagic transformation after cardioembolic stroke. *Stroke* 2001;32:2762–2667.

96. del Zoppo GJ, Milner R, Mabuchi T, et al. Microglial activation and matrix protease generation during focal cerebral ischemia. *Stroke* 2007;38:646–651.

97. del Zoppo GJ, Frankowski H, Gu YH, et al. Microglial cell activation is a source of metalloproteinase generation during hemorrhagic transformation. *J Cereb Blood Flow Metab* 2012;32:919–932.

98. Luissint AC, Artus C, Glacial F, Ganeshamoorthy K, Couraud PO. Tight junctions at the blood brain barrier: physiological architecture and disease-associated dysregulation. *Fluids Barriers CNS* 2012;9:23.

99. Iadecola C. Neurogenic control of the cerebral microcirculation: is dopamine minding the store? *Nat Neurosci* 1998;1:263–265.

100. Raichle ME, Hartman BK, Eichling JO, Sharpe LG. Central noradrenergic regulation of cerebral blood flow and vascular permeability. *Proc Natl Acad Sci USA* 1975;72:3726–3730.

101. del Zoppo GJ, Copeland BR, Harker LA, et al. Experimental acute thrombotic stroke in baboons. *Stroke* 1986;17:1254–1265.

102. Kahle KT, Simard JM, Staley KJ, et al. Molecular mechanisms of ischemic cerebral edema: role of electroneutral ion transport. *Physiology (Bethesda)* 2009;24:257–265.

103. del Zoppo GJ, Poeck K, Pessin MS, et al. Recombinant tissue plasminogen activator in acute thrombotic and embolic stroke. *Ann Neurol* 1992;32:78–86.

104. del Zoppo GJ. Bleeding in the brain: amyloid-β may keep clots away. *Nat Med* 2009;15:1132–1133.

105. Yu F, Kamada H, Niizuma K, Endo H, Chan PH. Induction of MMP-9 expression and endothelial injury by oxidative stress after spinal cord injury. *J Neurotrauma* 2008;25:184–195.

106. Dencoff JE, Rosenberg GA, Harry GJ. Trimethyltin induces gelatinase B and urokinase in rat brain. *Neurosci Lett* 1997;228:147–150.

107. Katsu M, Niizuma K, Yoshioka H, et al. Hemoglobin-induced oxidative stress contributes to matrix metalloproteinase

activation and blood–brain barrier dysfunction in vivo. *J Cereb Blood Flow Metab* 2010;30:1939–1950.

108. Copin JC, Merlani P, Sugawara T, Chan PH, Gasche Y. Delayed matrix metalloproteinase inhibition reduces intracerebral hemorrhage after embolic stroke in rats. *Exp Neurol* 2008;213:196–201.

109. Kamada H, Yu F, Nito C, Chan PH. Influence of hyperglycemia on oxidative stress and matrix metalloproteinase-9 activation after focal cerebral ischemia/reperfusion in rats: relation to blood–brain barrier dysfunction. *Stroke* 2007;38:1044–1049.

110. Walker EJ, Rosenberg GA. Divergent role for MMP-2 in myelin breakdown and oligodendrocyte death following transient global ischemia. *J Neurosci Res* 2010;88:764–773.

111. Abilleira S, Montaner J, Molina CA, et al. Matrix metalloproteinase-9 concentration after spontaneous intracerebral hemorrhage. *J Neurosurg* 2003;99:65–70.

112. Rosell A, Ortega-Aznar A, Alvarez-Sabin J, et al. Increased brain expression of matrix metalloproteinase-9 after ischemic and hemorrhagic human stroke. *Stroke* 2006;37:1399–1406.

113. Montaner J, Molina CA, Monasterio J, et al. Matrix metalloproteinase-9 pretreatment level predicts intracranial hemorrhagic complications after thrombolysis in human stroke. *Circulation* 2003;107:598–603.

114. Ames A, Wright LW, Kowada M, Thurston JM, Majors G. Cerebral ischemia. II. The no-reflow phenomenon. *Am J Pathol* 1968;52:437–453.

115. Sundt TM, Jr., Grant WC, Garcia JH. Restoration of middle cerebral artery flow in experimental infarction. *J Neurosurg* 1969;31:311–322.

116. Mori E, del Zoppo GJ, Chambers JD, Copeland BR, Arfors KE. Inhibition of polymorphonuclear leukocyte adherence suppresses no-reflow after focal cerebral ischemia in baboons. *Stroke* 1992;23:712–718.

117. Thomas WS, Mori E, Copeland BR, et al. Tissue factor contributes to microvascular defects following cerebral ischemia. *Stroke* 1993;24:847–853.

118. Abumiya T, Fitridge R, Mazur C, et al. Integrin α(IIb)β(3) inhibitor preserves microvascular patency in experimental acute focal cerebral ischemia. *Stroke* 2000;31:1402–1410.

119. Bostwick JS, Kasiewski CJ, Chu V, et al. Anti-thrombotic activity of RG13965, a novel platelet fibrinogen receptor antagonist. *Thromb Res* 1996;82:495–507.

120. Wardlaw JM. Blood–brain barrier and cerebral small vessel disease. *J Neurol Sci* 2010;299:66–71.

121. Chobanian AV, Bakris GL, Black HR, et al. The seventh report of the Joint National Committee on Prevention, Detection, Evaluation, and Treatment of High Blood Pressure: the JNC 7 report. *JAMA* 2003;289:2560–2572.

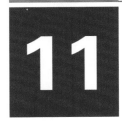

11 脑白质病变的常规影像

Franz Fazekas, Christian Enzinger, Stefan Ropele, Reinhold Schmidt

前言

在过去的几十年里，借助脑影像学检查，人们发现小血管病（SVD）相关的脑损害相当广泛和多样化。虽然已明确腔隙性梗死，特别是脑深部出血与小血管病相关，接受脑白质弥漫性损害是脑微血管病的标志之一仍然经历了一些时间。一定程度上，这有点奇怪，因为关于动脉硬化造成的弥漫性脑损害的研究可追溯到至少 Otto Binswanger 和 Alois Alzheimer 所在的 19 世纪末。他们描述了一种病理学发现，并称为"动脉硬化性脑变性"，即"肉眼能看到皮质和髓质（白质），特别是脑干（基底核）和内囊区的临近血管区的多处脑区染色变为浅灰色到赤褐色，呈轻度凹陷。他们同时提出，同皮质一样，在髓质局灶性改变的中心位置也发现了高度动脉硬化改变的血管"[1]。60 多年之后的 1962 年，Jerzy Olszewski 重新定义了皮层下动脉硬化脑病或 Binswanger 病的病理改变：动脉硬化性改变主要影响至皮质下灰质和白质的穿支血管，造成多发小范围缺血伴有弥漫性脱髓鞘，而弓状纤维并不受累[2,3]。当首次通过 CT 扫描发现患有神经精神缺损症状的患者有腔隙性梗死的脑深部白质病变，与 Binswanger 描述一致时，这一理论又引起了重视[4,5]。随着高分辨扫描技术的进步，发现越来越多的人有某种程度的脑白质病变。Vladimir C. Hachinski 认为这不能证明 Binswanger 病的流行，而是影像学检查更敏锐的结果[6]。同样，由于 MRI 技术的引进，导致对白质改变的敏感性进一步增加，越来越多的老年人特别是那些有血管病危险因素的老人被发现存在局灶白质异常信号，甚至成为常见的影像学表现[7,8]。因此，人们用了几年时间进一步明确白质病变（WML）不断出现的形式以及临床的重要性。同时证实广泛的 WML 是小血管病相关的脑损害的标志，并指出不是所有的偶然发现的 WML 都是 SVD[9,10]。小血管病相关的 WML 与其他脑白质病变是不同的，鉴别诊断意义重大，特别是与多发性硬化（MS）鉴别[11,12]。因此，我们将阐述 SVD 相关的脑白质病变 CT 和 MRI 的特点，利用常规脑成像手段测量 WML 以评估其严重程度。用增强 MRI 评估 WML 区域内的结构异常以及普通序列上看起来似乎正常的脑白质[13]。

CT 特征

由于 X 线的衰减，SVD 相关的 WML 在 CT 上变得明显，呈现或多或少的低密度影，仍高于脑脊液密度，这提示白质病变区域有组织破坏。病变区域的特征性病理改变主要是髓鞘的脱失[14]，有人称白质更广泛的破坏为"不完全的梗死"[15]。为了描述这种组织的疏松特征，产生了术语"脑白质疏松（leukoaraiosis）"，它来源于希腊语，其中"*leuko-*"代表"白色"，"*araios*"代表疏松[6]。目前建议把 CT 上可见的 WML 用于 MRI 相对应的术语描述，即描述性的术语"白质低衰减"或"白质低密度"。

SVD 相关的 WML 对称分布在脑各处,好发于脑室旁及深部白质,这些病灶常不明确,特征性的不累及皮层下 U 形纤维(图 11.1)。因此,WML 可以区别于梗死,基于这些特点,已

有报道针对存在白质疏松和梗死与否达成了基本至实质性的共识。(表 11.1)[16],鉴别诊断中的其他问题很少见。在白质疏松病变内的小的急性梗死灶不能通过 CT 或常规 MRI 序列除外,但可以通过 MRI 的 DWI 来确定(图 11.2),

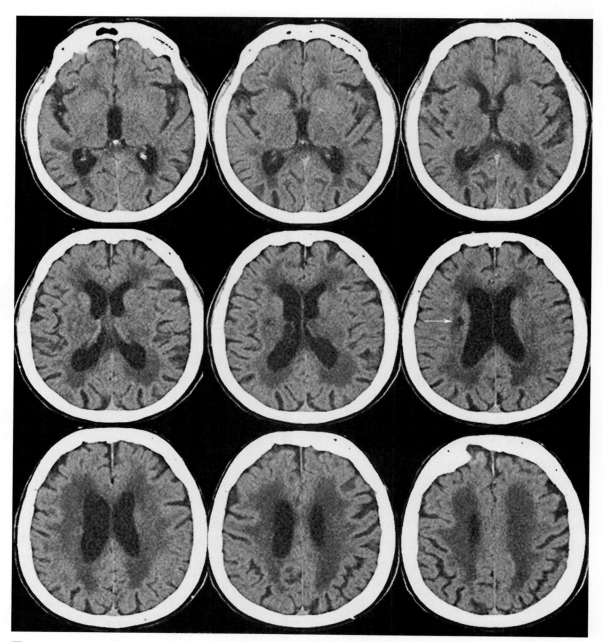

图 11.1 CT 显示包括侧脑室旁广泛的白质区有弥漫性中至重度低密度影,弓状纤维不受累。右侧壳核可见一个小的陈旧腔隙性梗死(箭头所指)

而一些更分散的白质病变在 CT 上可能不明显（图 11.3）。然而，当在评估神经或神经精神异常的患者中偶然发现 WML 时，SVD 相关的 WML 和白质疏松引起人们对微血管病和致病因素的关注，并且当发现腔隙性梗死或脑微出血时，SVD 相关 WML 和白质疏松提供了微血管病相关病理改变的证据。

表 11.1　用于区分梗死和脑白质疏松的 CT 标准

梗死	脑白质疏松
边界清楚	边界不清、斑片状、弥漫样
楔形	仅累及白质，未累及皮层
常扩展至皮层	侧脑室和局部脑沟不受累
符合特定血管分布	
可累及内囊、基底核或丘脑	
同侧侧脑室或脑沟扩大	

来自 Steingar 等[16]

MRI 特征

WML 在 MRI 的 T_2 加权相上表现为高信号，最初被一些人认为是不明确的亮物质（UBOS）[17]，目前更普遍的把假定的血管源性 WML 称为白质高信号（WMHs），但 T_2 上的白质高信号和许多类型的组织损伤都有关，因此不足以作为特异性确诊依据。因此，用 MRI 诊断 SVD 相关的 WML 除了结合信号特点，还应注意病灶分布范围。正如已有的 CT 上的定义，与直接的梗死或其他脑实质的完全损害不同，WML 只有微小的组织损伤。这就意味着 WML 在各序列都有明显区别于脑脊液的信号（图 11.4）。在质子 DWI（理想的显示 CSF 的低信号）上表现为高信号，在抑制 CSF 信号的 T_2 加权序列呈高信号，如 FLAIR 序列。T_1 加权相

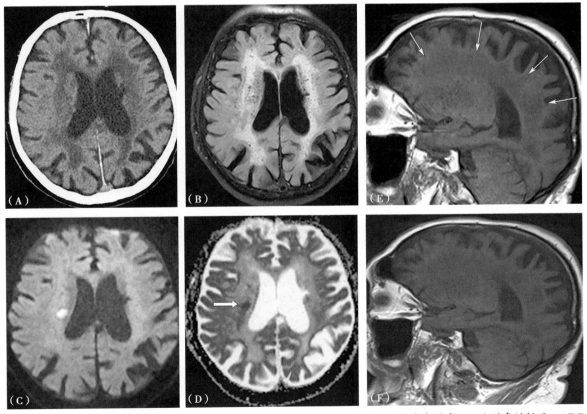

图 11.2　CT（A）和 MRI（B）显示广泛的 WML。只有弥散加权 MRI（C）可见右侧半卵圆中心一小的急性梗死。ADC（D）显示弥散受限，证实为急性缺血（宽箭头）。E、F 显示 T1 矢状位可见几乎全部白质略低信号，弓状纤维不受累

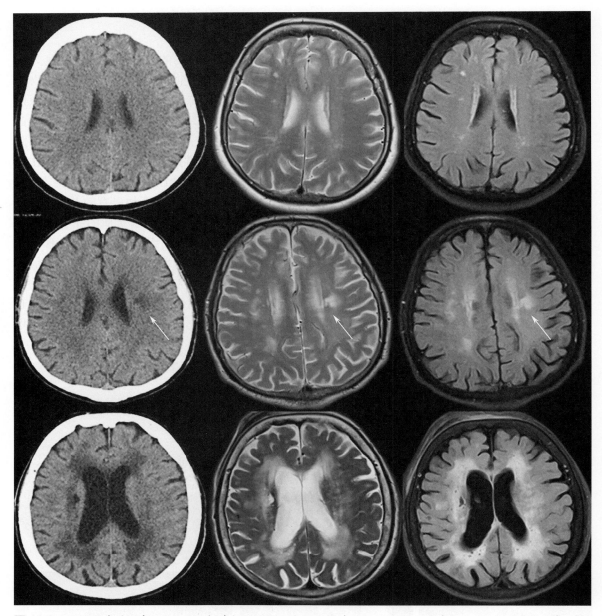

图 11.3 不同程度的深部 WML（从左到右 CT/MRI 的 T_2 加权相 /MRI 的 FLAIR 相）。MRI 可见点状（第一排）及早期融合的 WML（中间一排），CT 不能清楚地显示，除非在陈旧腔隙旁的半卵圆中心内明显更广泛的组织破坏区域可在 CT 显示（中图的箭头所示）。下方一排所示融合成片的 WML（亦可见侧脑室旁腔隙）

上，SVD 相关的 WML 可无异常或弱的信号，但应用 T_1 加权，如反转序列可能看到异常。这使 SVD 相关的 WML 明显区分于多发性硬化导致的更广泛的白质破坏，后者常在 T_1WI 呈黑色，边界清楚的病灶，称之为黑洞[18]。SVD

和 MS 相关 WML 的不同的信号特征代表不同的脱髓鞘程度，可以通过磁化传递成像进行量化来证实[19]。

SVD 相关的 WML 首先出现在深部白质和侧脑室旁，皮层下弓状纤维不受累。利用病

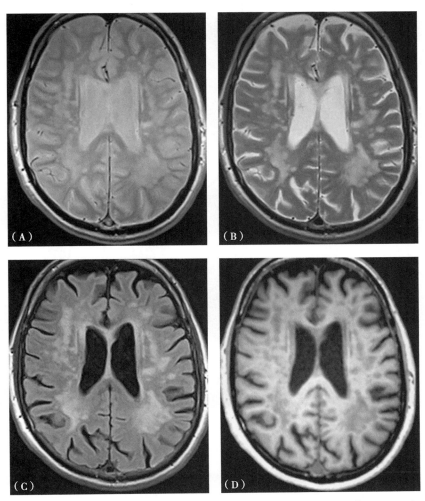

图 11.4　不同 MRI 序列显示的融合成片的 WML。(A)质子加权相;(B)T$_2$加权相;(C)液体衰减反转恢复序列(FLAIR);(D)T$_1$加权(需要注意几乎所有的WML 在这个 T$_1$ 加权相上表现为明显的稍低信号的病变,这与其他的 T$_1$ 加权扫描,比如图 11.3 所示的不同,但信号明显高于脑脊液信号)

变概率图也证实了这种分布形式[20](图 11.5)。WML 的大小不同,深部白质病变从点片状到大的融合病灶[21, 22](图 11.3)。病灶的边界大都不清,不规则。

　　与侧脑室直接相邻的高信号的形状部分也不同于深部白质,沿着侧脑室走行(图 11.6)。通常在侧脑室旁形成相当清晰的边界。如,这些高信号的横轴厚度从笔尖样到几毫米的光滑的晕线[22~24]。侧脑室旁 WML 更进一步的特征和更局灶的类型是侧脑室角呈帽状包绕的高信号[25]。最终不规则高信号可从侧脑室边延伸入深部白

质,使脑室旁和深部白质病灶间的界限模糊[22]。侧脑室旁的高信号和深部白质 WML 是否有同样的病因及临床表现仍有争议,目前还不清楚。引申出的问题是侧脑室旁及深部 WML 是否应分别评估。目前尚无一致结论[26, 27]。

　　组织病理学资料提示,侧脑室旁和深部WML 至少部分地潜在形态学底物是有区别的。已证实,沿着侧脑室的平滑的高信号可能是经室管膜的脑脊液流动的增加[28, 29],间质液的聚集,可能是形成"帽"的原因,而更广泛的深部 WML 可能与缺血损害有关[30, 31]。最近的

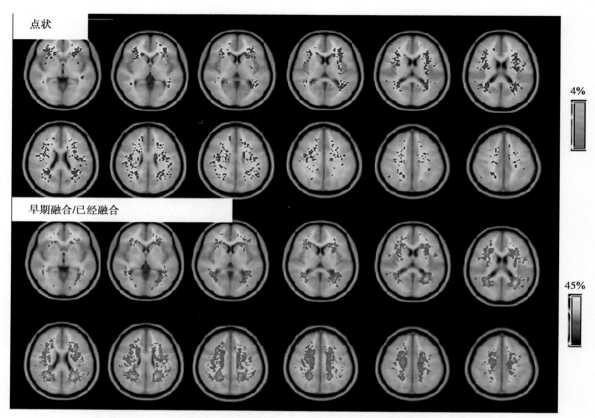

图 11.5 WML 的病变概率图显示点状和早期融合至已经融合 WML 的分布模式非常相似,更易累及深部和侧脑室周围的白质。来自 Enzinger 等[20],允许转载。

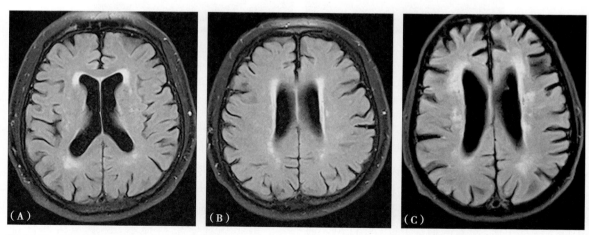

图 11.6 FLAIR 显示不同类型的脑室旁 WML。(A)前角的帽状高信号;(B)侧脑室旁带状高信号;(C)侧脑室旁局灶或不规则的病变延伸到深部白质

多数关于非痴呆社区人群的不同类型侧脑室旁 WML 的大的队列研究也支持这一结论,即所有的侧脑室旁的高信号都是真正的异常病变[32]。脑室旁薄层的白质高信号的患者比厚层的高信号边以及脑室旁高信号延伸并与深部 WML 融合的患者可能更多的合并有高血压、

高脂血症，有卒中的影像学证据。这也在某种程度上验证了神经病理学发现。这个工作也证实了在深部及侧脑室旁白质的程度之间相当密切的关联，然而，这实际上不一定排除表现为相同征象的不同的病理机制。

上述对 SVD 相关 WML 的认识有助于同其他的 WML 鉴别，特别是同多发性硬化鉴别[33~36]，多发性硬化病灶边界更清晰，呈圆形或卵圆形，常局限于侧脑室边或皮质下的白质，即发生于近皮质区，而 SVD 相关 WML 不会累及颞叶白质及小脑（MS 常受累），MS 病灶组织破坏明显，形成所谓黑洞。表 11.2 总结了 SVD 相关的 WML 与 MS 的病灶不同之处。

表 11.2 SVD 相关的脑 WML 与多发性硬化病灶影像学特征的对比

	SVD 相关的 WML	多发性硬化的病变
病灶形状	斑片状	卵圆形（圆形）
边界	不清	清晰
典型病灶定位	深部白质，不累及颞叶（除了 CADASIL）及小脑	侧脑室旁、近皮质、幕下
病灶分布	对称	随机，不对称
组织破坏	没有明显 / 可见的组织损害	散在的多样的组织损害，常见"黑洞"
增强扫描	无	常见

SVD 信号异常不仅出现在半球深部或脑室旁白质，也可出现在脑干。与幕上的 WML 相比，它们常定义不明确，多累及脑干的中心部位，与 T$_1$ 相（图 11.7）所见到的组织破坏无

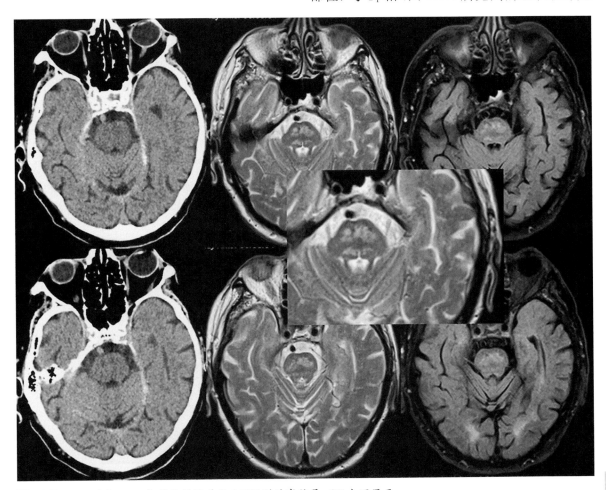

图 11.7 很可能与 SVD 相关的桥脑片状 / 不规则的高信号，CT 上不显示

关，提示有严重的 SVD[37]。因此，通常与更广泛的深部及侧脑室旁 WML 有关，但也可独立存在。后者原因尚不明确。除上述的影像特点外，缺乏相关的特殊的神经系统或临床表现有助于其与其他脑干病变鉴别。

重要的是，基底核及丘脑可以见到类似于（或可能已经明确为）SVD 相关的 WML 的局部高信号（图 11.8）。与白质区内的病灶比较，这更难与真正的局部缺血损害区分，如梗死的残留。存在争议的是白质传导束也通过基底核，可有信号改变，从而验证了 WML 的术语。另一方面，某种程度上，这种信号异常主要累及灰质或除外白质传导束，常规的 MRI 检查不能确定，提示应该对深部灰质的高信号病变分开评估。或者可用统一的定义"皮层下高信号"同时涵盖 WML 和基底核及丘脑的高信号。

一些特殊的小血管异常和白质特征性分布有关，与常见的不同，比如 CADASIL 的 WML[38]多出现在颞极、外囊以及幕下（图 11.9）。同样，其他遗传性 SVD 也可能有特殊的白质病变分布特点[39]。

量化 WML 的负荷

为临床及研究目的，需要获得总的 SVD 相关的 WML 负荷的测量方法。肉眼及常规影像检查相对快捷简便。因此，已开发了几种评定量表，对 WML 进行分级，部分也旨在同时适用于 CT/MRI。总体来说，这些量表显示出良好的评价一致性，并且与从完全定量得到的白质损伤体积充分相关[40~42]。然而，很明显一些观察到的 WML 与临床表现和血管危险因素之间关系的差异至少部分归因于所采用的评分系统不同，而不是真正的区别的证据[43]。这种以及非线性评分系统显然有利于真正的体积测量。然而，全定量技术还是有一些缺陷，包括老龄脑和 WML 本身的信号改变[44]。此外，在发生脑 WML 之前常有信号轻微的增加，证明其常隐性发展，同时容易使人难以区分异常和正常的 WML[45, 46]。在多中心的研究中由于应用不同的 MRI 扫描，不能提供完全一致的序列而使得这些问题就显得尤为突出。令人欣慰的是，尽管研究者们应用不同的测量和评分方法，但是研究结果均显示出 WML 受累与临床表现具有相关性[47]。对白质损害的测量方法的研究仍是我们面临的一个挑战[48]。

结论

常规的脑影像学检查特别是 MRI 的应用能发现 SVD 相关的 WML 的白质损害病灶。

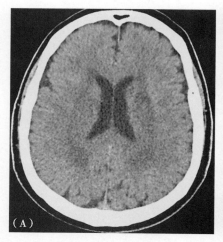
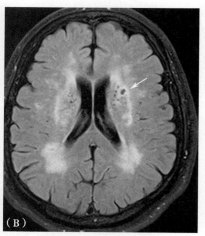

图 11.8　深部和侧脑室旁白质和基底核区（A）CT 的低密度影和（B）MRI 的 FLAIR 序列的高信号。（B）MRI 也显示基底核区类似脑脊液信号影，可能是扩大的血管周围间隙和陈旧腔隙性梗死（箭头所示）

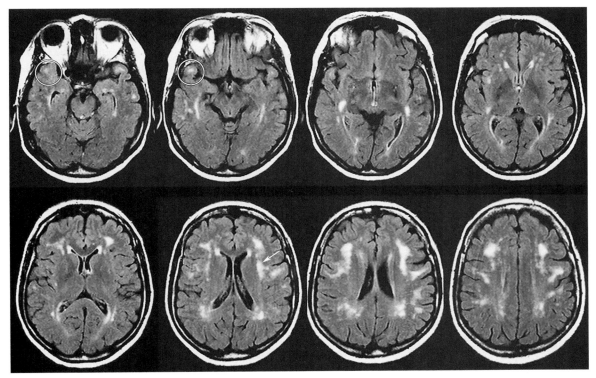

图11.9 疑似CADSIL的WML分布模式，WML也累及颞极（白圈所示）及外囊（箭头所示）

CT上表现为难以定义的低密度，MRI的T_2相呈高信号。深部白质的WML从点状到融合成片的病变，纵向可平行于侧脑室边。虽然常规的MRI显示的WML的不同表现和程度对整体的白质病变的严重程度给出了良好的评价，但WML仅仅是非常规影像所示的SVD相关的白质损害的"冰山一角"[13,49]。除了一般SVD相关的WML的特征性的影像表现，进一步的单个WML的病因及起源仍然不清楚。除用于鉴别诊断外，CT对于WML的科学性和临床评价并没有太大的应用价值。

（魏　微　郭希正 译）

参考文献

1. Roman GC. A historical review of the concept of vascular dementia: lessons from the past for the future. *Alzheimer Dis Assoc Disord* 1999;13(Suppl 3):S4–S8.

2. Olszewski J. Subcortical arteriosclerotic encephalopathy. Review of the literature on the so-called Binswanger's disease and presentation of two cases. *World Neurol* 1962;3:359–375.

3. Loizou L, Kendall B, Marshall J. Subcortical arteriosclerotic encephalopathy: a clinical and radiological investigation. *J Neurol Neurosurg Psychiatry* 1981;44:294–304.

4. Rosenberg GA, Kornfeld M, Stovring J, Bicknell JM. Subcortical arteriosclerotic encephalopathy (Binswanger): computerized tomography. *Neurology* 1979;29:1102–1106.

5. Zeumer H, Schonsky B, Sturm K. Predominant white matter involvement in subcortical arteriosclerotic encephalopathy (Binswanger disease). *J Comput Assist Tomogr* 1980;4:14–19.

6. Hachinski V, Potter P, Merskey H. Leuko-araiosis. *Arch Neurol* 1987;44:21–23.

7. Bradley W, Waluch V, Brant-Zawadzki M, Yadley R, Wycoff R. Patchy periventricular white matter lesions in the elderly: a common observation during NMR imaging. *Noninv Med Imag* 1984;1:35–41.

8. Awad I, Spetzler R, Hodak J, Awad C, Carey R. Incidental subcortical lesions identified on magnetic resonance imaging in the elderly. I. Correlation with age and cerebrovascular risk factors. *Stroke* 1986;17:1084–1089.

9. Gouw AA, Seewann A, van der Flier WM, et al. Heterogeneity of small vessel disease: a systematic review of MRI and histopathology

correlations. *J Neurol Neurosurg Psychiatry* 2011;82:126–135.

10. Schmidt R, Schmidt H, Haybaeck J, et al. Heterogeneity in age-related white matter changes. *Acta Neuropathol* 2011;122:171–185.

11. Fazekas F, Barkhof F, Filippi M, et al. The contribution of magnetic resonance imaging to the diagnosis of multiple sclerosis. *Neurology* 1999;53:448–456.

12. Polman CH, Reingold SC, Banwell B, et al. Diagnostic criteria for multiple sclerosis: 2010 revisions to the McDonald criteria. *Ann Neurol* 69:292–302.

13. Ropele S, Seewann A, Gouw AA, et al. Quantitation of brain tissue changes associated with white matter hyperintensities by diffusion-weighted and magnetization transfer imaging: the LADIS (Leukoaraiosis And DISability in the elderly) study. *J Magn Reson Imaging* 2009;29:268–274.

14. Janota I, Mirsen T, Hachinski V, Lee D, Merskey H. Neuropathologic correlates of leuko-araiosis. *Arch Neurol* 1989;46:1124–1128.

15. Brun A, Englund E. A white matter disorder in dementia of the Alzheimer type: a pathoanatomical study. *Ann Neurol* 1986;19:253–262.

16. Steingart A, Hachinski V, Lau C, et al. Cognitive and neurological findings in subjects with diffuse white matter lucencies on computed tomographic scan (leuko-araiosis). *Arch Neurol* 1987;44:32–33.

17. Kertesz A, Black S, Tokar G, et al. Periventricular and subcortical hyperintensities on magnetic resonance imaging. "Rims, caps, and unidentified bright objects." *Arch Neurol* 1988;45:404–408.

18. Truyen L, van Waesberghe JH, van Walderveen MA, et al. Accumulation of hypointense lesions ("black holes") on T1 spin-echo MRI correlates with disease progression in multiple sclerosis. *Neurology* 1996;47:1469–1476.

19. Fazekas F, Ropele S, Enzinger C, et al. MTI of white matter hyperintensities. *Brain* 2005;128:2926–2932.

20. Enzinger C, Smith S, Fazekas F, et al. Lesion probability maps of white matter hyperintensities in elderly individuals: results of the Austrian Stroke Prevention Study. *J Neurol* 2006;253:1064–1070.

21. Brant-Zawadzki M, Fein G, Van Dyke C, et al. MR imaging of the aging brain: patchy white-matter lesions and dementia. *AJNR Am J Neuroradiol* 1985;6:675–682.

22. Fazekas F, Chawluk J, Alavi A, Hurtig H, Zimmerman R. MRI signal abnormalities at 1.5 T in Alzheimer's dementia and normal aging. *AJNR Am J Neuroradiol* 1987;8:421–426.

23. Zimmerman RD, Fleming C, Lee B, Saint-Louis L, Deck M. Periventricular hyperintensity as seen by magnetic resonance: prevalence and significance. *AJNR Am J Neuroradiol* 1986;7:13–20.

24. Fazekas F, Kapeller P, Schmidt R, et al. The relation of cerebral magnetic resonance signal hyperintensities to Alzheimer's disease. *J Neurol Sci* 1996;142:121–125.

25. Sze G, De Armond S, Brant-Zawadzki M, et al. Foci of MRI signal (pseudo lesions) anterior to the frontal horns: histologic correlations of a normal finding. *AJNR Am J Neuroradiol* 1986;17:381–387.

26. DeCarli C, Fletcher E, Ramey V, Harvey D, Jagust WJ. Anatomical mapping of white matter hyperintensities (WMH): exploring the relationships between periventricular WMH, deep WMH, and total WMH burden. *Stroke* 2005;36:50–55.

27. Sachdev P, Wen W. Should we distinguish between periventricular and deep white matter hyperintensities? *Stroke* 2005;36:2342–2343; author reply 2343–2344.

28. Fazekas F, Kleinert R, Offenbacher H, et al. Pathologic correlates of incidental MRI white matter signal hyperintensities. *Neurology* 1993;43:1683–1689.

29. Scheltens P, Barkhof F, Leys D, et al. Histopathologic correlates of white matter changes on MRI in Alzheimer's disease and normal aging. *Neurol* 1995;45:883–888.

30. Marshall V, Bradley WJ, Marshall C, Bhoopat T, Rhodes R. Deep white matter infarction: correlation of MR imaging and histopathologic findings. *Radiology* 1988;167:517–522.

31. Braffman B, Zimmerman R, Trojanowski J, et al. Brain MR: pathologic correlation with gross and histopathology. 2. Hyperintense-white matter foci in the elderly. *AJNR Am J Neuroradiol* 1988;9:629–636.

32. Wardlaw J. Morphological, distributional, volumetric and intensity characterisation of periventricular hyperintensities. *AJNR Am J Neuroradiol* 2013, Dec 12 [Epub ahead of print].

33. Paty DW, Kastrukoff LF, Hashimoto SA, et al. MRI in the diagnosis of MS: a prospective study with comparison of clinical evaluation, evoked potentials, oligoclonal banding, and CT. *Neurology* 1988;38:180–185.

34. Fazekas F, Offenbacher H, Fuchs S, et al. Criteria for an increased specificity of MRI interpretation in elderly subjects with suspected multiple sclerosis. *Neurology* 1988;38:1822–1825.

35. Offenbacher H, Fazekas F, Schmidt R, et al. Assessment of MRI criteria for a diagnosis of MS. *Neurology* 1993;43:905–909.

36. Barkhof F, Filippi M, Miller D, et al. Comparison of MRI criteria at first presentation to predict conversion to clinically definite multiple sclerosis. *Brain* 1997;120:2059–2069.

37. Pullicino P, Ostrow P, Miller L, Snyder W, Munschauer F. Pontine ischemic rarefaction. *Ann Neurol* 1995;37:460–466.

38. Auer DP, Putz B, Gossl C, et al. Differential lesion patterns in CADASIL and sporadic subcortical arteriosclerotic encephalopathy: MR imaging study with statistical parametric group comparison. *Radiology* 2001;218:443–451.

39. Ding XQ, Hagel C, Ringelstein EB, et al. MRI features of pontine autosomal dominant microangiopathy and leukoencephalopathy (PADMAL). *J Neuroimaging* 2010;20:134–140.

40. Kapeller P, Barber R, Vermeulen RJ, et al. Visual rating of age-related white matter changes on magnetic resonance imaging: scale comparison, interrater agreement, and correlations with quantitative measurements. *Stroke* 2003;34:441–445.

41. Van Straaten EC, Fazekas F, Rostrup E, et al. Impact of white matter hyperintensities scoring method on correlations with clinical data: the LADIS study. *Stroke* 2006;37:836–840.

42. Valdes Hernandez Mdel C, Morris Z, Dickie DA, et al. Close correlation between quantitative and qualitative assessments of white matter lesions. *Neuroepidemiology* 2013;40:13–22.

43. Mäntylä R, Erkinjuntti T, Salonen O, et al. Variable agreement between visual rating scales for white matter hyperintensities on MRI. Comparison of 13 rating scales in a poststroke cohort. *Stroke* 1997;28:1614–1623.

44. Olsson E, Klasson N, Berge J, et al. White matter lesion assessment in patients with cognitive impairment and healthy controls: reliability comparisons between visual rating, a manual, and an automatic volumetrical MRI method – the Gothenburg MCI study. *J Aging Res* 2013 (2013):198471.

45. De Groot M, Verhaaren BF, de Boer R, et al. Changes in normal-appearing white matter precede development of white matter lesions. *Stroke* 2013;44:1037–1042.

46. Fazekas F, Wardlaw JM. The origin of white matter lesions: a further piece to the puzzle. *Stroke* 2013;44:951–952.

47. Inzitari D, Pracucci G, Poggesi A, et al. Changes in white matter as determinant of global functional decline in older independent outpatients: three year follow-up of LADIS (Leukoaraiosis And DISability) study cohort. *BMJ* 2009;339:2477.

48. Schmidt R, Petrovic K, Ropele S, Enzinger C, Fazekas F. Progression of leukoaraiosis and cognition. *Stroke* 2007;38:2619–2625.

49. Vernooij MW, Ikram MA, Vrooman HA, et al. White matter microstructural integrity and cognitive function in a general elderly population. *Arch Gen Psychiatry* 2009;66:545–553.

12 腔隙性脑梗死的常规影像

Eric Jouvent, Hugues Chabriat

前言

腔隙性梗死是小血管病（SVD）最重要的磁共振影像表现之一。然而，在神经病学家之间，甚至脑血管病专业领域的专家之间，其定义也有显著差异[1]。"腔隙性梗死"一词可能指不论是否由卒中引起的急性脑深部小梗死，或者是由急性症状性缺血性事件遗留的深部的脑区的小腔。腔隙性梗死也有可能在无卒中症状的患者偶然间的脑影像中发现[2]。

这个模糊的术语起源于 19 世纪。腔隙一词（拉丁语中的"洞"）最早于 19 世纪初由法国神经病学家 Dechambre[3] 和 Durand Fardel[4] 首次用于描述在脑实质病理学检查中发现的小腔。这些病灶后来归因于缺血形成[5]。一个多世纪以后，C. Miller Fisher 于 1960 年在其开创性工作报道中提出了"腔隙假说"[6]。不同于经典的动脉粥样硬化斑，血管壁的病变是脑小血管特定改变的原因，容易导致单一的长穿通动脉的闭塞。因此，一个小的梗死的出现可通过同一时期的任何不同的腔隙综合征反映[7, 8]。许多年后，随着 CT 的发展和 MRI 的出现，MRI 可常规检测腔隙性脑梗死，在从未发生卒中患者亦可发现腔隙性梗死病灶。

最近影像学研究使我们可以精炼本章提及的这些概念和术语。一个单一的深穿支的闭塞能够导致一个急性深部小梗死，是否与临床症状一致取决于这个病变是否位于"症状性"通路（运动，感觉等）。最终这个病变逐步进展导

致空腔即腔隙性脑梗死本身，这能够在无临床表现（静息性腔隙性梗死）时被脑影像学检查偶然间发现。如果可能，我们在这一章中将避免使用"腔隙综合征"这个词。因为它缺乏特异性，皮层梗死[9]，甚至脑出血[10]均可出现该症状。我们认为这个词的弊端是混淆了临床、放射和病理的概念。

采用脑影像技术识别小缺血损伤是一个具有挑战性的任务。任一显像模式（CT 扫描或 MRI）及其参数（采集模式、增强类型和层面厚度等）均能影响急性深部小梗死或腔隙性梗死的识别。腔隙性脑梗死与其他位于脑实质的腔隙的鉴别诊断是另一个大的课题，尤其与扩大的血管周围间隙（V-R 间隙）的鉴别。

在这一章中，通过常规影像回顾了无论有无临床症状、急性深部小梗死或腔隙性梗死的诊断。最重要的是，恰当的成像技术在诊断和病变的纵向研究中发挥了重要的作用。

急性深部小梗死的常规影像

通过 MRI 和 CT 扫描研究急性深部小梗死（ASDI）的影像。

在 CT 扫描上，可见的 ASDI 表现为点状低密度影。CT 扫描对尤其在发病 1 小时内，且 ASDI 位于后颅窝时的 ASDI 敏感性低[11]。在 20 世纪 80 年代，使用 CT 扫描首次研究显示，临床症状发作 10 天内，ASDI 的检出率高达 55%[12]。一项对 37 例经典腔隙综合征患者的

研究发现，重复 CT 扫描可在 18 例患者（49%）检出 ASDI，而 CT 平扫发现其中 13 例患者正常，6 例患者检出大面积卒中[13]。另一项研究显示，纯运动卒中的 ASDI 发现率更高[14]。需要重视这种发现率可能被高估，因为只有 Fisher 描述的经典腔隙综合征（暗示半球病变）所显示的卒中被包括在研究中，限制了错过最小病变的风险，尤其位于后颅窝的病变[15]。最后 CT 扫描不能区分病变时间，除非通过反复的检查发现较之前有新发病变，才能够确定病变的准确日期[13]。

此后的研究证实，MRI 具有更高的灵敏度。31 例卒中患者分别通过 MRI 和 CT 扫描检查 ASDI，其中 23 例（74%）通过 MRI 检出，而 26 例中仅有 4 例患者（15%）通过 CT 扫描检出。10 例患者卒中后 5 天内通过 CT 扫描未发现任何可见的新发病灶，而 MRI 能够在 12 例中的 7 例（58%）发现病灶[16]。随后的研究显示，不同的 MRI 序列对于 ASDI 的诊断价值，T_2 加权像优于 T_1 加权像。22 例提示 ASDI 的卒中患者中，T_1 加权像为检出率为 42%，与 CT 扫描近似（35%），而 T_2 加权像为 98%[17]。目前看来，这个 T_2 加权像的检出率过于乐观。可能是由于只包含了经典腔隙综合征，即半球病变而非更小的后颅窝病变，或者是陈旧性的而非真正的新发病灶。通常对于急性卒中的检出，弥散加权成像（DWI）优于 T_2 加权像[18]。最近一项对比在卒中急性期 MRI 的 DWI 像和 CT 扫描的研究表明，对于急性缺血病灶 MRI 的敏感度为 83%，CT 扫描的敏感度为 16%，MRI 的特异度为 96%，CT 扫描的特异度为 98%。然而在此研究中卒中的类型并未细化[19]。

ASDI 在 MRI 的 DWI 序列表现为高信号，而表面弥散系数（apparent diffusion coefficient，ADC）图显示为弥散限制。据报道，通常的急性卒中在最初的几个小时里，ASDI 病灶可能只在 DWI 序列上可见，而 T_2 序列或液体衰减反转恢复（fluid-attenuated inversion recovery，FLAIR）序列不可见，稍后在 DWI 序列、T_2 序列和 FLAIR 序列表现为高信号[20]。通常，14 天后在 DWI 序列的高信号消失[21]。如果在 T_2 序列和 FLAIR 序列出现几个病灶时，DWI 序列的高信号和 ADC 序列的弥散限制有助于区分新旧病灶[22]。临床症状和典型 MRI 影像发现之间的关系在缺血性病灶的起源上具有特异性，但也有部分病例除外。的确急性炎性病变可能模拟 ASDI，表现为 DWI 序列高信号，ADC 序列显示弥散限制[23]。尽管 MRI 序列对于小的缺血病灶的检出明显优于 CT 扫描，仍有一些学者报道了较高的 DWI 阴性的 ASDI 发生率，小卒中可高达 20%[24]。这些研究结果难以解释，然而，在缺乏其他小卒中的诊断途径的情况下，常规 MRI 用于基线和后期随访时，甚至部分临床已经很有把握诊断为卒中的病例随着 SVD 中 MRI 的常规使用，与卒中不相关的 ASDI 在很多情况下被报道。例如，一项近期的研究中，114 例畸形脑出血患者中观察到 15 例有陈旧 ASDI[25]。仍需进一步研究偶然间通过 MRI 发现的 ASDI 的机制和结果。

此外，有几点关于 ASDI 的 MRI 检测的设置仍值得探讨。例如，迄今为止检测 ASDI 的磁场强度的影响尚未评估。在所有类型的急性卒中报道中，这都是一个具有挑战性的议题。检测卒中的急性缺血病灶时，DWI 3.0T 敏感性较 1.5T 差[26]。最佳的 MRI 参数仍待定。特别是最小的可检出的病变范围取决于层面厚度（通常是 5mm）和分辨率。但就我们目前了解，迄今为止尚无相关研究。

脑 MRI 的 ASDI 病灶需要与其他类似缺血性病灶相鉴别，其中病变范围是区别于其他缺血性病灶的主要标准。Fisher 认为单一穿通动脉闭塞导致缺血病灶最大的范围应当小于 15mm[27]。最近研究显示这个评判标准可以除外真正的 ASDI[28]。考虑到急性期水肿时，阈值调整为 20mm 可能更可信。阈值大小应当同时兼顾轴位和冠状位，这样才能排除凸型透镜样小梗死[29, 30]（图 12.1 和图 12.2）。

　　ASDI 出现后，病变形成腔隙，最终导致腔隙性梗死[31]，但其确切时间以及 ASDI 后腔隙形成的程度不十分明确（图 12.3）。55 例 MRI 确诊的 ASDI 患者，30 天后 FLAIR 和 T₂ 序列显示 25% 病灶形成腔隙，而 T₁ 序列则高达 53%。90 天后 FLAIR 序列演变为 76%，T₂ 序列为 80%，T₁ 序列为 94%[31]。在 2 年的随访中得出类似的结论[32]。病灶的检出率与显像模式显著相关，如高分辨 3D-T₁ 的使用。的确，高分辨 3D 的使用能够提供高分辨率和对比度，可重组平面的任一影像，这对于检出小病灶并精准评估病变范围极为重要（图 12.4）。没有形成空洞的病变可能演变为 T₂/FLAIR 序列脑白质高信号区。一些研究者表明腔隙转化率低，5 个 ASDI 中 4 个演变为脑白质高信号[33]。然而

在这个研究中，随访间隔时间短，同时运用了 CT 扫描和 MRI 两种成像模式。这个结果仍需谨慎解释，很重要的是，腔隙不会在病变初期形成，基于影像方案的使用，高达 9% 的 ASDI 在随访中可能消失，尤其是 3D-T₁ 毫米设备不是常规项目[32]。CT 扫描和 MRI 能够检出"静息区域"的病灶。患者从未发生过卒中，从而形成了"静息腔隙性脑梗死"的概念[34]。

静息腔隙性脑梗死的常规影像

　　静息性脑梗死最早由 CT 扫描发现[35]。由 CT 扫描定义的静息性脑梗死的标准未被细化，非常模糊。例如，在无症状颈动脉研究中，一项随机对照试验比较药物治疗联合外科（颈动脉内膜剥脱术）治疗与纯药物治疗无症状颈动脉高度狭窄，静息性脑梗死被定义为"任何与

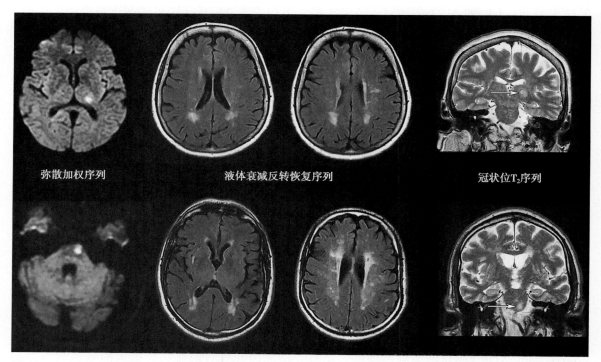

图 12.1　两个脑小血管病的 ASDI 患者。第一行：69 岁老年女性高血压患者，影像可见小的深部梗死影响左侧丘脑，出现急性右侧偏身感觉障碍。注意其轴位和冠状位上病灶大小均小于 15mm，可见相应的脑小血管病表现。下面一行：64 岁老年高血压患者伴左侧面神经麻痹，右侧偏瘫，影像可见脑桥腔隙性脑梗死；注意病变轴位和冠状位上大小和脑小血管病 FLAIR 的影像学特点。图像来源于 Jouvent 等[30]，允许转载

弥散加权序列　　　　液体衰减反转恢复序列　　　　冠状位 T₂ 序列

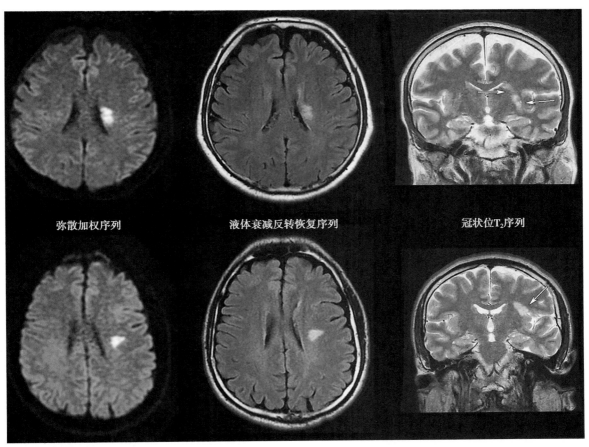

弥散加权序列　　　　　　　液体衰减反转恢复序列　　　　　　　冠状位T₂序列

图 12.2　深部小梗死的类似病变。第一行：57 岁老年非高血压伴右侧轻偏瘫的急性深部缺血性卒中患者。注意病变范围，T_2 序列轴位弥散上约为 15mm，然而冠状位上超过上述大小，对应豆纹动脉近端病变。还要注意缺乏 FLAIR 序列的小血管病标识。下面一行：61 岁老年非高血压伴右上臂轻瘫的急性深部缺血性卒中患者。注意病变可能与小血管病相关，实际是 T_2 序列冠状位显示穿通动脉近端闭塞。同时，注意存在 FLAIR 序列小血管病标识。图像来源于 Jouvent 等[30]，允许转载。

脑梗死一致的低信号区域"[36]。一般而言，在那些研究中静息性脑梗死的定义最主要取决于放射学[37]。在这个阶段没有标准区别静息性脑梗死和其他类型梗死，或者区分缺血性腔隙病变和其他类型腔隙病变[38]。

　　随着磁共振的出现，静息腔隙性脑梗死成为诊断的挑战。根据腔隙性脑梗死的 MRI 特征，不同的诊断标准被提出，其中信号强度和病变范围最为重要。以信号作为诊断静息腔隙性脑梗死 MRI 的标准是多变的。一些研究表明[39,40]，这些病变在 T_2 像为高信号，在 T_1 像为低信号，其他序列中与脑脊液信号一致[41,42]；

有时在脑白质或灰质病变有不同的区别[43~45]。在文献中很少涉及病变大小。3mm 被认为是腔隙性脑梗死的最小尺寸，尽管有些研究者认为 5mm 是最小直径[46,47]。绝大多数研究者认同 Fisher 提出的 15mm 是最大直径[47]。目前尚不清楚 3mm 的下限是否与病理数据相关，或者仅仅代表了常规 MRI 中可检测的最小病变。根据近期研究，常规 MRI 未发现的较小的腔隙性脑梗死具有潜在的重要性，第二个假说似乎更可能[48,49]。近期有关腔隙形成过程的研究表明，在所有序列中病变表现为与脑脊液信号一致，提示很有可能是腔隙性脑梗死[31]（如上）。

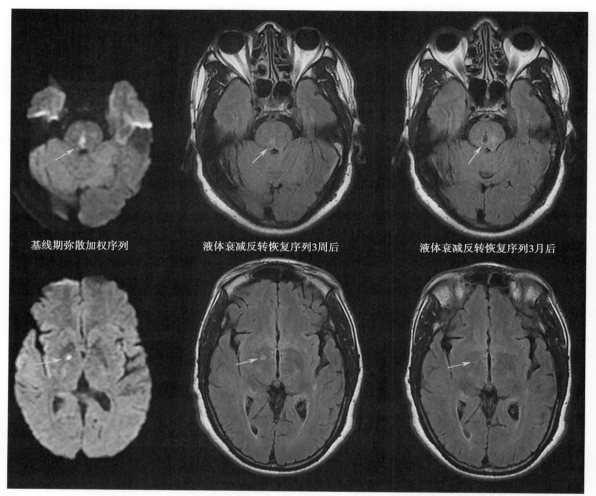

图 12.3　图解两例 ASDI 空洞形成过程。第一行：脑桥 ASDI 导致孤立性眼肌麻痹。此例患者成腔发生于 3 周与 3 个月之间。下面一行：ASDI 未表现为卒中。随访扫描中，无腔隙形成，病灶几乎完全消失

相比之下，大小的阈值不能精确地区别腔隙性脑梗死和血管周围间隙[47]。因此，重新定义腔隙性脑梗死 3D 形状在未来可能更有益[50, 51]。

在全球范围内，65 岁或以上的一般人群中发现静息性脑梗死的几率，随着年龄增长，从 65 岁左右的 5% 上升到 85 岁的 40%。绝大多数研究未包括大于 15mm 的病变，或者位于皮质及皮质下的病变。这可能会导致高估了 15% 的静息性脑梗死[44, 45]。另一方面，一些真正的腔隙性脑梗死并未演变为腔隙，而是与脑白质病变无区别[2]。尽管不同研究之间的异质性，但在这些研究中静息性脑梗死患病率不相上

下，说明不同来源的差异可相互抵消[47]。

静息性腔隙性脑梗死与颅内其他腔隙相鉴别

当动脉和小动脉穿通大脑时，充满脑脊液的脑膜层不同程度的与之相伴行，称为 V-R 腔或者血管周围间隙。绝大多数的间隙在影像上不可见，除外一些巨大的，称为扩大的 V-R 间隙（dilated or enlarged Virchow-Robinspaces, dVRS）。当扩大时，dVRS 与腔隙性脑梗死在轴位像表现相似。由于 dVRS 被认为没有临床

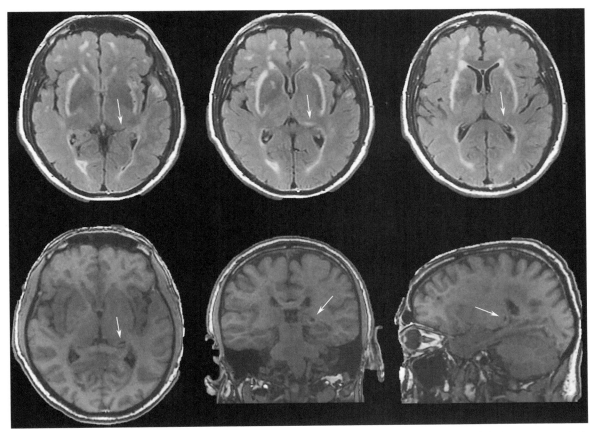

图12.4 序列的类型对于辨别空洞形成的作用。第一行：连续的轴向位 FLAIR 序列层面厚度为 5.5mm，只有在中间的层面可见左侧丘脑后部可见高信号影。下面一行：分别从 T_1 序列轴位、冠状位、矢状位三维毫米成像上精准到相应病灶位置，均能看到与上述 FLAIR 序列显示的高信号影相同位置的小腔隙

症状，因此与静息性脑梗死相鉴别十分重要。

首次尸检 MRI 和病理学的关联研究显示存在大量的 dVRS，并且强调其与腔隙性病变的关联，以及 CT 扫描区分二者的局限性[53]。在同一时期的相关研究报道表明，腔隙性脑梗死导致的临床症状，可能真正是由于 MRI 发现的 dVRS[55]。实际上，当扩张时，V-R 间隙与腔隙性脑梗死难以区别[47]。在许多研究中，大小是区别腔隙性脑梗死（直径>3mm）和 dVRS（直径≤3mm）的重要标准[47]。上述标准虽然有助于区别二者，但由于直径>3mm 的 dVRS 虽然并不常见，而且直径<3mm 的腔隙性脑梗死也可能发生，因此直径 3mm 这个标准并不十分恰当[48,56]。在近期的人口调查中，在 1818 名年龄在 65~80 岁的老年患者中 33.2% 使用 3D-T_1

毫米成像发现 dVRS[57]。此外，由于常规 MRI 分辨率不高，直径<3mm 的梗死确实存在但难以分辨，仍需要精确的技术要求[49]。位置也是区别的标准（dVRS 的出现通常伴随穿通动脉或滋养动脉，或位于基底核下 1/3）[47]。不同的研究者提出，FLAIR 序列上病灶周围的高信号影对于缺血性病灶起始具有特异性[58,59]。同样，这个标准也可能不适用，因为尸检时反复发现星形胶质细胞围绕在 dVRS 周围，亦可出现 FLAIR 序列上病灶周围的高信号影[60,61]。近期的影像学分析表明腔隙的形状对于区别 dVRS 和腔隙性脑梗死，至关重要[62]。同样，形状分析需要高分辨 MRI 和 3D 影像支持，但之前绝大多数静息性脑梗死并没有使用[47]（图 12.5）。

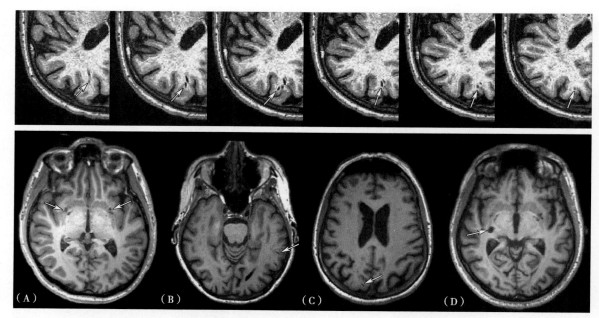

图 12.5　血管周围间隙的高分辨磁共振成像。第一行：放大的三维 T_1 加权像的连续薄枕叶切片。注意这些腔隙病变的线性形状，与穿通血管伴行，与扩张血管周围间隙相对应。下面一行：（A）扩张血管周围间隙一般位于前穿通动脉供血区，基底核区下 1/3；（B）和（C）扩张血管周围间隙的截面；（D）健康人的特大血管周围间隙

最后，腔隙性脑梗死仍需要区别于其他血管来源的腔隙，特别是与出血性瘢痕相关的腔隙。出血在 T_2 梯度回波序列（或 T_2^*）显示为病灶有黑色边界。然而，这不能区别这是 ASDI 在其形成过程中的出血还是实际的出血病灶。据了解，迄今为止相关具体研究尚未阐明。

结论

尽管在脑小血管病中腔隙性脑梗死很重要，但其影像学诊断标准在文献中仍不明确。此外，现在需要对之前被称为"腔隙性脑梗死"的不同概念采用一个特定的术语。我们建议使用 ASDI 描述无论是有临床症状还是 MRI 偶然发现的与小血管病相关的急性缺血性脑损伤[63]。腔隙性脑梗死这个词应当只用来描述 ASDI 形成的腔隙。在未卒中的患者发现的病变，应当使用静息性脑梗死这个术语。这最终有助于神经学家统一其方法学并使结果更可信。"腔隙性综合征"这个词应当弃用，因为其混淆了临床、放射和病理概念。

在小血管病鉴别方面 MRI 明显优于 CT 扫描[64]。影像模式对于如微出血等的病变检出至关重要，微出血的数量可能与层面厚度、磁场强度和敏感加权成像呈正相关[65]。上述相关因素对于检出和鉴别，例如 dVRs 间隙和腔隙性脑梗死微小病灶也是十分关键的。未来，仍需明确腔隙性脑梗死成像的最低先决条件，并统一其影像学诊断标准[66]。

（梁伟华　译）

参考文献

1. Potter GM, Marlborough FJ, Wardlaw JM. Wide variation in definition, detection, and description of lacunar lesions on imaging. *Stroke* 2011;42:359–366.

2. Wardlaw JM. What is a lacune? *Stroke* 2008;39:2921–2922.

3. Dechambre A. [Mémoire sur la curabilité du ramollissement cérébral.] *Gaz Med Paris* 1838;6:305–314 [in French].

4. Durand-Fardel M. [Mémoire sur une altération particulière de la substance cérébrale.] *Gaz Med Paris* 1842;10:23–38 [in French].

5. Marie P. [Des foyers lacunaires de désintégration et de différents

autres états cavitaires du cerveau.] *Rev Med Paris* 1901;21:281–298 [in French].

6. Fisher CM. The arterial lesions underlying lacunes. *Acta Neuropathol* 1968;12:1–15.

7. Fisher CM. A lacunar stroke. The dysarthria–clumsy hand syndrome. *Neurology* 1967;17:614–617.

8. Fisher CM, Curry HB. Pure motor hemiplegia of vascular origin. *Arch Neurol* 1965;13:30–44.

9. Gan R, Sacco RL, Kargman DE, et al. Testing the validity of the lacunar hypothesis: the Northern Manhattan Stroke Study experience. *Neurology* 1997;48:1204–1211.

10. Arboix A, Garcia-Eroles L, Massons J, Oliveres M, Targa C. Hemorrhagic lacunar stroke. *Cerebrovasc Dis* 2000;10:229–234.

11. Alcala H, Gado M, Torack RM. The effect of size, histologic elements, and water content on the visualization of cerebral infarcts. *Arch Neurol* 1978;35:1–7.

12. Donnan GA, Tress BM, Bladin PF. A prospective study of lacunar infarction using computerized tomography. *Neurology* 1982;32:49–56.

13. Nelson RF, Pullicino P, Kendall BE, Marshall J. Computed tomography in patients presenting with lacunar syndromes. *Stroke* 1980;11:256–261.

14. Rascol A, Clanet M, Manelfe C, Guiraud B, Bonafe A. Pure motor hemiplegia: CT study of 30 cases. *Stroke* 1982;13:11–17.

15. Huang C, Woo E, Yu YL, Chan FL. Lacunar syndromes due to brainstem infarct and haemorrhage. *J Neurol Neurosurg Psychiatry* 1988;51:509–515.

16. Rothrock JF, Lyden PD, Hesselink JR, Brown JJ, Healy ME. Brain magnetic resonance imaging in the evaluation of lacunar stroke. *Stroke* 1987;18:781–786.

17. Brown JJ, Hesselink JR, Rothrock JF. MR and CT of lacunar infarcts.

AJR Am J Roentgenol 1988;151:367–372.

18. Van Everdingen KJ, van der Grond J, Kappelle LJ, Ramos LM, Mali WP. Diffusion-weighted magnetic resonance imaging in acute stroke. *Stroke* 1998;29:1783–1790.

19. Chalela JA, Kidwell CS, Nentwich LM, et al. Magnetic resonance imaging and computed tomography in emergency assessment of patients with suspected acute stroke: a prospective comparison. *Lancet* 2007;369:293–298.

20. Augustin M, Bammer R, Simbrunner J, et al. Diffusion-weighted imaging of patients with subacute cerebral ischemia: comparison with conventional and contrast-enhanced MR imaging. *AJNR Am J Neuroradiol* 2000;21:1596–1602.

21. Burdette JH, Ricci PE, Petitti N, Elster AD. Cerebral infarction: time course of signal intensity changes on diffusion-weighted MR images. *AJR Am J Roentgenol* 1998;171:791–795.

22. Singer MB, Chong J, Lu D, et al. Diffusion-weighted MRI in acute subcortical infarction. *Stroke* 1998;29:133–136.

23. Rosso C, Remy P, Creange A, et al. Diffusion-weighted MR imaging characteristics of an acute strokelike form of multiple sclerosis. *AJNR Am J Neuroradiol* 2006;27:1006–1008.

24. Doubal FN, Dennis MS, Wardlaw JM. Characteristics of patients with minor ischaemic strokes and negative MRI: a cross-sectional study. *J Neurol Neurosurg Psychiatry* 2011;82:540–542.

25. Charidimou A, Gregoire SM, Werring DJ. Letter by Charidimou et al. regarding article, "Blood pressure reduction, decreased diffusion on MRI, and outcomes after intracerebral hemorrhage." *Stroke* 2012;43:e34; author reply e35.

26. Rosso C, Drier A, Lacroix D, et al. Diffusion-weighted MRI in acute stroke within the first 6 hours: 1.5 or 3.0 Tesla? *Neurology*

2010;74:1946–1953.

27. Fisher CM. Lacunar strokes and infarcts: a review. *Neurology* 1982;32:871–876.

28. Koch S, McClendon MS, Bhatia R. Imaging evolution of acute lacunar infarction: leukoariosis or lacune? *Neurology* 2011;77:1091–1095.

29. Donnan GA, Bladin PF, Berkovic SF, et al. The stroke syndrome of striatocapsular infarction. *Brain* 1991;114(Pt 1A):51–70.

30. Jouvent E, Hervé D, Chabriat H. Partie 1: Maladies des petites artères cérébrales liées à l'âge et à l'hypertension. *Pratique Neurologique-FMC*, 2012;3:197–205.

31. Moreau F, Patel S, Lauzon ML, et al. Cavitation after acute symptomatic lacunar stroke depends on time, location, and MRI sequence. *Stroke* 2012;43:1837–1842.

32. Loos CMJ, Staals J, Wardlaw JM, van Oostenbrugge RJ. Cavitation of deep lacunar infarcts in patients with first-ever lacunar stroke: a two-year follow-up study with MR 2012;43:2245–2247.

33. Potter GM, Doubal FN, Jackson CA, et al. Counting cavitating lacunes underestimates the burden of lacunar infarction. *Stroke* 2010;41:267–272.

34. Vermeer SE, Prins ND, den Heijer T, et al. Silent brain infarcts and the risk of dementia and cognitive decline. *New Engl J Med* 2003;348:1215–1222.

35. Davis PH, Clarke WR, Bendixen BH, et al. Silent cerebral infarction in patients enrolled in the TOAST study. *Neurology* 1996;46:942–948.

36. Brott T, Tomsick T, Feinberg W, et al. Baseline silent cerebral infarction in the asymptomatic carotid atherosclerosis study. *Stroke* 1994;25:1122–1129.

37. Boon A, Lodder J, Heuts-van Raak L, Kessels F. Silent brain infarcts in 755 consecutive patients with a first-ever supratentorial ischemic stroke. Relationship with index-stroke subtype, vascular risk

factors, and mortality. *Stroke* 1994;25:2384–2390.

38. Ricci S, Celani MG, La Rosa F, et al. Silent brain infarctions in patients with first-ever stroke. A community-based study in Umbria, Italy. *Stroke* 1993;24:647–651.

39. Putaala J, Kurkinen M, Tarvos V, et al. Silent brain infarcts and leukoaraiosis in young adults with first-ever ischemic stroke. *Neurology* 2009;72:1823–1829.

40. Kanai A, Kawamura T, Umemura T, et al. Association between future events of brain infarction and soluble levels of intercellular adhesion molecule-1 and C-reactive protein in patients with type 2 diabetes mellitus. *Diabetes Res Clin Pract* 2008; 82:157–164.

41. Das RR, Seshadri S, Beiser AS, et al. Prevalence and correlates of silent cerebral infarcts in the Framingham Offspring Study. *Stroke* 2008;39:2929–2935.

42. Wright CB, Festa JR, Paik MC, et al. White matter hyperintensities and subclinical infarction: associations with psychomotor speed and cognitive flexibility. *Stroke* 2008;39: 800–805.

43. Vermeer SE, Koudstaal PJ, Oudkerk M, Hofman A, Breteler MM. Prevalence and risk factors of silent brain infarcts in the population-based Rotterdam Scan Study. *Stroke* 2002;33:21–25.

44. Bryan RN, Cai J, Burke G, et al. Prevalence and anatomic characteristics of infarct-like lesions on MR images of middle-aged adults: the atherosclerosis risk in communities study. *AJNR Am J Neuroradiol* 1999; 20:1273–1280.

45. Price TR, Manolio TA, Kronmal RA, et al. Silent brain infarction on magnetic resonance imaging and neurological abnormalities in community-dwelling older adults. The Cardiovascular Health Study. CHS Collaborative Research Group. *Stroke* 1997;28:1158–1164.

46. Bokura H, Kobayashi S, Yamaguchi S. Distinguishing silent lacunar infarction from enlarged Virchow–Robin spaces: a magnetic resonance imaging and pathological study. *J Neurol* 1998;245:116–122.

47. Zhu YC, Dufouil C, Tzourio C, Chabriat H. Silent brain infarcts: a review of MRI diagnostic criteria. *Stroke* 2011;42:1140–1145.

48. Smith EE, Schneider JA, Wardlaw JM, Greenberg SM. Cerebral microinfarcts: the invisible lesions. *Lancet Neurol* 2012;11:272–282.

49. Jouvent E, Poupon C, Gray F, et al. Intracortical infarcts in small vessel disease: a combined 7-T postmortem MRI and neuropathological case study in cerebral autosomal-dominant arteriopathy with subcortical infarcts and leukoencephalopathy. *Stroke* 2011;42:E27–E30.

50. Herve D, Mangin JF, Molko N, Bousser MG, Chabriat H. Shape and volume of lacunar infarcts: a 3D MRI study in cerebral autosomal dominant arteriopathy with subcortical infarcts and leukoencephalopathy. *Stroke* 2005;36:2384–2388.

51. Hervé D, Godin O, Dufouil C, et al. Three-dimensional MRI analysis of individual volume of lacunes in CADASIL. *Stroke* 2009;40:124–128.

52. Vermeer SE, Longstreth WT, Koudstaal PJ. Silent brain infarcts: a systematic review. *Lancet Neurol* 2007;6:611–619.

53. Braffman BH, Zimmerman RA, Trojanowski JQ, et al. Brain MR: pathologic correlation with gross and histopathology. 1. Lacunar infarction and Virchow–Robin spaces. *AJR Am J Roentgenol* 1988;151:551–558.

54. Mayo J, Arias M, Leno C, Berciano J. Vascular parkinsonism and periarteritis nodosa. *Neurology* 1986;36: 874–875.

55. Pullicino PM, Miller LL, Alexandrov AV, Ostrow PT.

Infraputaminal "lacunes." Clinical and pathological correlations. *Stroke* 1995;26:1598–1602.

56. Lammie GA. Hypertensive cerebral small vessel disease and stroke. *Brain Pathol* 2002;12: 358–370.

57. Zhu YC, Dufouil C, Mazoyer B, et al. Frequency and location of dilated Virchow–Robin spaces in elderly people: a population-based 3D MR imaging study. *AJNR Am J Neuroradiol* 2011; 32:709–713.

58. Nomura K, Hamamoto Y, Takahara S, et al. Relationship between carotid intima-media thickness and silent cerebral infarction in Japanese subjects with type 2 diabetes. *Diabetes Care* 2010;33:168–170.

59. Kwon HM, Kim BJ, Park JH, et al. Significant association of metabolic syndrome with silent brain infarction in elderly people. *J Neurol* 2009;256:1825–1831.

60. Lammie GA, Brannan F, Wardlaw JM. Incomplete lacunar infarction (type IB lacunes). *Acta Neuropathol* 1998;96:163–171.

61. Benhaiem-Sigaux N, Gray F, Gherardi R, Roucayrol AM, Poirier J. Expanding cerebellar lacunes due to dilatation of the perivascular space associated with Binswanger's subcortical arteriosclerotic encephalopathy. *Stroke* 1987;18:1087–1092.

62. Groeschel S, Chong WK, Surtees R, Hanefeld F. Virchow–Robin spaces on magnetic resonance images: normative data, their dilatation, and a review of the literature. *Neuroradiology* 2006;48:745–754.

63. Auriel E, Gurol ME, Ayres A, et al. Characteristic distributions of intracerebral hemorrhage-associated diffusion-weighted lesions. *Neurology* 2012;79: 2335–2341.

64. Fazekas F, Kleinert R, Roob G, et al. Histopathologic analysis of foci of signal loss on gradient-echo T2*-weighted MR images in patients with spontaneous

intracerebral hemorrhage: evidence of microangiopathy-related microbleeds. *AJNR Am J Neuroradiol* 1999;20:637–642.

65. Greenberg SM, Vernooij MW,

Cordonnier C, et al. Cerebral microbleeds: a guide to detection and interpretation. *Lancet Neurol* 2009;8:165–174.

66. Wardlaw JM, Smith EE, Biessels

G, et al. Neuroimaging standards for research into small vessel disease and its contributions to ageing and neurodegeneration. *Lancet Neurol* 2013;12:822–838.

13　出血性脑小血管病的影像

Jennifer Linn, Steven Greenberg, Anand Viswanathan

前言

本章定义的出血性脑小血管病（CSVD），即主要以颅内出血为表现的小血管病。尽管出血性病变是许多脑微血管病变的一部分，但是没有纯粹的出血性 CSVD。事实上我们这里讨论的所有的出血性 CSVD 可能也同时存在缺血性颅内病变的临床表现。本章的第一节讨论以出血为表现的 CSVD 的常规的特征性影像学表现，第二节详细讲述最重要病种的特异性影像学表现。

出血性 CSVD 的影像学表现：一般表现

颅内大出血

大的症状性颅内出血（ICH）是临床上出血性 CSVD 最具破坏性的急性并发症的主要原因。两种最常见的散在的脑微血管病变[如高血压相关的微血管病变和脑淀粉样血管病（CAA）]共同构成绝大多数的非创伤性 ICH 的原因[1~3]。通常，由 CSVD 引起的 ICH 称为原发性 ICH，继发于其他病因的，如血管畸形、海绵状血管瘤、瘤卒中、凝血功能障碍、静脉及静脉窦血栓形成、缺血性卒中出血转化等疾病的 ICH 称为"继发性出血"[3~4]。

高血压相关的微血管病变及 CAA 相关的 ICH 的特异性影像表现将在下面各段中详述。本章节集中描述 ICH 的普通 CT 和磁共振（MR）特点及原发性（如微血管病变）与继发性出血原因的鉴别诊断。

CT

ICH 的非增强头颅 CT 的影像学表现

大多数的急诊门诊，头颅 CT 平扫仍然是所有影像学检查中的首选，因此在检测急性 ICH 时发挥了重要作用。典型的急性 ICH 表现为 50～70HU 的高密度实质性团块影（图 13.1A）。在特殊情况下，如伴有低血红蛋白（<80～100g/L）的患者或出血性疾病，急性 ICH 在原始 CT 可能表现为与脑实质相等的密度影。在有潜在凝血功能障碍或溶栓后的急性 ICH 患者常会发现液 - 液平面。典型的 ICH 最初的高度衰减以大概每天 1.5HU 的速度减低，在 1～6 周内变为与脑实质相等信号（即"亚急性"ICH）。"慢性"ICH（>6 周）为脑实质的低密度影。ICH 后在 CT 平扫上发现的各种残留影像取决于当初出血的量及形状。高达 30% 的病例最终没有任何残留影像表现，但是约 40% 的头颅 CT 上可发现低密度区，25% 的病例可发现裂隙状病变，约 10% 的病例发生钙化[3,5]。

头颅 CT 血管造影（CTA）诊断急性 ICH

增强 CT，尤其是 CT 血管造影（CTA）可以为急性 ICH 提供额外有价值的鉴别诊断信息[6]。增强 CT 所显示的增强区域提示潜在的肿瘤，可能为出血的第二大原因。但是，磁共振成像（MRI）在这一点上优于增强 CT，而且我们必须要意识到这一事实，即 ICH 的亚急性期和慢性期在增强 CT 上会显示出外周的"环形"增强，这一增强可维持至 6 个月，不应该被误解为肿瘤。

CTA 最主要的作用是检查或排除大血管病变引起的 ICH 的原因（如动脉瘤，动静脉畸形，静脉窦或颅内静脉血栓形成等）。例如，CTA 显示了潜在的大血管病变是高达 4% 患者的出血原因，这些患者有位于深部灰质核团的典型的高血压性 ICH[6~9]。

此外，目前有越来越多的证据认为 CTA 在预测急性 ICH 的临床转归方面扮演着重要角色。目前关于 CTA 或增强 CT 中所谓的"斑点征"是 ICH 后血肿增加及死亡率的独立预测因子[10~12]。CT 的"斑点征"是由于造影剂的活动性溢出导致，从而提示了活动性出血（见图 13.1B）。为了提高"斑点征"的检出，推荐在静脉注射造影剂的早期及晚期均进行扫描。最近研究表明，CT 灌注与 CTA 相比，对"斑点征"的检测更敏感，而且由于在静脉注射造影剂过程中可以动态获取重复层面，避免了早期和晚期的扫描。研究发现在注射造影剂后平均 50 秒时出现峰点衰减[13]。

磁共振

近几年，MRI 在诊断 ICH 中的作用越来越

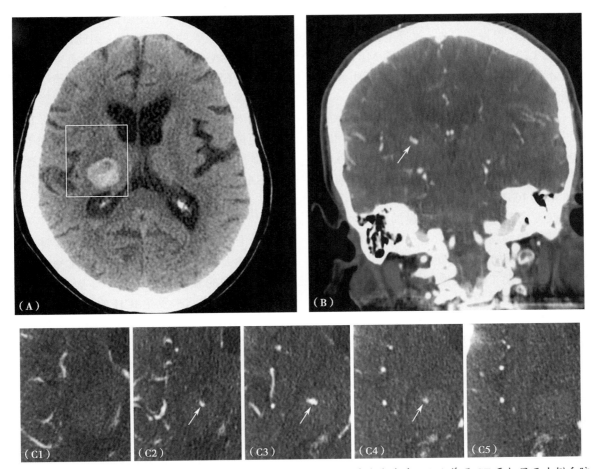

图 13.1 急性 ICH 的 CT 及 CTA 表现。一例急性左侧偏瘫的 63 岁老年患者。（A）普通 CT 平扫显示右侧丘脑急性出血。在（A）中用白框标记的区域在（C1～C5）中被高倍放大。冠状位重建（B）和 CTA 的横断面原始图像（C1～C5）显示出的所谓的"斑点征"（箭头所指）反映了造影剂的活动性外渗，也即意味着活动性出血

被重视。磁敏感序列对于急性 ICH 的诊断及排除等同于非增强 CT 平扫[14,15]，而且，对于原发性和继发性 ICH 病因的鉴别诊断，MRI 比 CT 及 CTA 具有更多的价值[16]。

ICH 的序列及阶段依赖的 MRI 信号特点

ICH 的磁共振信号特点很大程度上依赖 ICH 的不同阶段以及磁共振的序列应用，因为不同的血液降解产物如氧合血红蛋白，脱氧血红蛋白，高铁血红蛋白，含铁血黄素和铁蛋白导致磁共振影像中不同的信号特征[3]。因此，基于 1.0T 或以上的磁场强度的磁共振对于 ICH 需要对 6 个不同的阶段进行辨别：超急性期（<6 小时），急性期（7 小时至 3 天），亚急性期早期（4~7 天），亚急性期晚期（1~4 周），慢性期早期（数月），慢性期晚期（数月至数年）[3,17~19]（见图 13.2）。表 13.1 总结了普通 MRI 序列在 ICH 不同阶段的典型信号特征，包括引起磁共振表现的各种血液降解产物。

虽然有很多 ICH 不同阶段的信号特征的 1.5 T MRI 的研究，但更高场强（3T 及以上）影响的数据却很少[20,21]。现有研究表明，等同于 1.5T MRI 的研究，3T 磁共振可检测急性期至亚急性后期 ICH 阶段，但是 3T 磁共振显示在急性期及亚急性早期，均为明显的低信号[20,21]。在很低的磁场强度下（0.02~0.5T），ICH 的一些特征性表现如急性病变区域的中央区中心低信号及慢性期 T_2 加权像脑实质的低信号边缘也不能被观察到[22]。

MRI 对原发性出血及继发性出血原因检查的诊断价值

MRI 不仅可以用来判断 ICH 的时期，尤其在鉴别原发性出血与继发性出血原因方面有诊断价值。对于原发性 ICH，MRI 明显优于 CT，包括 CTA，并且对于检查伴随的影像学发现，无疑是非侵袭性检查的金标准，如脑微出血，可能意味着潜在的 CSVD（见后）。

同时，MRI 对于继发性出血也有相当大的诊断价值。MRI 也是检查潜在出血性肿瘤、静脉窦及静脉血栓、缺血性卒中继发出血的理想的影像学手段。尽管具创伤性的 DSA 仍然是检查及治疗前评估血管畸形的金标准，但是近来的 MRI 技术的进展，较大地提高了 MRI 在诊断软脑膜和软脑膜动静脉畸形和硬脑膜动静脉瘘作为继发性 ICH 原因的价值[23~25]。另外，该技术为这些血管畸形的分类提供了非常有价值的结果[26]。

数字减影血管造影术

在 CSVD，数字减影血管造影术（digital subtraction angiography，DSA）与 CTA 及 MRA 类似，通常产生阴性结果。由于影响 CSVD 的小血管直径在亚毫米范围，即使高分辨 DSA 也很难显示小血管的病理变化。因此，对于原发性 ICH，DSA 并不意味着侵袭性检查就一定与临床结果相一致。然而，DSA 仍然是检查和评估血管畸形的金标准，如果非侵袭性的影像检查结果对于那些有潜在出血风险原因的 ICH 产生模棱两可的解释时，尤其是对于那些年轻人和血压正常的患者，怀疑 ICH 时强烈推荐进行 DSA 检查[23,27,28]。

脑微出血

近十年来，科学家对 CMB 临床重要性的研究兴趣大大地提高。有证据表明 CMB 是发生认知障碍的独立危险因素[29]。然而对于不同人群，其作为将来发生 ICH 的潜在风险仍存在争议，但作为出血性 CSVD 的 MRI 替代参数的重要性是毋庸置疑的[30,31]。CMB 的解剖学定位在这些疾病的影像学鉴别诊断中起重要的作用[31]。CMB 一定要有别于那些所谓的"模仿者"，即那些与 MR 表现类似的其他征象（见下面 CMB 的鉴别诊断一章）。

基于影像的定义和典型的影像表现

CMB 是指被正常脑组织或接近正常脑组织所包围的小的点状的慢性血液代谢产

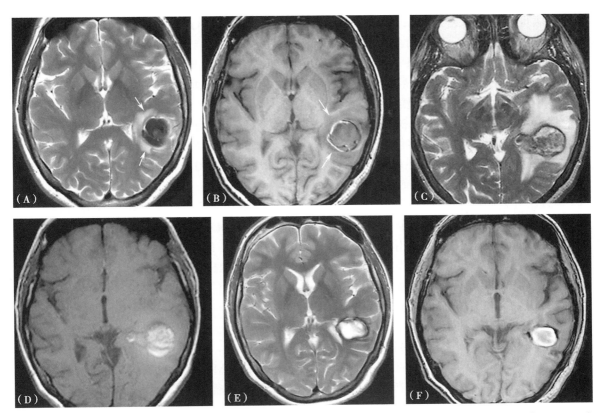

图13.2　急性颅内出血（ICH）的磁共振表现。一个49岁血管性血友病患者。A，B为症状出现最初24小时MRI表现：显示左侧颞叶大量出血（ICH）。ICH急性期T_2加权像上显示深低信号（A）。T_1加权像上显示等信号病灶周围有轻微的环状高信号（B）。A和B的箭头提示病灶周围的水肿。5天后（C，D亚急性期早期）及8周后（慢性期早期E，F）MRI随访显示了ICH后T_1（D，F）及T_2（C，E）典型阶段依赖性的MRI信号特征

表13.1　ICH阶段依赖的MRI信号特征

ICH阶段	距发病时间	血红蛋白状态/血液降解产物	MR信号强度		
			T_1W	T_2W	T_2*-GRE
超急性期	<6小时	细胞内含氧血红蛋白	等信号	高信号（可能边界低信号）	低信号
急性期	7小时至3天	细胞内去氧血红蛋白	等信号	低信号	显著的低信号
亚急性早期	4～7天	细胞内正铁血红蛋白	高信号	低信号	显著的低信号
亚急性晚期	1～4周	细胞外正铁血红蛋白	高信号	高信号	显著的低信号
慢性早期	数月	细胞外正铁血红蛋白+铁蛋白/含铁血黄素壁	高信号	高信号，周边明显低信号	显著的低信号
慢性晚期	数月至数年	含铁血黄素	等信号	低信号	显著的低信号

物（含铁血黄素）[31,32]（图13.3A）。1996年由Offenbacher等首次在神经影像相关的杂志报道[32]，在MRI的T_2加权梯度回波（T_2*-GRE）序列表现为病灶区域信号消失，由"直径2～5mm的同质的圆形病灶"组成（图13.3）。尽管CMB主要代表影像学的结构，它们与特定

的组织病理学发现有密切联系，即血管周围聚集的含铁血黄素代表了过去的出血病灶[32, 33]（图13.3）。

在MRI，通过下列的影像特点确定CMB：①大小（小）；②形状（例如橄榄形、球形、圆形或点状）；③MRI信号（T_2加权呈极低信号并在这些序列形成明显的磁易感伪影）（图13.3）。然而，自从1996年首次被描述以来，关于MRI对于CMB的诊断标准不同文献之间一直不同，导致研究之间可比性变得困难[34]。

致力于解决这一问题，一个专家团队成立了关于MRI识别CMB的标准化程序指南[31]。根据这些一致的标准，CMB被定义为小的、圆形或椭圆形病灶（而不是线形或曲线形病灶），T_2*-GRE序列和相关的MRI序列呈均匀低信号并且对磁化效应敏感。

MRI T_2加权序列中低信号区域直径明显大于相应的组织病理学检查到的含铁血黄素沉积（图13.3）。这种所谓的"高光溢出效应"的

程度，以及T_2*-GRE序列上CMB的直径，并不仅仅与真实的含铁血黄素的沉积数量有关[31, 35]，而与通常用来反映CMB的MRI参数有显著关系（例如磁场强度，脉冲序列；详见下文）。CMB与ICH在大小上似乎没有连续，而是明显的双峰尺寸分布，CMB相对于ICH的直径有分离而宽间隔的峰值[36]。基于这些数据，共识小组对于MRI T_2*-GRE序列CMB推荐最大尺寸的上限为5～10mm[31, 34, 37, 38]。

共识小组提供了CMB与ICH，蛛网膜下腔出血（SAH），表面铁沉积及海绵状血管畸形，继发性ICH的残留（如动静脉畸形或肿瘤），MRI T_2*-GRE序列上的非出血性低信号原因（如钙化或空气 - 骨磁化相关的信号缺失等）的鉴别[31, 39]。

方法学

自从CMB首次被提出来后，MRI的软件及硬件技术得到了长足进步，在检测CMB的

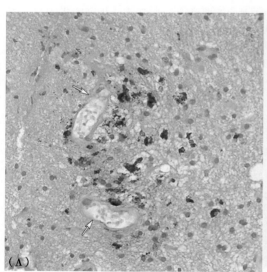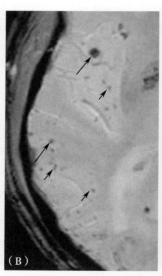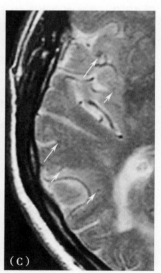

图13.3 脑微出血的组织病理学结果与MRI。被正常或附近正常的脑组织包围的小的、点状的慢性血液代谢产物（含铁血黄素）。（A）陈旧的CMB的普鲁士蓝染色提示两个小皮层血管（箭头所指）及富含含铁血黄素的血管周围巨噬细胞（蓝染），提示既往血管周围出血。（Courtesy of Prof. Dr. Armin Giese, Zentrum für Neuropathologie und Prionforschung, Ludwig-Maximilians-University, Munich, Germany.）（B）具有小点状的疑似脑血管淀粉样病变患者，多发CMB在T_2回波序列（GRE）表现为极低信号。由于所谓的"高光溢出效应"，T_2*-GRE低信号直径比真实的含铁血黄素沉积的直径大，这一点在组织病理学检查已经发现。（C）一些CMB的T_2回波MR序列引起轻微低信号（C中白色长箭头所指），而较小的CMB在此序列上探测不到（C中短箭头所指）

敏感性方面得到了大量改进。关于对 CMB 的描述方法学最显著的进步是基于人群研究的大量的关于患病率的报道（[40～46]，见下文）。尽管 MRI 对检测 CMB 的灵敏性有很强的作用，但是目前尚无一致认为的鉴别 CMB 最优的 MRI 参数。CMB 可以被对磁化作用高度敏感的 MR 序列最好地检出。

如上所述，原则上，在磁敏感序列上发现的 CMB 的低信号直径应该远远大于在组织病理学上发现的相应的含铁血黄素的沉积（表 13.3）。高光溢出现象是由于血液残留物相邻的质子后移引起的[33, 47, 48]。基于目前组织病理学的影像相关研究，高光溢出导致 MR 所描述的病灶直径是组织学检查含铁血黄素沉积的物理直径的 1.57 ± 0.75 倍[49]。T_2^*-GRE 序列高光溢出程度不必与含铁血黄素沉积的物理直径成比例，而是依赖于顺磁物质所呈现出的真实数量（例如离子含量）。

另外，高光溢出效应与 MRI 参数的应用有密切关联，尤其是磁场强度，回声时间（TE），空间分辨率，以及影像后处理技术[31, 35, 50～55]。这些影响 CMB 界定的因素将在以下章节详述。

磁场强度的作用

由顺磁物质产生的磁化效应与磁共振扫描时的静磁场强度成正比。因此，相同数量的含铁血黄素，使用 3T 的磁场强度比 1.5T 的增加了高光溢出效应，导致磁敏感序列中 CMB 直径的增加。另外，高磁场也导致更高的噪音比例[35]。

基于这两种现象，CMB 在高磁场强度的描述多于 1.5T[35, 53, 56, 57]（图 13.4A，B）。这种作用不仅用于对 CMB 数量的描述，研究显示更高磁场 MRI（7T）与标准磁场强度比更能增加 CMB 检测的可靠性[57]。

较高磁场强度的优势是在一定程度上较强的磁化效应不仅仅导致较好地发现 CMB，而且可以增加检出其他区域由于高磁场不均质性导致的磁敏感性伪影，尤其是基底前脑的气 - 骨界面更明显。

回波时间

至于 MRI 序列参数，回波时间（TE）更能反映出 CMB 的清晰度。此参数决定了 MR 激发脉冲和收集信号之间的往返时间。在 CMB 的研究中，TE 常常选择在 25～50ms。TE 时间越长，旋转位移的时间越充分，从而产生较强的磁化效应。因此，TE 的长度对于 T_2^*-GRE 序列检测 CMB 的敏感性非常关键[31]。例如，如果 TE 从 40ms 延长至 60ms，检测到的 CMB 的总数将大大地增加[52]。这种改变会伴随一定程度的图像质量的下降，结果之一是邻近的其他磁场不均一性产生的伪影增多；例如，空气 - 组织界面或靠近颅底区域。因此，延长 TE 增加了 CMB 和"类似物"之间鉴别的不确定性[52]。最理想的 TE 依赖于磁场强度，磁场强度越高，所需的 TE 越短[35, 53]。

空间分辨率

MR 序列的空间分辨率对于小的 CMB，甚至更小的潜在的血红蛋白沉积物的直径的检测是非常关键的。通常来讲，由特定像素提供的信号是在推荐像素内的所有物体的信号强度的平均值。由于这种所谓的部分体积平均值的计算，往往容易低估小于像素大小的真实物体信号。常规脑 MRI 序列的平面内分辨率是在可接受范围内检测 CMB，然而常规 MRI 典型 5mm 或 6mm 层厚的 Z 方位的空间分辨率明显要低。因此，由于上面提到的部分容积效应限制了 CMB 的检测。另一方面，立体像素减少 2 倍会使每一个立体像素的 MR 信号减少 4 倍，因此较高的空间分辨率会导致 MR 信号的缺失。为了克服这一缺点，使用三维傅里叶转换平行成像来获取有亚毫米空间分辨率的高分辨率 T_2^*-GRE 序列及信噪比相对高的信号（重建立体像素大小为 0.5mm×0.5mm×0.8mm）[55]。与传统的二维 T_2^*-GRE 序列相比，这种薄层重建序列能检测到更多的 CMB[55]。此外，层厚

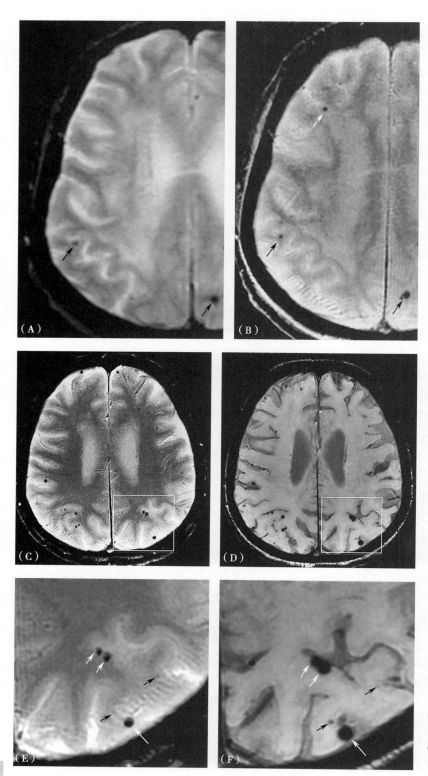

图 **13.4** （A，B）磁场强度对探测 CMB 的影响。一位 80 岁男性患者，可疑脑淀粉样血管病变，皮层及皮层下（箭头所指）严重微出血，A 图显示 1.5TGRE 序列，B 图显示 3T 序列（层厚均为 5mm）。CMB 在 3T 磁共振探测到较高的声噪比，与 1.5T 相比，探测到右侧额叶更多的微出血（B 中白色箭头）。（C-F）磁敏感加权成像（SWI）（D，F）与传统的 T$_2$*-GRE MRI（C，E）相比提高了微出血的检出。一位 73 岁老年患者，可疑 CAA 及多发微出血。由于增强磁敏感效应，与 T$_2$*-GRE 序列（C.E）影像比较，CMB（EF 中白色箭头）在磁敏感序列（D，F）显示了极低信号及较大的直径。另外，SWI 探测到更多和更小的微出血（E，F 中黑色箭头），这些区域在 C 和 D 中用白色矩形标记，在 E 和 F 中各自被放大

的减少不仅能够显示更多的 CMB 数目,而且能有利于探测到由于部分容积效应导致的个别 CMB 的减少。例如,1.5mm 层厚同 5mm 层厚相比,对单个的 CMB 的检测有较高的反差指数[35]。

磁敏感加权成像

如上所述,所有的 T_2* 加权 MR 序列对磁敏感效应都很敏感。最近几年,人们通过不同的方法增强磁敏感效应,主要包括两种。最常用的方法是使用合适的后处理步骤将磁共振信号的幅度信息与相位信息联合起来。这就是大家所了解的磁敏感加权成像(SWI)[58~60]。第二种方法适用于多 TE(中心围绕在 25ms),充分利用了较长 TE 对磁敏感的积极作用,减少单回波长 TE 扫描的几何失真。后一种方法称为 T_2-* 加权血管成像(SWAN)[61]。尽管缺乏系统化的比较研究,视觉上,SWI 和 SWAN 非常接近[62],也就意味着这两种方法在检测 CMB 方面结果相当。

相比较多回波方法而言,SWI 使用幅度信息和相位信息把 CMB 从其他相似物中鉴别出来,如钙化(详情见下面 CMB 鉴别诊断部分)。

SWI 是目前体内检测分析 CMB 最敏感的方法[50,59]。不仅仅检测出更多的 CMB,而且较小的 CMB 也能被检测到(直径 1mm 甚至更小,图 13.4C~F),这为揭示近期组织学研究发现的微小的毛细血管周的含铁血黄素沉积的重要性提供了新的曙光[63~66]。

尽管 SWI 与传统的 T_2*-GRE 相比提高了 CMB 的检测,但是其临床相关性还不肯定。SWI 的全部潜能,例如可靠性、敏感性、特异性及在诊断检查 CSVD 方面的"附加价值"还必须详细探索[31,67,68]。

基于人群基础的 CMB 流行病学研究

大型以人群为基础的研究显示,在无症状的志愿者中 CMB 有很高比例的检出率。在普通人群中关于 CMB 的患病率为 6.4%～23.5%,范围很大。这种差别来源于不同的研究使用了不同的 MR 序列参数和空间分辨率[40,41,43~45]。这种区别也进一步强调使用标准的 MR 序数和报告标准用于比较不同研究之间 CMB 的临床意义的必要性。

基于人群研究提示了在正常老龄和无症状的与年龄相关的出血性 CSVD 之间有明显重叠,尤其是淀粉样血管病(CAA)和高血压相关的微血管病变[46,48]。最近 Rotterdam Scan 研究的人群随访数据提示 CMB 检测的增加有助于鉴别无症状 CSVD 的个体[68,69]。高分辨、非传统的 T_2*-GRE 对患 CMB 的风险预测较任何序列均无 CMB 的患者而言,与传统的 T_2*-GRE 对 CMB 患者的预测相似[68,69]。此外,这些人群比无 CMB 的人群将来再发新 CMB 的风险更高(25% 比 5.9%)。尽管这些结果提示 SWI 比 T_2*-GRE 更有价值,仍需要更多的研究明确 SWI 在 CSVD 的诊断工作中的作用。

CMB 的鉴别诊断

所有的顺磁性物质均可引起 T_2*-GRE MRI 磁敏感伪影,即这些序列上的低信号。基于这些病变的大小和形态,它们与 CMB 高度相似。因此,为鉴别这些所谓的"模仿者"(包括伪影),引入了一系列标准[31,39]。两大类可被区分的 CMB 模仿者分别是:含有血液和血液降解产物的病变(如海绵窦畸形和静脉)及无血液成分的病变(如钙化)。

鉴别真正的 CMB 与其模仿者和伪影的关键影像包括:

1．病变的几何形状(大小和形状)。

2．病变在 MR 其他序列(如 T1 加权和 T2 加权自旋回波序列)和 CT 的信号强度。

3．病变的解剖学定位[31,39]。

根据有代表性的病变的解剖学定位,更倾向于其他的鉴别诊断。在皮层或近皮层下的典型的 CMB 模仿者是小的皮层血管的流空影或部分血流伪影。在基底核和丘脑,可能的诊断应考虑钙化或其他矿物质沉积及深部血管的流空。然而有些 CMB 模仿者（如海绵状血管瘤）可以存在于任何解剖部位。

血管的流空

　　由富含氧的小动脉引起的流空不能产生磁敏感的高光溢出效应。相反，氧合血红蛋白动脉可产生典型的 SWI 高信号[62]。因此，与 CMB 容易区分。相反，CMB 和小静脉的鉴别相当具有挑战，由于静脉血富含脱氧血红蛋白成分。脱氧血红蛋白是顺磁性的，因此在磁敏感序列，特别是 SWI 序列[50]可产生较大的高

光溢出效应，尤其是走行垂直于影像平面的小静脉在单个层面上与 CMB 相似（图 13.5A）。然而，两者不同的三维范围可以鉴别。通过仔细的观察临近的层面，很容易区分线形的小静脉与 CMB 的圆形的流空的形状。根据层面的厚度，单个 CMB 最大存在于两个或三个连续的层面（如 2mm 的层面厚度），而典型的垂直与影像平面走形的血管可超过三个层面（图 13.5A）。

　　SWI 影像的磁敏感相关对照可被后处理增强；例如，最小强度投影影像[60]。在一些可疑

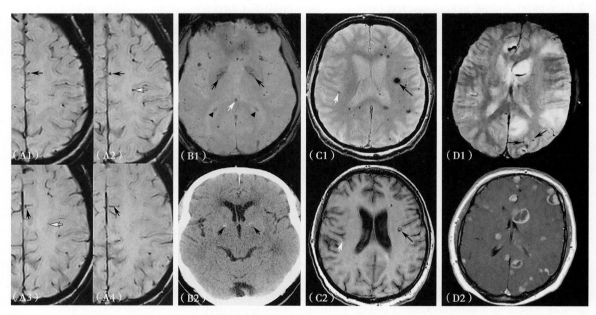

图 13.5　磁敏感序列上脑微出血（CMB）的模仿者。除了 CMB，所有的顺磁性物质均可引起 T₂* 快速梯度回波（GRE）上的磁敏感伪影，导致这些序列上的低信号，模拟 CMB。（A）血管流空模拟 CMB。67 岁老年患者的 SWI 影像，左侧脑叶有一个 CMB（A2 和 A3 上的白色箭头所指）。单个影像层面上垂直走行的小静脉与 CMB 十分相似（A2 上的黑箭头所指）。然而，通过邻近层面的观察，血管和 CMB 不同的三维结构有利于鉴别。CMB 只出现在两个连续的层面（A2 和 A3，白色箭头），血管可追踪至 3 个层面以上（A1~A4，黑色箭头）。（B）钙化模拟 CMB。一名 76 岁老年患者存在脑淀粉样血管病（CAA）和皮质及皮层下的 CMB。除了 CMB，T₂*GRE 显示双侧苍白球前部（B1 中的黑箭头）和松果体区（B1 中的白箭头）低信号。这些是由于特定解剖部位的钙化所致，在非强化的计算机断层扫描（CT）上的高密度影得到证实（例如，B2 的黑箭头提示双侧苍白球前部的钙化）。（C）海绵状血管瘤模拟 CMB。一名 53 岁老年多发海绵窦血管瘤患者。与 CMB 相比，海绵状血管瘤（如，C1 和 C2 中的黑箭头所指）通常不仅在 T₂*-GRE 序列（C1）可被检测到，T₁ 加权序列也可显现（C2）。然而，极小的海绵窦血管瘤（如 C1 和 C2 中的白箭头所指）只能在 T₂*-GRE 序列检测到，因此可与 CMB 鉴别。（D）黑色素瘤脑转移模仿 CMB。一名 49 岁老年恶性黑色素瘤脑转移患者。在 T₂*-GRE 序列（D1），转移灶表现为多发、圆形、低浓度病灶。大和中等大小的转移灶可通过病变周围水肿，对比增强 T₁ 加权序列（D2）的对比剂增强与 CMB 鉴别。然而，小的黑色素转移瘤（如 D1 中箭头所指）可能难以与 CMB 鉴别

的病例中，额外的三维重建信息可以帮助区分 CMB 和血管影。

海绵窦畸形

海绵窦畸形（也称海绵窦血管瘤）是良性血管错构瘤，其内含有大团的扩张的不成熟的血管，含有并排排列的单层内皮细胞，内皮细胞之间无任何神经组织。这些薄壁血管由充满淤血的窦腔组成，在大体病理检查上表现为"桑椹状"结节。海绵状血管瘤的总患病率大约为 0.5%，一项近期关于脑 MRI 中偶然发现的大型基于人群的研究报道普通人群中无症状海绵窦血管瘤患病率为 0.4%[50]。有症状的海绵状血管瘤典型表现为痫性发作（30%～50% 患者）或 ICH（20%～25% 患者[70]）。25% 的患者存在多个海绵状血管瘤。虽然大多数海绵状血管瘤是散发的，也有报道家族性（多发）海绵状血管畸形综合征。在西班牙裔美国人，有报道一个有多变外显率的常染色体显性遗传病[71]。

海绵状血管畸形病灶内 MR 信号特征取决于它们的大小以及伴或不伴有不同的血液降解产物，钙化，部分血栓形成区域，窦内血流量。典型的海绵窦畸形（CM）表现为在 T_1 和 T_2 加权序列上高或混杂信号，含铁血黄素沉积导致的周边低信号（图 13.5B）。更大的海绵状瘤的重要鉴别包括血栓性微动脉瘤，初次 ICH 残留物和继发的肿瘤内 ICH[72]。中到大的海绵状瘤，由于其独特的"桑椹样"外观（图 13.5B），还是在 MRI 上能够容易诊断。另一方面，非常小的海绵状瘤在 T_2*-GRE 上很难与 CMB 鉴别。在这种情况下，最好的鉴别诊断线索是 MR 的 T_1 和 T_2 加权序列的病变信号特征。由于潜在的含铁血黄素沉积非常微小的物理直径，经典的 CMB 通常不能在这些序列检测到，但小的海绵状瘤可通过这些序列上的高或混合信号被识别。在有些情况下，CT 平扫可有助于识别存在 40%～60% 海绵状血管瘤的钙化，而在 CMB 则无类似发现。类似于 CMB 的检测，较传统的 T_2*-GRE MRI，使用 SWI 或更高场强可增加

海绵窦血管瘤的数量[70]。因此，其真实患病率可能比报道的高。

钙化

如二价铁沉积一样，钙化导致 T_2*-GRE 上的低信号。颅内的钙化常位于双侧苍白球前部，脉络膜丛及松果体部位（图 13.5C）的典型部位。识别这种特征性的解剖学分布有助于与 CMB 的鉴别。钙沉积在不常见的位置，例如皮层或皮层下，在常规 T_2*-GRE 上难以与 CMB 鉴别，但 SWI，同时应用幅度信息和相位信息，可区分这两种病变。由于钙化的反磁特性，其在相位图像上表现为高信号，而顺磁性的 CMB 在幅度图像和相位图像上均表现为低信号[73]。如果没有 SWI，CT 也可提供帮助，因为钙化表现为明显的高密度区（图 13.5C）。

恶性黑色素瘤脑转移

一方面由于病变的黑色素成分，另一方面由于其易出血倾向，黑色素瘤脑转移在 T_2*-GRE 上表现为（多发）圆形低信号病变。通常可通过病灶周围水肿，同时存在的黑色素导致的 T_1 加权序列高信号，不同的大小与 CMB 鉴别（图 13.5D）。然而，例外情况是小的黑色素瘤转移灶与 CMB 难以区分[31, 74]。

CSVD 外的隐源性疾病引起的脑微出血

除了鉴别 CMB 模仿者，我们需要了解除了 CSVD 外的很多原因和疾病可作为（多发）小出血病变的潜在病因。这些"继发"的微出血可能与仅基于影像表现诊断的"原发"SVD 相关 CMB 无法鉴别。

头外伤成为继发脑微出血的一个重要原因，尤其外伤性微出血是弥漫性轴索损伤的影像学标记[75]。这种特殊创伤后遗症由对头部的剪切力导致的不同组织，例如灰白质之间的连接的病变所致。除了临床病史，这些往往涉及胼胝体的"组织撕裂性出血"的定位有助于鉴别"原发"CMB[75]。头部外伤的其他影像学发

现有脑实质、硬膜下及硬膜外和蛛网膜下腔出血，以及 T_2 和液体衰减反转恢复序列（FLAIR）高信号和弥散首先区域提示剪切损伤旁的局灶细胞毒性水肿[76]。这里必须要提的另一个重要的疾病是感染性心内膜炎，也表现为多发 CMB[77, 78]。

任何导致一般的出血倾向状态的疾病，如血液病，均可导致微（或大）出血。例如，超过 10% 的新诊断的再生障碍性贫血伴神经系统症状的青年患者（平均年龄：20.5 岁）可发现 CMB[79]。然而，迄今为止，CMB 在血液病方面的报道尚很少。

局灶的 SAH 和幕上脑表面铁沉积病

局灶蛛网膜下腔出血（fSAH）和脑表面铁沉积病（SS）最近被认为是 CSVD 的特殊亚型中的另外典型的影像学发现，即 CAA[80~83]。作为疾病的体内生物标志物的这些发现的值将在散发 CAA 章具体介绍。本章重点介绍它们的影像学特征，鉴别诊断和模仿者。

fSAH 和 SS 的影像学定义及影像学特征

fSAH 定义为半球凸面有限数量的脑沟内急性、非创伤性 SCHs[82, 83]。通常情况下，CT 和 MRI 对检测急性 SAH 同样敏感。在 CT 平扫，fSAH 表现为一个或更多皮层脑沟的高密度区域。对于 MRI，FLAIR 和质子密度加权序列最适合检测急性和亚急性 SAHs，表现为蛛网膜下腔线性高信号影[84, 85]。搏动的脑脊液（CSF）造成的伪影可能使 FLAIR 相上蛛网膜下腔的显示变得模糊。FLAIR 的这个缺点可以通过使用三维 FLAIR 序列或所谓的 PROPELLER 或 BLADE 序列[86]克服。后者通过使用采样 k-空间的另一种方式减少伪影。然而，由于这些搏动性的伪影大多发生于基底池和脑室，通常不影响脑凸面 fSAH 的检测。与 FLAIR 相比，质子密度加权序列不易受 CSF 搏动伪影影响。只要序列参数通过优化使得 CSF 表现为高或等信号，即回波时间（TR）不能太长（如 2200ms[87]），它们

对新鲜蛛网膜下腔出血非常敏感。

相比大多数动脉瘤性 SAH，fSAH 一个显著特点是其范围局限。尽管他们可影响数个相邻脑沟，通常局限于一个脑沟或甚至一个脑沟内的一小部分。因此，为了不错过微小一个的 fSAH，必须高度怀疑且仔细分析图像。CT 平扫数据库的薄层多平面重建可有助于可疑的病例[L. Ertl, D. Morhard, M. Deckert-Schmitz, 等（未发表）]。

幕上 SS 定义为蛛网膜下腔和大脑凸面脑沟和脑回浅表皮层[80, 81, 88]。既可以是局灶的（局限在最多三个脑沟），也可为弥散性的（包括四个或更多脑沟）[81]（图 13.6）。类似 CMB，SS 潜在的含铁血黄素导致磁敏感序列即 T_2^*-GRE 和 SWI（图 13.6）上显著的高光溢出效应，因此，对于 CMB 讨论的 MR 扫描参数方法学的考虑基本同样也适用于 SS（图 13.6）。根据含铁血黄素确切的定位（见下幕上 SS 的病理生理部分），SS 在这些序列上表现为或者蛛网膜下腔单一线性低信号或者皮层表面几乎平行的双线性低信号（图 13.6）。这种轴位的"轨道样"征象由两边相邻皮层表面沉积的线性低信号的含铁血黄素，和中间正常的蛛网膜下腔相对高信号所致[80]（图 13.6）。

幕上 SS 的病理生理学

应区分两类不同病原学类型的颅内 SS。与 CSVD 相关的 SS- 更确切地称为 CAA——主要且几乎单独影响幕上皮层凸面脑沟和脑回，而另一种类型的铁沉积病，即经典"中枢神经系统 SS"主要影响幕下部分（后颅窝、脑干、基底池和脊髓），是除 CSVD 外疾病过程的主要特征[88]。

尽管这两种类型 SS 病原学和临床表现不同，铁沉积形成的病理机制却相似。二者均由先前的 SAH 残余物组成，主要为充满含铁血黄素的巨噬细胞[80, 89]。CSVD 相关 SS 由急性、局限的 fSAH 降解产物组成，可临床静息或有症状（见散发 CAA 章），幕下铁沉积可由临床不

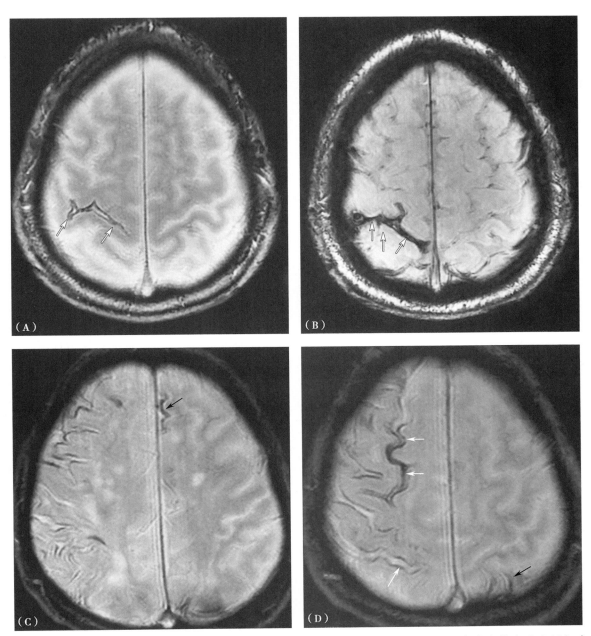

图 13.6　幕上脑表面铁沉积病（SS）的磁共振成像（MRI）检查所见。两个不同的患者患符合波士顿标准（表 13.3）的可能的脑淀粉样血管病和局灶（患者 1，A，B）或弥散的（患者 2，C，D）幕上 SS（如箭头所指）。依据含铁血黄素的具体位置，SS 分别在 T_2*- 梯度回波（GRE）（A，C，D）和磁敏感加权影像（SWI）显示（B），或者表现为蛛网膜下腔中单一线型低信号影，或者为皮层表面两条几乎平行的线性低信号。这种轴位的"轨道样"表现由中间正常的蛛网膜下腔相对高信号，两边相邻皮层表面含铁血黄素沉积的线性高信号所致（如 A 中箭头）。需要注意相比传统的 T_2*-GRE（A），SS 在 SWI（B）上表现更显著的低信号

明显的持续蛛网膜下腔小出血所致[88, 89]。这些幕下铁沉着部位断断续续或持续出血可由不同病理机制所致，如 CNS 肿瘤，外伤，头或脊

髓损伤[88]。与出血原因无关，这种类型的铁沉积表现为相对恒定的影像学表现和典型临床症状：慢性进展性共济失调，小脑性构音障碍，感

音性听力减退，病理征[88]，以及 CSVD 相关 SS 未发现的症状。

fSAH 和 SS 的模仿者

为了避免误解，大家应该知道 fSAH 和 SS 的可能模仿者。除了 fSAH，动脉内注射碘造影剂后[92]，由于 MRI 检查时给予氧气，气体的 T_1 缩短效应[93]，在炎症和癌性脑膜病也可发现 FLAIR 加权像上的脑沟高信号[90,91]，另外，金属结构，如牙套可妨碍液体抑制，从而导致 FLAIR 上脑沟高信号伪影[94]。在 CT 平扫，邻近骨的部分容积效应可能模仿或使 fSAH 模糊。在可疑的病例，MRI 可能用于证明或排除 fSAH。

SS 在 T_2*-GRE 的重要模仿同样包括皮层线性或表面钙化，以及皮层静脉血栓形成和正常的脑血管（尤其静脉）。根据 CT 上的高密度影，CT 可鉴别钙化与 SS。在皮层静脉血栓，与 SS 相比，血管内凝块通常可造成磁敏感序列更明显的高光溢出效应，导致平行于病变层面的管状体，垂直于病变层面的圆形到椭圆形的横截面[81,95]。此外，没有走行在皮层脑沟内，而在脑凸面表面的受累静脉，有助于鉴别静脉凝块和 SS。类似于静脉血栓形成，正常的静脉可通过它们不同的解剖结构与 SS 区别。

非 CSVD 相关的 fSAH 和 SS：鉴别诊断

过去的十年，病例报道和系列个案报道了各种各样的非创伤 fSAH 的可能病因[83,96,97]。然而，最近的研究表明，CAA 和可逆脑血管收缩综合征（RCVS）是迄今为止 fSAH 最常见的原因，老年患者（>60 岁）fSAH 大多由 CAA 引起，RCVS 是年轻患者的最可能病因[81,82,96~98]。

罕见的 fSAH 病因包括中枢神经系统原发脉管炎，继发过度灌注综合征，例如，颈动脉内膜剥脱或颈动脉支架术后，或皮层静脉血栓形成[99~102]。

所有的上述 fSAH 原因均可导致 SS，急性 ICH 残留物，因此 SS 可被认为是潜在的鉴别诊断。

出血性 CSVD 的影像学：特殊的类型

散发 CAA

散发 CAA 定义为 β- 淀粉样蛋白（Aβ）在大脑皮层和软脑膜血管壁[103~105]的沉积。虽然可出现伴随的缺血性病变（如白质病变、微梗死），但 CAA 主要表现为出血的临床表现[106]。目前体内 CAA 诊断标准主要依赖于出血性病变的出现[81,107]。

CAA 的病理在老年人群中非常普遍，患病率超过 60%，往往与阿尔兹海默病病理相关[103~105]。在散发 CAA 中，Aβ 主要沉积在枕叶，其次为额叶，颞叶和顶叶[108~111]。在疾病的晚期，小脑也可受累，而深部灰质核团，白质，和脑干通常幸免[112]。血管淀粉样蛋白沉积物的这种典型解剖学分布反映了疾病脑实质出血的解剖学定位。组织学检查发现典型的网格状结构，中心为严重受累血管，邻近区域为弱或无 Aβ 沉积的血管[108]。

CAA 最具破坏性的后果之一是症状性脑叶 ICH[113]。脑叶出血是皮层和（或）皮层下的大出血（即为灰白质交界区）——相对于高血压相关微血管病的深部 ICH，通常位于深部灰质核团或脑干（图 13.7）脑叶出血更常见于后部（枕叶和颞叶后部）。脑叶 ICH 的患者复发风险很高，这些出血是 CAA 发病率和死亡率的重要来源[108,110,113,114]。散发 CAA 占 60 岁以上患者所有"原发"ICH 的 15%～20%，因此是老年患者 ICH 主要危险因素。在任何年龄超过 55 岁，至少有一处脑叶实质出血的患者，CAA 应被视为非创伤性 ICH 的原因。在老年人群每年复发率约为 10%，与非 CAA 相关深部 ICH 相比，脑叶出血的幸存者复发风险更高[108,113,115~117]。CAA 患者反复发作 ICH 常常影像最初出血相同的脑叶[113]。急性脑叶 ICH 患者，在 T_2*-GRE 序列，可检测到之前的小的临床症状不明显的 ICH。CAA 相关 ICH 复发的已知危险因素

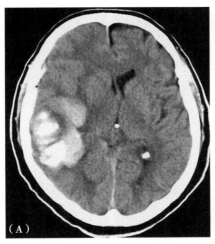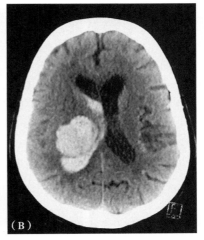

图 13.7　脑叶和深部 ICH（ICH）。（A）根据改良的波士顿标准（表 13.3），一个可能的脑淀粉样血管病（CAA）患者的 CT 平扫和右侧颞叶的急性脑叶 ICH，显示 CAA 相关的脑叶 ICH，典型的皮层和（或）皮层下区域。（B）CT 平扫显示一例高血压相关血管病患者，右侧丘脑的急性、深部 ICH，破入侧脑室

有载脂蛋白 E（APOE）ε2 或 ε4 等位基因，既往 ICH 病史，后续成像的 CMB[116, 118]。

除了急性脑叶 ICH，CAA 特征性的 MRI 生物标记包括：

- （多发）CMB
- 急性 fSAH
- 幕上 SS
- 片状或融合的微血管 WML（mWML）
- 静息的急性，脑微梗死

类似于大的症状性 ICH，CAA 相关 CMB，通常表现为脑叶、皮层 - 皮层下分布，更常见于后部脑叶[113, 119]，基底核、丘脑和脑干都未能幸免（图 13.8）。CMB 的存在与脑叶 ICH 复发风险有关[116]，说明 CAA 中的 CMB 不仅有诊断价值，而且提示预后。通过结合 T_2*-GRE MRI 和无创性匹兹堡复合物 B（PIB）淀粉样蛋白成像，一项横断面研究显示与对照组模拟病变相比，CMB 部位 PiB 滞留增加。一项纵向检测 PiB 和 CAA 中新发 CMB 部位关系的研究也发现这种联系[120]。这些发现表明 CAA 相关的 CMB 更容易发生在淀粉样蛋白浓集的局部区域[121]。

几个大型社区研究发现老年总人口中有相当比例（范围：6.4%～23.5%）的明确脑叶 CMB[40, 41, 43～45]。这些研究人群中[122]，明确的脑叶 CMB 还与散发 CAA 的一个重要危险因素——APOEε4 等位基因高度相关。这些发现强有力地表明，明确脑叶 CMB 可能是亚临床 CAA 的标记物。如果明确脑叶 CMB 作为亚临床 CAA 预测指标的重要性在进一步的研究中得到证实，它可以作为识别症状出现前个体重要的生物学标记，这些可能受益于新的治疗药物。

近年来，既往 fSAH 残留物，急性 fSAH 和 SS 被认为是 CAA 的新的重要生物学标记物[80～83, 98]（图 13.6）。在组织学证实的散发 CAA 队列中，发现局灶性和弥漫性 SS 患病率 >60%[81]。

基于数个病例报道和小的系列个案，有假设 fSAH 和 SS 可能是 CAA 患者短暂性神经系统症状发作的原因[83, 123～126]。这些缺损通常是一成不变的（短暂偏瘫和偏身感觉障碍），不同作者有不同的描述，"短暂性缺血发作"，"先兆样"，"偏头痛的"，或"局灶性痫性发作"[124, 125, 127, 128]。这些患者中检测到的 fSAH 最常影响中央沟[124, 125, 127, 128]。然而，这些患者的 T_2*-GRE MRI 往往可显示涉及脑凸面其他部分的弥漫

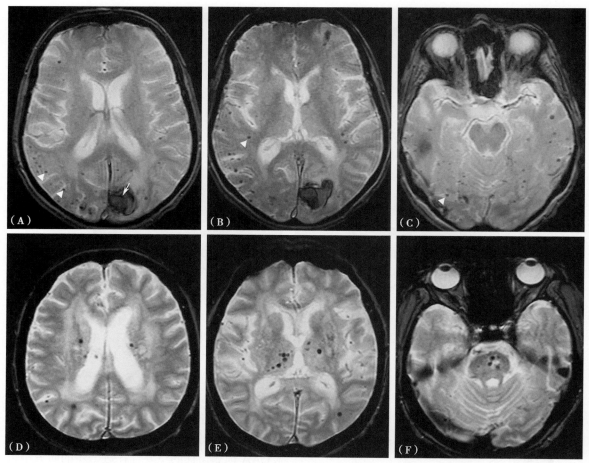

图13.8　淀粉样脑血管病（CAA）和高血压相关微血管病不同的脑微出血（CMB）分布（A~C）。根据波士顿标准（表13.3），一名69岁可能的CAA的老年患者。T_2^*梯度回波（GRE）影像显示脑叶、皮层 - 皮层下区域多发CAA相关CMB。（如A~C中箭头所示），一个近期的脑叶大出血（A中细箭头所示）。图中可见典型的CAA相关CMB不累及基底核、丘脑和脑干。（D~F）一名84岁老年患者患有高血压相关微血管病和多发深部CMB，CMB多位于丘脑和脑桥

性 SS[125]。这一观察表明症状性，急性fSAH可能只代表"冰山一角"，而其他弱脑功能区可能在临床无症状和急性期不显影。仍缺乏急性CAA相关fSAH的患病率和发病率的系统性前瞻数据。

除了与CAA患者短暂性神经系统症状发作的假定原因相关，fSAH和SS可能对CAA患者有预后价值。一项近期的51例SS和根据改良的波士顿标准定义的可能或很可能CAA患者中，在中期随访的35.3个月内，发现35.3%的患者有新发ICH。在25.5%的案例

中，随访的ICH位置紧邻之前的SS[129]。这些回顾性数据可能表明伴有SS患者在之前存在SS部位继发ICH的高风险，SS可被认为是该位置将来ICH的警示征。然而，淀粉样蛋白、fSAH、SS之间精确的解剖关系和CAA中这些发现的临床和预后的意义，仍需较大的前瞻性研究明确。

脑室周围和深部融合成片的mWML是CAA另一种非常常见的发现。虽然一些研究发现CAA相关mWML和由高血压相关微血管病变所致的mWML之间区别不大[130,131]。其他研

究发现后部脑区最先受累[131, 132]（图 13.9）。有证据表明，CAA 相关 mWML 可能由脑室周围白质慢性低灌注和继发于皮层小血管淀粉样物质沉积的血脑屏障破坏[133~135]引起，或由无症状缺血性病变的累积引起[136~138]。

虽然无症状缺血性梗死是 CAA 晚期病理组织学一个众所周知的发现[139~143]，这些病变最近才被认为是该病的常见影像发现[136, 144]。弥散加权成像，作为急性缺血性病变最敏感的检测方法，显示了无症状（"沉默"）CAA 晚期患者急性缺血性病变的高发病率。这些病变与 mWML 严重程度和 CMB 负担有关，且常于近期 ICH 后被发现[137, 145, 146]。

一种独特的临床和影像学表现，其特点是亚急性认知功能减退，癫痫发作，血管源性水肿导致的弥漫型高信号，已在一部分 CAA 患者中发现。CAA 的这种急性临床表现与病理组织检查的血管炎和血管周围炎的证据相关，因此被称为 CAA 相关炎症（CAA-RI）[147~152]。重要的是，要注意这种特别的实体，因为它代表了快速认知功能减退一个潜在可治疗的病因，而且对免疫抑制治疗，如皮质类固醇激素的良好应答是常见的。典型的影像学表现包括斑片状或融合成片，不对称的白质高信号，可

表现为局部占位效应类似肿瘤[152, 153]。但可能反映的是血管源性水肿。一些病例也报道了片状软脑膜和脑实质对比增强，大多数患者发现伴随的 CMB（图 13.10）。DSA 可能显示这部分患者脑动脉远端分支细微凹凸，但在大部分情况下是正常的[152]。2011 年，Chung 等[152]根据已发表病例的临床和影像学表现提出诊断标准（表 13.2）。CAA-RI 主要的鉴别诊断包括可逆后部脑病综合征（PRES），感染性疾病（尤其进行性多灶白质脑病），急性播散性脑脊髓膜炎和肿瘤性疾病（如原发中枢神经系统淋巴瘤和大脑神经胶质瘤病）[152]。

CAA-RI 的病理机制尚未完全清楚。然而，受累患者脑脊液自身抗体 Aβ40 和 Aβ42 的存在提示针对血管 Aβ 沉积的免疫反应是一个潜在原因[81]。有趣的是，CAA-RI 临床和影像学表现与使用巴匹珠单抗（bapineuzumab），Aβ42 抗体，治疗阿尔茨海默病的临床试验的不良事件中观察到的脑实质改变惊人的相似[154]。这些变化主要发生在接受高剂量抗体的患者和 APOEε4 等位基因携带者，提示抗 Aβ 抗体和 APOEε4 等位基因在自发 CAA-RI 病理机制中的作用。

迄今为止，不存在诊断性试验用于活体

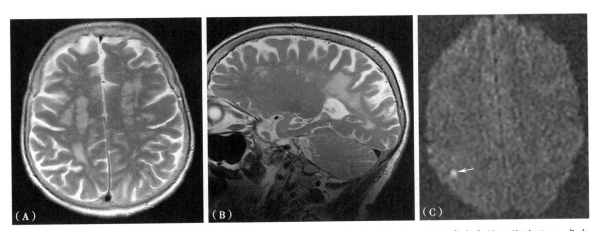

图 13.9　非出血性脑淀粉样血管病（CAA）的例子。根据波士顿标准诊断的一名 69 岁老年很可能的 CAA 患者（表 13.3）。轴位（A）和矢状位（B）显示脑室旁斑片状融合的微血管病的脑白质病变，优先累及后部脑区（如顶叶白质）。弥散加权磁共振成像（C）检测到右侧顶叶一个不活动的皮层微梗死灶，由于弥散受限在弥散加权成像上表现为高信号（C 中箭头）

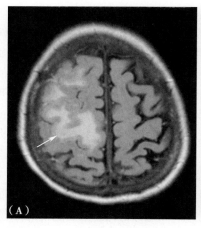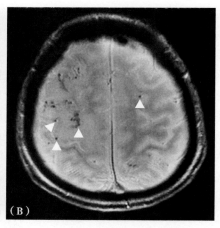

图 13.10　脑淀粉样血管病（CAA-RI）炎症亚型。一名 78 岁病理证实的脑淀粉样血管病炎症亚型（CAA-I）患者。（A）液体衰减反转回波（FLAIR）- 加权序列显示融合，非对称白质脑病改变，伴有右侧额叶白质细微的局灶占位效应，累及皮层下 U 形纤维（如 A 中箭头）。T_2*- 梯度回波（GRE）显示多发皮层和皮层下相关脑微出血（如 B 中箭头）

CAA 以明确诊断。"经典"和"改良的"波士顿标准评估了活体存在 CAA 的可能性，基于神经影像研究的 ICH 损伤的类型包括可能和很可能 CAA[81, 107]。"经典的"波士顿标准要求局限于脑叶、皮层或皮层下区域的一个或多个出血，包括年龄超过 55 岁患者的小脑出血，可分别诊断可能或很可能 CAA[107]（表 13.3）。最初的标准没有讨论脑叶出血的大小；然而，最近有研究表明标准中包括皮质 - 皮质下 CMB 作为"出血"增加了敏感性[155]。基于 SS 是病理证实 CAA 唯一的病理 MRI 发现，"改良的"波士顿标准包括推荐 SS 作为 CAA 影像学标记[81]（表 13.3）。这种改良提高了标准的敏感性，又限制特异性[81]。

如上详述，T_2*-GRE 和 SWI 对急性，亚急性和慢性血液产物非常敏感，因此非常适合用于检测 CAA 的各种出血表现（ICH，CMB，SS 和 fSAH）。为了检测或排除急性 fSAH 和 CAA 相关 mWML，疑似 CAA 的 MRI 方案还应包括 FLAIR 和（或）质子密度或 T_2 加权序列。此外，推荐弥散加权成像用于检测亚临床小梗死。CTA，MRA 和 DSA 常用于 CAA 患者。近期开发的用于体内检测 CAA 脑淀粉样蛋白沉积的

正电子发射断层扫描（PET）淀粉样蛋白示踪剂的潜在附加价值将在下面讨论。

表 13.2　CAA-I* 的鉴别诊断

很可能的 CAA-I
满足以下所有：
● 急性或亚急性起病
● 年龄在 40 岁或以上
● 具有以下至少一个临床体征：头痛，精神或行为改变，局灶性神经系统症状或癫痫发作
● MRI 显示片状或融合 T_2 或 FLAIR 高信号：
○ 通常非对称
○ 伴或不伴有占位效应
○ 伴或不伴有软脑膜或脑实质增强
● 磁敏感加权 MRI 序列上有既往 CAA 证据：
○ 多发皮层和皮层下出血或微出血和（或）
○ 近期或既往脑叶出血
● 排除肿瘤，感染或其他原因
明确的 CAA-I
满足上述所有且组织病理证实：
● 血管周围，透壁或壁间炎症
● 皮质和软脑膜受影响区域血管内淀粉样蛋白沉积

*Chung 等提出[152]

　　CAA，脑淀粉样血管病；CAA-I，脑淀粉样血管病炎症亚型；FLAIR，液体衰减反转恢复；MRI，磁共振成像

表13.3　CAA 相关的脑出血的经典和改良的波士顿标准

	经典波士顿标准	改良波士顿标准
确定CAA	全部尸检证实： ● 脑叶，皮质或皮质下出血 ● 伴有血管病变的重度 CAA ● 排除其他病变的诊断	无更改
具有支持病理结果的很可能 CAA	临床数据和病理组织（血肿清除或皮质活检）显示： ● 脑叶，皮质或皮质下出血 ● 标本有一定程度的 CAA ● 排除其他病变的诊断	无更改
很可能的 CAA	临床数据和 *MRI* 或 *CT* 显示： ● 多发的出血局限于脑叶，皮质或皮质下区域 ● 年龄≥55 岁 ● 排除其他出现原因	临床数据和 *MRI* 或 *CT* 显示： ● 多发的出血局限于脑叶，或皮质下区域（可有小 ICH）或 ● 单个脑叶，皮质或皮质下出血和局灶 * 或弥漫 † 脑表面铁沉着 ● 年龄≥55 岁 ● 排除其他出血或表面铁沉着原因
可能的 CAA	临床数据和 *MRI* 或 *CT* 显示： ● 单个脑叶，皮质或皮质下出血 ● 年龄≥55 岁 ● 排除其他出血原因	临床数据和 *MRI* 或 *CT* 显示： ● 单个脑叶，皮质或皮质下出血或 ● 局灶 * 或弥漫 † 脑表面铁沉着 ● 年龄≥55 岁 ● 排除其他出血或表面铁沉着原因

见 Linn 等[81] 和 Kundsen 等[107]

* 铁沉着局限于三个或更少的脑沟

† 铁沉着影响至少四个脑沟

CAA，淀粉样血管病；CT，计算机断层；MRI，磁共振成像

高血压相关微血管病

这种非常常见的 CSVD 散发形式文献中曾被定义为各种名字，如退行性微血管病、高血压性微血管病和小动脉硬化[133,156~158]。高龄、高血压、糖尿病及其他危险因素（如尼古丁、高胆固醇血症）[133,157,159] 导致起源于前、中、后脑动脉或基底动脉的深穿动脉的慢性微血管改变。

组织病理学上，可见脂质玻璃样改变所致的血管壁严重的动脉粥样硬化和增厚（脂质透明样变，血浆血管破坏和急性高血压性纤维素样坏死）以及提示血管中层和平滑肌退行性变的假性动脉瘤[158,160~164]。这些微血管的改变可导致血管壁顺应性降低，因此血管反应性受

损[160]。因此，受累深穿动脉的血管区域可发现缺血性和出血脑实质病变。

融合成片的高血压相关的 mWML 通常影响深部和脑室旁白质和脑桥，不累及皮层下 U 形纤维、外囊和胼胝体。除了 mWML，深部灰质核团（基底核、丘脑），内囊，脑干，深部和血管周围白质的腔隙性梗死均是高血压相关微血管病的影像学特点。基底核和丘脑的腔隙性梗死大多由于慢性脂透明样变和动脉粥样硬化改变所致，而小动脉粥样硬化是 mWML 和白质腔隙性梗死的主要原因[158]。1%～5% 的高血压相关微血管病病例可发现基底核，丘脑、脑干和小脑多发 CMB，且常出现在疾病晚期[163,164]（图 13.8D～F）。近来，深部区域扩大的血管周围间隙成为高血压相关微血管病的另一个影像

学标记，但仍需要进一步研究，以确定其对于疾病的诊断相关性[165~167]。

急性 ICH 是高血压相关微血管病最具破坏性的并发症，由纤维素样坏死所致。类似于 CMB 和腔隙性脑梗死，急性高血压相关 ICH 最常见于基底核（60%~65%）和丘脑（15%~25%）（由大脑中动脉和大脑后动脉的小穿通动脉供血的脑区，图 13.7B）。10% 的病例有脑桥和小脑受累，而脑叶 ICH 在高血压相关微血管病中少见。尽管任何 ICH 可出现继发脑室出血，丘脑出血更易于破入脑室。由于血块阻塞室间孔或导水管导致 CSF 循环受阻，脑室出血可导致脑积水，这是预后不良的危险因素[168]。

MRA，CTA 和 DSA 可能显示高血压相关微血管病患者颅内血管迁曲，反映了长期严重动脉高压的继发改变，但通常是正常的。

出血性 CSVD 不常见的原因

遗传性 CAA

除了 CAA 的常见散发形式，各种各样的罕见遗传性 CAA 及其遗传学特征得到认识[169~172]。虽然都是非常罕见的疾病，在特定家族中往往表现为常染色体显性遗传病的形式，但它们是常见散发形式的重要疾病模型[169~172]。CAA 的遗传亚型包括 Aβ 型和非 Aβ 型血管沉积。脑叶 ICH 以 Aβ 型和非 Aβ 冰岛型为特征[173]。

遗传性脑出血伴淀粉样变的荷兰型（HCHWA-D），最初在荷兰两个村庄的家庭中描述，是特点最详细的遗传性 CAA。由 21 号染色体上的淀粉样前体蛋白基因的 693 位密码子的一个单碱基突变（G 和 C 碱基更换）引起[174]，临床表现为卒中（主要以出血为主）和认知功能减退[155, 175]。HCHWA-D 的 MR 表现与散发 CAA 相似，包括 ICH、CMB、SS 和 mWML[155]。类似于散发 CAA、ICH 和 CMB 只存在于脑叶和皮质下区域或小脑，而基底核、丘脑和脑干不受累[155]。CMB 常在有症状的患者中发现，但也可出现于无症状的突变携带者[176, 177]。

COL4A1 相关 CSVD

近年来，编码 IV 型胶原 α1 链的 COL4A1 基因被公认为 SVD 的潜在单基因病因[178]。这种家族性的血管病在儿童和成人可有缺血和出血性表现。小儿偏瘫和先天性畸形（多由围生期出血造成）是小儿疾病最常见的表现。脑 MRI 缺乏特异性，包括弥漫性 mWML（63.5%），深部和皮质下 CMB（52.9%），腔隙性卒中（13.5%）和扩大的血管周围间隙（19.2%）。此外，超过 40% 的受试者（255）中发现颅内动脉瘤，且患者可患症状性 ICH[179~183]。另外，中小视网膜动脉明显迁曲（无微血管异常、血管迁曲、视网膜缺血改变或视力丧失）与突变相关。这些视网膜小动脉异常表现为或者无症状或视网膜出血及短暂性视力丧失[183]。

CSVD 影像学新方法

功能 MRI

功能 MRI（fMRI）能够使静息状态和外部任务响应时的在体脑功能可视化。虽然少有特定的出血性 CSVD 患者的 fMRI 研究，确可深入了解其潜在病理机制以及血管损伤和脑功能之间关系。例如，最近的一项关于可能的 CAA 患者的研究表明晚期的 CAA 对视觉刺激的反应与对照组比较有显著差异，提示生理刺激下血管反应性减弱[184]。

血管性淀粉样蛋白的分子活体成像

虽然 MRI 异常反映了脑内的 Aβ 沉积，近来淀粉样蛋白特异 PET 显像的发展首次实现直接在体检测。迄今为止，最广泛研究的淀粉样蛋白示踪剂是 11C- 匹兹堡复合物 B（11C-PiB），与脑实质和脑内 Aβ 结合。CAA 患者较健康老年人总体吸收 PiB 增加，与阿尔茨海默病患者相比，PiB 优先滞留在枕部[185, 186]。正如上述讨论，PiB 揭示的 CMB 和淀粉样蛋白沉积的空间关系分析显示 CMB 优先聚集在淀粉样蛋白浓集区域[121]。此外，无症状老年受试者的 Aβ 沉积与脑叶 CMB 显著相关[187]。这些数据表明淀粉样蛋白 PET 可在体检测确诊的 CAA，甚至在疾病的无症状阶段，因此可能对疾病监测和未来治疗策略具有重要价值。然而，必须考虑到 11C-PiB 和其他淀粉样蛋白示踪剂不仅标记血管，也标记老年斑的 β- 淀粉样蛋白，因此限制了它们诊断 CAA 的特异性。最近，有报道在转基因小鼠中吩噻嗪衍生物试卤灵可优先与血管淀粉样蛋白结合，因此可作为潜在的 CAA 特异淀粉样蛋白示踪剂[188]。

超高场强 MRI

在 7T 或更高磁场强度的超高场强 MRI 通过提高空间分辨率和磁化率效应（见上述磁场强度作用章节），为在体诊断 CSVD 提供了另一种有前景的方法。超高场强 MRI 预计对脑实质的血液成分更敏感，因此对早期诊断出血性脑微血管病具有重要作用[189]。除了可能改善 CSVD 经典 MRI 征象的描述，超高场强 MRI 也可检测到普通场强检测不到的异常。一项对甲醛溶液固定的脑标本的研究显示，所有的有组织学证据脑淀粉样蛋白沉积的样本中发现低信号病灶，对照组则无。作者推测，他们的研究结果为微淀粉样蛋白沉积直接 MRI 可视化提供可能性[190]。明确超高场强 MRI 在 CSVD 诊断评估的附加价值，还需要进一步的研究。

（石文磊　赵秀欣 译）

参考文献

1. Fewel ME, Thompson BG Jr, Hoff JT. Spontaneous intracerebral hemorrhage: a review. *Neurosurg Focus* 2003;15:1–16.

2. Qureshi AI, Tuhrim S, Broderick JP, et al. Spontaneous intracerebral hemorrhage. *N Engl J Med* 2001;344:1450–1460.

3. Linn J, Brückmann H. Differential diagnosis of nontraumatic intracerebral hemorrhage. *Klin Neuroradiol* 2009;19:45–61.

4. Foulkes MA, Wolf PA, Price TR, Mohr JP, Hier DB. The Stroke Data Bank: design, methods, and baseline characteristics. *Stroke* 1988;19:547–554.

5. Parizel PM, Makkat S, van Miert E, et al. Intracranial hemorrhage: principles of CT and MRI interpretation. *Eur Radiol* 2001;11:1770–1783.

6. Khosravani H, Mayer SA, Demchuk A, et al. Emergency noninvasive angiography for acute intracerebral hemorrhage. *AJNR Am J Neuroradiol* 2013; 34:1481–1487.

7. Delgado Almandoz JE, Schaefer PW, Forero NP, et al. Diagnostic accuracy and yield of multidetector CT angiography in the evaluation of spontaneous intraparenchymal cerebral hemorrhage. *AJNR Am J Neuroradiol* 2009;30:1213–1221.

8. Yeung R, Ahmad T, Aviv RI, et al. Comparison of CTA to DSA in determining the etiology of spontaneous ICH. *Can J Neurol Sci* 2009;36:176–180.

9. Zhu XL, Chan MS, Poon WS. Spontaneous intracranial hemorrhage: which patients need diagnostic cerebral angiography? A prospective study of 206 cases and review of the literature. *Stroke* 1997;28:1406–1409.

10. Kim J, Smith A, Hemphill JC, 3rd, et al. Contrast extravasation on CT predicts mortality in primary intracerebral hemorrhage. *AJNR Am J Neuroradiol* 2008; 29:520–525.

11. Wada R, Aviv RI, Fox AJ. CT angiography "spot sign" predicts hematoma expansion in acute intracerebral hemorrhage. *Stroke* 2007;38:1257–1262.

12. Demchuk AM, Dowlatshahi D, Rodriguez-Luna D, et al. PREDICT/Sunnybrook ICH CTA Study Group. Prediction of haematoma growth and outcome in patients with intracerebral haemorrhage using the CT-angiography spot sign (PREDICT): a prospective observational study. *Lancet Neurol* 2012;11:307–314.

13. Koculym A, Huynh TJ, Jakubovic R, Zhang L, Aviv RI. CT perfusion spot sign improves sensitivity for prediction of outcome compared with CTA and postcontrast CT. *AJNR Am J Neuroradiol* 2013;34:965–970.

14. Fiebach JB, Schellinger PD, Gass A, et al. Stroke magnetic resonance imaging is accurate in hyperacute intracerebral hemorrhage: a multicenter study on the validity of stroke imaging. *Stroke* 2004;35:502–506.

15. Kidwell CS, Chalela JA, Saver JL, et al. Comparison of MRI and CT for detection of acute intracerebral hemorrhage. *JAMA* 2004;292:1823–1830.

16. Lummel N, Lutz J, Brückmann H, Linn J. The value of magnetic resonance imaging for the detection of the bleeding source in non-traumatic intracerebral haemorrhages: a comparison with conventional digital subtraction angiography. *Neuroradiology* 2012;54:673–680.

17. Bradley WG Jr. MR appearance of hemorrhage in the brain. *Radiology* 1993;189:15–26.

18. Hayman LA, Taber KH, Ford JJ, Bryan RN. Mechanisms of MR signal alteration by acute

intracerebral blood: old concepts and new theories. *AJNR Am J Neuroradiol* 1991;12:899–907.

19. Linn J, Wiesmann M, Brückmann H, eds. [*Atlas Klinische Neuroradiologie.*] Berlin: Springer-Verlag; 2011 [in German].

20. Allkemper T, Tombach B, Schwindt W, et al. Acute and subacute intracerebral hemorrhages: comparison of MR imaging at 1.5 and 3.0 T – initial experience. *Radiology* 2004;232:874–881.

21. Sohn CH, Baik SK, Lee HJ, et al. MR imaging of hyperacute subarachnoid and intraventricular hemorrhage at 3T: a preliminary report of gradient echo T2*-weighted sequences. *AJNR Am J Neuroradiol* 2005;26:662–665.

22. Seidenwurm D, Meng TK, Kowalski H, Weinreb JC, Kricheff II. Intracranial hemorrhagic lesions: evaluation with spinecho and gradient-refocused MR imaging at 0.5 and 1.5 T. *Radiology* 1989;172:189–194.

23. Hadizadeh DR, Falkenhausen M von, Gieske J, et al. Cerebral arteriovenous malformation: Spetzler–Martin classification at subsecond-temporal-resolution four-dimensional MR angiography compared with that at DSA. *Radiology* 2008;246: 205–213.

24. Unlu E, Temizoz O, Albayram S, et al. Contrast-enhanced MR 3D angiography in the assessment of brain AVMs. *Eur J Radiol* 2006;60:367–368.

25. Taschner CA, Gieseke J, Le Thuc V, et al. Intracranial arteriovenous malformations: time-resolved contrast-enhanced MR angiography with combination of parallel imaging, keyhole acquisition, and k-space sampling techniques at 1.5 T. *Radiology* 2008;246:871–879.

26. Meckel S, Maier M, Ruiz DS, et al. MR angiography of dural arteriovenous fistulas: diagnosis and follow-up after treatment using a time-resolved 3D contrast-enhanced technique. *AJNR Am J Neuroradiol* 2007;28:877–884.

27. Fasulakis S, Andronikou S. Comparison of MR angiography and conventional angiography in the investigation of intracranial arteriovenous malformations and aneurysms in children. *Pediatr Radiol* 2003;33:378–384.

28. Wintermark M, Dillon WP. Advanced CT and MR imaging techniques: an academic whim or a clinical standard in the making? *AJNR Am J Neuroradiol* 2006;27:1257.

29. Werring DJ, Frazer DW, Coward LJ, et al. Cognitive dysfunction in patients with cerebral microbleeds on T2*-weighted gradient-echo MRI. *Brain* 2004;127:2265–2275.

30. Cordonnier C. Brain microbleeds: more evidence, but still a clinical dilemma. *Curr Opin Neurol* 2011;24:69–74.

31. Greenberg SM, Vernooij MW, Cordonnier C, et al. Microbleed Study Group. Cerebral microbleeds: a guide to detection and interpretation. *Lancet Neurol* 2009;8:165–174.

32. Offenbacher H, Fazekas F, Schmidt R, et al. MR of cerebral abnormalities concomitant with primary intracerebral hematomas. *AJNR Am J Neuroradiol* 1996;17:573–578.

33. Fazekas F, Kleinert R, Roob G, et al. Histopathologic analysis of foci of signal loss on gradient-echo T2*-weighted MR images in patients with spontaneous intracerebral hemorrhage: evidence of microangiopathy-related microbleeds. *AJNR Am J Neuroradiol* 1999;20: 637–642.

34. Cordonnier C, Al-Shahi Salman R, Wardlaw J. Spontaneous brain microbleeds: systematic review, subgroup analyses and standards for study design and reporting. *Brain* 2007;130:1988–2003.

35. Nandigam RN, Viswanathan A, Delgado P, et al. MR imaging detection of cerebral microbleeds: effect of susceptibility-weighted imaging, section thickness, and field strength. *AJNR Am J Neuroradiol* 2009;30:338–43.

36. Greenberg SM, Nandigam RN,

Delgado P, et al. Microbleeds versus macrobleeds: evidence for distinct entities. *Stroke* 2009;40:2382–2386.

37. Koennecke HC. Cerebral microbleeds on MRI: prevalence, associations, and potential clinical implications. *Neurology* 2006;66:165–171.

38. Viswanathan A, Chabriat H. Cerebral microhemorrhage. *Stroke* 2006;37:550–555.

39. Fiehler J. Cerebral microbleeds: old leaks and new haemorrhages. *Int J Stroke* 2006;1:122–130.

40. Horita Y, Imaizumi T, Niwa J, et al. [Analysis of dot-like hemosiderin spots using brain dock system.] *No Shinkei Geka* 2003;31:263–267 [in Japanese].

41. Jeerakathil T, Wolf PA, Beiser A, et al. Cerebral microbleeds: prevalence and associations with cardiovascular risk factors in the Framingham study. *Stroke* 2004;35:1831–1835.

42. Poels MM, Vernooij MW, Ikram MA, et al. Prevalence and risk factors of cerebral microbleeds: an update of the Rotterdam Scan Study. *Stroke* 2010;41(Suppl 10): S103–S106.

43. Roob G, Schmidt R, Kapeller P, et al. MRI evidence of past cerebral microbleeds in a healthy elderly population. *Neurology* 1999;52:991–994.

44. Sveinbjornsdottir S, Sigurdsson S, Aspelund T, et al. Cerebral microbleeds in the population based AGES Reykjavik Study: prevalence and location. *J Neurol Neurosurg Psychiatry* 2008;79:1002–1006.

45. Tsushima Y, Tanizaki Y, Aoki J, Endo K. MR detection of microhemorrhages in neurologically healthy adults. *Neuroradiology* 2002;44: 31–36.

46. Vernooij MW, van der Lugt A, Ikram MA, et al. Prevalence and risk factors of cerebral microbleeds: the Rotterdam Scan Study. *Neurology* 2008;70: 1208–1214.

47. Shoamanesh A, Kwok CS, Benavente O. Cerebral

microbleeds: histopathological correlation of neuroimaging. *Cerebrovasc Dis* 2011;32:528–534.

48. Tanaka A, Ueno Y, Nakayama Y, Takano K, Takebayashi S. Small chronic hemorrhages and ischemic lesions in association with spontaneous intracerebral hematomas. *Stroke* 1999;30: 1637–1642.

49. Schrag M, McAuley G, Pomakian J, et al. Correlation of hypointensities in susceptibility-weighted images to tissue histology in dementia patients with cerebral amyloid angiopathy: a postmortem MRI study. *Acta Neuropathol* 2010;119: 291–302.

50. Ayaz M, Boikov AS, Haacke EM, et al. Imaging cerebral microbleeds using susceptibility weighted imaging: one step toward detecting vascular dementia. *J Magn Reson Imaging* 2010;31:142–148.

51. Conijn MM, Geerlings MI, Luijten PR, et al. Visualization of cerebral microbleeds with dual-echo T2*-weighted magnetic resonance imaging at 7.0 T. *J Magn Reson Imaging* 2010;32:52–59.

52. Gregoire SM, Jäger HR, Yousry TA, et al. Brain microbleeds as a potential risk factor for antiplatelet-related intracerebral haemorrhage: hospital-based, case-control study. *J Neurol Neurosurg Psychiatry* 2010;81:679–684.

53. Stehling C, Wersching H, Kloska SP, et al. Detection of asymptomatic cerebral microbleeds: a comparative study at 1.5 and 3.0 T. *Acad Radiol* 2008;15:895–900.

54. Tatsumi S, Ayaki T, Shinohara M, Yamamoto T. Type of gradient recalled-echo sequence results in size and number change of cerebral microbleeds. *AJNR Am J Neuroradiol* 2008;29:e13.

55. Vernooij MW, Ikram MA, Wielopolski PA, et al. Cerebral microbleeds: accelerated 3D T2*-weighted GRE MR imaging versus conventional 2D T2*-weighted GRE MR imaging for detection. *Radiology* 2008;248:272–277.

56. Scheid R, Ott DV, Roth H, Schroeter ML, von Cramon DY. Comparative magnetic resonance imaging at 1.5 and 3 Tesla for the evaluation of traumatic microbleeds. *J Neurotrauma* 2007;24:1811–1816.

57. Conijn MM, Geerlings MI, Biessels GJ, et al. Cerebral microbleeds on MR imaging: comparison between 1.5 and 7T. *AJNR Am J Neuroradiol* 2011;32:1043–1049.

58. Haacke EM, Xu Y, Cheng YC, Reichenbach JR. Susceptibility weighted imaging (SWI). *Magn Reson Med* 2004;52:612–618.

59. Mittal S, Wu Z, Neelavalli J, Haacke EM. Susceptibility-weighted imaging: technical aspects and clinical applications, part 2. *AJNR Am J Neuroradiol* 2009;30:232–252.

60. Sehgal V, Delproposto Z, Haacke EM, et al. Clinical applications of neuroimaging with susceptibility-weighted imaging. *J Magn Reson Imaging* 2005;22:439–450.

61. Kunimatsu A, Suzuki Y, Hagiwara K, et al. Clinical value of 3D T2*-weighted imaging with multi-echo acquisition: comparison with conventional 2D T2*-weighted imaging and 3D phase-sensitive MR imaging. *Magn Reson Med Sci* 2012;11:205–211.

62. Boeckh-Behrens T, Lutz J, Lummel N, et al. Susceptibility-weighted angiography (SWAN) of cerebral veins and arteries compared to TOF-MRA. *Eur J Radiol* 2012;81:1238–1245.

63. Yakushiji Y, Nishiyama M, Yakushiji S, et al. Brain microbleeds and global cognitive function in adults without neurological disorder. *Stroke* 2008;39:3323–3328.

64. Charidimou A, Werring DJ. Cerebral microbleeds and cognition in cerebrovascular disease: an update. *J Neurol Sci* 2012;322:50–55.

65. De Reuck J, Auger F, Cordonnier C, et al. Comparison of 7.0-T T2*-magnetic resonance imaging of cerebral bleeds in postmortem brain sections of Alzheimer patients with their neuropathological correlates. *Cerebrovasc Dis* 2011;31:511–517.

66. Fisher M, French S, Ji P, Kim RC. Cerebral microbleeds in the elderly: a pathological analysis. *Stroke* 2010;41:2782–2785.

67. Goos JD, van der Flier WM, Knol DL, et al. Clinical relevance of improved microbleed detection by susceptibility-weighted magnetic resonance imaging. *Stroke* 2011;42:1894–1900.

68. Poels MM, Ikram MA, van der Lugt A, et al. Cerebral microbleeds are associated with worse cognitive function: the Rotterdam Scan Study. *Neurology* 2012.78:326–333.

69. Poels MM, Ikram MA, Vernooij MW. Improved MR imaging detection of cerebral microbleeds more accurately identifies persons with vasculopathy. *AJNR Am J Neuroradiol* 2012;33:1553–1556.

70. Vernooij MW, Ikram MA, Tanghe HL, et al. Incidental findings on brain MRI in the general population. *N Engl J Med* 2007;357:1821–1828.

71. Zabramski JM, Wascher TM, Spetzler RF, et al. The natural history of familial cavernous malformations: results of an ongoing study. *J Neurosurg* 1994;80:422–432.

72. Rigamonti D, Drayer BP, Johnson PC, et al. The MRI appearance of cavernous malformations (angiomas). *J Neurosurg* 1987;67:518–524.

73. Wu Z, Mittal S, Kish K, et al. Identification of calcification with MRI using susceptibility-weighted imaging: a case study. *J Magn Reson Imaging* 2009;29:177–182.

74. Gaviani P, Mullins ME, Braga TA, et al. Improved detection of metastatic melanoma by T2*-weighted imaging. *AJNR Am J Neuroradiol* 2006;27:605–608.

75. Scheid R, Preul C, Gruber O, Wiggins C, von Cramon DY. Diffuse axonal injury associated with chronic traumatic brain injury: evidence from T2*-weighted gradient-echo imaging at 3 T. *AJNR Am J Neuroradiol* 2003;24:1049–1056.

76. Li XY, Feng DF. Diffuse axonal injury: novel insights into detection and treatment. *J Clin Neurosci* 2009;16:614–619.

77. Okazaki S, Sakaguchi M, Hyun B, et al. Cerebral microbleeds predict impending intracranial hemorrhage in infective endocarditis. *Cerebrovasc Dis* 2011;32:483–488.

78. Klein I, Iung B, Labreuche J, et al; IMAGE Study Group. Cerebral microbleeds are frequent in infective endocarditis: a case-control study. *Stroke* 2009;40:3461–3465.

79. Sharma S, Malhotra P, Lal V, et al. Asymptomatic cerebral bleeds in patients with aplastic anemia. *Ann Hematol* 2012;91:1187–1191.

80. Linn J, Herms J, Dichgans M, et al. Subarachnoid hemosiderosis and superficial cortical hemosiderosis in cerebral amyloid angiopathy. *AJNR Am J Neuroradiol* 2008;29:184–186.

81. Linn J, Halpin A, Demaerel P, et al. Prevalence of superficial siderosis in patients with cerebral amyloid angiopathy. *Neurology* 2010;74:1346–1350.

82. Kumar S, Goddeau RP Jr, Selim MH, et al. Atraumatic convexal subarachnoid hemorrhage: clinical presentation, imaging patterns and etiologies. *Neurology* 2010;74:893–899.

83. Raposo N, Viguier A, Cuvinciuc V, et al. Cortical subarachnoid haemorrhage in the elderly: a recurrent event probably related to cerebral amyloid angiopathy. *Eur J Neurol* 2011;18:597–603.

84. Yuan MK, Lai PH, Chen JY, et al. Detection of subarachnoid hemorrhage at acute and subacute/chronic stages: comparison of four magnetic resonance imaging pulse sequences and computed tomography. *J Chin Med Assoc* 2005;68:131–137.

85. Noguchi K, Ogawa T, Seto H, et al. Subacute and chronic subarachnoid hemorrhage: diagnosis with fluid-attenuated inversion-recovery MR imaging. *Radiology* 1997;203:257–262.

86. Lummel N, Schoepf V, Burke M, Brueckmann H, Linn J. 3D fluid-attenuated inversion recovery imaging: reduced CSF artifacts and enhanced sensitivity and specificity for subarachnoid hemorrhage. *AJNR Am J Neuroradiol* 2011;32:2054–2060.

87. Wiesmann M, Mayer TE, Yousry I, et al. Detection of hyperacute subarachnoid hemorrhage of the brain by using magnetic resonance imaging. *J Neurosurg* 2002;96:684–689.

88. Kumar N, Cohen-Gadol AA, Wright RA, et al. Superficial siderosis. *Neurology* 2006;66:1144–1152.

89. Koeppen AH, Michael SC, Li D, et al. The pathology of superficial siderosis of the central nervous system. *Acta Neuropathol* 2008;116:371–382.

90. Maeda M, Yagishita A, Yamamoto T, Sakuma H, Takeda K. Abnormal hyperintensity within the subarachnoid space evaluated by fluid-attenuated inversion-recovery MR imaging: a spectrum of central nervous system diseases. *Eur Radiol* 2003;13(Suppl 4):L192–L201.

91. Tha KK, Terae S, Kudo K, Miyasaka K. Differential diagnosis of hyperintense cerebrospinal fluid on fluid-attenuated inversion recovery images of the brain. Part I: pathological conditions. *Br J Radiol* 2009;82:426–434.

92. Kim EY, Kim SS, Na DG, et al. Sulcal hyperintensity on fluid-attenuated inversion recovery imaging in acute ischemic stroke patients treated with intra-arterial thrombolysis: iodinated contrast media as its possible cause and the association with hemorrhagic transformation. *J Comput Assist Tomogr* 2005;29:264–269.

93. Anzai Y, Ishikawa M, Shaw DW, et al. Paramagnetic effect of supplemental oxygen on CSF hyperintensity on fluid-attenuated inversion recovery MR images. *AJNR Am J Neuroradiol* 2004;25:274–279.

94. Tha KK, Terae S, Kudo K, Miyasaka K. Differential diagnosis of hyperintense cerebrospinal fluid on fluid-attenuated inversion recovery images of the brain. Part II: non-pathological conditions. *Br J Radiol* 2009;82:610–614.

95. Linn J, Michl S, Katja B, et al. Cortical vein thrombosis: the diagnostic value of different imaging modalities. *Neuroradiology* 2010;52:899–911.

96. Ducros A, Fiedler U, Porcher R, et al. Hemorrhagic manifestations of reversible cerebral vasoconstriction syndrome: frequency, features, and risk factors. *Stroke* 2010;41:2505–2511.

97. Ducros A, Boukobza M, Porcher R, et al. The clinical and radiological spectrum of reversible cerebral vasoconstriction syndrome. A prospective series of 67 patients. *Brain* 2007; 130:3091–3101.

98. Beitzke M, Gattringer T, Enzinger C, et al. Clinical presentation, etiology, and long-term prognosis in patients with nontraumatic convexal subarachnoid hemorrhage. *Stroke* 2011;42:3055–3060.

99. Cuvinciuc V, Viguier A, Calviere L, et al. Isolated acute nontraumatic cortical subarachnoid hemorrhage. *AJNR Am J Neuroradiol* 2010; 31:1355–1362.

100. Panda S, Prashantha DK, Shankar SR, Nagaraja D. Localized convexity subarachnoid haemorrhage – a sign of early cerebral venous sinus thrombosis. *Eur J Neurol* 2010;17:1249–1258.

101. Field DK, Kleinig TJ. Aura attacks from acute convexity subarachnoid haemorrhage not due to cerebral amyloid angiopathy. *Cephalalgia* 2011;31:368–371.

102. Bodenant M, Leys D, Lucas C. Isolated subarachnoidal hemorrhage following carotid endarterectomy. *Case Rep Neurol* 2010;2:80–84.

103. Viswanathan A, Greenberg SM. Cerebral amyloid angiopathy in the elderly. *Ann Neurol* 2011;70:871–880.

104. Auriel E, Greenberg SM. The pathophysiology and clinical

presentation of cerebral amyloid angiopathy. *Curr Atheroscler Rep* 2012;14:343–350.

105. Charidimou A, Gang Q, Werring DJ. Sporadic cerebral amyloid angiopathy revisited: recent insights into pathophysiology and clinical spectrum. *J Neurol Neurosurg Psychiatry* 2012;83:124–137.

106. Viswanathan A, Greenberg SM. Cerebral amyloid angiopathy in the elderly. *Ann Neurol* 2011;70:871–880.

107. Knudsen KA, Rosand J, Karluk D, Greenberg SM. Clinical diagnosis of cerebral amyloid angiopathy: validation of the Boston criteria. *Neurology* 2001;27;56:537–539.

108. Vinters HV. Cerebral amyloid angiopathy. A critical review. *Stroke* 1987;18:311–324.

109. Attems J, Jellinger K, Thal DR, et al. Review: sporadic cerebral amyloid angiopathy. *Neuropathol Appl Neurobiol* 2011;37:75–93.

110. Vinters HV, Gilbert JJ. Cerebral amyloid angiopathy: incidence and complications in the aging brain. II. The distribution of amyloid vascular changes. *Stroke* 1983;14:924–928.

111. Attems J, Quass M, Jellinger KA, Lintner F. Topographical distribution of cerebral amyloid angiopathy and its effect on cognitive decline are influenced by Alzheimer disease pathology. *J Neurol Sci* 2007;257:49–55.

112. Attems J. Sporadic cerebral amyloid angiopathy: pathology, clinical implications, and possible pathomechanisms. *Acta Neuropathol* 2005;110:345–359.

113. Rosand J, Muzikansky A, Kumar A, et al. Spatial clustering of hemorrhages in probable cerebral amyloid angiopathy. *Ann Neurol* 2005;58:459–462.

114. Samarasekera N, Smith C, Al-Shahi Salman R. The association between cerebral amyloid angiopathy and intracerebral haemorrhage: systematic review and meta-analysis. *J Neurol Neurosurg Psychiatry* 2012;83:275–281.

115. Passero S, Burgalassi L, D'Andrea P, Battistini N. Recurrence of bleeding in patients with primary intracerebral hemorrhage. *Stroke* 1995;26:1189–1192.

116. Greenberg SM, Eng JA, Ning M, Smith EE, Rosand J. Hemorrhage burden predicts recurrent intracerebral hemorrhage after lobar hemorrhage. *Stroke* 2004;35:1415–1420.

117. Viswanathan A, Rakich SM, Engel C, et al. Antiplatelet use after intracerebral hemorrhage. *Neurology* 2006;66:206–209.

118. Biffi A, Sonni A, Anderson CD, et al. Variants at APOE influence risk of deep and lobar intracerebral hemorrhage. *Ann Neurol* 2010:68:934–943.

119. Schrag M, McAuley G, Pomakian J, et al. Correlation of hypointensities in susceptibility-weighted images to tissue histology in dementia patients with cerebral amyloid angiopathy: a postmortem MRI study. *Acta Neuropathol* 2010;119: 291–302.

120. Gurol ME, Dierksen G, Betensky R, et al. Predicting sites of new hemorrhage with amyloid imaging in cerebral amyloid angiopathy. *Neurology* 2012;79:320–326.

121. Dierksen GA, Skehan ME, Khan MA, et al. Spatial relation between microbleeds and amyloid deposits in amyloid angiopathy. *Ann Neurol* 2010;68:545–548.

122. O'Donnell HC, Rosand J, Knudsen KA, et al. Apolipoprotein E genotype and the risk of recurrent lobar intracerebral hemorrhage. *N Engl J Med* 2000;342:240–245.

123. Maia LF, Mackenzie IR, Feldman HH. Clinical phenotypes of cerebral amyloid angiopathy. *J Neurol Sci* 2007;257:23–30.

124. Izenberg A, Aviv RI, Demaerschalk BM, et al. Crescendo transient aura attacks: a transient ischemic attack mimic caused by focal subarachnoid hemorrhage. *Stroke* 2009;40:3725–3729.

125. Brunot S, Fromont A, Ricolfi F, Moreau T, Giroud M. [Focal subarachnoid hemorrhage and cerebral amyloid angiopathy: a non-fortuitous association.] *Rev Neurol (Paris)* 2010;166:83–89 [in French].

126. Charidimou A, Peeters A, Fox Z, et al. Spectrum of transient focal neurological episodes in cerebral amyloid angiopathy: multicentre magnetic resonance imaging cohort study and meta-analysis. *Stroke* 2012;43:2324–2330.

127. Brunot S, Osseby GV, Rouaud O, et al. Transient ischaemic attack mimics revealing focal subarachnoid haemorrhage. *Cerebrovasc Dis* 2010;30:597–601.

128. Kleinig TJ, Kiley M, Thompson PD. Acute convexity subarachnoid haemorrhage: a cause of aura-like symptoms in the elderly. *Cephalalgia* 2008;28:658–663.

129. Linn J, Wollenweber FA, Lummel N, et al. Superficial siderosis is a warning sign for future intracranial hemorrhage. *J Neurol* 2013;260:176–181.

130. Holland CM, Smith EE, Csapo I, et al. Spatial distribution of white-matter hyperintensities in Alzheimer disease, cerebral amyloid angiopathy, and healthy aging. *Stroke* 2008;39:1127–1133.

131. Smith EE. Leukoaraiosis and stroke. *Stroke* 2010;41:139–143.

132. Zhu YC, Chabriat H, Godin O, et al. Distribution of white matter hyperintensity in cerebral hemorrhage and healthy aging. *J Neurol* 2012;259:530–536.

133. Pantoni L. Cerebral small vessel disease: from pathogenesis and clinical characteristics to therapeutic challenges. *Lancet Neurol* 2010;9:689–701.

134. Wardlaw JM. Blood brain barrier and cerebral small vessel disease. *J Neurol Sci* 2010;299:66–71.

135. Gouw AA, Seewann A, van der Flier WM, et al. Heterogeneity of small vessel disease: a systematic review of MRI and histopathology correlations. *J Neurol Neurosurg Psychiatry* 2010;82:126–135.

136. Kimberly WT, Gilson A, Rost NS, et al. Silent ischemic infarcts are associated with hemorrhage

burden in cerebral amyloid angiopathy. *Neurology* 2009;72:1230–1235.

137. Gregoire SM, Charidimou A, Gadapa N, et al. Acute ischaemic brain lesions in intracerebral haemorrhage: multicentre cross-sectional magnetic resonance imaging study. *Brain* 2011;134:2376–2386.

138. Potter GM, Doubal FN, Jackson CA, et al. Counting cavitating lacunes underestimates the burden of lacunar infarction. *Stroke* 2010;41:267–272.

139. Okazaki H, Reagan TJ, Campbell RJ. Clinicopathologic studies of primary cerebral amyloid angiopathy. *Mayo Clin Proc* 1979;54:22–31.

140. Olichney JM, Hansen LA, Hofstetter CR, et al. Cerebral infarction in Alzheimer's disease is associated with severe amyloid angiopathy and hypertension. *Arch Neurol* 1995;52:702–708.

141. Cadavid D, Mena H, Koeller K, Frommelt RA. Cerebral β amyloid angiopathy is a risk factor for cerebral ischemic infarction. A case control study in human brain biopsies. *J Neuropathol Exp Neurol* 2000;59:768–773.

142. Haglund M, Passant U, Sjöbeck M, Ghebremedhin E, Englund E. Cerebral amyloid angiopathy and cortical microinfarcts as putative substrates of vascular dementia. *Int J Geriatr Psychiatry* 2006;21:681–687.

143. Soontornniyomkij V, Lynch MD, Mermash S, et al. Cerebral microinfarcts associated with severe cerebral β-amyloid angiopathy. *Brain Pathol* 2010;20:459–467.

144. Menon RS, Kidwell CS. Neuroimaging demonstration of evolving small vessel ischemic injury in cerebral amyloid angiopathy. *Stroke* 2009;40: e675–e677.

145. Kidwell CS, Greenberg SM. Red meets white: do microbleeds link hemorrhagic and ischemic cerebrovascular disease? *Neurology* 2009;73:1614–1615.

146. Auriel E, Gurol ME, Ayres A, et al. Characteristic distributions of intracerebral hemorrhage-associated diffusion-weighted lesions. *Neurology* 2012;79: 2335–2341.

147. Fountain NB, Eberhard DA. Primary angiitis of the central nervous system associated with cerebral amyloid angiopathy: report of two cases and review of the literature. *Neurology* 1996;46:190–197.

148. Eng JA, Frosch MP, Choi K, Rebeck GW, Greenberg SM. Clinical manifestations of cerebral amyloid angiopathy-related inflammation. *Ann Neurol* 2004;55:250–256.

149. Kinnecom C, Lev MH, Wendell L, et al. Course of cerebral amyloid angiopathy-related inflammation. *Neurology* 2007;68:1411–1416.

150. Kloppenborg RP, Richard E, Sprengers ME, et al. Steroid responsive encephalopathy in cerebral amyloid angiopathy: a case report and review of evidence for immunosuppressive treatment. *J Neuroinflammation* 2010;7:18.

151. Greenberg SM, Frosch MP. Life imitates art: anti-amyloid antibodies and inflammatory cerebral amyloid angiopathy. *Neurology* 2011;76:772–773.

152. Chung KK, Anderson NE, Hutchinson D, Synek B, Barber PA. Cerebral amyloid angiopathy related inflammation: three case reports and a review. *J Neurol Neurosurg Psychiatry* 2011;82: 20–26.

153. Harkness KA, Coles A, Pohl U, et al. Rapidly reversible dementia in cerebral amyloid inflammatory vasculopathy. *Eur J Neurol* 2004;11:59–62.

154. Salloway S, Sperling R, Gilman S, et al. Bapineuzumab 201 clinical trial investigators. A phase 2 multiple ascending dose trial of bapineuzumab in mild to moderate Alzheimer disease. *Neurology* 2009;73:2061–2070.

155. Van Rooden S, van der Grond J, van den Boom R, et al. Descriptive analysis of the Boston criteria applied to a Dutch-type cerebral amyloid angiopathy population. *Stroke* 2009;40:3022–3027.

156. Pantoni L, Garcia JH. The significance of cerebral white matter abnormalities 100 years after Binswanger's report. *Stroke* 1995;26:1293–1301.

157. Ringelstein EB, Nabavi DG. Cerebral small vessel diseases: cerebral microangiopathies. *Curr Opin Neurol* 2005;18:179–188.

158. Lammie GA. Hypertensive cerebral small vessel disease and stroke. *Brain Pathol* 2002;12: 358–370.

159. Tuszynski MH, Petito CK, Levy DE. Risk factors and clinical manifestations of pathologically verified lacunar infarctions. *Stroke* 1989;20:990–999.

160. Lammie GA. Pathology of small vessel stroke. *Br Med Bull* 2000;56:296–306.

161. Fisher CM. Lacunar strokes and infarcts: a review. *Neurology* 1982;32:871–876.

162. Fisher CM. The arterial lesions underlying lacunes. *Acta Neuropathol* 1968;12:1–15.

163. Fisher CM. Hypertensive cerebral hemorrhage. Demonstration of the source of bleeding. *J Neuropathol Exp Neurol* 2003;62:104–147.

164. Cole FM, Yates PO. Pseudo-aneurysms in relationship to massive cerebral hemorrhage. *J Neurol Neurosurg Psychiatry* 1967;30:61–66.

165. Doubal FN, MacLullich AM, Ferguson KJ, Dennis MS, Wardlaw JM. Enlarged perivascular spaces on MRI are a feature of cerebral small vessel disease. *Stroke* 2010;41:450–454.

166. Rouhl RP, van Oostenbrugge RJ, Knottnerus IL, Staals JE, Lodder J. Virchow–Robin spaces relate to cerebral small vessel disease severity. *J Neurol* 2008;255: 692–696.

167. Martinez-Ramirez S, Pontes-Neto OM, Dumas AP, et al. Topography of dilated perivascular spaces in a memory cohort. *Neurology* 2013;80:

1551–1556.

168. Naff NJ. Intraventricular hemorrhage in adults. *Curr Treat Options Neurol* 1999;1:173–178.

169. Rost NS, Greenberg SM, Rosand J. The genetic architecture of intracerebral hemorrhage. *Stroke* 2008;39:2166–2173.

170. Biffi A, Greenberg SM. Cerebral amyloid angiopathy: a systematic review. *J Clin Neurol* 2011;7:1–9.

171. Revesz T, Holton JL, Lashley T, et al. Genetics and molecular pathogenesis of sporadic and hereditary cerebral amyloid angiopathies. *Acta Neuropathol* 2009;118:115–130.

172. Zhang-Nunes SX, Maat-Schieman ML, van Duinen SG, et al. The cerebral β-amyloid angiopathies: hereditary and sporadic. *Brain Pathol* 2006;16:30–39.

173. Levy E, Lopez-Otin C, Ghiso J, Geltner D, Frangione B. Stroke in Icelandic patients with hereditary amyloid angiopathy is related to a mutation in the cystatin C gene, an inhibitor of cysteine proteases. *J Exp Med* 1989;169:1771–1778.

174. Levy E, Carman MD, Fernandez-Madrid IJ, et al. Mutation of the Alzheimer's disease amyloid gene in hereditary cerebral hemorrhage, Dutch type. *Science* 1990;248:1124–1126.

175. Maat-Schieman ML, van Duinen SG, Bornebroek M, Haan J, Roos RA. Hereditary cerebral hemorrhage with amyloidosis–Dutch type (HCHWA-D): II. a review of histopathological aspects. *Brain Pathol* 1996;6:

115–120.

176. Van den Boom R, Bornebroek M, Behloul F, et al. Microbleeds in hereditary cerebral hemorrhage with amyloidosis – Dutch type. *Neurology* 2005;64:1288–1289.

177. Maat-Schieman M, Roos R, van Duinen S. Hereditary cerebral hemorrhage with amyloidosis-Dutch type. *Neuropathology* 2005;25:288–297.

178. Lanfranconi S, Markus HS. *COL4A1* mutations as a monogenic cause of cerebral small vessel disease: a systematic review. *Stroke* 2010;41:e513–518.

179. Weng YC, Sonni A, Labelle-Dumais C, et al. *COL4A1* mutations in patients with sporadic late-onset intracerebral hemorrhage. *Ann Neurol* 2012;71:470–477.

180. Vahedi K, Kubis N, Boukobza M, et al. *COL4A1* mutation in a patient with sporadic, recurrent intracerebral hemorrhage. *Stroke* 2007;38:1461–1464.

181. Gould DB, Phalan FC, van Mil SE, et al. Role of *COL4A1* in small-vessel disease and hemorrhagic stroke. *N Engl J Med* 2006;354:1489–1496.

182. Vahedi K, Boukobza M, Massin P, et al. Clinical and brain MRI follow-up study of a family with *COL4A1* mutation. *Neurology* 2007;69:1564–1568.

183. Vahedi K, Alamowitch S. Clinical spectrum of type IV collagen (*COL4A1*) mutations: a novel genetic multisystem disease. *Curr Opin Neurol* 2011;24:63–68.

184. Dumas A, Dierksen GA, Gurol ME, et al. Functional magnetic resonance imaging detection of vascular reactivity in cerebral amyloid angiopathy. *Ann Neurol* 2012;72:76–81.

185. Bacskai BJ, Frosch MP, Freeman SH, et al. Molecular imaging with Pittsburgh Compound B confirmed at autopsy: a case report. *Arch Neurol* 2007;64: 431–434.

186. Johnson KA, Gregas M, Becker JA, et al. Imaging of amyloid burden and distribution in cerebral amyloid angiopathy. *Ann Neurol* 2007;62:229–234.

187. Yates PA, Sirisriro R, Villemagne VL, et al. Cerebral microhemorrhage and brain β-amyloid in aging and Alzheimer disease. *Neurology* 2011;77:48–54.

188. Han BH, Zhou ML, Vellimana AK, et al. Resorufin analogs preferentially bind cerebrovascular amyloid: potential use as imaging ligands for cerebral amyloid angiopathy. *Mol Neurodegener* 2011;6:86.

189. Theysohn JM, Kraff O, Maderwald S, et al. Seven Tesla MRI of microbleeds and white matter lesions as seen in vascular dementia. *J Magn Reson Imaging* 2011;33:782–791.

190. Van Rooden S, Maat-Schieman ML, Nabuurs RJ, et al. Cerebral amyloidosis: postmortem detection with human 7.0-T MR imaging system. *Radiology* 2009;253:788–796.

14 脑小血管病的非常规 MR 成像技术

David Nyenhuis, Glenn T. Stebbins

如果神经影像可以为缺血性皮层下血管病（ischemic subcortical vascular disease，ISVD）提供一张"图片"，那么最近的结构和功能成像新技术通过为 ISVD 的起源、病理和临床意义提供更多的角度和视图，增加这张图片的清晰度和深度。本章重点介绍四种较新成像技术：弥散张量成像（diffusion tensor imaging，DTI），磁共振波谱分析（magnetic resonance spectroscopy，MRS），功能磁共振成像（functional magnetic resonance imaging，fMRI）和一种特殊的功能磁共振成像技术，动脉自旋标记成像（arterial spin labeling，ASL）。本章每个部分将对一个技术简要说明，随后给出该技术的 ISVD 应用实例。

弥散张量成像

弥散加权成像（diffusion-weighted imaging，DWI）已成为评估患者近期缺血性事件的主要 MRI 模式之一（见第 12 章）。它基于 MRI 信号衰减的加权差异，对含水量特别敏感。它已被用于发现缺血性白质疏松和 CADASIL 患者的新病灶[1]。虽然 DWI 对发现脑白质损伤敏感，但它不提供三维弥散的信息，而只能测量一个方向上的弥散。可以在三个维度测量弥散的新型成像技术是 DTI。它通过增加梯度方向的数量，可以充分地描述给定的体积元素（或体素）内的弥散形态，来实现这种多维测量。

DTI 的物理原理是基于氢微米量级移动的敏化的 MR 信号。这是通过同时测量至少六个非共线方向上的弥散加权梯度来完成的。氢移动的方向和幅度随之被测量[2]。非共线梯度的应用使得不论磁孔内头部方向如何，均可检测弥散参数，并可提供弥散运动的完整信息。梯度读数可以用 3×3 矩阵来表示，每个体素的三维几何弥散值可以通过一个数学结构"张量"来描述。每个像素的张量，三个特征值（$\lambda 1$，$\lambda 2$，$\lambda 3$）定义了弥散系统的幅度。这三个特征值的平均值表示平均平移分子运动（平均弥散系数 mean diffusivity，MD），它受到弥散屏障的影响，但不能提供弥散的方向性信息。基于三个特征值的比率，氢在体素内的弥散方向可以被确定。其标量的量度是各向异性分数（fractional anisotropy，FA），范围可以从 0 到 1，其中 0 表示完全随机弥散（各向同性扩散），1 表示完全定向弥散（各向异性扩散）。从 DTI 扫描得出的典型测量指标是 MD 和 FA。

定向弥散由给定体素中弥散的各向异性来确定。一些弥散几乎没有障碍的区域具有低各向异性（例如脑脊液），因为氢在任何方向上是自由扩散的。有一定弥散障碍的脑结构（例如灰质）具有不同水平的各向异性，因为细胞结构（例如细胞膜、细胞器）阻碍氢的自由扩散，却不一定有利于有组织的定向的扩散。高度组织化的大脑结构（例如白质）具有较高的各向异性，因为氢弥散方向受到神经束的细胞结构的限制（图 14.1）。

由于弥散张量描述了弥散的方向，白质体

素内的主要特征值的延续性可用于建立纤维走向的模型，这个技术被称为纤维示踪。由于特征向量穿越许多体素延续的相似性，使得白质纤维的路径得到描述[3]。这些模型可以用来明确脑内联系，并通过测量平均 FA 和纤维束的 MD 来推断这些各种联系的完整性。

当白质内氢的自由弥散阻碍受损时，例如脑白质损害时，平均弥散增加，体素内弥散的方向更趋于各向同性（图 14.2）。因此，我们可以推测 ISVD 患者中 MD 增加和 FA 减少。但是由于白质结构的复杂性，这些推测过于简单。在伴有交叉或其他平行纤维结构的具有复杂构造的脑白质区域，受损 DTI 指标可能表现为不同于 MD 增加或 FA 降低的模式。例如，如果损害发生于有交叉纤维的复杂构造白质区域，由于平移弥散增加，会出现 MD 增加，但由于交叉纤维或其他非平行组织的弥散障碍的下降，FA 会上升[4]。

对脑白质超微结构的这种敏感性可以提供比常规 MRI 检查更多的信息。在一项利用 DTI 检查 9 例伴腔隙性梗死的 ISVD 和 10 例年龄匹配的对照组试验对象的研究[5]中发现，脑白质损害所致白质疏松部位的 MD 增加，FA 降低。此外，还发现在脑白质疏松的不同区域，

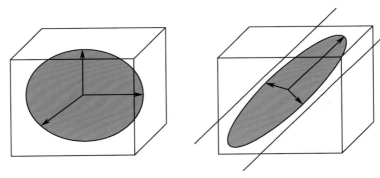

图 14.1 单个体积元素（体素）内弥散模式示意图。左侧的体素几乎没有弥散障碍，如脑脊液区域的情况。注意此时弥散表现是等向性的，所有三个平面的第一、第二、第三特征向量具有等量的伸展。这种模式对应于低 FA 值。右边的体素具有高度组织的平行结构，如白质纤维轴突区域的情况。注意此时弥散表现是各向异性的，沿弥散面长轴的第一特征向量和垂直于所述弥散面的长轴延伸的第二和第三特征向量不等。这种模式对应于很高的 FA

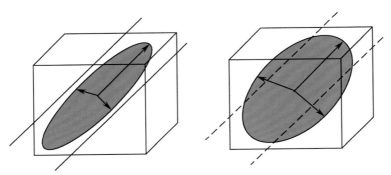

图 14.2 两种不同体素内的弥散表现示意图。左侧的体素表示在高度组织的平行结构中具有高各向异性分数值的情况，如白质。当上述结构降解的组织中（右侧的体素），弥散表现变得更具有等向性，各向异性值分数减小

患者的 DTI 参数具有很大差异，提示病灶内的白质完整性的不均匀破坏。

这些研究发现也见于一些 CADASIL 患者，一种由于 NOTCH3 基因突变引起的常染色体显性遗传病，导致伴皮质下梗死和痴呆的 ISVD[6]。在一个研究对象为 16 个 CADASIL 患者（基于认知功能和 Rankin 评分被分为轻度或重度）和 10 例正常对照者的研究中，Chabriat 等[7]测量了白质疏松区域与正常外观白质区域（normal-appearing white matter，NAWM）的 DTI 的 MD 和 FA。他们发现在 T_2 高信号区域内，与对照组相比，CADASIL 组 MD 增加，FA 显著下降。此外，这两项指标在轻度和重度 CADASIL 组之间存在显著差异，与轻度患者相比，重度患者 MD 增加而 FA 降低。白质高信号（white matter hyperintensities，WMH）内的 DTI 指标与认知功能指标以及卒中致残率密切相关。对 NAWM 的检查结果更令人惊讶。尽管这些区域出现在常规 T2 影像学检查正常，但也发现了弥散参数的显著改变。与对照组相比，CADASIL 组 NAWM 区域 MD 显著升高，FA 显著降低。轻度和重度 CADASIL 组 NAWM 区域的指标间无显著性差异。然而，定向弥散指标与卒中后残疾指标显著相关。

另外一个研究以 30 例脑白质疏松患者和 17 例对照为对象，研究 ISVD 患者而不是 CADASIL 患者的 DTI 异常是否超出了 T_2 上的 WMH 区域范围[8]。这个研究还探索了 ISVD 患者的这些 DTI 指标和认知功能的之间的关系。与对照组相比，DTI 测量病灶内平移弥散和定向弥散均显著改变，MD 值增加，FA 值减少。此外，在影像学定义的 NAWM 中，患者组有明显的白质完整性中断，MD 值增加，FA 值减少，甚至当患者组与高血压正常人比较，以性别和年龄作为协变量时，这种差异仍然显著。也许最值得注意的发现是白质疏松组 DTI 指标和行为测评之间的联系。在前脑室周围 NAWM 的定向弥散与整体认知功能间显著相关，半卵圆中心的平移弥散与执行功能显著相关。

这些研究突出体现了 DTI 在评估 ISVD 对完全梗死区以外的白质区域影响的能力。已有其他研究针对评估 CADASIL 患者经常发生腔隙性梗死的深部灰质结构的完整性中 DTI 的应用。使用 DTI 评估具有相对平行的白质结构完整性是有理论支持的，因为这种结构促进了各向异性弥散。然而，灰质在体素水平上具有非平行结构，评估各向异性弥散没有确定的效用。铁的浓度对 FA 水平具有直接影响，这使 DTI 对卒中患者的灰质有一定的评估作用[9]。

CADASIL 患者在外观正常和出现损伤的深部灰质均已发现 DTI 参数的变化。一项研究发现，相比对照受试者，CADASIL 患者在壳核和丘脑均存在 MD 增加和 FA 下降[10]。此外，在丘脑的平移弥散系数值与总体认知功能指标呈显著负相关。类似的结果也见于另一项 CADASIL 研究，患者基底核（壳核和苍白球）和丘脑的平移弥散增加，但 FA 降低只发生于丘脑[11]。值得注意的是，这项研究发现弥散指标改变与执行功能的行为指标显著相关，但与整体认知功能和记忆指标只有弱相关，这表明这些 DTI 指标与常见于 ISVD 的特行功能损害的联系具有特异性。丘脑弥散损害和认知功能的关系反映了丘脑容积和认知功能的关系，而丘脑容积减少被认为是缺血性卒中患者认知状态的最显著的预测因素[12]。

虽然许多前面提到的研究已强调了平移和定向弥散的 DTI 指标与 ISVD 患者认知功能之间的显著关系，这种关系的量值往往是相当低的。例如，在以 503 例 ISVD 患者为研究对象的内梅亨大学弥散张量磁共振队列（Radboud University Nijmegen Diffusion Tensor and Magnetic Resonance Cohort，RUNDCM）研究中，DTI 参数被发现与多个认知领域显著相关，包括整体认知功能，认知加工速度和认知转移能力[13]。然而，所有显著相关性的值都小于 0.2，表明变量之间的共享方差小于 4%。事实上，无论是 NAWM 还是白质病变，相比常规多

模式 MRI 指标，平移或定向弥散指标均不能显著提高对 ISVD 患者认知功能的预测能力[14]。

与此相反，多个研究发现 DTI 指标和 ISVD 患者认知功能之间存在显著联系，并已注意到 DTI 指标在预测认知功能上比常规 MRI 指标具有优越性。虽然有一些研究报道了弥散指标和整体认知及记忆功能之间具有显著关联[7, 10, 15]，多数研究发现显著性联系存在于 DTI 指标和执行认知功能之间[8, 11, 16, 17]，主要表现在认知加工速度，注意力，流畅性和抽象推理等测试中。DTI 指标和执行功能之间的典型关联被认为是在 MD 增加和 FA 下降与执行功能下降的关联，在脑白质损害以及 NAWM 区域均是如此。有假说推断，白质完整性的 DTI 指标和认知功能之间的关联反映了由于白质疏松、腔隙性梗死和脑微出血导致白质纤维联系中断的作用[18]。

DTI 也已经用于 ISVD 患者的纵向研究。在一个对 35 例 ISVD 患者进行的随访为期 1 年的全脑 DTI 研究中，发现 MD 显著上升，而 FA 显著减少[17]，而脑体积，病灶大小，或腔隙性梗死数目等其他 MRI 指标没有显著变化。类似的 MD 增加发现还见于一个对 14 例 CADASIL 患者进行的为期约 21 个月的随访研究[19]和一个对 62 例 CADASIL 患者的为期约 26 个月的随访研究中[20]。应该注意的是，这些研究检测了全脑 DTI 指数，包括白质、灰质和梗死组织。在对 80 例缺血性卒中患者序列进行的一个 NAWM 区域 DTI 纵向研究为期三年随访检查中，发现定向弥散有显著改善[21]。FA 的变化斜率提示 NAWM 完整性在前两年得到改善，第三年的上述效应则趋于稳定（图 14.3）。

DTI 所检测到的平移和定向弥散改变的生理基础尚未得到清楚阐述。MRS 研究（见下文）提供了一些基础代谢改变可能与 DTI 指标变化相关的迹象。MRS 测得的 N- 乙酰天冬氨酸：胆碱比已被证明与 DTI 测得的定向弥散指标成正相关，并与平移弥散呈负相关[22]。这个联系被认为反映了白质代谢功能障碍或神经轴突的损失。

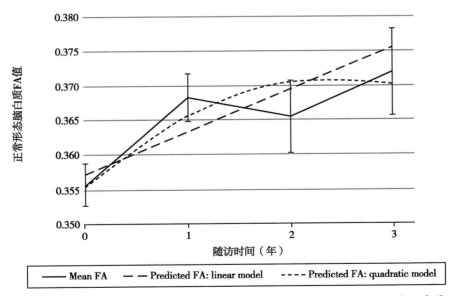

图 14.3 显示缺血性脑卒中患者正常形态脑白质随访三年的 FA 值的时间变化线图。图中显示每个评估时间段的平均 FA 值（± 标准差）。实线表示随时间变化的实际 FA 平均值。长划虚线表示基于 FA 的混合模型回归线性模型所估计的变化。短虚线表示基于混合模式的二次回归模型所估计的变化。需要注意的是，二次模型更符合于 FA 的实际平均值改变，提示弥散各向异性在前两年逐年增加，第三年趋于稳定

一个最近的 DTI 研究进展是对个体患者特定的白质纤维束建模。弥散张量纤维束成像是观察 ISVD 对白质纤维束作用的理想手段。对相邻体素的张量方向矢量（或主特征向量）的处理使得脑白质纤维束可以被建模[3]，从而评估 ISVD 病损对这些纤维束完整性的影响。最近的研究使用纤维束成像技术识别梗死组织邻近的主要白质纤维束[23]，CADASIL 对主要白质纤维束的影响[24]，皮质厚度对损伤的特定白质束的影响[25]，以及基于传导束的 DTI 参数与 ISVD 患者认知功能的联系。因为 DTI 是一个新的进展，其对 ISVD 研究的价值尚未得到充分利用。

磁共振波谱分析

磁共振波谱分析（MRS）提供了一个观察 ISVD 神经化学基础的窗口。MRS 基于分子所具有的独特 MR 波谱，通过感兴趣区（ROI）的代谢浓度鉴定。MRS 研究中 ROI 不是通过单个立体像素反复被检测来增加可靠性，而是通过化学位移成像技术形成整个成像层面。特异感兴趣区是 N-乙酰天冬氨酸（NAA），因为它仅在正常神经元中被发现。在神经系统变性病，如多发性硬化、阿尔茨海默病及颅脑外伤中可以发现 NAA 浓度的减少。许多研究中，NAA 与胆碱或肌酐的比值通常作为感兴趣的标志物。但是，因为胆碱和肌酐浓度在神经元损伤时不是静态的，因此，有些研究报道将 NAA 浓度的绝对值也被用来做标志物。例如前面章节中讨论过的 Nitkunan 等的研究[22]，证实了如 MRS 获得的 NAA：Cr 比值与使用化学位移成像的 DTI 之间的相关性。团队后来通过应用绝对代谢值再次验证了研究结果[17]。

MRS 研究对显示 ISVD 的病理改变非常有用。例如，在 CADASIL 患者中证实了白质和灰质代谢异常[26]。MRS 研究显示，ISVD 的结构性 MR 标志物如白质高信号和腔隙性脑梗死，与 NAA 的水平有相对和绝对关系。Capizzano 等发现，与年龄匹配的健康人相比，

腔隙和痴呆患者大脑皮层 NAA 含量低，这些患者群中额叶皮层 NAA 水平与白质高信号体积及腔隙性脑梗死数量呈负相关[27]。其他研究也发现[28]，在 CADASIL 患者中，前部相对于后部半卵园中心的 NAA：Cr，NAA：Ch，Ch：Cr 的平均代谢比降低，这与我们所认识的 CADASIL 相关的神经病理学一致。与对照组相比，潜伏期的 CADASIL 患者放射冠区的 NAA：Cr 的比值更低，意味着代谢的改变预示着这些患者的临床症状的出现[29]。最近 Ahkvlediani 等[30]也证实与健康对照相比，CADASIL 患者的不仅白质高信号区相对代谢下降，而且 CADASIL 患者的正常脑白质区（NAWM）代谢比例与对照组相比增加，意味着对于低灌注及损伤的血管反应性的反应，细胞潜在的适应性代谢变化。ISVD 患者中，代谢产物还与患者认知功能有关。Hund-Georgiadis 等[31]发现，注意力与 NAA：Ch 与 NAA：Cr 比值的下降之间的关系。其他学者检测了从同侧及对侧半卵圆中心的 NAWM 至远离 ROI 的单一腔隙性梗死灶的 NAA：Cr 比值。研究发现，神经心理学评分与代谢产物的比值有关，尤其与梗死灶同侧比对侧更加相关[32]。最近，Gasparovic 等[33]研究显示，NAA 与 Cr 的绝对浓度与神经心理学的检测中执行功能有关，通过联合连线测验 B，威斯康星卡片分类测验总错误值，数字广度测验联合评分来确定。这种相关性明显强于神经心理学测试评分与病变体积之间的相关性，这种病变体积是血管性认知功能障碍（VCI）研究中虽然脆弱但比较传统的因素。另一小组检测白质病变患者和相匹配健康对照组的 NAA：Cr 比值及 DTI 相关因素[34]。研究从前后脑室周围感兴趣区（ROI）及丘脑中部获得影像值。MRS 和 DTI 值与神经心理学测试评分（MMSE 和执行功能测试）相关，在侧脑室水平大致相同，然而在丘脑，CAA：Cr 比值与认知检测的相关性明显高于 FA 或 MD。ISVD 中丘脑与认知障碍的关系与既往基于体素的形态测定方法研究一致[12]。

其他研究还没有发现代谢产物与认知之间显著的相关性。例如，Capizzano 等没有发现 NAA 的相对或绝对浓度与 MMSE 评分相关。

除了使用 MRS 测量值作为 ISVD 的标志物外，研究者还使用 MRS 方法探索 ISVD 的神经病理学基础。在早期研究中，Brooks 等[35]使用 MRS 质子把正常老年人白质高信号从皮层下动脉硬化性脑病中鉴别出来。与无症状组相比，虽然两组白质高信号的体积相似，但是 NAA：Cr 与 NAA：Ch 比值在脑病组中下降。这意味着并不是所有的白质高信号都等同于认知功能障碍。另外，联合使用 DTI 与 MRS 的研究发现，较低的 FA 和较高的 MD 的 DTI 值的根源是代谢改变的白质，因而为两种技术均提供了验证。

功能 MRI

血氧水平依赖（BOLD）功能 MRI（fMRI）利用氧合与脱氧的脑内血液的顺磁态的 T_2 信号敏感性变化。任务相关脑组织激活局部氧合血液的增加通过 T_2 的变化检测出来，可反映为相应脑区氧合血红蛋白增高，可通过 T2* 信号改变检测。由于 MRI 极好的空间分辨率，这些变化可以定位激活的组织。认知、运动或感觉活动可以用不同的任务来探测。最新的 fMRI 的发展不依赖任务相关活动，而是研究静息状态的差异。

在卒中时，fMRI 常最常用来监测卒中后有或无康复干预时皮层激活的变化（见综述[36]）。大多数研究集中在离散的皮层或皮层下梗死对运动相关的脑激活作用。尽管结果各异，似乎是受影响的运动皮层内活化重组，包括激活位置的扩展与位移[37]及非受累运动皮层的活化普遍增高[38]。

文献中对更多弥散性疾病的患者的 fMRI 研究不多。显然，在 ISVD 患者，梗死与 fMRI 激活之间的关系更趋向整体化。一项研究报道与健康对照组比较，梗死灶对侧的感觉运动皮层活化有 30% 下降[39]。这项研究的一个有趣的结果是卒中同侧的感觉运动皮层 BOLD 活化有相似的下降。作者假定这种双侧活化的下降与脑血管系统的整体变化有关。

曾有报道支持这一假设，该研究发现老年人运动任务期间白质高信号对 fMRI 活化的影响[40]。这一研究发现，fMRI 激活和白质高信号体积的脑容量标准化测量之间呈显著负相关。由于高信号广泛地分布到白质区域，没有特异性参与运动系统，这些结果再次表明由于白质病变后导致 fMRI 激活下降的血流动力反应的非特异性解耦连。尽管特异的解耦连机制目前还不清楚，但通常认为是由于微血管反应变化所致[41]。

显然，fMRI 激活和 ISVD 之间的这种负相关可能受调于很多共存的因素[42]。不同于 fMRI 激活与 ISVD 之间负相关研究发现，在轻度认知功能障碍的患者中，白质疏松的严重性与运动激活成正相关。在重度抑郁的老年患者样本中同样发现了白质高信号与 fMRI 激活之间呈正相关[43]。这些研究结果意味着 fMRI 激活与 ISVD 之间的相互关系并不简单。

动脉自旋标记

动脉自旋标记（ASL）是对脑血流（CBF）进行定量测量的一种 fMRI 技术。其他影像及超声技术，如经颅多普勒（TCD）提示了 ISVD 和 CBF 之间的关系。例如，TCD 研究提示 CBF 减慢是衰老过程[44]的一部分以及减慢的 CBF，高血压和白质高信号之间的关系[45]。减慢的 CBF 和受损的脑血管舒缩反应性与随后出现的卒中及认知功能障碍的风险增加有关。然而，TCD 的空间分辨率有限，而其他技术如 CT，灌注和正电子发射断层成像（PET），单光子发射 CT 测量 CBF，或者需要电离辐射，或者需要注射造影剂。

ASL 用水来作为内源性可扩散示踪剂，因此不需注射外源性造影剂。这提供了多样的、可重复的影像信息，如果需要，可以为监测疾病预后和治疗效果的纵向研究提供帮助。ASL

的另一个优点是提供一个绝对的而不是基于百分比的 CBF 标志物，因此可以通过生理意义的单位识别血流量。与其他 CBF 方法相比，ASL 技术也提供了更大的空间特异性。

有许多的 ASL 技术。所有这些技术均涉及起初标记的通过反转或饱和的动脉水质子，该标记通过相对短或长磁脉冲序列获得。在标记的下游，当质子返回到它们初始状态释放的能量时，提供了 CBF 信息。连续 ASL（CASL）使用相对长的标记脉冲（大约 2 秒），产生一个薄的标记平面和相对高的信噪比（SNR），而且可能对标记的扫描的磁化传递效应产生潜在混淆。相比之下，脉冲 ASL（PASL）则使用短暂的（10～15ms）脉冲，即用隔热双曲正旋射频脉冲以"反转平板"进行反转质子自旋。但是，PASL 的 SNR 比 CASL 低。最近，很多伪 - 连续 ASL（pCASL）技术试图提高 SNR，同时通过一连串快速简短脉冲而不是一个又长又连续的脉冲来维持 PASL 的有效性。最近关于 ASL 技术的观点中，Borogovac 和 Asllani[46] 认为，pCASL 在脑研究的 ASL 技术中是"最佳选择"，因为它具有高效性，多重功能，使用相对简单，而且影像硬件的负担不重。

ASL 通过多种不同方式应用于 ISVD 研究中。ASL 技术证实了 CBF 速度和 ISVD 标志物之间的相关性，包括白质高信号和腔隙性脑梗死。例如，使用 PASL，LADIS 研究组发现与点状或白质高信号开始融合早期的人群相比，CBF 在融合的白质高信号的患者组整体血流速减慢 20%[47]。使用同一研究对象设计发现，与放射学诊断的正常脑白质或灰质相比较，白质高信号区域 CBF 下降[48]。ASL 也被用来检测白质高信号的可能起源。Mandell 等[49] 探索"盗血现象"是否可能是白质高信号的一个因素。盗血现象假定脑内一些区域对低灌注敏感，尤其是一些有高代谢需求或血管损伤的区域。研究者同时使用血氧负荷依赖 MRI 和 ASL 识别年轻健康的志愿者白质区域脑血管储备下降的区域。他们发现储备下降的区域与年长后出现 WMH 的区域常常相关且高度重叠。因此他们推断，白质高信号敏感区可能更易受盗血现象的影响。

Hajjar 等[50] 使用 CASL 研究了高血压与血管反应性之间的关系。众所周知，血管反应性非常重要，因为它与步态异常及认知损伤都有关系。该工作是继以往使用 TCD 的一项研究，定义血管反应性为呼气末二氧化碳与脑灌注的回归斜率。在包括既往有卒中病史的患者的样本中，他们发现高血压和血管反应性之间存在关系，在统计上计算了卒中的发生及白质高信号的程度后，这种关系仍然持续。而且，采用 CASL 检测区域 CBF 的优势，研究者发现全脑和局部（额叶、颞叶、顶叶）的血管反应性。研究结果提示高血压可能在卒中前后持续损伤血管功能，同时指出降压药的研究应该额外关注血管反应性。

ASL 也与其他 fMRI 技术联合研究脑淀粉样血管病（CAA）对血管功能的影响。Dumas 等[51] 比较了 CAA 患者与普通对照组对视觉刺激的反应（闪光棋盘状图案）。与对照组比较，CAA 患者 BOLD 幅度下降，达峰时间延长，返回基线时间延长。然而，CAA 患者静息 CBF 与对照组相比并没有减慢。研究者总结出，两组 CBF 没有差异增加了其他发现的可信度，因为 CBF 不同可能是自身改变了血流动力学反应。其研究结果显示，后期 CAA 的主要影响是对局部代谢变化的动态反应性变化，而不是 CBF 的减少。

ASL 通常根据与梗死部位有关联的灌注区域的附加信息来对脑梗死精确分类。Hendrikes[52] 等使用 ASL 将最初使用标准模板分类的 11% 的缺血性卒中患者重新分类为皮层或分水岭梗死。皮层下、脑干、小脑梗死不需要重新分类。

未来方向

未来基于影像的改革是多模态 MRI。Hao 等[53] 证实联合结构 MRI、fMRI、DTI 及 MRS 等方法，可提供互补和相互的信息，有助于进一步理解每一个独立方法提供的数据。多模影像也用于 ISVD 患者，已经讨论过的联合使用 DTI 和 MRS。最近的其他两项研究也提供了另一个有潜力的例证。Aslan 等[54]联合 DTI 和 ASL 定义的 CBF 技术更好地理解了 CBF 和白质完整性之间的传导束特异的关系。他们的实验室曾开发 pCASL 技术联合相位对比序列以达到逐像素的接近 CBF。他们微调并采取了自旋平面回波序列（EPI）而不是梯度回波采集，同样得到 ASL 和 DTI 相似的图像配准。最终的结果可测量 10 个主要的纤维束的白质完整性及传导束特异的 CBF。然而，与期望能够发现 CBF 和传到束特异的白质完整性之间的阳性关系不同，结果发现了 10 个患者中每个患者检测 10 个纤维束，CBF 与 FA 一致成相关（图 14.4[54]）。一项 meta 分析了所有相关研究，发现在析出白质概率和层指数后，二者之间部分相关性（−0.66）。作者对这种意外发现做了可能解释，包括在 CBF 与轴突直径之间的可能的关联，可能 CBF 越低反映了纤维束的功效越高，以及 CBF 和纤维束的紧密性之间可能的关系。

Chen 等也联合 ASL 和 DTI 技术检测皮层 CBF 和皮层下白质完整性的潜在联系。他们给 23～88 岁的健康成年人成像，发现 CBF 与年龄成负相关，也发现了皮层 CBF 与皮层下白质的完整性呈正相关，通过 FA 进一步得到确认。这种关系在几个脑区一致存在（图 14.5[55]）。

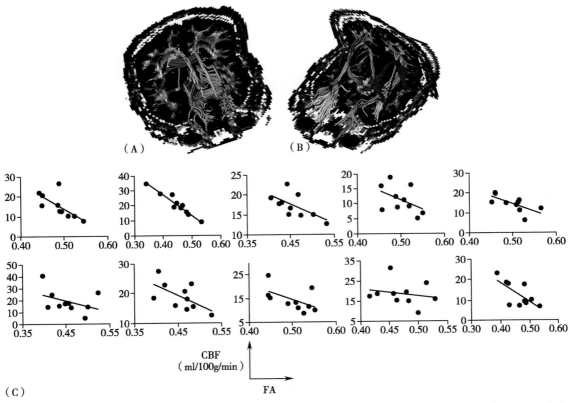

图 14.4 传导束特异的各向异性分数（FA）与脑血流之间的关系（CBF）。（A，B）10 个主要纤维束与 FA 图重叠。为了清晰显示，5 束纤维显示于（A）5 束显示于（B）。（A）图纤维束为：胼胝体辐射线枕部（红色部分），胼胝体辐射线额部（蓝色），扣带回皮质扣带（黄色），扣带回至海马（橙色），丘脑前辐射（绿色）。（B）的纤维束是：钩束（黄色），皮质脊髓束（绿），弓状纤维（粉），额枕下束（蓝），下纵束（橙色）。（C）FA 与穿过纤维束的 CBF 之间的散点图。每一个图的数据来源于一个研究对象。在一个图内，不同的点代表不同的传导束。在所有试验对象均可以观察到负相关。统计学分析，利用 META 分析将图中的 ml 值合并产生了 t 值，来源于 ASlan 等，允许转载[54]

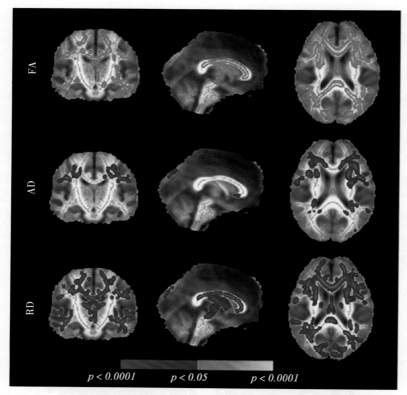

图 14.5 弥散张量成像技术和随年龄下降的平均皮层脑血流量的相关性。白质骨架呈绿色。皮层脑血流 CBF 与白质 FA（以红 - 黄显示）成正相关，与轴向和径向扩散系数（分别是 AD 和 RD）均呈负相关，来源于 Chen et al[55]，允许转载

作者承认 Aalan 小组的早期结果示 CBF 与白质完整性之间可能存在负相关，分析矛盾的结果代表了"CBF 如何与神经系统关联的另一种可选择的模式"并且需要被调整。

这两项研究显示在面对 ISVD 困惑时，创新的 MR 技术将随之带来额外的问题与答案。这种影像技术将继续为"勾画"ISVD 提供不同角度。

（赵秀欣 译）

参考文献

1. O'Sullivan M, Rich PM, Barrick TR, Clark CA, Markus HS. Frequency of subclinical lucunar infarcts in ischemic leukoaraiosis and cerebral autosomal dominant arteriopathy with subcortical infarcts and leukoencephalopathy. *AJNR Am J Neuroradiol* 2003;24:1348–1354.

2. Basser PJ, Mattiello J, LeBihan D. Estimation of the effective self-diffusion tensor from the NMR spin echo, *J Magn Reson B* 1994;103:247–254.

3. Basser PJ, Pajevic S, Pierpaoli C, Duda J, Aldroubi A. In vivo fiber tractography using DT–MRI data. *Magn Reson Med* 2000; 44:625–632.

4. Stebbins GT, Smith CA, Bartt RE, et al. HIV-associated alterations in normal-appearing white matter: a voxel-wise diffusion tensor imaging study. *J Acquir Immune Defic Syndr* 2007;46: 564–573.

5. Jones DK, Lythgoe D, Horsfield MA, et al. Characterization of white matter damage in ischemic leukoaraiosis with diffusion tensor MRI. *Stroke* 1999;30:393–397.

6. Tournier-Lasserve E, Joutel A, Melki J, et al. Cerebral autosomal dominant arteriopathy with subcortical infarcts and leukoencephalopathy maps to chromosome 19q12. *Nature Genet* 1993;3:256–259.

7. Chabriat H, Pappata S, Poupon C, et al. Clinical severity in CADASIL related to ultrastructural damage in white matter: in vivo study with diffusion tensor MRI. *Stroke* 1999;30:2637–2643.

8. O'Sullivan M, Summers PE, Jones DK, et al. Normal-appearing white matter in ischemic

leukoaraiosis: a diffusion tensor MRI study. *Neurology* 2001;57:2307–2310.

9. Pfefferbaum A, Adalsteinsson E, Rohlfing T, Sullivan EV. Diffusion tensor imaging of deep gray matter brain structures: effects of age and iron concentration. *Neurobiol Aging* 2010;31: 482–493.

10. Molko N, Pappata S, Mangin JF, et al. Diffusion tensor imaging study of subcortical gray matter in CADASIL. *Stroke* 2001;32: 2049–2054.

11. O'Sullivan M, Singhal S, Charlton R, Markus HS. Diffusion tensor imaging of thalamus correlates with cognitive in CADASIL without dementia. *Neurology* 2004;62:702–707.

12. Stebbins GT, Nyenhuis DL, Wang C, et al. Gray matter atrophy in patients with ischemic stroke with cognitive impairment. *Stroke* 2008;39:785–793.

13. Van Norden AG, de Laat KF, van Dijk EJ, et al. Diffusion tensor imaging and cognition in cerebral small vessel disease: the RUN DMC study. *Biochem Biophys Acta* 2012;1822:401–407.

14. Van Norden AG, van Uden IW, de Laat KF, van Dijk EJ, de Leeuw FE. Cognitive function in small vessel disease: the additional value of diffusion tensor imaging to conventional magnetic resonance imaging: the RUN DCM study. *J Alzheimers Dis* 2012;32:667–676.

15. Gons RA, van Oudheusden LJ, de Laat KF, et al. Hypertension is related to the microstructure of the corpus callosum: the RUN DMC study. *J Alzheimers Dis* 2012;32:623–631.

16. O'Sullivan M, Morris RG, Huckstep B, et al. Diffusion tensor MRI correlates with executive dysfunction in patients with ischaemic leukoaraiosis. *J Neurol Neurosurg Psychiatry* 2004;75:441–447.

17. Nitkunan A, Barrick TR, Charlton RA, Clark CA, Markus HS. Multimodal MRI in cerebral small vessel disease: its relationship with cognition and sensitivity to change over time. *Stroke* 2008;39:1999–2005.

18. O'Sullivan M. Imaging small vessel disease lesion topography, networks, and cognitive deficits investigated with MRI. *Stroke* 2010;41(Suppl 1):S154–S158.

19. Moldo N, Pappata S, Magin JF, et al. Monitoring disease progression in CADASIL with diffusion magnetic resonance imaging a study with whole brain histogram analysis. *Stroke* 2002;33:2902–2908.

20. Holtmannspotter M, Peters N, Opherk C, et al. Diffusion magnetic resonance histograms as a surrogate marker and predictor of disease progression in CADASIL: a two-year follow-up study. *Stroke* 2005;36:2559–2565.

21. Wang C, Stebbins GT, Nyenhuis DL, et al. Longitudinal changes in white matter following ischemic stroke: a three-year follow-up study. *Neurobiol Aging* 2006;27:1827–1833.

22. Nitkunan A, McIntyre JO, Barrick TR, et al. Correlations between MRS and DTI in cerebral small vessel disease. *NMR Biomed* 2006;19:610–616.

23. Yamada K, Mori S, Nakamura H, et al. Fiber-tracking method reveals sensorimotor pathway involvement in stroke patients. *Stroke* 2003;34:159–162.

24. Mascalchi M, Ginestroni A, Toschi N, et al. The burden of microstructural damage modulates cortical activation in elderly subjects with MCCI and leuko-araiosis. *Hum Brain Mapp* 2012, Dec 8 [Epub ahead of print].

25. Duering M, Righart R, Csanadi E, et al. Incident subcortical infarcts induce focal cortical thinning in connected cortical regions. *Neurology* 2012;79:2025–2028.

26. Auer DP, Schirmer T, Heidenreich JO, et al. Altered white and gray matter metabolism in CADASIL: a proton MR spectroscopy and 1H-MRSI study. *Neurology* 2001;56:635–642.

27. Capizzano AA, Schuff N, Amend DL, et al. Subcortical ischemic vascular dementia: assessment with quantitative MR imaging and 1H MR spectroscopy. *AJNR Am J Neuroradiol* 2000;21: 621–630.

28. Macrì MA, Colonnese C, Garreffa G, et al. A chemical shift imaging study on regional metabolite distribution in a CADASIL family. *Magn Reson Imaging* 2006;24:443–447.

29. Stromillo ML, Dotti MT, Battaglini M, et al. Structural and metabolic brain abnormalities in preclinical cerebral autosomal dominant arteriopathy with subcortical infarcts and leucoencephalopathy. *J Neurol Neurosurg Psychiatr* 2009; 80:41–47.

30. Akhvlediani T, Henning A, Sándor PS, Boesiger P, Jung HH. Adaptive metabolic changes in CADASIL white matter. *J Neurol* 2010;257:171–177.

31. Hund-Georgiadis M, Norris DG, Guthke T, von Cramon DY. Characterization of cerebral small vessel disease by proton spectroscopy and morphological magnetic resonance. *Cerebrovasc Dis* 2001;12:82–90.

32. Van Zandvoort MJ, van der Grond J, Kappelle LJ, de Haan EH. Cognitive deficits and changes in neurometabolites after a lacunar infarct. *J Neurol* 2005;252: 183–190.

33. Gasparovic C, Prestopnik J, Thompson J, et al. 1H-MR spectroscopy metabolite levels correlate with executive function in vascular cognitive impairment. *J Neurol Neurosurg Psychiatry* 2013;84:715–721.

34. Li C, Ling X, Liu S, et al. Abnormalities of magnetic resonance spectroscopy and diffusion tensor imaging are correlated with executive dysfunction in patients with ischemic leukoaraiosis. *J Clin Neurosci* 2012;19:718–722.

35. Brooks WM, Wesley MH, Kodituwakku PW, Garry PJ, Rosenberg GA. 1H-MRS differentiates white matter hyperintensities in subcortical arteriosclerotic encephalopathy from those in normal elderly.

Stroke 1997;28:1940–1943.

36. Calautti C, Baron JC. Functional neuroimaging studies of motor recovery after stroke in adults. *Stroke* 2003;34:1553–1566.

37. Weiller C, Ramsay SC, Wise RJ, et al. Individual patterns of functional reorganization in the human cerebral cortex after capsular infarction. *Ann Neurol* 1993;33:181–189.

38. Gerloff C, Bushara K, Sailer A, et al. Multimodal imaging of brain reorganization in motor areas of the contralesional hemisphere of well recovered patients after capsular stroke. *Brain* 2006;129:791–808.

39. Pineiro R, Pendlebury S, Johansen-Berg H, Matthews PM. Altered hemodynamic response in patients after subcortical stroke measured by functional MRI. *Stroke* 2002;33:103–109.

40. Patel MJ, Boada FE, Price JC, et al. Association of small vessel ischemic white matter changes with BOLD fMRI imaging in the elderly. *Psychiatry Res* 2012;204:117–122.

41. Rossini PM, Altamura C. Ferretti A, et al. Does cerebrovascular disease affect the coupling between neuronal activity and local haemodynamics? *Brain* 2004;127:99–110.

42. Dennis A, Bosnell R, Dawes H, et al. Cognitive context determines dorsal premotor cortical activity during hand movements in patients after stroke. *Stroke* 2011;42: 1056–1061.

43. Aizenstein HJ, Andreescu C, Edelman KL, et al. fMRI correlates of white matter hyperintensities in late-life depression. *Am J Psychiatry* 2011;168:1075–82.

44. Bakker SL, de Leeuw FE, den Heijer T, et al. Cerebral haemodynamics in the elderly: the Rotterdam Study. *Neuroepidemiology* 2004;23: 178–184.

45. Kozera GM, Dubaniewicz M, Zdrojewski T, et al. Cerebral vasomotor reactivity and extent of white matter lesions in middle-aged men with arterial hypertension: a pilot study. *Am J Hypertens* 2010; 23:1198–1203.

46. Borogovac A, Asllani I. Arterial spin labeling (ASL) fMRI: advantages, theoretical constraints, and experimental challenges in neurosciences. *Int J Biomed Imaging* 2012;2012:818456.

47. Bastos-Leite AJ, Kuijer JP, Rombouts SA, et al. Cerebral blood flow by using pulsed arterial spin-labeling in elderly subjects with white matter hyperintensities. *AJNR Am J Neuroradiol* 2008;29: 1296–1301.

48. Brickman AM, Zahra A, Muraskin J, et al. Reduction in cerebral blood flow in areas appearing as white matter hyperintensities on magnetic resonance imaging. *Psychiatry Res* 2009;172:117–120.

49. Mandell DM, Han JS, Poublanc J, et al. Selective reduction of blood flow to white matter during hypercapnia corresponds with leukoaraiosis. *Stroke* 2008;39:1993–1998.

50. Hajjar I, Zhao P, Alsop D, Novak V. Hypertension and cerebral vasoreactivity: a continuous arterial spin labeling magnetic resonance imaging study. *Hypertension* 2010;56: 859–864.

51. Dumas A, Dierksen GA, Gurol ME, et al. Functional magnetic resonance imaging detection of vascular reactivity in cerebral amyloid angiopathy. *Ann Neurol* 2012;72:76–81.

52. Hendrikes J, Petersen ET, Chèze A, et al. Relation between cerebral perfusion territories and location of cerebral infarcts. *Stroke* 2009;40:1617–1622.

53. Hao X, Xu D, Bansal R, et al. Multimodal magnetic resonance imaging: the coordinated use of multiple, mutually informative probes to understand brain structure and function. *Hum Brain Mapp* 2013;34:253–271.

54. Aslan S, Huang H, Uh J, et al. White matter cerebral blood flow is inversely correlated with structural and functional connectivity in the human brain. *Neuroimage* 2011;56:1145–1153.

55. Chen JJ, Rosas HD, Salat DH. The relationship between cortical blood flow and sub-cortical white-matter health across the adult age span. *PLoS One* 2013;8: e56733.

15 脑小血管病的脑血流动力学

Hugh S. Markus, Charlotte L. Allan, Klaus P. Ebmeier

前言

　　脑缺血被认为是脑小血管病（SVD）的重要机制。据推测，穿通动脉供血区域的急性缺血导致腔隙性梗死，穿通动脉远端慢性缺血可致脑白质改变，也称为脑白质疏松。白质的改变最先在距穿通动脉起始端最远的脑区发生，这种空间分布特点支持低灌注导致白质疏松发生的理论。因此推论出 SVD 区域的脑血流量（CBF）下降，很多研究也在试图证实这一点。另外，SVD 潜在的动脉病可能损害脑小血管的舒张功能，导致血压或脑灌注压下降时不能维持脑灌注量。在一种遗传性 SVD，即 CADASIL 大鼠的观察已经发现脑对舒血管刺激的反应[1]和脑血流自动调节能力[2]的下降。在散发 SVD 和 CADASIL 患者也同样观察到这些过程。

　　我们回顾了测量 CBF、脑反应性及脑血流自动调节能力的几种技术，并关注近期关于 SVD 的血流动力学的研究。

CBF 的测量方法

　　即使有些方法仅是半定量，目前已有很多不同的方法用于 SVD 的 CBF[3,4]，很多用于测量 CBF 或脑组织的灌流；另一些方法可用于测量主要供血动脉的血流量（表 15.1）。经颅多普勒超声可以测量颅内血管的血流速度。

表 15.1　CBF 的测量方法

技术	特异性方法	相关要点
灌注影像（区域性 CBF）		
PET	^{15}-O 标记水	可测量氧消耗量
SPECT	^{99m}Tc-HMPAO, ^{99m}Tc-ECD ^{123}I-1 标记 IMP	
氙气技术	稳定氙法 经静脉氙法 氙气 SPECT 氙气 CT	
MR 技术	外源性灌注 内源性灌注	
CT 技术	增强灌注影像 氙气 CT	
体积流量（大动脉）		
颈动脉和椎动脉超声	多普勒技术 非多普勒技术	
MR 技术		
流速技术		
经颅多普勒		如果 MCA 直径不变，流速与血流量平行改变

注：CBF，脑血流量；CT，计算机断层扫描；^{123}I-IMP，，N-异丙基碘 123；MCA，大脑中动脉；MR，磁共振；^{15}O，氧 15；^{99m}Tc-ECD，锝 99m 乙酰半胱氨酸二聚体；^{99m}Tc-HMPAO，锝 99m 六甲基丙烯胺肟；PET，正电子发射断层扫描；SPECT，单电子发射计算机断层扫描

　　脑组织的灌注技术需要用到示踪剂或对比剂，也可以内源性产生，结合磁共振成像（MRI）技术，成像技术可测量这些物质通过脑循环时的浓度。通常使用的成像技术包括：正电子发射断层扫描（PET），单光子发射计算机断层扫

描（SPECT），氙气技术（通常用 CT 来显像浓度的改变），CT 灌注成像及 MR 灌注成像。

核医学技术

核医学成像主要有两类技术方法，重合检测技术和单光子技术[3]，二者的区别在于所应用的放射核素的物理特征不同。

PET 应用的正电子放射核素激发的重合放射技术，放射性核素湮灭后，产生两个 511KeV 的光子沿相反的方向走行；SPECT 应用的是低能量光子发射放射性核素。由于瞄准仪的吸收导致不丢失任何信息，所以 PET 是更敏感的方法，通常被当做金标准（如下）。广泛应用于 PET 检测 CBF 成像的化合物是水，用正电子激发 O^{15}，产生 $H_2^{15}O$。通过重复测量动脉和静脉 ^{15}O 的水平可以准确得出氧利用率，从而得出氧摄取分数（OEF）。O^{15} 需要在粒子回旋加速器中产生，不但价格高，而且不能移动。由于 O^{15} 的半衰期极短，只有 2 分钟，因此只有几个中心可以做 PET CBF 成像。相比 O^{15} 标记的水和 O_2（$^{15}O-H_2O$），更常用的是，^{18}F 标记的脱氧葡萄糖（$^{18}F-FDG$）主要用来测定区域葡萄糖的摄取，代表葡萄糖的有氧及无氧代谢过程，大致了解区域 CBF（rCBF）及灌注情况。$^{18}F-DGF$ 的产生仅需要一个台式粒子回旋加速器，所以它比 $H_2^{15}O$ 的产生更便利，应用更广泛。

SPECT 在核医学科应用广泛，放射性核素在 SPECT 产生伽马射线，放射源通过被限定到晶体照相机的准直仪滤过后被光电倍增晶体管探测到，辐射到三维放射源。配体具有高亲脂性，首先被摄取入脑，在脑组织代谢后变成亲水性，在注射后几分钟产生一次血流快照或者说产生灌注图像（例如 $^{99m}Tc-HMPAO$ 和 $^{99m}Tc-ECD$）。SPECT 灌注成像最常见的临床应用是鉴别诊断阿尔茨海默病，也可用来了解其他几种少见类型的痴呆灌注的不同和影响小血管的情况。

CT 或 SPECT 结合氙气技术广泛用于 CBF 的测定，但随着其他一些更易注射的示踪剂的出现，更便于高分辨下三维重建，它的应用逐渐减少。浓缩的氙气是一种麻醉剂，不过用做示踪剂的氙气剂量是安全的。它能溶解入血并且迅速通过血 - 脑屏障弥散，氙气比空气和软组织的原子量大，因此可以通过 CT 测量。常应用洗出法：氙气到达组织达到平衡后就会迅速停止再摄取，然后开始指数方式衰减，初始衰减量就相当于脑灌注量。

CT 灌注对比成像

灌注 CT 已经是现代 CT 扫描的常用序列，在注射碘增强剂的静脉期顺序采集各层 CT 影像，通过分析增强剂分布曲线，根据中央容积定律，可以得出 CBF、MTT 和 CBV。如果能得到动脉输入及静脉输出曲线，理论上就可以得出 CT 灌注成像的绝对值，但这个方法的可靠性还未完全建立，不同的扫描方案得出的结果也不相同。

磁共振灌注成像

MRI 灌注成像技术主要分为外源性和内源性两种。

外源性技术应用广泛：静脉注射顺磁性示踪剂，如钆，用平面回波成像技术快速得到影像。对比剂通过脑血管，产生一个磁场，导致相移效应，使其邻近区域组织的信号输出减少。这个效应与通过脑的含有对比剂的血流有关，可以据此得出脑的灌注信息。这个方法也可以测量 CBV 及 MTT。如果通过供应动脉得到一个动脉输入功能的影像，就有可能进行定量，尽管目前这个方法通常用于半定量。

MRI 灌注成像的内源性示踪法（动脉自旋成像 ASL）使用模型假定对比剂可以从血管到组织自由弥散。这个方法和 PET 及 SPECT 成像原理类似，注射对比剂后，测量对比剂的区域聚积（受局部血流和对比剂半衰期的影响）[5]。内源性 MR 灌注方法（如 ASL）利用了磁化水质子与组织水质子相交换，磁化水质子信号丢失。用特殊脉冲装置将感兴趣区域血管中的水进行磁化，通过对比测量磁化后与磁化前的信号，可以获得定性和定量 CBF 影像。这个方法完全无创，可多次重复，通过多次重复能够尽可能地减少信噪比。

体积流量的方法

这些技术不是测量局部灌注而是关注主要供血动脉的体积流量的量化。通过多普勒或非多普勒超声可以测定颈动脉及椎动脉的血流供应，近期也用 MRA 方法来测定动脉血流。血流量的测定反映了包括灰质与白质在内全脑的灌注，因此不能反映小血管病所导致的区域性灌注变化。

经颅多普勒超声

经颅多普勒超声（TCD）可以测量基本的脑血管的流速。最常见的是测量大脑中动脉（MCA）的流速。流速的改变只有在 MCA 直径不变时方能反映血流量的变化。这点已经用二氧化碳（CO_2）作为血管扩张剂[6]证实。然而，有些物质，特别是能对一氧化氮（NO）系统造成影响的物质，可能改变 MCA 的直径，而使得血流量的测量值无效[7]。既然 TCD 测量的是大血管的流速，它反映的也是灰质和白质联合的血流情况。

TCD 最大的优势在于它能够测量即时流速的改变，这使得它在评估脑反应性和脑血管的自动调节能力时应用广泛。

脑血管自动调节能力和反应性的测量方法

即使灌注压发生轻微变化时，CBF 仍保持恒定，例如可通过调整血压保持稳定。这就是脑血管自动调节能力。这就使得灌注压下降时，可以保护脑组织，避免出现缺氧，动脉压高时避免出现脑水肿。健康人的血压在 60～150mmHg（1mmHg=0.133kPa）相对恒定，如果超过这个范围，CBF 就会随着灌注压的改变而

改变。如果持续慢性高血压会导致自动调节能力上调，从而产生有害的后果，在高血压患者血压急剧下降时，相对较高的血压时即可出现缺血症状[8]。

"脑血管自动调节能力"可直接估算，或通过测量 CBF 对血管舒张刺激物的反应的增加能力来间接估计。真正脑血管自动调节能力的测量可分成测量静态和动态两种脑血管自动调节能力的技术。

测量静态脑血流自动调节能力时，在一定血压范围内，CBF 是一个相对稳定的值。有多种方法可以测定 CBF 的值，血压可以用药物或者改变血容量来调节；如倾斜手术台或负压。为了解静态脑血管自动调节能力的完整范围，需要使血压变化在一个较大的区间内，因为成像需要在每个血压下进行，这是个费力的过程。因此，近来大多对 SVD 的研究都是评估"动态"脑血管自动调节能力。这个方法是测定 CBF、CBV 在血压突然变化时的变化速度。这个技术需要非常高的瞬时分辨力来测定 CBF，能实现这一点的只有 TCD。最初的技术是通过使先前充气的高于静脉压的下肢袖带收缩导致血压突然大幅度下降[9]，然后比较 MCA 的 CBF 速度的上升速率与无创设备持续检测的血压升高的速度。近来，用血压的自然波动来替代人为的血压调节[10]。

脑反应性的测量以确定 CBF 基线，然后给予脑血管扩张剂。最常用的脑血管扩张剂是浓度增加的呼吸性的 CO_2。其可导致 CBF 迅速显著的增加。尽管可以应用包括 MRI 在内的其他影像技术，但 TCD 仍是最常用于监测 CBF 改变的方法。乙酰唑胺，一种碳酸酐酶抑制剂，可被用来代替 CO_2 作为血管扩张刺激物。

脑血管自动调节能力和脑反应性是两个不同的过程，弄清这一点十分重要，尽管很多时候一个受到损害时，会同时出现另一个的损害。弥漫的动脉病变，如 SVD，同样的疾病过程可能既损害脑血管自动调节能力，也损害小动脉对 CO_2 的舒张反应能力。尽管有人提出

神经源性、肌源性及代谢因素，但脑血管自动调节能力的机制还未完全弄清。有报道内皮因子，尤其是 NO 是脑血管自动调节能力的重要调节剂[4]。人类实验数据显示 NO 合成抑制剂 L-MMNA 能显著损害动态脑血管自动调节能力[11]，然而用同样的抑制剂却不能改变高碳酸反应[12, 13]。

测量 SVD 静息 CBF 的研究

许多研究探讨了 SVD 的 CBF，本文将加以综述。大部分研究证明了 CBF 受损，但这些解释中需要考虑很多重要的因素。SVD 用于描述不同的疾病过程，从有无症状的白质高信号（WMH）的正常人到表现为卒中而认知功能正常或有痴呆表现的症状性疾病的患者。

许多研究观察了不同表型的 SVD 的 CBF 或灌注，应用了如上所述的各种技术方法。为确定相关研究，2012 年 12 月 6 日，我们以 "lacunar stroke" 或 "leukoaraiosis" 或 "SVD" 或 "white matter hyperintensity" 或 "vascular dementia" 和 "CBF" 为关键词进行了系统性回顾。同时搜索了文后参考文献。根据病例类型的研究[14~38]总结详见表 15.2。

早期一项应用 HMPAO SPECT 对 17 例症状性腔隙性脑梗死伴白质疏松患者的研究发现脑室旁 CBF 下降，而顶叶及颞叶的 CBF 无改变[14]。随后，一项对类似的症状性腔隙性脑梗死伴白质疏松的更广泛的研究，使用 HMPAO SPECT 测量 CBF 及 PET 测量糖代谢[15]。与

表 15.2　多种 CSVD 患者静息 CBF 的研究结果总结

作者	患者分组	技术	结果
腔隙脑梗死			
Reiche 等[14]	症状性腔隙性脑梗死和白质疏松（N=17）	HMPAO SPECT	严重的白质疏松（而非轻度）与脑室周围 CBF 下降相关，而颞叶和顶叶的 CBF 无改变
Sabri 等[15]	症状性腔隙性脑梗死和白质疏松（N=57）	HMPAO SPECT，葡萄糖 PET	即使严重的 WML 也未发现 rCBF 或 rMRGlu 下降；rCBF 和 rMRGlu 主要与脑萎缩和认知功能障碍有关
Mochizuki 等[16]	症状性腔隙性脑梗死（N=10）	氙气 CT	腔隙性脑梗死患者皮层 CBF 下降
Mochizuki 等[17]	单个（N=15）和多发（N=10）腔隙性脑梗死	氙气 CT	多发腔隙性脑梗死比单个腔隙性脑梗死皮层 CBF 更低
Nezu 等[18]	腔隙性脑梗死（N=18）	PET $^{15}O_2$	严重 WMH 半卵圆中心的 CBF 下降 OEF 升高
Markus 等[19]	症状性腔隙性脑梗死合并白质疏松（N=8）	外源性增强 MRI	白质 CBF 下降，而非灰质
O'Sullivan 等[20]	症状性腔隙性脑梗死合并白质疏松（N=21）	外源性增强 MRI	与对照组相比，WMH CBF 最低，看起来正常的白质 CBF 下降（而非半卵圆中心或灰质）
血管性痴呆			
Kawamura 等[21]	多梗死痴呆（腔隙性脑梗死 71%）（N=35）	氙气 CT	壳核和丘脑 CBF 与额叶白质疏松程度相关
Kawamura 等[22]	多梗死痴呆（N=23）	氙气 CT	多梗死痴呆各脑区的 CBF 下降，额叶白质疏松和皮层下灰质 CBF 下降相关
Yao 等[23]	血管性痴呆 Binswanger 型（N=5）	PET ^{15}O	CBF 和 $CMRO_2$ 在白质、额叶、顶叶、颞叶下降
De Reuck 等[24]	腔隙性脑梗死，白质疏松和痴呆（N=16）	PET ^{15}O	在痴呆患者中所有脑区除了小脑 CBF 和 $rCMRO_2$ 下降，OER 上升

续表

作者	患者分组	技术	结果
无症状腔隙性脑梗死			
Kobayashi 等[25]	静息性腔隙性脑梗死，神经功能正常的成人（N=246）	^{133}Xe 吸入	静息腔隙性脑梗死患者 CBF 降低
Alzheimer 病			
Makedonov 等[26]	Alzheimer 病（N=16）	^{99m}Tc-ECD SPECT	与 WMH 相关的所有皮层和白质 CBF 下降，OEF 升高
Starkstein 等[27]	Alzheimer 病（N=46）	HMPAO SPECT	伴有白质疏松的 AD 基底核，丘脑，额叶 CBF 下降
混合型 SVD 中的白质疏松			
Bastos-Leite 等[28]	1. 血管性痴呆；2. Alzheimer 病，18 例正常认知	内源性增强 MRI	与点状和早期融合 WMH 相比，严重 WMH 全脑，皮层及皮层下 CBF 均下降
无症状 WMH			
Kobari 等[29]	正常人群（N=37，年龄 18~88 岁）	Xe CT	WMH 相关的白质区域 CBF 下降
Kawamura 等[30]	正常人群（N=42，不同年龄）	Xe CT	额叶白质和尾状核内额叶白质疏松的严重程度与 CBF 的下降相关
Miyazawa 等[31]	神经功能正常的人群（N=135，年龄 26~89 岁）	Xe CT	半卵圆中心 CBF 进行性下降与 WMH 程度增加相关
Isaka 等[32]	有危险因素，无症状，神经功能正常人群（N=28）	IV Xe 清除	脑室周围 WMH 与 CBF 无关
Makedonov 等[26]	老年对照（N=50）	^{99m}Tc-ECD SPECT	与外观正常白质相比，WMH 区域 CBF 下降
Brickman 等[33]	健康老年个体（N=17，年龄 61~70 岁）	内源性增强 MRI	与外观正常白质相比，WMH 区域 CBF 下降
Kraut 等[34]	健康老年（N=74）	PET ^{15}O	前瞻性研究，稳定型和进展型 WMH 有不同的 CBF 改变
Marstrand 等[35]	健康的 85 岁老人（N=25）	外源性增强 MRI	与外观正常白质相比，WMH 区域 CBF 下降
Wen 等[36]	卒中患者（28 例卒中，27 例对照）	外源性增强 MRI	皮层 CBF 与 WMH 无相关性，丘脑，基底节 CBF 与额叶 CBF 相关
Ten Dam 等[37]	心血管病和危险因素的 PROSPER 研究（N=390，年龄 70~82 岁）	MR 体积流量	前瞻性研究：CBF 下降与脑室周围 WMH 有关但与深部白质 WMH 无关
Tzourio 等[38]	健康老年（N=628，平均年龄 68.8 岁）	TCD	WMH 严重程度和 CBF 流速无关

CBF，脑血流量；$CMRO_2$，脑氧代谢率；CT，计算机断层摄影；HMPAO，六甲基丙烯胺肟；IV，静脉注射；MR，磁共振；MRI，磁共振成像；^{15}O，氧 15；OEF，氧摄取分数；PET，正电子发射断层扫描；PROSPER，普伐他汀在有危险因素的老人中的前瞻性研究；rCBF，区域性 CBF；$rCMRO_2$ 区域性脑氧代谢率；rMRGlu，区域性心肌糖代谢率；SPECT，单电子发射断层扫描术；SVD，小血管病；TCD，经颅多普勒；^{99m}Tc-ECD，锝 99m 乙基半胱氨酸二聚体；WMH，白质出血；Xe，氙

第一个研究不同，这些研究没有发现皮层的CBF或糖代谢降低，即使伴有严重的白质病变（WML）。作者认为脑萎缩或认知功能是二者的主要决定因素。他们认为伴有脑萎缩时可能混淆CBF的结果，即尽管总体的CBF下降，但每单位体积脑组织的CBF没有改变，而用氙气CT发现腔隙性脑梗死患者皮层CBF下降[16]。来自同一组患者的进一步研究发现，与单个腔隙性脑梗死相比，多发腔隙性脑梗死CBF下降更明显[17]。一项对246例神经功能正常的个体用[133]Xe吸入方法测量脑CBF，发现无症状腔隙性脑梗死患者的CBF低[25]。更近一些的用外源性对比剂的MR研究，发现在症状性腔隙性脑梗死与融合成片的白质疏松患者白质CBF下降而灰质CBF正常[19]。相反，一项腔隙性脑梗死患者的PET研究发现严重WML患者与半卵圆中心高的CBF，高氧摄取分数及更低的氧代谢有关[18]。

　　总之，这些结果提示腔隙性卒中，特别伴有脑白质疏松与白质以及可能的皮层CBF降低有关。皮层的CBF降低可能只存在于更加严重的疾病，如伴有痴呆的患者（如下）。SVD的特征之一，脑萎缩[39]是重要的混淆因素，因为只有脑萎缩不受控制时，CBF降低。

　　主要由SVD导致的血管性痴呆患者的研究结果一致发现CBF下降。氙气CT研究发现所有区域的CBF下降，而额部的白质疏松与皮层下灰质、豆状核及丘脑的CBF下降相关[22]。一项仅有5例"Binswanger病"患者的PET研究发现，患者白质区域的CBF及脑氧代谢率（$CMRO_2$）均显著降低，CT和MR没有发现异常的额颞皮层也有下降[24]。对腔隙和白质疏松并伴有痴呆的患者及不伴痴呆的腔隙性脑梗死患者进行进一步的对比研究发现，伴有痴呆的患者在除了小脑外的各个脑区有更低的CBF及$CMRO_2$，氧摄取分数增加[24]。以上结果说明，SVD所致的血管性痴呆患者白质和灰质区域CBF均降低。

　　也有对阿尔茨海默病患者WMH的研究。

与不伴白质疏松的阿尔茨海默病患者相比，伴有白质疏松的阿尔茨海默病患者双侧基底核区、丘脑、额叶灌注明显降低[27]，CBF在有白质疏松的AD患者也比白质正常的AD患者明显降低[26]。

　　还有许多对神经功能正常的个体的研究。氙气CT结果显示有WMH表现的白质区域CBF降低[29, 31]，但无症状WMH个体的皮层CBF下降还存在争议[30, 36]。高分辨影像技术已经可以测量WMH区域的CBF。不同的影像技术，包括SPECT[38]，外源性增强MR[35]和内源增强MR[33]均发现无症状性WMH与白质正常的个体相比，CBF下降。一项对628例平均年龄68.8岁的WMH患者的大型TCD研究显示，WMH患者的CBF流速，随WMH严重程度增加呈进行性下降[38]。与高血压相比，CBF速度是更强的WMH危险因素。

　　这些研究大部分都是横向研究，但其中两项提供了纵向数据，一个是PROSPERE研究的亚组项目，对390例心血管事件患者包括心肌梗死和卒中或伴有心血管病危险因素进行他汀治疗。用MR测量颈动脉及椎动脉的血流量[37]。33个月后再随访发现，CBF与总体的、脑室周围的、深部WMH无关。CBF的下降与总体的WMHs增加也无关。然而，对脑室周围或深部的WMH分别加以分析，发现CBF每个月下降50ml，脑室周围的WMH的风险增加了1.32倍，而CBF的下降与深部WMH增加风险无关。由于上述原因，测量总体CBF的技术不能测量出白质或区域性的血流，从而对血流轻微的改变，尤其是白质区域的轻微改变不敏感。这可以解释为何WMH基线时缺乏相关性。

　　另一项纵向研究是巴尔地摩关于老年人的一个纵向研究，进行了基线期MR扫描及静息状态下的H_2O PET扫描，并对无痴呆的个体进行了平均为期7.7年的随访[34]。参与者被分为两组，一组的WMH进展而另一组稳定。该研究分析了皮层而非白质区域的CBF改变，发现

WMH 稳定与 WMH 进展有不同的 CBF 特征。进展性白质异常组显示出右侧颞下回 / 颞枕内侧回、右前扣带回和左侧颞上回喙侧 CBF 明显增加，而右侧顶下小叶和枕极 CBF 明显下降。作者推测，纵向 CBF 增加反映了由于白质退化导致的区域间神经传导效率降低的皮层代偿机制。

一个关键问题——CBF 的减少是原发的，还是仅继发于脑损伤。因为血管神经耦联，血流减少时脑的代谢也减少。因此，组织的损伤可能与 CBF 下降有关。为了解这一点，我们应该不仅测量白质疏松区域的 CBF，也要测量正常白质的 CBF。一项对于症状性腔隙性脑梗死和融合性白质疏松的患者的外源性增强 MRI 研究显示，这些患者的脑室周围 CBF 下降到介于 WML 和正常白质之间水平，而深部白质并没有同样的 CBF 下降[20]。

综上所述，大多数对各种类型 SVD 的研究，从血管性痴呆到无症状的 WMH，都提示白质区域 CBF 下降。大部分而非全部研究已经发现严重 WMH 的 CBF 下降最明显。非痴呆患者皮层 CBF 的研究一致性结果较少，而对更严重的 SVD 痴呆患者的研究结果大多显示皮层下及皮层的 CBF 下降。白质正常的研究有限，结果仍提示 CBF 下降[20]。这与疾病发病机制的 CBF 致病作用一致。然而，对白质更敏感的成像方式弥散张量成像（DTI）显示，虽然看起来正常的白质已经有轻微的结构改变，可能通过血管神经耦联作用导致 CBF 的轻微下降[39, 40]。

对 SVD 脑血管反应性和脑血流自动调节能力的测量研究

针对高碳酸或乙酰唑胺的 MCA 的 CBF 流速增加的 TCD 研究显示，腔隙性脑梗死患者脑反应性下降[41~43]，多发梗死与单个梗死相比更明显[43]，反应性下降的程度与白质疏松的程度一致[44]。在对症状性腔隙性脑梗死患者的研究中发现，有症状与无症状腔隙性脑梗死无区别，说明存在广泛的脑血管自动调节能力异常而非与症状性缺血发作有关[43]。这与下面所述的显示双侧异常的脑血管自动调节能力的研究结果一致。

如上所述，TCD 可以提供高时间分辨率，可测定大脑中动脉区域总体脑血流自动调节能力，但不能对区域性的脑血流反应性进行测量。区域脑血流可以用影像技术如 PET 或 MRI 来测量。多发梗死与单个梗死相比，氙气技术显示白质[16]和皮层区域的脑血管对乙酰唑胺的反应性下降[17]。一项对微血管病、腔隙、白质改变和痴呆患者的 PET 研究发现，所有脑区乙酰唑胺的血管反应性均下降，而无痴呆患者仅丘脑区域有下降[44]。这与另一项在血压正常和高血压个体的 PET 研究一致，该研究发现白质疏松患者反应性降低，白质疏松严重程度与反应性下降成负相关[45]。进一步的支持证据来自一项 N- 异丙基 -p- 碘苯胺（^{123}I-IMP）的 SPECT 研究，显示各种神经系统疾病患者的未受累半球，与轻度白质疏松相比，严重白质疏松患者的脑血流反应性显著下降[46]。相反，另一项 PET 研究显示，与轻度 WMH 反应性没有下降的患者相比，严重 WML 的腔隙性脑梗死患者静息 CBF 低[18]。其他的无症状人群的研究也显示，有 WHL 的患者与无 WHL 的患者相比，脑血流反应性下降[32]。外源性增强 MR 也显示，WML 区域与正常白质相比，反应性下降[35]。

与反应性相比，脑血管自动调节能力的研究很少。一项早期对 51 例有小卒中的高血压患者（43 例腔隙性脑梗死，8 例深部基底的小出血）的静息 CBF 及稳态脑血管自动调节能力的研究，用 CT 来评价脑室周围损伤的程度与脑血管自动调节能力的相关性，用动脉血样氙气吸入方法来测量 CBF；可以测量绝对血流与准确的血压。通过倾斜手术台来调整血压，测量不同血压下的 CBF 从而测量脑血管自动调节能力。在脑室周围严重损伤的患者中脑血管自动调节能力损伤更常见，多因素回归分析显示脑血管自动调节能力的下降是脑室周围严重损伤的独立危险因素[47]。SVD 患者已经显示出动态脑血管自动调节能力有损害。一项用 TCD 对急性卒中患者血压波动下 MCA 血液流速的改变来测量脑血管自动调节能力的研究，MCA 同侧大动脉的脑血管自动调节能力下降（非腔隙性脑梗死）。相反，腔隙性脑梗死患者双侧都下降，可能与 SVD 的弥漫性损害导致脑血管自动调节能力下降一致[48]。

CADASIL 的研究

以上研究都是针对"散发型"的小血管病。更多的研究来自于常染色体遗传的 SVD——伴有皮层下梗死和白质脑病的常染色体显性遗传性脑动脉病（CADASIL）。尽管 CADASIL 的分子病理已经明确是 NOTCH3 基因突变所致，但散发型的伴有白质疏松的多发腔隙性脑梗死的患者也有类似的小血管病改变。因此，CADASIL 患者会出现腔隙性脑梗死及脑室旁和深部白质的白质疏松。

一项早期的外源性增强 MR 发现，WMH 区域的相对及绝对 CBV、CBF 均有下降，伴有痴呆的患者与无痴呆患者相比下降明显。在 CADASIL 患者的皮层没有观察到绝对 CBF、CBV 改变[49]。另一项外源性增强 MR 研究也证实，与正常的白质相比，WMH 区域 CBV 降低[50]，而灰质的平均 CBV 在正常范围。认知功能障碍和残疾的患者 WMH 区域均显示出与 CBV 呈负相关，而白质正常区域与 CBV 无相关性。PET 对 CBF 的研究也有类似结果，在额、枕白质 CBF 显著下降而且与疾病的严重程度成正相关[51]。与对照组相比，白质疏松患者的血糖代谢下降，尽管没有统计学显著性差异。白质疏松的严重程度与白质 CBF 相关（而非与血糖代谢相关）。

对高碳酸反应的大动脉血流改变研究，TCD 研究和 MRI 的血管影像，在 CADASIL 的研究中得出了相互矛盾的结果。与对照相比，29 例 CADASIL 患者对 CO_2 的反应性下降，而且对照如果只纳入非致残的患者，这种对比持续存在[52]。相反，另一项 24 例没有认知功能障碍的 CADASIL 患者的研究用同样的方法却没有发现对 CO_2 反应性的下降[53]，提示疾病早期的反应性还未受损而未下降，也可能是 TCD 不够敏感，无法测到疾病早期的血流动力学改变[53]。第二个研究用相位增加 MRI 血管成像技术测量 40 个突变位点的 CADASIL 患者的全脑 CBF，也发现对乙酰唑胺的反应性没有下降，但静息期 CBF 有下降[54]。然而，同一组的 25 个 NOTCH3 突变携带者的研究经过 7 年的随访期发现基线反应性下降预示 WMH 进展[55]。每天 250mg 乙酰唑胺应用 24 周，CBF 流速增加，对 CO_2 的反应性增加，作者认为这可能是一个治疗的手段[56]。相反，认为可能增加反应性的他汀，在应用 8 周后，用 TCD 评估，并没有发现对反应性有效果[57]。

高分辨技术研究了 CADASIL 不同脑区的反应性，外源性增强 MR 显示用乙酰唑胺后与对照组的白质相比，WMH 区域的 CBF 有小量增加[49]。只有一项 TCD 研究发现，与对照组相比，研究组的 24 例不伴痴呆的 CADASIL 患者脑血流自主调节功能没有改变[53]。

结论

目前已有不同临床表现的散发型 SVD，包括有症状及无症状的及 CADASIL 的血流动力学研究。不管是散发型 SVD 还是 CADASIL，结果都一致表现为白质区域的 CBF 下降。这些下降在 WMH 的白质最明显，但正常白质区域也有下降的表现。但皮层区域的 CBF 下降还需进一步明确，可能在疾病早期是正常的，而疾病晚期尤其是痴呆患者中皮层血流会有下降。

散发型病例显示对 CO_2 和乙酰唑胺的脑反应性下降，而更高的空间分辨率影像显示 WMH 区域下降更明显。脑血管反应性及自主调节能力研究显示，这种病理损害不仅存在于

有症状的区域，而是弥漫存在的，与疾病的血管病理弥漫存在相一致，而 CADASIL 反应性

及自主调节的研究较少，一致性也较差。

（李 莹 译）

参考文献

1. Lacombe P, Oligo C, Domenga V, Tournier-Lasserve E, Joutel A. Impaired cerebral vasoreactivity in a transgenic mouse model of cerebral autosomal dominant arteriopathy with subcortical infarcts and leukoencephalopathy arteriopathy. *Stroke* 2005;36:1053–1058.

2. Joutel A, Monet-Leprêtre M, Gosele C, et al. Cerebrovascular dysfunction and microcirculation rarefaction precede white matter lesions in a mouse genetic model of cerebral ischemic small vessel disease. *J Clin Invest* 2010;120:433–445.

3. Griffiths PD, Hoggard N, Dannels WR, Wilkinson ID. In vivo measurement of cerebral blood flow: a review of methods and applications. *Vasc Med* 2001;6:51–60.

4. Markus HS. Cerebral perfusion and stroke. *J Neurol Neurosurg Psychiatry* 2004;75:353–361.

5. Petrella JR, Provenzale JM. MR perfusion imaging of the brain techniques and applications. *AJR Am J Roentgenol* 2000;175:207–219.

6. Huber P, Handa J. Effect of contrast material, hypercapnia, hyperventilation, hypertonic glucose and papaverine on the diameter of cerebral arteries. *Invest Radiol* 1967;2:17–32.

7. White RP, Deane C, Hindley C, et al. The effect of the nitric oxide donor glyceryl trinitrate on global and regional cerebral blood flow in man. *J Neurol Sci* 2000;178:23–28.

8. Paulson OB, Strandgaard S, Edvinsson L. Cerebral autoregulation. *Cerebrovasc Brain Metab Rev* 1990;2:161–192.

9. Tiecks FP, Lam AM, Aaslid R, Newell DW. Comparison of static and dynamic cerebral autoregulation measurements. *Stroke* 1995;26:1014–1019.

10. Panerai RB, White RP, Markus HS, Evans DH. Grading of cerebral dynamic autoregulation from spontaneous fluctuations in arterial blood pressure. *Stroke* 1998;29:2341–2346.

11. White RP, Vallance P, Markus HS. Effect of inhibition of nitric oxide synthase on dynamic cerebral autoregulation in humans. *Clin Sci (Lond)* 2000;99:555–560.

12. White RP, Hindley C, Bloomfield PM, et al. The effect of the nitric oxide synthase inhibitor L-NMMA on basal CBF and vasoneuronal coupling in man: a PET study. *J Cereb Blood Flow Metab* 1999;19:673–678.

13. White RP, Deane C, Vallance P, Markus HS. Nitric oxide synthase inhibition in humans reduces cerebral blood flow but not the hyperemic response to hypercapnia. *Stroke* 1998;29:467–472.

14. Reiche W, Weiller C, Weigmann R, et al. [A comparison of MRT and SPECT findings in patients with cerebral microangiopathy.] *Nuklearmedizin* 1991;30:161–169 [in German].

15. Sabri O, Ringelstein EB, Hellwig D, et al. Neuropsychological impairment correlates with hypoperfusion and hypometabolism but not with severity of white matter lesions on MRI in patients with cerebral microangiopathy. *Stroke* 1999;30:556–566.

16. Mochizuki Y, Oishi M, Hara M, Yoshihashi H, Takasu T. Regional cerebral blood flow in lacunar infarction. *J Stroke Cerebrovasc Dis* 1997;6:137–140.

17. Mochizuki Y, Oishi M, Takasu T. Cerebral blood flow in single and multiple lacunar infarctions. *Stroke* 1997;28:1458–1460.

18. Nezu T, Yokota C, Uehara T, et al. Preserved acetazolamide reactivity in lacunar patients with severe white-matter lesions: ¹⁵O-labeled gas and H₂O positron emission tomography studies. *J Cereb Blood Flow Metab* 2012;32:844–850.

19. Markus HS, Lythgoe DJ, Ostegaard L, O'Sullivan M, Williams SC. Reduced cerebral blood flow in white matter in ischaemic leukoaraiosis demonstrated using quantitative exogenous contrast based perfusion MRI. *J Neurol Neurosurg Psychiatry* 2000;69:48–53.

20. O'Sullivan M, Lythgoe DJ, Pereira AC, et al. Patterns of cerebral blood flow reduction in patients with ischemic leukoaraiosis. *Neurology* 2002;59:321–326.

21. Kawamura J, Meyer JS, Terayama Y, Weathers S. Leukoaraiosis correlates with cerebral hypoperfusion in vascular dementia. *Stroke* 1991;22:609–614.

22. Kawamura J, Meyer JS, Ichijo M, et al. Correlations of leukoaraiosis with cerebral atrophy and perfusion in elderly normal subjects and demented patients. *J Neurol Neurosurg Psychiatry* 1993;56:182–187.

23. Yao H, Sadoshima S, Kuwabara Y, Ichiya Y, Fujishima M. Cerebral blood flow and oxygen metabolism in patients with vascular dementia of the Binswanger type. *Stroke* 1990;21:1694–1699.

24. De Reuck J, Decoo D, Marchau M, et al. Positron emission tomography in vascular dementia. *J Neurol Sci* 1998;21:55–61.

25. Kobayashi S, Okada K, Yamashita K. Incidence of silent lacunar lesion in normal adults and its relation to cerebral blood flow and risk factors. *Stroke* 1991;22:1379–1383.

26. Makedonov I, Black SE, Macintosh BJ. Cerebral small vessel disease in aging and

Alzheimer's disease: a comparative study using MRI and SPECT. *Eur J Neurol* 2013;20:243–250.

27. Starkstein SE, Sabe L, Vázquez S, et al. Neuropsychological, psychiatric, and cerebral perfusion correlates of leukoaraiosis in Alzheimer's disease. *J Neurol Neurosurg Psychiatry* 1997;63:66–73.

28. Bastos-Leite AJ, Kuijer JP, Rombouts SA, et al. Cerebral blood flow by using pulsed arterial spin-labeling in elderly subjects with white matter hyperintensities. *AJNR Am J Neuroradiol* 2008;29:1296–1301.

29. Kobari M, Meyer JS, Ichijo M. Leukoaraiosis, cerebral atrophy, and cerebral perfusion in normal aging. *Arch Neurol* 1990;47:161–165.

30. Kawamura J, Terayama Y, Takashima S, et al. Leukoaraiosis and cerebral perfusion in normal aging. *Exp Aging Res* 1993;19:225–240.

31. Miyazawa N, Satoh T, Hashizume K, Fukamachi A. Xenon contrast CT–CBF measurements in high-intensity foci on T2-weighted MR images in centrum semiovale of asymptomatic individuals. *Stroke* 1997;28:984–987.

32. Isaka Y, Okamoto M, Ashida K, Imaizumi M. Decreased cerebrovascular dilatory capacity in subjects with asymptomatic periventricular hyperintensities. *Stroke* 1994;25:375–381.

33. Brickman AM, Zahra A, Muraskin J, et al. Reduction in cerebral blood flow in areas appearing as white matter hyperintensities on magnetic resonance imaging. *Psychiatry Res* 2009;172:117–120.

34. Kraut MA, Beason-Held LL, Elkins WD, Resnick SM. The impact of magnetic resonance imaging-detected white matter hyperintensities on longitudinal changes in regional cerebral blood flow. *J Cereb Blood Flow Metab* 2008;28:190–197.

35. Marstrand JR, Garde E, Rostrup E, et al. Cerebral perfusion and cerebrovascular reactivity are reduced in white matter hyperintensities. *Stroke* 2002;33:972–976.

36. Wen W, Sachdev P, Shnier R, Brodaty H. Effect of white matter hyperintensities on cortical cerebral blood volume using perfusion MRI. *Neuroimage* 2004;21:1350–1356.

37. Ten Dam VH, van den Heuvel DM, de Craen AJ, et al. Decline in total cerebral blood flow is linked with increase in periventricular but not deep white matter hyperintensities. *Radiology* 2007;243:198–203.

38. Tzourio C, Lévy C, Dufouil C, et al. Low cerebral blood flow velocity and risk of white matter hyperintensities. *Ann Neurol* 2001;49:411–414.

39. Nitkunan A, Lanfranconi S, Charlton RA, Barrick TR, Markus HS. Brain atrophy and cerebral small vessel disease: a prospective follow-up study. *Stroke* 2011;42:133–138.

40. O'Sullivan M, Summers PE, Jones DK, et al. Normal-appearing white matter in ischemic leukoaraiosis: a diffusion tensor MRI study. *Neurology* 2001;57:2307–2310.

41. Molina C, Sabín JA, Montaner J, et al. Impaired cerebrovascular reactivity as a risk marker for first-ever lacunar infarction: a case-control study. *Stroke* 1999;30:2296–2301.

42. Terborg C, Gora F, Weiller C, Röther J. Reduced vasomotor reactivity in cerebral microangiopathy: a study with near-infrared spectroscopy and transcranial Doppler sonography. *Stroke* 2000;31:924–929.

43. Maeda H, Matsumoto M, Handa N, et al. Reactivity of cerebral blood flow to carbon dioxide in various types of ischemic cerebrovascular disease: evaluation by the transcranial Doppler method. *Stroke* 1993;24:670–675.

44. De Reuck J, Decoo D, Hasenbroekx MC, et al. Acetazolamide vasoreactivity in vascular dementia: a positron emission tomographic study. *Eur Neurol* 1999;41:31–36.

45. Kuwabara Y, Ichiya Y, Sasaki M, et al. Cerebral blood flow and vascular response to hypercapnia in hypertensive patients with leukoaraiosis. *Ann Nucl Med* 1996;10:293–298.

46. Tomura N, Sasaki K, Kidani H, et al. Reduced perfusion reserve in leukoaraiosis demonstrated using acetazolamide challenge ^{123}I-IMP SPECT. *J Comput Assist Tomogr* 2007;31:884–887.

47. Matsushita K, Kuriyama Y, Nagatsuka K, et al. Periventricular white matter lucency and cerebral blood flow autoregulation in hypertensive patients. *Hypertension* 1994;23:565–568.

48. Immink RV, van Montfrans GA, Stam J, et al. Dynamic cerebral autoregulation in acute lacunar and middle cerebral artery territory ischemic stroke. *Stroke* 2005;36:2595–2600.

49. Chabriat H, Pappata S, Ostergaard L, et al. Cerebral hemodynamics in CADASIL before and after acetazolamide challenge assessed with MRI bolus tracking. *Stroke* 2000;31:1904–1912.

50. Bruening R, Dichgans M, Berchtenbreiter C, et al. Cerebral autosomal dominant arteriopathy with subcortical infarcts and leukoencephalopathy: decrease in regional cerebral blood volume in hyperintense subcortical lesions inversely correlates with disability and cognitive performance. *AJNR Am J Neuroradiol* 2001;22:1268–1274.

51. Tuominen S, Miao Q, Kurki T, et al. Positron emission tomography examination of cerebral blood flow and glucose metabolism in young CADASIL patients. *Stroke* 2004;35:1063–1067.

52. Pfefferkorn T, von Stuckrad-Barre S, Herzog J, et al. Reduced cerebrovascular CO_2 reactivity in CADASIL: a transcranial Doppler sonography study. *Stroke* 2001;32:17–21.

53. Singhal S, Markus HS. Cerebrovascular reactivity and dynamic autoregulation in nondemented patients with CADASIL (cerebral autosomal dominant arteriopathy with subcortical infarcts and leukoencephalopathy). *J Neurol* 2005;252:163–167.

54. Van den Boom R, Lesnik Oberstein SA, Spilt A, et al. Cerebral hemodynamics and white matter hyperintensities in CADASIL. *J Cereb Blood Flow Metab* 2003;23:599–604.

55. Liem MK, Lesnik Oberstein SA, Haan J, et al. Cerebrovascular reactivity is a main determinant of white matter hyperintensity progression in CADASIL. *AJNR Am J Neuroradiol* 2009;30:1244–1247.

56. Huang L, Yang Q, Zhang L, et al. Acetazolamide improves cerebral hemodynamics in CADASIL. *J Neurol Sci* 2010;292:77–80.

57. Peters N, Freilinger T, Opherk C, Pfefferkorn T, Dichgans M. Effects of short term atorvastatin treatment on cerebral hemodynamics in CADASIL. *J Neurol Sci* 2007;260:100–105.

16 脑小血管病中内皮功能失调、氧化应激和炎症反应的标志物

Francesca Pescini, Rosanna Abbate

前言

脑小血管病（CSVD）的特征是影像学上广泛的白质病变（WML）和腔隙性脑梗死。绝大多数 CSVD 与年龄和血管病危险因素如高血压、糖尿病（散发型 CSVD）相关[1]。少数的遗传性疾病能导致类似的影像表现，伴有皮层下梗死和白质脑病的常染色体显性遗传性脑动脉病（CADASIL）就被当做由于小血管病理改变导致的纯血管性痴呆的模型[2]。

据推测，由于脑小血管壁结构损害（高血压病导致动脉内膜增厚和透明变性[1]，而 CADASIL 导致血管平滑肌细胞退行性变[3]），使脑灌注降低及脑血管自动调节能力下降，进而出现慢性缺血，从而造成脑的损伤。

几项用不同的方法进行的研究，包括脑的正电子发射断层扫描技术（PET）和磁共振成像（MRI）技术已经观察到散发型 CSVD 的脑低灌注。低灌注不仅出现在 WML 区域，而且也出现在 MR 上显示的白质正常的区域[4]。这一发现证实了低灌注导致了脑的损伤，而非损伤脑区减少了血流需求，也发现 CADASIL 患者静息灌注减少[5]。

然而，病理因素如何影响散发型 CSVD 及 CADASIL 患者的发生率、严重程度及临床与功能表现还未完全明确。对于散发型 CSVD，年龄和高血压与脑损伤有很好的相关性和一致性，但也仅能部分解释损伤的发生和严重程度。举例来说，不是所有的高血压患者都会出现 WML，而出现 WML 的患者从高血压的发病年限、严重程度和治疗药物也各不相同。北马萨诸塞卒中研究显示，高血压的发病率与其他脑血管病危险因素，如糖尿病、高脂血症、吸烟在腔隙性脑梗死患者及其他类型卒中患者中并无不同[6]。另一方面，尽管引起 CADASIL 的基因突变有很强的一致性，而家族间或家族内的 CADASIL 患者临床影像表现还是有十分显著的不同[3]。基因 - 表型的关系尚待研究，然而，已有的数据显示 *NOTCH3* 的突变位点对表型几乎没有影响。基因突变可能不是 CADASIL 的唯一病理机制。

上述的研究结果产生出一种假说，其他因素、基因和环境相互作用可能调节散发型 CSVD 及 CADASIL 的表现。所有这些因素中，内皮功能失调可能起了重要作用，既影响血管反应性和自主调节能力，又影响血脑屏障，血清蛋白质渗出到脑实质血管周围间隙，产生毒性作用[1, 7]。

血管内皮在血液成分和血管壁之间起一个生物和机械屏障作用，内皮细胞是调节血管强度及内稳态不可缺少的器官，主要在以下几个方面：血管扩张，抑制白细胞黏附和迁移，抑制平滑肌细胞增殖和迁移，抑制血小板黏附和聚集，抗毒性和抗炎性反应，抗凝集和抗纤维化。在内皮功能失调时，这些功能下降甚至消失。

内皮功能失调可能是几个因素通过不同途

径共同作用的结果，因此而导致一系列炎症和氧化应激反应，加重了内皮功能失调[8,9]。

高血压、氧化的低密度脂蛋白、极低密度脂蛋白、糖尿病、吸烟、感染、高同型半胱氨酸均有氧化效应，产生反应性氧化（ROS）产物，超出了内皮细胞的解毒能力（通过抗氧化的酶如超氧化物歧化酶、过氧化氢酶、内皮氮氧合酶[eNOS]），导致细胞内的过氧硝酸盐（OONO）合成，反映氧化应激的产生[9]。内皮细胞氧化应激激活的后果是导致多种黏附分子释放，白细胞募集。最初，白细胞募集呈滚压式，由白细胞（L-选择素）及上皮细胞（E-选择素，P-选择素）分泌的选择素调节，之后白细胞黏附增强，穿内皮移行开始，这个过程由细胞内黏附分子-1（ICAM-1）、血管黏附分子-1（VCAM-1）及血小板内皮黏附分子调节，而且血管内皮功能失调的炎症反应也由血小板调节。它们激活不同的炎症分子（白细胞介素-1β，血栓烷素 A_2，CD40L 等），通过激活核因子κB（NF-κB）加重内皮功能失调和促进白细胞黏附。金属基质蛋白酶家族（MMPs），特别是 MMP-9 参与了这个炎症过程。它们的分泌和内皮功能失调特异的氧化应激相关，导致细胞基质退行性变，允许白细胞通过内皮向内迁移[8,9]。

本章内容主要集中在人类 CSVD 的内皮功能失调、氧化应激和炎症过程的研究，纳入的是生物体液标记、循环祖细胞及基因相关的研究。

内皮功能失调与散发型 CSVD

有相当多的研究支持这一论点，内皮的异常和内皮标志物如 ICAM-1 和 P-糖蛋白表达的改变在有关 CSVD 病理过程的研究中已有详述[10,11]。

另一些数据显示，可溶性的内皮标志物与散发型 CSVD 可能相关。

血栓调节蛋白产生和表达在内皮细胞表面，举例来说，它通过绑定到血栓素来调节蛋白 C 的激活。激活的蛋白 C 通过蛋白裂解，抑制凝血瀑布的辅因子 Va 和 VⅢa。内皮表面缺乏血栓调节蛋白会产生促凝现象。VonWillebrand 主要出现在内皮细胞（Weibel-Palade 小体），也部分出现在血小板（α-颗粒）。它联结激活的血小板到内皮下胶原，在血液循环中它与 VⅢ 因子形成非共轭复合物，有不同的检测方法检验这些分子的聚集和功能。可溶性血栓调节蛋白和 von Willebrand 因子的释放被当做内皮细胞激活的特异标志物。与无脑血管病的对照相比，非急性腔隙性脑梗死患者的这些分子标志物水平更高[12]，多发腔隙性脑梗死高于少量腔隙性脑梗死[13]。

组织因子是一种位于细胞外不暴露于血液的蛋白，如血管外膜成纤维细胞及血管平滑肌细胞，但是通过不同刺激导致内皮损伤或内皮细胞破坏时，它们可由内皮细胞产生并释放入血。在内皮细胞损伤或破坏时组织因子释放入血，通过与 VⅡ 接触，启动外源性凝血，导致凝血复合物形成，凝血复合物激活 X 和 IX 因子。组织因子生理性抑制物是组织因子通路抑制物（TFPI），在组织因子-VⅡ-X 复合物内绑定到激活的 X 因子，抑制血栓形成，TFPI 主要表达在内皮细胞。Hassan 等[12]发现升高的 TFPI 与 WML 程度相关，而且他们还报道，与健康对照和 WML 相比，孤立的腔隙性脑梗死 TFPI 更高。

组织纤溶酶原激活物（tPA），一种内皮的丝氨酸蛋白酶，可以转化纤溶酶原为纤溶酶，溶解凝血块。通过绑定到内皮细胞分泌的I型纤溶酶激物抑制剂（PAI-1）tPA 的活性被抑制。广泛 WML 的患者 tPA 升高而 PAI-1 低[14]。这些纤溶系统组分的不平衡（如 WML 患者缺乏 PAI-1 对 tPA 诱导的组织损伤的保护作用）可能是 tPA 通过血脑屏障进入脑导致脑损伤的一种可能机制。

选择素是一种跨膜糖蛋白，主要表达在

激活的血管内皮细胞（P- 选择素，L- 选择素），激活的血小板（P- 选择素）和白细胞（L- 选择素）。在 CSVD 患者，这些黏附分子[15, 16]从循环系统吸附白细胞，沿内皮细胞滚动，之后，白细胞通过 ICAM-1 和 VCAM-1 的活动黏附到内皮细胞。内皮细胞和白细胞均表达 ICAM-1，细胞激活后，可溶性的黏附分子单体表达在循环系统，孤立腔隙性脑梗死及 WML 患者与无 CSVD 的对照相比，ICAM-1 水平升高[12]。一项澳大利亚的卒中预防的前瞻性研究发现，即使控制了传统危险因素及初始损伤负荷后，ICAM-1 水平升高与 WML 进展有明显相关性，说明内皮功能失调与 CSVD 的相关性而非次要作用[17]。

不对称性二甲基精氨酸（ADMA）是一种内源性 eNOS 抑制物。它与 L- 精氨酸竞争结合酶的位点。与卒中风险升高的不同状况如高同型半胱氨酸血症中 ADMA 也被发现升高，ADMA 也是 CSVD 的独立相关因素，而且与 WML 的严重程度相关，但与腔隙性脑梗死的分级无关[18]。

循环内皮前体细胞（EPC）是具有有限多向分化潜能的造血干细胞。存在于成人周围血中，通过功能特征和表达的分子 CD133+、VEGFR-2+（或 KDR+）和 CD34+ 而被识别。EPC 与卒中后血管新生相关。在修复损伤的内皮中起作用，被当做内皮功能的一个标志物。在急性血管病，几个因素刺激 EPC 分泌而且它们的量也升高，在临床稳定期，低水平的 EPC 数量反映了内皮细胞损伤恢复时对 EPC 的消耗。事实上，低水平的 EPC 是心血管病及动脉粥样硬化的强预测因子[19]。仅有少数研究评估了 EPC 的水平与散发性 CSVD 的 WML 之间的关系。一项纳入了 172 例患者的研究，根据 CT 影像上 WML 的严重程度分了三组，分别测了这三组的 EPC 水平，作者发现严重 WML 组的 EPC 显著低，多因素逻辑回归结果也显示了明显的相关性[20]。低水平 EPC 可能显示了内皮细胞损伤倾向，更容易出现 WML。

在腔隙性脑梗死与心源性栓塞相比，腔隙性脑梗死患者的 EPC 更低[21]。

近年的研究显示，血管源性 T 细胞可以调节 EPC 的功能，通过刺激 EPC 的功能，它们可以促进血管生成和内皮修复。Rouhl 等[22]发现，与没有 CSVD 的对照组相比，有 CSVD 的高血压患者其血管源性 T 细胞及 EPC 更低，而且这一结果独立于血压的水平。

基因关联研究显示了一些内皮细胞的候选基因与 CSVD 的关系。其中，血管紧张素系统受到了最多关注。血管紧张素Ⅱ能促进血管收缩、炎症反应、血栓形成和血管重塑。在血管紧张素转化酶（ACE）基因 16 号内含子的插入 / 缺失(I/D) 多态性与 ACE 升高相关。已经有几项相关的针对白人的研究，在其中一些研究中，证实了基因多态性与腔隙性脑梗死的关系[23, 24]。近期的一项 meta 分析发现，在白种人群中并没有明显 CSVD 与内皮候选基因的相关性，但亚洲人群中则发现相关性[25]。关于血管紧张素（AGT）基因，几项研究已经显示出它对心脏及血管功能的影响。在亚洲卒中预防研究中发现它的启动子 -20C 的多态性与 WML 相关[26]。它的启动子区域的其他 SNPs 也被分析，但只发现了 -20C 与高血压患者的 WML 相关[25]。

eNOS 基因的变异也被做了研究，在法国 GENIC 研究中发现，894GG 基因型与腔隙性脑梗死而非其他卒中类型相关[27]。另一项研究并没有发现同样的相关性，但发现了内含子 4ab 的插入 / 缺失突变对 CSVD 有保护作用，但仅仅是对腔隙性脑梗死（无脑白质疏松）的作用[28]。如果本变异存在于同时包含 T786C 和 G894T 多态性的单体，相关性则明显增强[28]。

高同型半胱氨酸血症

几项研究已经显示出同型半胱氨酸增加与冠状动脉疾病、周围动脉病、卒中及静脉栓塞的相关性，而且 CSVD 患者也有同型半胱氨酸升高，尤其是白质疏松患者[29]。这个相关性可能是因果关系，也可能是继发于已有疾病。比如，系统性小血管病导致的 CSVD 也可以出现肾脏的小血管病，而使肾脏对同型半胱氨酸的清除率下降，从而继发同型半胱氨酸升高。基因变异引起的同型半胱氨酸升高可以解释因果关系，也就是所谓的"孟德尔遗传规律"。甲基四氢叶酸还原酶（MTHFR）*C677T* 多态性与同型半胱氨酸升高有相关性。许多研究提示 MTHFR 多态性与各种卒中没有或仅有微弱的相关性。相反，其与有明显表型的 CSVD 患者有明显的相关性，特别是伴有缺血性白质疏松的患者与单纯腔隙性脑梗死相比[29]。这点支持特殊类型的 CSVD 与高同型半胱氨酸血症的相关性。这些作者还发现调整了 ICAM-1 和血栓调节素后，这个相关性不再显著，证实了同型半胱氨酸的损伤作用是通过内皮细胞损伤实现的[29]。

高同型半胱氨酸血症导致的内皮细胞损伤可能通过几种机制实现，如 NO 抑制物，前列腺素调节剂，内皮细胞来源的超极化因子抑制物，血管紧张素Ⅱ受体 1 激活物，内皮素诱导和氧化应激。这些因素中氧化是高同型半胱氨酸相关病理过程的主要生化机制。还有其他的机制参与高同型半胱氨酸调节的氧化过程，如抑制或者破坏天然抗氧化酶（如谷胱甘肽过氧化物酶，超氧化物歧化酶），同型半胱氨酸自氧化，非耦联 eNOS 产生的 NOS 依赖的超氧化阴离子产物和激活的磷酸酰胺腺嘌呤二核苷酸（NADPH）氧化酶[30]。

散发型 CSVD 的氧化应激

许多研究已经揭示了慢性炎症对脑血管病的发生和发展起作用，但这些研究都是针对大的血管病，炎症和 CSVD 之间的关系还所知甚少。

对 C 反应蛋白（CRP）的研究很多，结果也互相矛盾。基于人群的 Rotterdam Scan 研究对 1033 例参与者分析，发现高 CRP 与 WML 的出现及进展均相关，尤其是明显的损伤的进展[34]。一项纳入了 3644 例参与者的心血管健康研究同样显示了 CRP 增高增加了 WML 的风险[35]。另一项对日本老年人的基于社区的研究（N=689）并没有发现 CRP 与 CSVD 之间的关系[36]。Rotterdam Scan 研究和内斯格堡老年人记忆与发病率研究（MEMO）研究对欧洲人群 CRP 基因一般变异的单倍体型表现与 CSVD 相关。在 Rotterdam Scan 研究中，基因型 *1184C> T（rs1130864），2042C> T（rs1205），*和 *4741C> G（rs3093068）* 单核苷酸多态性，在 MEMO 研究中分析了 *1184C> T（rs1130864），2042C> T（rs1205），*和 *4363C> A（rs3093075）*，其中 SNPs *4363 C> A* 和 *4741 C>G* 表现出明显的连锁不平衡。在这些多态性中没有发现白质疏松的严重程度或腔隙性脑梗死的出现有不同[37]。同样的心血管健康研究中也没有发现 CRP 基因的多态性与 CSVD 的相关性[35]。

对白细胞介素 6（IL-6）和 CSVD 的相关研究表现出更好的一致性。IL-6 升高或 IL-6 基因的普通单倍体型 CC 与无症状腔隙性脑梗死及 WML 均相关，表明脑小血管对 IL-6 调节的炎症损伤敏感[35]。

基质金属蛋白酶（MMPs）是一个金属依赖的蛋白酶家族，它的功能是在组织损伤和修复时改变细胞外基质。它可以从星形细胞、神经元、小胶质细胞、白细胞及吞噬细胞释放，作用于胶原蛋白、明胶、纤连蛋白、层粘连蛋白、弹性蛋白和蛋白多糖。在中枢神经系统，MMPs 导致细胞外基质破坏，神经元损伤和死亡。MMP-1、MMP-2 和 MMP-3 基因的多态性已经发现和血管性痴呆（最常见类型是与 CSVD 相关的皮层下血管性痴呆）相关[38]。

白细胞与内皮细胞相互作用的一个结果是导致二者的活性均增加，激活的白细胞/吞噬细胞分泌新蝶呤，它可以通过增加黏附分子的表达诱导内皮细胞功能失调，与没有腔隙性脑梗死和 WML 的对照相比，无症状腔隙性脑梗死与 WML 患者的新蝶呤水平明显升高[39]。

卒中治疗中的炎症标志物水平（LIMITS）研究是一项正在进行的前瞻性的观察研究，旨在研究炎症标志物如超敏 CRP、淀粉样蛋白 A、CD40 配体、单核细胞化学趋化因子（MCP-1）在腔隙性脑梗死患者中预测卒中再发及其他血管事件[40]。

CADASIL 的内皮功能失调

关于内皮功能失调对 CADASIL 疾病临床表型的协同调节作用，只有很少的几个研究数据结果支持这个假说。

首先，除了小动脉和细小动脉中膜的典型改变，内皮细胞的改变，包括胞浆水肿，紧密连接的破坏，微丝束的出现均在病理研究中有报道[41]。近来对 6 例 CADASIL 患者的病理研究显示内皮细胞的 von Willebrand 因子在脑穿通动脉沉积，体外研究发现，它可以绑定并抑制平滑肌细胞上特定的核糖核酸（RNAs）。这些数据表明，von Willebrand 因子可能由内皮细胞产生，可以透过 CADASIL 患者脑的血管壁，而且这些分子在平滑肌细胞的暴露可能导致了血管自稳态的损害[42]。

已经观察到 CADASIL 皮肤微血管的反应性的改变[43]和脑及前臂内皮细胞依赖的血管扩张的改变[44,45]。近年，我们用非侵入性的体积描记的方法对 49 例 CADASIL 患者及 25 例对照进行了周围血管反应性的研究。通过反应性高血糖来评估内皮依赖的血管舒张（血流调节周围血管扩张[FMD-PAT]）和通过注射甘油三酯（GTN）和注射（GTN-PAT））评估不依赖内皮的血管舒张。CADASIL 患者在 FMD-PAT 和 GTN-PAT 均发现血管反应性损伤，支持本病内皮及平滑肌细胞均有功能损害的发现[46]。

与正常对照相比，CADASIL 的 ADMA 明显升高[47]。作者推测其中一个机制是 NOTCH3 突变导致 ADMA 增加可能是因为线粒体能量代谢异常导致了氧化应激压力的增加。几个研究已表明 CADASIL 系统性的线粒体异常包括线粒体 DNA（mtDNA）突变和氧化呼吸链缺失。这些线粒体的功能缺失是继发于氧化应激导致的低灌注和低氧还是 NOTCH3 基因突变直接导致尚需进一步明确。

与对照相比，CADASIL 患者的同型半胱氨酸也高，不管是在禁食还是在进食高蛋氨酸食物后，而且与对照相比，进食蛋氨酸食物后，CADASIL 患者的同型半胱氨酸明显升高[48]。一项 CADASIL 的大样本（127 例）研究显示，有偏头痛的患者与没有偏头痛的患者相比，同型半胱氨酸明显高，而且同型半胱氨酸的升高与偏头痛出现的年龄成正相关[49]。高同型半胱氨酸可能加剧了血管损伤，而这可能是偏头痛发作的机制。高同型半胱氨酸可能加重了氧化损伤和兴奋性毒性的敏感性，导致了线粒体损伤。

近来，我们发现与对照相比，CADASIL 患者的 EPC 细胞数量减少[50]，而且我们发现有临床表现（卒中和痴呆）的患者与仅有轻度临床表现（没有卒中和痴呆）的患者相比，循环前体细胞（CPC）增多，高水平 CPC 与更差的神经生理、功能和运动测试相关。从生物学观点来看，EPC 和 CPC 代表了不同生物性能的不同的前体细胞表型。EPC 循环池代表了更成熟的一组细胞，它们"注定"要分化成内皮细胞，能参与到内皮重建和血管再生的主要过程。另一方面，CPC 是更异质化和未分化的细胞群体，能够分化成多种类型的细胞（如神经元、星形细胞、小胶质细胞和内皮细胞）。已知这些细胞与维持脑损伤时的稳态有关。

（李　莹译）

参考文献

1. Pantoni L. Cerebral small vessel disease: from pathogenesis and clinical characteristics to therapeutic challenges. *Lancet Neurol* 2010;9:689–701.

2. Charlton RA, Morris RG, Nitkunan A, Markus HS. The cognitive profiles of CADASIL and sporadic small vessel disease. *Neurology* 2006;66: 1523–1526.

3. Chabriat H, Joutel A, Dichgans M, Tournier-Lasserve E, Bousser MG. CADASIL. *Lancet Neurol* 2009;8:643–653.

4. O'Sullivan M, Lythgoe DJ, Pereira AC, et al. Patterns of cerebral blood flow reduction in patients with ischemic leukoaraiosis. *Neurology* 2002;59:321–326.

5. Chabriat H, Pappata S, Ostergaard L, et al. Cerebral hemodynamics in CADASIL before and after acetazolamide challenge assessed with MRI bolus tracking. *Stroke* 2000;31:1904–1912.

6. Gan R, Sacco RL, Kargman DE, et al. Testing the validity of the lacunar hypothesis: the Northern Manhattan Stroke Study experience. *Neurology* 1997;48:1204–1211.

7. Bakker SL, de Leeuw FE, de Groot JC, et al. Cerebral vasomotor reactivity and cerebral white matter lesions in the elderly. *Neurology* 1999;52: 578–583.

8. Szmitko PE, Wang CH, Weisel RD, et al. New markers of inflammation and endothelial cell activation: part I. *Circulation* 2003;108:1917–1923.

9. Blanco M, Rodríguez-Yáñez M, Sobrino T, Leira R, Castillo J. Platelets, inflammation, and atherothrombotic neurovascular disease: the role of endothelial dysfunction. *Cerebrovasc Dis* 2005;20(Suppl 2):32–39.

10. Young VG, Halliday GM, Kril JJ. Neuropathologic correlates of white matter hyperintensities. *Neurology* 2008;71:804–811.

11. Giwa MO, Williams J, Elderfield K, et al. Neuropathologic evidence of endothelial changes in cerebral small vessel disease. *Neurology* 2012;78:167–174.

12. Hassan A, Hunt BJ, O'Sullivan M, et al. Markers of endothelial dysfunction in lacunar infarction and ischaemic leukoaraiosis. *Brain* 2003;126:424–432.

13. Kario K, Matsuo T, Kobayashi H, Asada R, Matsuo M. "Silent" cerebral infarction is associated with hypercoagulability, endothelial cell damage, and high Lp$_a$ levels in elderly Japanese. *Arterioscler Thromb Vasc Biol* 1996;16:734–741.

14. Knottnerus IL, Govers-Riemslag JW, Hamulyak K, et al. Endothelial activation in lacunar stroke subtypes. *Stroke* 2010;41:1617–1622.

15. Fassbender K, Bertsch T, Mielke O, Mühlhauser F, Hennerici M. Adhesion molecules in cerebrovascular diseases. Evidence for an inflammatory endothelial activation in cerebral large- and small-vessel disease. *Stroke* 1999;30:1647–1650.

16. De Leeuw FE, de Kleine M, Frijns CJ, et al. Endothelial cell activation is associated with cerebral white matter lesions in patients with cerebrovascular disease. *Ann NY Acad Sci* 2002;977:306–314.

17. Markus HS, Hunt B, Palmer K, et al. Markers of endothelial and hemostatic activation and progression of cerebral white matter hyperintensities: longitudinal results of the Austrian Stroke Prevention Study. *Stroke* 2005;36:1410–1414.

18. Khan U, Hassan A, Vallance P, Markus HS. Asymmetric dimethylarginine in cerebral small vessel disease. *Stroke* 2007;38: 411–413.

19. Werner N, Kosiol S, Schiegl T, et al. Circulating endothelial progenitor cells and cardiovascular outcomes. *N Engl J Med* 2005;353:999–1007.

20. Jickling G, Salam A, Mohammad A, et al. Circulating endothelial progenitor cells and age-related white matter changes. *Stroke* 2009;40:3191–3196.

21. Chu K, Jung KH, Lee ST, et al. Circulating endothelial progenitor cells as a new marker of endothelial dysfunction or repair in acute stroke. *Stroke* 2008;39:1441–1447.

22. Rouhl RP, Mertens AE, van Oostenbrugge RJ, et al. Angiogenic T-cells and putative endothelial progenitor cells in hypertension-related cerebral small vessel disease. *Stroke* 2012;43:256–258.

23. Ueda S, Weir CJ, Inglis GC, et al. Lack of association between angiotensin converting enzyme gene insertion/deletion polymorphism and stroke. *J Hypertens* 1995;13:1597–1601.

24. Hassan A, Lansbury A, Catto AJ, et al. Angiotensin converting enzyme insertion/deletion genotype is associated with leukoaraiosis in lacunar syndromes. *J Neurol Neurosurg Psychiatry* 2002;72:343–346.

25. Gormley K, Bevan S, Markus HS. Polymorphisms in genes of the renin–angiotensin system and cerebral small vessel disease. *Cerebrovasc Dis* 2007;232: 148–155.

26. Schmidt H, Fazekas F, Kostner GM, van Duijn CM, Schmidt R. Angiotensinogen gene promoter haplotype and microangiopathy-related cerebral damage: results of the Austrian Stroke Prevention Study. *Stroke* 2001; 32:405–412.

27. Elbaz A, Poirier O, Moulin T, et al. Association between the Glu298Asp polymorphism in the endothelial constitutive nitric oxide synthase gene and brain infarction. The GENIC Investigators. *Stroke* 2000;31:1634–1639.

28. Hassan A, Gormley K, O'Sullivan M, et al. Endothelial nitric oxide gene haplotypes and risk of cerebral small-vessel disease. *Stroke* 2004;35:654–659.

29. Hassan A, Hunt BJ, O'Sullivan M, et al. Homocysteine is a risk factor for cerebral small vessel disease, acting via endothelial dysfunction. *Brain* 2004;127:212–219.

30. Cheng Z, Yang X, Wang H.

181

Hyperhomocysteinemia and endothelial dysfunction. *Curr Hypertens Rev* 2009;5:158–165.

31. Schmidt R, Schmidt H, Fazekas F, et al. MRI cerebral white matter lesions and paraoxonase PON1 polymorphisms: three-year follow-up of the Austrian Stroke Prevention Study. *Arterioscler Thromb Vasc Biol* 2000;20:1811–1816.

32. Schmidt R, Hayn M, Fazekas F, Kapeller P, Esterbauer H. Magnetic resonance imaging white matter hyperintensities in clinically normal elderly individuals. Correlations with plasma concentrations of naturally occurring antioxidants. *Stroke* 1996;27:2043–2047.

33. den Heijer T, Launer LJ, de Groot JC, et al. Serum carotenoids and cerebral white matter lesions: the Rotterdam Scan Study. *J Am Geriatr Soc* 2001;49:642–646.

34. Van Dijk EJ, Prins ND, Vermeer SE, et al. C-reactive protein and cerebral small-vessel disease: the Rotterdam Scan Study. *Circulation* 2005;112:900–905.

35. Fornage M, Chiang YA, O'Meara ES, et al. Biomarkers of inflammation and MRI-defined small vessel disease of the brain: the Cardiovascular Health Study. *Stroke* 2008;39:1952–1959.

36. Wada M, Nagasawa H, Kurita K, et al. Cerebral small vessel disease and C-reactive protein: results of a cross-sectional study in community-based Japanese elderly. *J Neurol Sci* 2008;264:43–49.

37. Reitz C, Berger K, de Maat MP, et al. CRP gene haplotypes, serum CRP, and cerebral small-vessel disease: the Rotterdam Scan Study and the MEMO study. *Stroke* 2007;38:2356–2359.

38. Flex A, Gaetani E, Proia AS, et al. Analysis of functional polymorphisms of metalloproteinase genes in persons with vascular dementia and Alzheimer's disease. *J Gerontol A Biol Sci Med Sci* 2006;61:1065–1069.

39. Rouhl RP, Damoiseaux JG, Lodder J, et al. Vascular inflammation in cerebral small vessel disease. *Neurobiol Aging* 2012;33:1800–1806.

40. Elkind MS, Luna JM, Coffey CS, et al. The Levels of Inflammatory Markers in the Treatment of Stroke Study (LIMITS): inflammatory biomarkers as risk predictors after lacunar stroke. *Int J Stroke* 2010;5:117–125.

41. Ruchoux MM, Maurage CA. Endothelial changes in muscle and skin biopsies in patients with CADASIL. *Neuropathol Appl Neurobiol* 1998;24:60–65.

42. Zhang X, Meng H, Blaivas M, et al. Von Willebrand factor permeates small vessels in CADASIL and inhibits smooth muscle gene expression. *Transl Stroke Res* 2012;3:138–145.

43. Gobron C, Vahedi K, Vicaut E, et al. Characteristic features of in vivo skin microvascular reactivity in CADASIL. *J Cereb Blood Flow Metab* 2007;27:250–257.

44. Peters N, Freilinger T, Opherk C, Pfefferkorn T, Dichgans M. Enhanced L-arginine-induced vasoreactivity suggests endothelial dysfunction in CADASIL. *J Neurol* 2008;255:1203–1208.

45. Stenborg A, Kalimo H, Viitanen M, Terent A, Lind L. Impaired endothelial function of forearm resistance arteries in CADASIL patients. *Stroke* 2007;38:2692–2697.

46. Campolo J, De Maria R, Frontali M, et al. Impaired vasoreactivity in mildly disabled CADASIL patients. *J Neurol Neurosurg Psychiatry* 2012;83:268–274.

47. Rufa A, Blardi P, De Lalla A, et al. Plasma levels of asymmetric dimethylarginine in cerebral autosomal dominant arteriopathy with subcortical infarct and leukoencephalopathy. *Cerebrovasc Dis* 2008;26:636–640.

48. Flemming KD, Nguyen TT, Abu-Lebdeh HS, et al. Hyperhomocysteinemia in patients with cerebral autosomal dominant arteriopathy with subcortical infarcts and leukoencephalopathy (CADASIL). *Mayo Clin Proc* 2001;76:1213–1218.

49. Singhal S, Bevan S, Barrick T, Rich P, Markus HS. The influence of genetic and cardiovascular risk factors on the CADASIL phenotype. *Brain* 2004;127:2031–2038.

50. Pescini F, Cesari F, Giusti B, et al. Bone marrow-derived progenitor cells in cerebral autosomal dominant arteriopathy with subcortical infarcts and leukoencephalopathy. *Stroke* 2010;41:218–223.

17 脑小血管病：脑脊液的研究

Anders Wallin, Maria Bjerke

前言

脑小血管病（CSVD）最常见的类型是小动脉硬化，广泛出现于皮层下灰质和白质[1]。它的典型表现称为皮层下血管性痴呆（SVD）。但是，SVD 常常未被诊断或被误诊为阿尔茨海默病（AD），尽管 SVD 具有 AD 所不具备的几个特征。近年出版的美国国立老年及阿尔茨海默病研究中心更新了 AD 的诊断标准[2]，这个标准比以往已经用了 30 年的标准[3]更具有特异性，使我们在鉴别 SVD 及 AD 时避免了错误。

另一个常见的小血管病类型是脑膜和皮层内的小动脉的脑淀粉样血管病（CAA），尽管不具备 AD 的病理，但它可出现 AD 的临床表现[4]。AD 相关的 CAA 患者常表现出皮层动脉硬化性血管病的血管壁损伤[5]，而原发的 SVD 则不具备 CAA 的病理特征[6]。具有 SVD 及 CAA 两种特点的可能就是所谓的"混合性痴呆"。

卒中也可以导致痴呆，尽管卒中发作本身导致了认知功能损害的加重这一点尚未十分明确[7]。卒中常见的类型有两种，小卒中常由小动脉硬化导致，但某些情况下也可能由动脉粥样硬化所致，而大的卒中则是大动脉病变的结果。

小血管病诱发的脑组织功能损伤和血管病理及原发的神经退行性变等是 SVD、AD 以及混合性痴呆发生、发展的驱动因素，AD 和血管性痴呆应注意鉴别。其中一个方法是对脑脊液（CSF）成分进行分析，了解中枢神经系统（CNS）的病变是神经退行性变还是血管病。与传统神经病理不同，CSF 标志物有可能反映出病变发生时的信息，而且 CSF 的生物标志物不仅可以用于诊断还可用于监测治疗效果。

脑脊液

CSF 充盈于蛛网膜下腔，充填于脑内的脑室系统及脊髓，CSF 大部分是由位于脑室内的脉络膜丛上的限定的室管膜细胞和脑的毛细血管形成的[8]。脉络丛的毛细血管是有孔洞的，而血 - 脑脊液屏障是由修饰过的室管膜细胞形成，由紧密连接蛋白密封[9]。CSF 和脑间质的液体可以自由交换，借由脑室的室管膜内层，通过面向蛛网膜下腔的细胞层，从而实现相同成分的自由交换[10]。在成人，CSF 的总量是 160ml，分泌速度和生成速度成正比，为 0.3～0.6ml/min 或 500～600ml/d[11]。CSF 蛋白总量的大约 80% 来源于血清，20% 来源于脑，但仅有不到 1% 是脑特异性的蛋白[12]。

CSF 排出通路主要是颅内的蛛网膜颗粒，但大部分都被脊髓的蛛网膜通路重吸收了。既然 CSF 在密闭的空间与间质液一起包绕着不同的神经细胞，因此，被认为能够反映细胞基质改变和细胞重生或退变时的生化改变，而且 CSF 为脑提供力学支持并且承担脑营养物质、电解质及信号分子向脑实质的转运，也负责脑内代谢废物的清除，对维持脑的生理 pH 稳定起重要作用[13]。

CSF 生物标志物

生物标志物是可以被客观测量的物质或特点，能作为指示剂评估生理或疾病状态。生物标志物可以对疾病的病理生理过程、诊断、预后和监测治疗提供视角。本章，我们假定缺血诱导的血脑屏障漏是以 CSVD 为主的患者的始动事件，继而胶质增生，炎症反应，组织重构，淀粉样物质代谢异常，最终，神经元及轴突变性。同样的过程也可能发生在 AD 或 AD 伴脑血管病的患者，但发生顺序可能不同。接下来，我们会对不同病理生理事件的物质加以描述，并对不同疾病人群的临床生物标志物进行讨论。主要的生物标志物将在每一部分的最后加以总结。

血脑屏障破坏

脑毛细血管的内皮细胞与周围血管的内皮细胞不同，它们结合在一起形成连续的紧密连接，而且缺少窗孔。这些特征构成了血脑屏障（BBB）的基础。BBB 是构成血管神经单元完整性的一部分，由内皮细胞、星形胶质细胞、周细胞、平滑肌细胞及神经元构成。血管神经单元通过表达多种离子通道和受体（如脂蛋白、调节肽段、蛋白质、激素和金属如铁等）来维持血管的完整性及调节 BBB 的功能和载体（如糖、氨基酸、维生素和核苷酸），也可以通过生化调节，如酶，所有这些可以保证血管神经单元对邻近进行有效的旁分泌。它不仅能保证神经递质稳态的调节，而且也可以对水、活动依赖的血流的血管再生的局部调节，也能排除潜在的毒性物质（如运送脑代谢废物从脑间质液到血液）。这个交互作用是由化学信号和转导

机制进行调节，包括基底层和细胞外基质来源的（见后）。内皮细胞内有巨量的线粒体为脑的转运系统提供能量。代谢交换不仅发生在毛细血管，也发生在小动脉，说明后者也具有 BBB 的特征[9, 14~16]。

BBB 功能失调是一系列神经系统功能失调的病理生理过程，如脑外伤（TBI），卒中和血管性认知功能损害，但是 AD 中也有发现。BBB 破坏已通过物理方法或酶破坏紧密连接蛋白和改变蛋白表达来实现，血管神经单元的功能失调可以进一步通过改变星形胶质细胞功能和膜表面组分退化促进血管外炎症分子进入 CNS 来实现。低氧通过星形胶质细胞、周细胞、小胶质细胞的固有活性最终导致 BBB 开放。低氧进一步增加低氧诱导因子 1α（HIF-1α）、细胞激酶、基质金属蛋白酶（MMPs）、环氧化酶（COXs）、氮和氧的自由基[17]（图 17.1）。

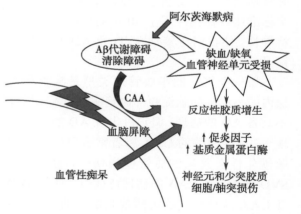

图 17.1 BBB 破坏与小血管疾病相关性的机制模式图。证据表明 BBB 破坏，包括原发的或继发于脑淀粉样血管病的血管壁损伤，与几种分子在脑实质内沉积相关，既有神经毒性又有血管毒性。小血管病诱导的 BBB 破坏也和脑血流减少继发缺氧相关。缺血/缺氧而产生的炎性瀑布是为了清除损伤的细胞和为脑的修复做准备。有些酶，如基质金属蛋白酶，在损伤修复如血管再生、神经再生期间被激活，由激活的细胞如反应性胶质细胞分泌，导致了细胞及细胞外成分的退变。然而，如果触发机制（BBB/低氧）没有减退，长期存在导致持续的细胞、BBB、组织损伤。Aβ，β 淀粉样蛋白；CAA，脑淀粉样血管病

传统的测量 BBB 完整性的方法是用 CSF 与血清的蛋白比值，增加的 CSF 血清蛋白比提示 BBB 破坏。尸检研究显示，血管性痴呆（VaD）和脑的毛细血管和小动脉的小动脉硬化、透明质变、高血压动脉病相关[18]。这些改变导致内皮功能失调，通透性增加、血清蛋白渗出，BBB 破坏。与健康对照相比，SVD[19] 和白质改变增多的患者[20, 21] 的 CSF 血清蛋白比增加。

近期的一项研究通过对比剂二乙烯三胺五醋酸钆（Gd-DTPA）从血浆漏出到脑来评估 BBB。在血管性认知功能损害的患者，白质高信号部位也是对比剂漏出增多的部位，表明血管源性水肿引起继发性低氧和加重白质损害[22]。AD 伴发血管病如动脉性高血压、白质改变的患者也发现 BBB 功能损坏，而纯 AD 的患者 BBB 功能正常[23]。相反，也有研究发现，一组 AD 患者的白蛋白比率增加但不伴有明显的血管损伤或 MRI 可见的影像改变[24]。作者推测，这一发现的原因可能是淀粉样血管病的结果。

因此，BBB 功能可以由白蛋白比率来评估，不仅出现在急性卒中，也可以出现在慢性进展的小血管病。对比剂 Gd-DTPA 在白质改变患者皮层下区域的漏出提示这组患者的血管结构改变。

相关的神经胶质细胞

反应性的星形胶质细胞和小胶质细胞 / 巨噬细胞（如胶质形成）和 SVD 患者的白质改变及血管壁透明质变相关。胶质增生往往集聚在白质的缺血区域周围及发生透明质变的小动脉周围[25]。这些反应性胶质细胞分泌多种有潜在毒性的物质，如蛋白酶退化的血管外基质蛋白、自由基、细胞激酶。

白质改变由少突胶质细胞功能损害引起，也有几种机制来解释。如缺血 / 缺氧引起定居的星形胶质细胞增生来保护脑[26]，而产生多种物质导致白质损伤。缺血 / 缺氧总是伴有 HIF-1α 增多，这个因子在血管性认知功能损害患者尸检的脑中损伤的白质中也有发现[27]，而且缺血 / 缺氧也与早产儿脑的少突胶质细胞系损伤相关[28]，推测缺血 / 缺氧导致了少突胶质细胞死亡和白质的胶质增生。白质的损伤也因血清蛋白的漏出而加重，这在 SVD/Binswanger 患者的脑中已有发现[29]。

髓鞘碱性蛋白（MBP）是髓鞘的一个重要成分，尤其在 CNS，它构成了髓鞘的近 30%[30]。由少突胶质细胞膜形成的神经轴突髓鞘化 / 脱髓鞘的过程十分复杂，极有可能受到激活 / 再激活的星形胶质细胞及其所分泌的几种前髓鞘因子所影响[31, 32]。白质改变（如营养不良的少突胶质细胞）与小动脉硬化之间的联系可能就是通过激活的星形胶质细胞[33]。当 CNS 遭受损伤时星形胶质细胞从正常的静止状态转变到再激活状态。

胶质再激活的过程是以星形胶质细胞的中间丝（IF）蛋白显著增加为特征，它也是一种胶质纤维酸性蛋白（GFAP）[34]。已经发现 SVD 患者白质改变区域的 GFAP 的免疫活性增加[35]，而且脱髓鞘严重的区域也可以见到 MBP 的免疫反应减少。然而，这些区域也显示出少突胶质细胞再髓鞘化的增加，与脱髓鞘疾病的病程及严重程度有关[36]。VaD 和 SVD 患者 CSF 中 MBP 与 GFAP 明显升高，晚发型 AD 患者中则仅见 GFAP 而非 MBP 升高，本病也表现出皮层下小血管病的特征[37~39]。急性缺血性卒中也会出现 GFAP 与 MBP 的升高，GFAP 升高主要出现在缺血区[40, 41]，而 MBP 则主要出现在缺血皮层的皮层下。GFAP 也被发现在仅有皮层症状而没有皮层下症状的"纯"AD 患者中升高[39]。这也解释了激活的星形胶质细胞易于 β 淀粉样蛋白（Aβ）沉积的脑组织及脑血管周围浓聚[42]。

还不清楚星形胶质细胞的激活在不同的疾病是否不同。反应性星形胶质细胞定位在小血管病的皮层及皮层下，与 AD 的 CSF 中 GFAP

升高不同，后者不能提供定位的信息。

硫酯是少突胶质细胞主要的酸性鞘糖脂，它是髓鞘的主要成分，但它只占其他脑细胞膜表面脂类的很小比例。尸检发现 VaD 患者半卵圆中心白质的糖脂含量非常少[43]，硫酯可以在 CSF 中测到，因此通过它可能知道患者髓鞘的信息。一项研究发现，硫酯在 SVD 患者比正常值高 200%，而在"纯"AD 患者中数值正常[44]。SVD 患者 CSF 中的硫酯比正常压力脑积水的患者明显升高[45]，而其他一些类似设计的研究并没有重复出这个结果[46]。原因可能是这个研究中患者痴呆的严重程度比其他的研究低。

一项对记忆门诊就诊的 SVD/ 正常压力脑积水患者的研究显示，CSF 硫酯的水平与 MR 可见的白质改变的程度呈正相关[47,48]。相反，另一项研究发现，低的硫酯水平与 MRI 显示的白质改变的进展相关[49]。后者发现，没有或仅有非常离散的临床症状的患者提示髓鞘再生，而更严重的认知功能障碍的患者硫酯浓度升高提示退行性变而修复不足。

尽管 CSF GFAP 在小血管病及 AD 患者均有升高，提示星形胶质细胞在两种疾病过程中均有参与，但并不足以说明两种疾病有同样的触发物或反应性。MBP 在 SVD 患者升高而在 AD 患者中不升高提示它是一个皮层下病变的标志物。GFAP 在有白质改变的 SVD 患者中升高，提示本病中星形胶质细胞与少突胶质细胞间有非常复杂的相互作用，而且硫酯在白质改变的不同阶段可能会有变化，有可能作为疾病进展的一个标志物。MRI 可见的白质改变与小动脉硬化性小血管病相关，它可能与 CSF 中的硫酯相一致。当然，也不能排除 CAA，这个 AD 的特征，而导致硫酯出现离散性。

炎症和组织重构

炎症系统的一个重要功能是移除损伤部位潜在的毒性物质及组织碎片并且参与修复过程。为此，参与的细胞需要释放炎症调节分子如细胞激酶及 MMPs。几种蛋白激酶包括 MMPs 及丝氨酸蛋白激酶已被证实参与了损伤时的脱髓鞘和 BBB 开放及修复过程，如血管再生和神经再生过程[17]。然而，胶质增生最初是为了保护受伤的脑组织，最终可能会导致炎症的毒性循环，组织退变，除非启动过程被遏止。MMPs 的多样效果可能解释了该广谱抑制物缺乏长期效益，因为它干扰了血管再生和神经再生，妨碍了修复。

脑缺血的动物模型显示出 BBB 破坏分为两阶段，BBB 初次开放发生在缺血后的几小时内，由膜型 MMP（MT1-MMP）激活的组成型 MMP-2 的表达，而 MMP-2 起紧密连接蛋白的作用。缺氧引起 HIF-1α 增加导致弗林（Furin）蛋白增加，继而增加 MT1-MMP，最终导致 MMP-2 激活。修复阶段则是以血管内皮生长因子和转化生长因子 -β 为特征，两者都是血管再生和神经再生的重要因子，两者也都是由 HIF-1α 诱导产生的。急性期过后 HIF-1α 转为低水平[17]。然而，慢性轻度的缺氧是否会使 HIF-1α 持续保持升高，还是 MMP-2 或其他 MMP 会受到影响还需进一步研究。

BBB 的第二次开放与可诱导的 MMPs 如 MMP-3、MMP-9 的调节有关，同时伴有白细胞介素 -1β 的升高。第二次开放程度更重，但往往依赖于缺血状态，炎症分子细胞激酶诱导产生 MMPs 和 COX-2，它们也是 BBB 第二阶段损伤的重要调节因子。低氧激活的周细胞、小胶质细胞及星形胶质细胞似乎是这一阶段 BBB 开放的启动因子，屏障破坏，中性粒细胞及单个核细胞进入脑，血液毒性产物使损伤加重，而炎症因子起放大作用。

MMPs 与脑血管病关系的研究刚开始被阐释，尽管已有很多相关研究，但人类的尸检研究及人类的体液研究很少。现有一个问题：当 BBB 破坏时，是否 CSF 由于炎症因子及渗漏而发生改变。很少研究联合血清和 CSF 分析来了解标志物起源。不过，尸检研究及局灶缺血后、VaD 及 SVD 脑的局部解剖已经揭示 MMP-2、MMP-3 和 MMP-9 在不同程度上表达增加，在缺血区域、白质损伤区域和损伤的动脉、小动脉的周围富集[35,50]。

另一研究重复了这一结果，并增加了 MMP-1、MMP-8、MMP-10 和 MMP-13 到缺血性卒中后升高的 MMPs 家族成员列表[51]。这些研究中的有些也被 CSF 研究所支持。与 AD 及对照组相比，VaD 与 SVD 患者的 MMP-9 升高，而 MMP-2 没有改变[37,52]。为了解 BBB 对 CSF 成分的影响，对白质损伤和轻度认知功能障碍（MCI）患者 CSF 及血清的 MMP 均做了分析[53]，并对 CSF 血清 MMP 比与 CSF 血清蛋白比做了比较，MMP-9 比与白蛋白比没有相关性，提示它是颅内产物。

SVD 与 AD 患者与对照相比均发现，CSF 中 MMP-10 升高。假定轻度认知功能障碍与正常对照的增加的标志物能反映 AD 的病理[54]（见后）。而且伴有 Aβ1～42 显著减少的 AD 患者的 MMP-2 及 MMP-3 也降低，可能反映了清除机制的破坏导致了 AD 病理标志物——老年斑形成。体外培养显示，MMP-2、MMP-3 及 MMP-9 导致了 Aβ 退变[55,56]，提示 MMPs 是脑内 Aβ 清除系统的一部分。MMPs 也与影响微血管及脑小动脉的动脉硬化斑块病理相关，但确切机制还不知道。

组织金属蛋白酶抑制剂（TIMP-1 至 TIMP-4）通过抑制作用调节多种 MMPs 的活性，而 TIMP-2 与它的名字意思相反，它促进前 MMP-2 的活性，而且独立于对 MMP 活性的影响，TIMPs 也各有不同功能。已知的功能包括细胞命运的调节，如细胞生长促进，细胞死亡机制的抑制，也包括生长抑制功能。然而，关于 TIMP 对细胞命运的独立作用仍有许多问题需要学习，几个研究的互相矛盾也显示了 TIMPs 系统的复杂性，包括细胞特异性通路和联系[57]。

在鼠脑缺血后已经发现，MMP-9 和 TIMP-1 在缺血区域的脑血管平滑肌细胞及微血管内均有增加[58]，这两个标志物也都与人脑缺血时白质改变相关[59]，而且在有明显痴呆的混合性 AD/血管性痴呆的 SVD 中与 AD 和对照[37]和初起的 SVD[60]相比 TIMP-1 均明显升高。人脑卒中后发现 TIMP-1 上调[51]，而且增加的 MMP-9 与 TIMP-1 增加卒中与心血管病死亡率的风险[61]。这些标志物与脑血管病预后的关系尚需进一步明确。

MMPs 和 TIMPs 通过血管结构或非血管的神经外组织相联系，共同应对不同的重建和退化过程。在 SVD 患者的 CSF 研究中发现 MMP-9 反映了 BBB 的异常，而 TIMP-1 是 MMP-9 的调节因子，也受到影响，而在"纯"AD 中则无此发现。预测 SVD 患者比纯 AD 患者有更多的血管相关的神经化学变化。

淀粉样前体蛋白的代谢

散发型的 VaD 和 AD 通过 CAA 和白质的小动脉硬化诱发的损伤而出现了病理表现的重叠[62]。CAA 由于血管壁增厚伴发血管腔狭窄而导致低灌注，在缺血时脑血管自主调节能力下降，导致缺血和白质损伤的风险增加[63~65]，而且 CAA 也与有 AD 病理表现的痴呆患者[66]及 VaD[67]的皮层梗死相关。CAA、白质改变、认知功能损害的相关性提示进展型 CAA 引起临床显著的血管功能损害[68]。

关于 Aβ 沉积在脑实质及血管壁的相关机制均来自于家族型 AD（FAD）和 CAA，40～42 个氨基酸长度的 Aβ 肽段（Aβ1～40/42）是由跨膜淀粉样前体蛋白（APP）通过 β- 和 γ- 分泌酶裂解，产生的肽段具有明显的聚集倾向，导致在血管壁（Aβ1～40）及脑实质（Aβ1～42）沉积。

FAD 主要与 APP 基因 Aβ 区域的突变或早老素 1、早老素 2 基因的突变相关，早老素基因蛋白是 γ- 分泌酶复合物的一部分。推测

FAD 突变通过增加 Aβ1～42 产物或 Aβ1-42 与 Aβ1～40 的比例改变了 APP 的代谢。家族型的 CAA 与 Aβ 区域内突变相关，Aβ 区域内的突变导致了 Aβ 肽段产物倾向于形成纤维聚集和在脑血管弥散的老年斑内浓聚。血管内 Aβ 的沉积，即 CAA，主要由 Aβ1～40 组成[69, 70]。散发型是否具有同样的病理机制需要进一步阐释。

散发型 AD 的两个已经明确的神经病理标志之一，即 Aβ1-42 在脑组织老年斑的聚集，但 CAA 也是其常见特征。是否 CAA 和老年斑反映了同样的病理过程或者是两种病理过程还需进一步明确。

血管病在 AD 病理过程中的重要作用已由几个研究小组证实，但病理性的血管是原因还是结果还不十分明确。小动脉、微动脉和毛细血管的 CAA 与 AD 普遍相关[71]。尸检研究也提示大部分 AD 患者也有某些血管病的表现[72～74]，至少在疾病的最后阶段是这样。因此，AD 与脑血管病的可能联系就是 Aβ 沉积在脑血管。实验模型提示 CAA 对脑的微血管产生影响，导致了血管弹性和反应性的改变[75]，而且 CAA 的严重程度与血管壁结构破坏的程度相关[76]。CAA 的其他临床表现是血管炎、颅内出血及脑梗死[64, 77, 78]。

Aβ 主要通过从脑转运入血来清除，通过血管周围淋巴引流或者通过颅内酶的裂解。任一系统的功能失调或 Aβ 产物的增多都可能造成肽段在邻近血管沉积引起血管功能失调，或者血管本身的功能失调导致了 Aβ 通过 BBB 的清除改变，肽段的沉积进一步损伤了血管神经单元。也可能由于 BBB 的破坏，来自周围血管的肽段导致了颅内 Aβ 的增加[79, 80]。

几个机制解释了 Aβ 通过 BBB 的转运，既可以从周围血流进入脑，也可以从脑到周围循环。BBB 上有特殊的受体允许 Aβ 通过脑的内皮细胞移动。Aβ 进入 CNS 的主要载体是晚期糖基化终末产物受体（RAGE），而低密度脂蛋白受体相关蛋白 -1（LRP1）在 Aβ 通过内皮移

出脑进入外周血循环起重要作用[14, 15]。但是，还没有确切的证据证实这些受体的改变对脑血管是如何和怎样产生影响的。

载脂蛋白 E（APOE）ε4 等位基因是散发型 AD 的危险基因[81]，它也增加了脑血管病的风险[82]，以及 AD 患者脑内的小动脉硬化和微梗死的风险[83]。通过对后者观察发现 APOEε4 可能在 AD 患者脑血管改变中起作用。然而，APOEε4 等位基因在白质改变中的作用则结论相反[84, 85]，而且 APOEε4 可能增加了 CAA 的可能性和严重程度[86]，其机制有可能是 Aβ 清除障碍结合到 APOE 的血管周围间质液通路[87, 88]。

已有实验证实了 Aβ 对 BBB 功能失调及损坏的作用。一个淀粉样变性模型显示，Aβ 产物的增加与血管新生和血管扩张相关，提示可能通过紧密连接蛋白重分布触发 BBB 功能失调[89]。这项研究提示 Aβ 诱导的血管功能失调，会继发缺氧事件。不过，它也显示在实验性缺血时有可能通过诱导淀粉样蛋白异常代谢和沉积而产生 CAA[90, 91]。对 AD 病理和血管内在关系的兴趣已经上升，但究竟是互相独立还是互相依赖尚未明确。

如下所述，与稳定型患者和对照组相比[92]，散发型 AD 和 MCI 的 AD 前期患者 CSF 中 Aβ1～42 浓聚物的下降具有很高的诊断正确率，联合 tau 可以反映神经原纤维缠结和神经退行性变，而且细胞外 Aβ1～42 在 CSF 中的下降可能在发展成 AD 之前 5～10 年已经出现，而 tau 更像是一个在 CSF 的晚期标志物[93]。Aβ1～42 的下降与老年斑的形成成负相关，在活体，老年斑可以通过匹兹堡复合物 B（PiB）正电子放射断层扫描术来发现，这也提示标志物的水平与肽段的沉积有生物学的相关性[94]。Aβ1～42 沿血管周围沉积，如 CAA，与认知功能障碍相关[68]。在 APOE4 阳性携带者[95]，CSF 中 Aβ1～42 的下降与记忆相关的事实说明，血管问题和清除紊乱的临床重要性。清除紊乱假说可以由皮层区域 Aβ 的沉积既在血管

又在脑实质这一临床事实来进一步支持[96]，高负荷的、更易弥散的 Aβ1～40 主要在血管沉积可能与皮层下阻滞影响了细胞外液的清除[4]。然而，Aβ1～42 在 SVD 患者 CSF 的下降好像更难解释[97]，事实上，AD 患者 CAA 比 VaD 更常见[62]。

更为有趣的是，CSF 中 Aβ1～40 在 VaD 患者中下降而在 AD 患者中没有下降[98]，说明两者有不同的病因。由于 AD 与 CAA 的相关性，Aβ1～42 在 CSF 的下降代表了 AD 中的 CAA，而 Aβ1～42 和 Aβ1～40 者在 CSF 中下降可以出现在散发型 CAA[99]，说明它有不同的病理机制。据报道，CAA 毛细血管型的特殊亚型与 AD 的病理有关[100]，似乎与 Aβ1～42 更多沉积在毛细血管周围有关[101]。

AD 与脑血管病患者 CSF 中发现不同的另一个解释是 APP 的运输与代谢紊乱。这也解释了脑血管病患者 N 末端可溶性 APP（sAPPβ）在 β 位点裂解释放减少[48, 102]，而 AD 患者无此发现[103]。也有研究发现缺血导致包含 Kunitz 蛋白酶抑制物（KPI）片段的 APP 产物增加[104]。这些都提示细胞内和细胞外的丝氨酸蛋白酶（如成对碱性氨基酸蛋白酶，弗林蛋白酶，胰蛋白酶，纤溶酶）活性能下调金属蛋白酶活性，如 MMPs[105] 和 MT-MMP[106] 以及 A 整合素和金属蛋白酶（ADAMs）[107, 108]。

近来报道一种称为甲基多巴 β 的金属蛋白酶可以在 β 分泌酶位点裂解 APP[109]。对血管病理差异的推测是，一方面，和 AD 一样，脑血管病 Aβ 的沉积引起局部清除紊乱，两者并存；另一方面，小动脉硬化导致的缺血引起 APP-KPI 单体型表达增加，抑制了丝氨酸蛋白酶及金属蛋白酶，引起 β 分泌酶活性下降，后者造成 sAPPβ 减少而且 Aβ1～40 和 1～42 水平下降。

总之，CSF 中淀粉样蛋白的改变可以在 AD、AD 伴有脑血管病（"混合性痴呆"）以及皮层下脑改变而没有明显 AD 症状的患者出现，说明 CSF 中 Aβ1～42 下降没有诊断特异

性。但 Aβ1～42/40 比率可以增加诊断特异性，因为有皮层下损伤的 VaD 患者 Aβ1～42 下降的同时 Aβ1～40 也有改变，而纯 AD 患者 Aβ1～40 无改变，而且细胞外可溶性 APP 片段 sAPPβ 的下降与白质改变相关而与 AD 无关。

从病理生理学角度看，本章的主要论点是 CSF 中淀粉样蛋白的改变是由于不同的病理机制，对于 AD 和脑血管病患者，清除紊乱似乎是最合理的机制，而对于缺血患者，BBB 的改变及不同酶的激活 / 抑制可能是 CSF 淀粉样蛋白改变的主要原因。

轴突退行性变

神经纤维丝（NF）属于中间丝家族，是三种组成哺乳动物细胞骨架的纤维中的一种，其他两种分别是微管和肌动蛋白微丝。中间丝构成了神经细胞蛋白总量的 85%[110]。这使得这个蛋白家族对维持神经细胞结构的完整性非常重要。神经纤维丝链有三种，它们的名字与它们的分子大小有关，分别是 NF-L（轻）、NF-M（中）和 NF-H（重）。三种神经纤维丝链中以 NF-L 最多，它们的摩尔比率是 4:2:1（NF-L:NF-M:NF-H）[111]，它形成了 NF 纤维主干，使得重链可以依托它聚合起来[112~116]。NF-L 仅仅形成了神经细胞体及与轴突联系的树突的细胞骨架成分的一小部分[117]，因此，它在 CSF 中的改变主要代表了轴突完整性的变化。NF 似乎可以调节神经轴突的直径，在大的髓鞘化的轴突中它的数量远远多于在小的未髓鞘化的轴突。因为轴突的直径与传导速度的相关性，NF 可能对神经冲动的传导速度十分重要[118~123]。

据报道，SVD 和 AD 患者 CSF 中 NF-L 的量增加[37, 124~126]，而且 MCI 阶段的前驱期 SVD 患者的基线 NF-L 与稳定型 MCI 和对照组相比明显升高[127]。一项 meta 分析的结果显示，不仅 SVD 和 AD，额颞痴呆（FTD）的患者 NF-L

和 NF-H 也升高[128]。结果的重合可能解释为与年龄匹配的对照组相比，这几种患者的白质改变更为常见，不过与 AD 和 FTD 相比，SVD 患者的发生率和严重程度更重[129]。

正常压力脑积水的患者 CSF 中 NF-L 也升高，而且与 MRI 所显示的白质改变的严重程度成正相关[47, 48]。正常压力脑积水患者行 CSF 分流术后，脑室 CSF 中 NF-L 与白质改变成平行下降[130]。

CSF 中 NF-L 含量与白质改变的关系可以由半定量 MR 来评估，已被 SVD 及 AD 患者证实[125, 126]，提示后者可能是一个混合的病理过程。将来的一个研究目标是白质改变患者的长期进展是否与 NF-L 增加相关。这一点已经在动脉瘤蛛网膜下腔出血患者中做了部分研究，这些患者的 NF-L 升高与卒中的严重程度相关，后者由腰椎穿刺那天（急性脑损伤后 10～14 天）的美国国立卫生院卒中评分（NIHSS）得分和格拉斯哥预后评分（GOS），以及 1 年后的简易精神状态检查（MMSE）和 NIHSS 得分来评估[131]。

Tau 属于微管相关蛋白（MAP）家族的一员，该蛋白家族与微管的稳定性如装配和分解的调节十分重要[132]。它在成人脑中初次转录可以形成六种不同的同型异构体[133]，这些同型异构体都由两个片段组成：一个突出（projection）片段，一个微管绑定片段。突出片段的功能可能是调节轴突内微管之间的空间的[134]，以及与其他细胞骨架蛋白相互作用[135]。这些同型异构体的不同在于微管绑定片段，它们有 3 个（3R）或 4 个（4R）微管绑定中心的重复。正常成人脑中这些 3R 和 4R 的比率是 1:1，在某些 tau 蛋白的病理过程中可能会发现这个比率的失衡[136]，因为这些绑定重复序列的总量会影响 tau 绑定到微管的亲和力[137]。

也有关于几种 tau 翻译后修饰的研究，其中研究最多的是磷酸化。CNS 中最长的 tau 的同型异构体据推测有 79 个磷酸化位点。随着年龄的增长，正常的 tau 的磷酸化下降，但在某些病理情况下，如 AD，tau 的磷酸化增加[138]。Tau 的磷酸化使它与微管的亲和力下降，从而导致了微管结构的不稳定[139]。有些发现提示 tau 的磷酸化增加了它的自装配[140]，它引起了 AD 的病理改变——神经原纤维缠结，而且磷酸化 tau 比非磷酸 tau 更难降解[141]。

CSF 中 tau 的增加提示皮层轴突的退变，这一点在克 - 雅病（Creutzfeldt-Jakobdisease）及 AD 中均有体现[142]。已经证实，总 tau（T-tau）与磷酸化 tau（P-tau）一起对鉴别 AD 与健康对照有帮助[143]，但还与其他退行性变有一些交叉，如路易体痴呆，FTD 及 VaD[144]，而 P-tau 与 T-tau 在 SVD 患者中没有改变[145]。如上所提，联合生物标志物 P-tau，T-tau 及 Aβ，可以反映 AD 的两种病理标志，神经原纤维缠结[138]和老年斑[146]，可能提高诊断的特异性[138, 147]。

已证明这三个标志在鉴别能进展成 AD 的 MCI 患者中有用[148, 149]。CSF 中 tau 的增加在 TBI[150, 151]及蛛网膜下腔出血的患者[152]中均有报道，进一步提示这种轴突损伤标志的非特异性。尽管如此，tau 蛋白的浓度与 AD 及蛛网膜下腔出血的临床预后和疾病严重程度均相关[153]。之前一项急性缺血性卒中的研究发现 tau 在 CSF 中显著增加且与梗死体积成正相关[154]。另一方面，卒中患者的 P-tau 并未增加，可能提示它是 AD 的一种病理标志[155]。

尽管对 SVD 的病因诊断并无特异性，NF-L 与 MRI 所区分的皮层下脑区的改变及小动脉硬化性小血管病明确相关，而 T-tau 则无关。轴突完整性，可以通过检测脱髓鞘前后的硫酯及 MBP 来了解 NF-L 的改变来发现，或者反之，尚需进一步来证实。来自老年人脑白质疏松和致残性研究（LADIS）的硫酯研究发现，脱髓鞘可能是首要表现。

总结与启示

皮层下小血管病患者，MBP、NF-L、TIMP-1 和 MMP-9 升高，而 AD 患者，P-tau[181]

和 T-tau 增加，后者反映了皮层受累。两种疾病状态中均有 Aβ1～42 的下降，提示不同的病理过程均可造成 Aβ1～42 的改变。

在 AD-VaD 患者 CSF 中标志物谱的嵌合可以揭示出多样的疾病模式，支持了多种病理机制的假说，普通的痴呆，也伴有 CSVD 的受累。这些结果不仅增加我们对新发的或明确的 AD 或 SVD 或两者混合型的病理生理事件过程的认识，还对新发的或明确的 SVD 的诊断、预后及治疗效果的监测有用。

（李　莹　译）

参考文献

1. Pantoni LG, ed. *Cerebral Small Vessel Disease: Pathological and Pathophysiological Aspects in Relation to Vascular Cognitive Impairment*. London: Dunitz; 2002.

2. McKhann GM, Knopman DS, Chertkow H, et al. The diagnosis of dementia due to Alzheimer's disease: recommendations from the National Institute on Aging – Alzheimer's Association Work Group on diagnostic guidelines for Alzheimer's disease. *Alzheimers Dement* 2011;7: 263–269.

3. McKhann G, Drachman D, Folstein M, et al. Clinical diagnosis of Alzheimer's disease: report of the NINCDS–ADRDA work group under the auspices of Department of Health and Human Services Task Force on Alzheimer's Disease. *Neurology* 1984;34:939–944.

4. Grinberg LT, Thal DR. Vascular pathology in the aged human brain. *Acta Neuropathol* 2010;119:277–290.

5. Thal DR, Grinberg LT, Attems J. Vascular dementia: different forms of vessel disorders contribute to the development of dementia in the elderly brain. *Exp Gerontol* 2012;47:816–824.

6. Brun A. Pathology and pathophysiology of cerebrovascular dementia: pure subgroups of obstructive and hypoperfusive etiology. *Dementia* 1994;5:145–147.

7. Barba R, Martinez-Espinosa S, Rodriguez-Garcia E, et al. Poststroke dementia: clinical features and risk factors. *Stroke* 2000;31:1494–1501.

8. Oreskovic D, Klarica M. The formation of cerebrospinal fluid: nearly a hundred years of interpretations and misinterpretations. *Brain Res Rev* 2010;64:241–262.

9. Abbott NJ, Patabendige AA, Dolman DE, Yusof SR, Begley DJ. Structure and function of the blood–brain barrier. *Neurobiol Dis* 2010;37:13–25.

10. Abbott NJ. Evidence for bulk flow of brain interstitial fluid: significance for physiology and pathology. *Neurochem Int* 2004;45:545–552.

11. Johanson CE, Duncan JA, 3rd, Klinge PM, et al. Multiplicity of cerebrospinal fluid functions: new challenges in health and disease. *Cerebrospinal Fluid Res* 2008; 5:10.

12. Regeniter A, Kuhle J, Mehling M, et al. A modern approach to CSF analysis: pathophysiology, clinical application, proof of concept and laboratory reporting. *Clin Neurol Neurosurg* 2009;111:313–318.

13. Reiber H. Proteins in cerebrospinal fluid and blood: barriers, CSF flow rate and source-related dynamics. *Restor Neurol Neurosci* 2003;21:79–96.

14. Neuwelt EA, Bauer B, Fahlke C, et al. Engaging neuroscience to advance translational research in brain barrier biology. *Nat Rev Neurosci* 2011;12:169–182.

15. Zlokovic BV. Neurovascular pathways to neurodegeneration in Alzheimer's disease and other disorders. *Nat Rev Neurosci* 2011;12:723–738.

16. Hawkins BT, Davis TP. The blood–brain barrier/ neurovascular unit in health and disease. *Pharmacol Rev* 2005;57:173–185.

17. Rosenberg GA. Neurological diseases in relation to the blood–brain barrier. *J Cereb Blood Flow Metab* 2012;32: 1139–1151.

18. Olsson Y, Brun A, Englund E. Fundamental pathological lesions in vascular dementia. *Acta Neurol Scand Suppl* 1996;168: 31–38.

19. Wallin A, Blennow K, Fredman P, et al. Blood brain barrier function in vascular dementia. *Acta Neurol Scand* 1990;81:318–322.

20. Pantoni L, Inzitari D, Pracucci G, et al. Cerebrospinal fluid proteins in patients with leucoaraiosis: possible abnormalities in blood–brain barrier function. *J Neurol Sci* 1993;115:125–131.

21. Wallin A, Sjogren M, Edman A, Blennow K, Regland B. Symptoms, vascular risk factors and blood–brain barrier function in relation to CT white-matter changes in dementia. *Eur Neurol* 2000;44:229–235.

22. Taheri S, Gasparovic C, Shah NJ, Rosenberg GA. Quantitative measurement of blood–brain barrier permeability in humans using dynamic contrast-enhanced MRI with fast T1 mapping. *Magn Reson Med* 2011;65: 1036–1042.

23. Blennow K, Wallin A, Uhlemann C, Gottfries CG. White-matter lesions on CT in Alzheimer patients: relation to clinical symptomatology and vascular factors. *Acta Neurol Scand* 1991;83:187–193.

24. Bowman GL, Kaye JA, Moore M, et al. Blood–brain barrier impairment in Alzheimer disease: stability and functional significance. *Neurology* 2007;68:1809–1814.

25. Gouw AA, Seewann A, van der Flier WM, et al. Heterogeneity of small vessel disease: a systematic review of MRI and histopathology correlations. *J Neurol Neurosurg Psychiatry* 2011;82:126–135.

26. Pekny M, Nilsson M. Astrocyte activation and reactive gliosis. *Glia* 2005;50:427–434.

27. Fernando MS, Simpson JE, Matthews F, et al. White matter lesions in an unselected cohort of the elderly: molecular pathology suggests origin from chronic hypoperfusion injury. *Stroke* 2006;37:1391–1398.

28. Volpe JJ. Brain injury in premature infants: a complex amalgam of destructive and developmental disturbances. *Lancet Neurol* 2009;8:110–124.

29. Akiguchi I, Tomimoto H, Suenaga T, Wakita H, Budka H. Blood–brain barrier dysfunction in Binswanger's disease; an immunohistochemical study. *Acta Neuropathol* 1998;95: 78–84.

30. Quarles RH, Morell P, eds. *Myelin Formation, Structure, and Biochemistry.* New York, NY: Elsevier Academic Press; 2006.

31. Moore CS, Abdullah SL, Brown A, Arulpragasam A, Crocker SJ. How factors secreted from astrocytes impact myelin repair. *J Neurosci Res* 2011;89:13–21.

32. Nash B, Ioannidou K, Barnett SC. Astrocyte phenotypes and their relationship to myelination. *J Anat* 2011;219:44–52.

33. Iadecola C, Nedergaard M. Glial regulation of the cerebral microvasculature. *Nat Neurosci* 2007;10:1369–1376.

34. Middeldorp J, Hol EM. GFAP in health and disease. *Prog Neurobiol* 2011;3:421–443.

35. Rosenberg GA, Sullivan N, Esiri MM. White matter damage is associated with matrix metalloproteinases in vascular dementia. *Stroke* 2001; 32:1162–1168.

36. Simpson JE, Fernando MS, Clark L, et al. White matter lesions in an unselected cohort of the elderly: astrocytic, microglial and oligodendrocyte precursor cell responses. *Neuropathol Appl Neurobiol* 2007;33:410–419.

37. Bjerke M, Zetterberg H, Edman A, et al. Cerebrospinal fluid matrix metalloproteinases and tissue inhibitor of metalloproteinases in combination with subcortical and cortical biomarkers in vascular dementia and Alzheimer's disease. *J Alzheimers Dis* 2011;27:665–676.

38. Rosen C, Mattsson N, Johansson PM, et al. Discriminatory analysis of biochip-derived protein patterns in CSF and plasma in neurodegenerative diseases. *Front Aging Neurosci* 2011;3:1.

39. Wallin A, Blennow K, Rosengren LE. Glial fibrillary acidic protein in the cerebrospinal fluid of patients with dementia. *Dementia* 1996;7:267–272.

40. Brouns R, De Vil B, Cras P, et al. Neurobiochemical markers of brain damage in cerebrospinal fluid of acute ischemic stroke patients. *Clin Chem* 2010;56: 451–458.

41. Aurell A, Rosengren LE, Karlsson B, et al. Determination of S-100 and glial fibrillary acidic protein concentrations in cerebrospinal fluid after brain infarction. *Stroke* 1991;22:1254–1258.

42. Farfara D, Lifshitz V, Frenkel D. Neuroprotective and neurotoxic properties of glial cells in the pathogenesis of Alzheimer's disease. *J Cell Mol Med* 2008;12:762–780.

43. Wallin A, Gottfries CG, Karlsson I, Svennerholm L. Decreased myelin lipids in Alzheimer's disease and vascular dementia. *Acta Neurol Scand* 1989;80: 319–323.

44. Fredman P, Wallin A, Blennow K, et al. Sulfatide as a biochemical marker in cerebrospinal fluid of patients with vascular dementia. *Acta Neurol Scand* 1992;85: 103–106.

45. Tullberg M, Mansson JE, Fredman P, et al. CSF sulfatide distinguishes between normal pressure hydrocephalus and subcortical arteriosclerotic encephalopathy. *J Neurol Neurosurg Psychiatry* 2000;69: 74–81.

46. Agren-Wilsson A, Lekman A, Sjoberg W, et al. CSF biomarkers in the evaluation of idiopathic normal pressure hydrocephalus. *Acta Neurol Scand* 2007;116: 333–339.

47. Tullberg M, Hultin L, Ekholm S, et al. White matter changes in normal pressure hydrocephalus and Binswanger disease: specificity, predictive value and correlations to axonal degeneration and demyelination. *Acta Neurol Scand* 2002;105: 417–426.

48. Jonsson M, Zetterberg H, van Straaten E, et al. Cerebrospinal fluid biomarkers of white matter lesions – cross-sectional results from the LADIS study. *Eur J Neurol* 2010;17:377–382.

49. Jonsson M, Zetterberg H, Rolstad S, et al. Low cerebrospinal fluid sulfatide predicts progression of white matter lesions: the LADIS study. *Dement Geriatr Cogn Disord* 2012;34:61–67.

50. Clark AW, Krekoski CA, Bou SS, Chapman KR, Edwards DR. Increased gelatinase A (MMP-2) and gelatinase B (MMP-9) activities in human brain after focal ischemia. *Neurosci Lett* 1997;238:53–56.

51. Cuadrado E, Rosell A, Penalba A, et al. Vascular MMP-9/TIMP-2 and neuronal MMP-10 up-regulation in human brain after stroke: a combined laser microdissection and protein array study. *J Proteome Res* 2009;8:3191–3197.

52. Adair JC, Charlie J, Dencoff JE, et al. Measurement of gelatinase B (MMP-9) in the cerebrospinal fluid of patients with vascular dementia and Alzheimer disease. *Stroke* 2004;35:e159–162.

53. Candelario-Jalil E, Thompson J, Taheri S, et al. Matrix metalloproteinases are associated with increased blood–brain barrier opening in vascular cognitive impairment. *Stroke* 2011;42:1345–1350.

54. Craig-Schapiro R, Kuhn M, Xiong C, et al. Multiplexed immunoassay panel identifies novel CSF biomarkers for Alzheimer's disease diagnosis and prognosis. *PLoS One* 2011; 6, e18850.

55. Backstrom JR, Lim GP, Cullen MJ, Tokes ZA. Matrix metalloproteinase-9 (MMP-9) is synthesized in neurons of the human hippocampus and is capable of degrading the amyloid-β peptide (1–40). *J Neurosci* 1996;16:7910–7919.

56. Yan P, Hu X, Song H, et al. Matrix metalloproteinase-9 degrades amyloid-β fibrils in vitro and compact plaques in situ. *J Biol Chem* 2006;281: 24566–24574.

57. Stetler-Stevenson WG. Tissue inhibitors of metalloproteinases in cell signaling: metalloproteinase-independent biological activities. *Sci Signal* 2008;1:e6.

58. Maddahi A, Chen Q, Edvinsson L. Enhanced cerebrovascular expression of matrix metalloproteinase-9 and tissue inhibitor of metalloproteinase-1 via the MEK/ERK pathway during cerebral ischemia in the rat. *BMC Neurosci* 2009;10:56.

59. Romero JR, Vasan RS, Beiser AS, et al. Association of matrix metalloproteinases with MRI indices of brain ischemia and aging. *Neurobiol Aging* 2010;31:2128–2135.

60. Ohrfelt A, Andreasson U, Simon A, et al. Screening for new biomarkers for subcortical vascular dementia and Alzheimer's disease. *Dement Geriatr Cogn Dis Extra* 2011; 1:31–42.

61. Hansson J, Vasan RS, Arnlov J, et al. Biomarkers of extracellular matrix metabolism (MMP-9 and TIMP-1) and risk of stroke, myocardial infarction, and cause-specific mortality: cohort study. *PLoS One* 2011; 6:e16185.

62. Kalaria RN, Ballard C. Overlap between pathology of Alzheimer disease and vascular dementia. *Alzheimer Dis Assoc Disord*

1999;13(Suppl 3):S115–S123.

63. Olichney JM, Hansen LA, Hofstetter CR, et al. Cerebral infarction in Alzheimer's disease is associated with severe amyloid angiopathy and hypertension. *Arch Neurol* 1995;52:702–708.

64. Cadavid D, Mena H, Koeller K, Frommelt RA. Cerebral β amyloid angiopathy is a risk factor for cerebral ischemic infarction. A case control study in human brain biopsies. *J Neuropathol Exp Neurol* 2000;59:768–773.

65. Zhang F, Eckman C, Younkin S, Hsiao KK, Iadecola C. Increased susceptibility to ischemic brain damage in transgenic mice overexpressing the amyloid precursor protein. *J Neurosci* 1997;17:7655–7661.

66. Soontornniyomkij V, Lynch MD, Mermash S, et al. Cerebral microinfarcts associated with severe cerebral β-amyloid angiopathy. *Brain Pathol* 2010;20:459–467.

67. Haglund M, Passant U, Sjobeck M, Ghebremedhin E, Englund E. Cerebral amyloid angiopathy and cortical microinfarcts as putative substrates of vascular dementia. *Int J Geriatr Psychiatry* 2006;21:681–687.

68. Greenberg SM, Gurol ME, Rosand J, Smith EE. Amyloid angiopathy-related vascular cognitive impairment. *Stroke* 2004;35: 2616–2619.

69. Hardy J, Selkoe DJ. The amyloid hypothesis of Alzheimer's disease: progress and problems on the road to therapeutics. *Science* 2002;297:353–356.

70. Blennow K, de Leon MJ, Zetterberg H. Alzheimer's disease. *Lancet* 2006;368:387–403.

71. Vinters HV, Pardridge WM, Yang J. Immunohistochemical study of cerebral amyloid angiopathy: use of an antiserum to a synthetic 28-amino-acid peptide fragment of the Alzheimer's disease amyloid precursor. *Hum Pathol* 1988;19:214–222.

72. Gold G, Giannakopoulos P, Herrmann FR, Bouras C, Kovari E. Identification of Alzheimer and

vascular lesion thresholds for mixed dementia. *Brain* 2007;130:2830–2836.

73. Schneider JA, Boyle PA, Arvanitakis Z, Bienias JL, Bennett DA. Subcortical infarcts, Alzheimer's disease pathology, and memory function in older persons. *Ann Neurol* 2007;62: 59–66.

74. Snowdon DA. Aging and Alzheimer's disease: lessons from the Nun Study. *Gerontologist* 1997;37:150–156.

75. Kimchi EY, Kajdasz S, Bacskai BJ, Hyman BT. Analysis of cerebral amyloid angiopathy in a transgenic mouse model of Alzheimer disease using in vivo multiphoton microscopy. *J Neuropathol Exp Neurol* 2001;60:274–279.

76. Vonsattel JP, Myers RH, Hedley-Whyte ET, et al. Cerebral amyloid angiopathy without and with cerebral hemorrhages: a comparative histological study. *Ann Neurol* 1991;30:637–649.

77. Townsend KP, Obregon D, Quadros A, et al. Proinflammatory and vasoactive effects of Aβ in the cerebrovasculature. *Ann NY Acad Sci* 2002;977:65–76.

78. Scolding NJ, Joseph F, Kirby PA, et al. Aβ-related angiitis: primary angiitis of the central nervous system associated with cerebral amyloid angiopathy. *Brain* 2005;128:500–515.

79. Bjerke M, Portelius E, Minthon L, et al. Confounding factors influencing amyloid β concentration in cerebrospinal fluid. *Int J Alzheimers Dis* 2010; 2010:986310.

80. Catricala S, Torti M, Ricevuti G. Alzheimer disease and platelets: how's that relevant? *Immun Ageing* 2012;9:20.

81. Corder EH, Saunders AM, Strittmatter WJ, et al. Gene dose of apolipoprotein E type 4 allele and the risk of Alzheimer's disease in late onset families. *Science* 1993;261:921–923.

82. McCarron MO, Delong D, Alberts MJ. *APOE* genotype

as a risk factor for ischemic cerebrovascular disease: a meta-analysis. *Neurology* 1999;53: 1308–1311.

83. Yip AG, McKee AC, Green RC, et al. APOE, vascular pathology, and the AD brain. *Neurology* 2005;65:259–265.

84. Bronge L, Fernaeus SE, Blomberg M, et al. White matter lesions in Alzheimer patients are influenced by apolipoprotein E genotype. *Dement Geriatr Cogn Disord* 1999;10:89–96.

85. Hirono N, Yasuda M, Tanimukai S, Kitagaki H, Mori E. Effect of the apolipoprotein E ε4 allele on white matter hyperintensities in dementia. *Stroke* 2000;31: 1263–1268.

86. Chalmers K, Wilcock GK, Love S. APOE ε4 influences the pathological phenotype of Alzheimer's disease by favouring cerebrovascular over parenchymal accumulation of Aβ protein. *Neuropathol Appl Neurobiol* 2003;29:231–238.

87. Thal DR, Larionov S, Abramowski D, et al. Occurrence and co-localization of amyloid β-protein and apolipoprotein E in perivascular drainage channels of wild-type and APP-transgenic mice. *Neurobiol Aging* 2007;28:1221–1230.

88. Greenberg SM, Briggs ME, Hyman BT, et al. Apolipoprotein E ε4 is associated with the presence and earlier onset of hemorrhage in cerebral amyloid angiopathy. *Stroke* 1996;27: 1333–1337.

89. Biron KE, Dickstein DL, Gopaul R, Jefferies WA. Amyloid triggers extensive cerebral angiogenesis causing blood brain barrier permeability and hypervascularity in Alzheimer's disease. *PLoS One* 2011;6:e23789.

90. Palacios G, Mengod G, Tortosa A, Ferrer I, Palacios JM. Increased β-amyloid precursor protein expression in astrocytes in the gerbil hippocampus following ischaemia: association with proliferation of astrocytes. *Eur J Neurosci* 1995;7: 501–510.

91. Zhang X, Zhou K, Wang R, et al. Hypoxia-inducible factor 1α (HIF-1α)-mediated hypoxia increases BACE1 expression and β-amyloid generation. *J Biol Chem* 2007;282:10873–10880.

92. Blennow K, Zetterberg H, Fagan AM. Fluid biomarkers in Alzheimer disease. *Cold Spring Harb Perspect Med* 2012;2: a006221.

93. Buchhave P, Minthon L, Zetterberg H, et al. Cerebrospinal fluid levels of β-amyloid 1–42, but not of tau, are fully changed already 5 to 10 years before the onset of Alzheimer dementia. *Arch Gen Psychiatry* 2012;69: 98–106.

94. Fagan AM, Mintun MA, Mach RH, et al. Inverse relation between in vivo amyloid imaging load and cerebrospinal fluid Aβ42 in humans. *Ann Neurol* 2006;59:512–519.

95. Thorvaldsson V, Nordlund A, Reinvang I, et al. Memory in individuals with mild cognitive impairment in relation to APOE and CSF Aβ42. *Int Psychogeriatr* 2010;22:598–606.

96. Thal DR, Rub U, Orantes M, Braak H. Phases of Aβ-deposition in the human brain and its relevance for the development of AD. *Neurology* 2002;58: 1791–1800.

97. Sjogren M, Davidsson P, Gottfries J, et al. The cerebrospinal fluid levels of tau, growth-associated protein-43 and soluble amyloid precursor protein correlate in Alzheimer's disease, reflecting a common pathophysiological process. *Dement Geriatr Cogn Disord* 2001;12:257–264.

98. Goos JD, Teunissen CE, Veerhuis R, et al. Microbleeds relate to altered amyloid-β metabolism in Alzheimer's disease. *Neurobiol Aging* 2012;33:e1011–1019.

99. Verbeek MM, Kremer BP, Rikkert MO, et al. Cerebrospinal fluid amyloid β40 is decreased in cerebral amyloid angiopathy. *Ann Neurol* 2009;66:245–249.

100. Attems J, Jellinger KA. Only cerebral capillary amyloid angiopathy correlates with Alzheimer pathology – a pilot study. *Acta Neuropathol* 2004;107:83–90.

101. Attems J, Lintner F, Jellinger KA. Amyloid β peptide 1–42 highly correlates with capillary cerebral amyloid angiopathy and Alzheimer disease pathology. *Acta Neuropathol* 2004;107: 283–291.

102. Selnes P, Blennow K, Zetterberg H, et al. Effects of cerebrovascular disease on amyloid precursor protein metabolites in cerebrospinal fluid. *Cerebrospinal Fluid Res* 2010;7:10.

103. Zetterberg H, Andreasson U, Hansson O, et al. Elevated cerebrospinal fluid BACE1 activity in incipient Alzheimer disease. *Arch Neurol* 2008;65:1102–1107.

104. Kim HS, Lee SH, Kim SS, et al. Post-ischemic changes in the expression of Alzheimer's APP isoforms in rat cerebral cortex. *Neuroreport* 1998;9:533–537.

105. Gasche Y, Soccal PM, Kanemitsu M, Copin JC. Matrix metalloproteinases and diseases of the central nervous system with a special emphasis on ischemic brain. *Front Biosci* 2006;11: 1289–1301.

106. Thomas G. Furin at the cutting edge: from protein traffic to embryogenesis and disease. *Nat Rev Mol Cell Biol* 2002;3: 753–766.

107. Srour N, Lebel A, McMahon S, et al. TACE/ADAM-17 maturation and activation of sheddase activity require proprotein convertase activity. *FEBS Lett* 2003;554:275–283.

108. Anders A, Gilbert S, Garten W, Postina R, Fahrenholz F. Regulation of the alpha-secretase ADAM10 by its prodomain and proprotein convertases. *FASEB J* 2001;15:1837–1839.

109. Bien J, Jefferson T, Causevic M, et al. The metalloprotease meprin β generates amino terminal-truncated amyloid β peptide species. *J Biol Chem* 2012;287:33304–33313.

194

110. Fuchs E, Cleveland DW. A structural scaffolding of intermediate filaments in health and disease. *Science* 1998;279:514–519.

111. Scott D, Smith KE, O'Brien BJ, Angelides KJ. Characterization of mammalian neurofilament triplet proteins. Subunit stoichiometry and morphology of native and reconstituted filaments. *J Biol Chem* 1985;260:10736–10747.

112. Weber K, Shaw G, Osborn M, Debus E, Geisler N. Neurofilaments, a subclass of intermediate filaments: structure and expression. *Cold Spring Harb Symp Quant Biol* 1983;48: 717–729.

113. Geisler N, Weber K. Self-assembly in vitro of the 68 000 molecular weight component of the mammalian neurofilament triplet proteins into intermediate-sized filaments. *J Mol Biol* 1981;151:565–571.

114. Hoffman PN, Cleveland DW, Griffin JW, et al. Neurofilament gene expression: a major determinant of axonal caliber. *Proc Natl Acad Sci USA* 1987;84:3472–3476.

115. Lee MK, Xu Z, Wong PC, Cleveland DW. Neurofilaments are obligate heteropolymers in vivo. *J Cell Biol* 1993;122: 1337–1350.

116. Cohlberg JA, Hajarian H, Tran T, Alipourjeddi P, Noveen A. Neurofilament protein heterotetramers as assembly intermediates. *J Biol Chem* 1995;270:9334–9339.

117. Lasek RJ. *Studying the Intrinsic Determinants of Neuronal Form and Function*. New York, NY: Alan R. Liss; 1988.

118. Friede RL, Samorajski T. Axon caliber related to neurofilaments and microtubules in sciatic nerve fibers of rats and mice. *Anat Rec* 1970;167: 379–387.

119. Kriz J, Zhu Q, Julien JP, Padjen AL. Electrophysiological properties of axons in mice lacking neurofilament subunit genes: disparity between conduction velocity and axon diameter in absence of

NF-H. *Brain Res* 2000;885: 32–44.

120. Xu Z, Marszalek JR, Lee MK, et al. Subunit composition of neurofilaments specifies axonal diameter. *J Cell Biol* 1996;133:1061–1069.

121. Lawson SN, Waddell PJ. Soma neurofilament immunoreactivity is related to cell size and fibre conduction velocity in rat primary sensory neurons. *J Physiol* 1991;435:41–63.

122. Kong J, Tung VW, Aghajanian J, Xu Z. Antagonistic roles of neurofilament subunits NF-H and NF-M against NF-L in shaping dendritic arborization in spinal motor neurons. *J Cell Biol* 1998;140:1167–1176.

123. Zhu Q, Couillard-Despres S, Julien JP. Delayed maturation of regenerating myelinated axons in mice lacking neurofilaments. *Exp Neurol* 1997;148:299–316.

124. Rosengren LE, Karlsson JE, Sjogren M, Blennow K, Wallin A. Neurofilament protein levels in CSF are increased in dementia. *Neurology* 1999;52: 1090–1093.

125. Sjogren M, Blomberg M, Jonsson M, et al. Neurofilament protein in cerebrospinal fluid: a marker of white matter changes. *J Neurosci Res* 2001;66:510–516.

126. Wallin A, Sjogren M. Cerebrospinal fluid cytoskeleton proteins in patients with subcortical white-matter dementia. *Mech Ageing Dev* 2001;122:1937–1949.

127. Bjerke M, Andreasson U, Rolstad S, et al. Subcortical vascular dementia biomarker pattern in mild cognitive impairment. *Dement Geriatr Cogn Disord* 2009;28:348–356.

128. Petzold A, Keir G, Warren J, Fox N, Rossor MN. A systematic review and meta-analysis of CSF neurofilament protein levels as biomarkers in dementia. *Neurodegener Dis* 2007;4:185–194.

129. Varma AR, Laitt R, Lloyd JJ, et al. Diagnostic value of high signal abnormalities on T2 weighted MRI in the differentiation of

Alzheimer's, frontotemporal and vascular dementias. *Acta Neurol Scand* 2002;105:355–364.

130. Tullberg M, Blennow K, Mansson JE, et al. Ventricular cerebrospinal fluid neurofilament protein levels decrease in parallel with white matter pathology after shunt surgery in normal pressure hydrocephalus. *Eur J Neurol* 2007;14:248–254.

131. Nylen K, Csajbok LZ, Ost M, et al. CSF-neurofilament correlates with outcome after aneurysmal subarachnoid hemorrhage. *Neurosci Lett* 2006;404:132–136.

132. Weingarten MD, Lockwood AH, Hwo SY, Kirschner MW. A protein factor essential for microtubule assembly. *Proc Natl Acad Sci USA* 1975;72: 1858–1862.

133. Goedert M, Spillantini MG, Jakes R, Rutherford D, Crowther RA. Multiple isoforms of human microtubule-associated protein tau: sequences and localization in neurofibrillary tangles of Alzheimer's disease. *Neuron* 1989;3:519–526.

134. Chen J, Kanai Y, Cowan NJ, Hirokawa N. Projection domains of MAP2 and tau determine spacings between microtubules in dendrites and axons. *Nature* 1992;360: 674–677.

135. Hirokawa N, Shiomura Y, Okabe S. Tau proteins: the molecular structure and mode of binding on microtubules. *J Cell Biol* 1988;107:1449–1459.

136. Cairns NJ, Bigio EH, Mackenzie IR, et al. Neuropathologic diagnostic and nosologic criteria for frontotemporal lobar degeneration: consensus of the Consortium for Frontotemporal Lobar Degeneration. *Acta Neuropathol* 2007;114:5–22.

137. Lu M, Kosik KS. Competition for microtubule-binding with dual expression of tau missense and splice isoforms. *Mol Biol Cell* 2001;12:171–184.

138. Grundke-Iqbal I, Iqbal K, Tung YC, et al. Abnormal

phosphorylation of the microtubule-associated protein tau (tau) in Alzheimer cytoskeletal pathology. *Proc Natl Acad Sci USA* 1986;83:4913–4917.

139. Yamamoto A, Lucas JJ, Hen R. Reversal of neuropathology and motor dysfunction in a conditional model of Huntington's disease. *Cell* 2000;101:57–66.

140. Alonso A, Zaidi T, Novak M, Grundke-Iqbal I, Iqbal K. Hyperphosphorylation induces self-assembly of tau into tangles of paired helical filaments/ straight filaments. *Proc Natl Acad Sci USA* 2001;98: 6923–6928.

141. Wang JZ, Gong CX, Zaidi T, Grundke-Iqbal I, Iqbal K. Dephosphorylation of Alzheimer paired helical filaments by protein phosphatase-2A and -2B. *J Biol Chem* 1995;270:4854–4860.

142. Hampel H, Blennow K, Shaw LM, et al. Total and phosphorylated tau protein as biological markers of Alzheimer's disease. *Exp Gerontol* 2010;45:30–40.

143. Blennow K, Zetterberg H. Cerebrospinal fluid biomarkers for Alzheimer's disease. *J Alzheimers Dis* 2009;18: 413–417.

144. Van Harten AC, Kester MI, Visser PJ, et al. Tau and p-tau as CSF biomarkers in dementia: a meta-analysis. *Clin Chem Lab Med* 2011;49:353–366.

145. Sjogren M, Davidsson P, Tullberg M, et al. Both total and phosphorylated tau are increased in Alzheimer's disease. *J Neurol Neurosurg Psychiatry* 2001;70:624–630.

146. Masters CL, Simms G, Weinman NA, et al. Amyloid plaque core protein in Alzheimer disease and Down syndrome. *Proc Natl Acad Sci USA* 1985;82: 4245–4249.

147. Blennow K, Hampel H, Weiner M, Zetterberg H. Cerebrospinal fluid and plasma biomarkers in Alzheimer disease. *Nat Rev Neurol* 2010;6:131–144.

148. Hansson O, Zetterberg H, Buchhave P, et al. Association between CSF biomarkers and incipient Alzheimer's disease in patients with mild cognitive impairment: a follow-up study. *Lancet Neurol* 2006; 5:228–234.

149. Blennow K, Hampel H. CSF markers for incipient Alzheimer's disease. *Lancet Neurol* 2003;2:605–613.

150. Franz G, Beer R, Kampfl A, et al. Amyloid β1–42 and tau in cerebrospinal fluid after severe traumatic brain injury. *Neurology* 2003;60:1457–1461.

151. Kay AD, Petzold A, Kerr M, et al. Alterations in cerebrospinal fluid apolipoprotein E and amyloid β-protein after traumatic brain injury. *J Neurotrauma* 2003;20:943–952.

152. Zemlan FP, Jauch EC, Mulchahey JJ, et al. C-tau biomarker of neuronal damage in severe brain injured patients: association with elevated intracranial pressure and clinical outcome. *Brain Res* 2002;947:131–139.

153. Kay A, Petzold A, Kerr M, et al. Temporal alterations in cerebrospinal fluid amyloid β-protein and apolipoprotein E after subarachnoid hemorrhage. *Stroke* 2003;34:e240–243.

154. Hesse C, Rosengren L, Vanmechelen E, et al. Cerebrospinal fluid markers for Alzheimer's disease evaluated after acute ischemic stroke. *J Alzheimers Dis* 2000; 2:199–206.

155. Hesse C, Rosengren L, Andreasen N, et al. Transient increase in total tau but not phospho-tau in human cerebrospinal fluid after acute stroke. *Neurosci Lett* 2001;297:187–190.

18 小血管病所致急性卒中综合征

Mark I. Boulos, Ranjith K.Menon, Richard I. Aviv, Sandra E. Black, Richard H. Swartz

前言

小血管病（SVD）是指影响脑小动脉和小静脉的所有病理过程。SVD 所致的病灶主要位于皮质下区域和脑干，包括小的皮质下梗死（如腔隙性卒中）、白质病变、血管周围间隙、一些大出血、微出血，也可导致脑萎缩[1]。在目前的研究中，我们将聚焦于 SVD 急性期的临床表现。由于腔隙综合征已经成为急性期研究最多的亚型，这将是我们关注的焦点。

腔隙性梗死概述

腔隙性梗死是小的皮质下梗死，典型的病灶位于基底核、丘脑、内囊、放射冠或是脑干，它是由单个穿支动脉闭塞所致[2]。对这些梗死灶的部位和大小的精确定义，不同研究看法各异[3]。这一卒中亚型之所以如此命名，是因为随着时间的推移，腔隙性脑梗死会发展成囊腔（"腔隙"）；但是，腔隙性卒中表现为囊腔的真正比率随不同的影像学研究结果各异[4, 5]。

腔隙性梗死的流行病学

急性卒中发病率

在急性缺血性卒中，约有 25% 的表现为腔隙性梗死[6]。相比之下，在卒中亚型的 TOAST（急性卒中 ORG10172 治疗试验）分类中[7]，30% 的卒中是由心源性栓塞所致，15% 继发于大动脉粥样硬化，其余的 30% 是由不常见或不明病因所致[6]。

人口统计特征和危险因素

皮质下小卒中二级预防（SPS3）研究[8]，迄今为止针对症状性皮质下小卒中（如腔隙性卒中）最大的试验，为腔隙性卒中的患者的人口学及临床特征提供了有价值的见解。在随机招募的 3020 例发生腔隙性卒中 6 个月内的患者中，其平均年龄为 63 岁，63% 为男性；其他大样本人群研究中也显示有腔隙性卒中的患者，平均年龄在 60 岁左右，且有轻度的男性倾向[9]。最普遍的血管危险因素有高血压（75%）、高脂血症（49%）、糖尿病（37%），且 60% 的患者目前或既往有吸烟史[10]。这些发现与早前报道的结果是一致的，既往报道指出年龄、高血压、糖尿病和吸烟与腔隙性梗死危险性的增加有关[11~13]。在 2 型糖尿病患者中，腔隙性梗死也是最常见的卒中亚型[14]。

种族

在 SPS3 试验中，有 51% 的患者是白种人，30% 是拉丁美洲人，16% 是黑人。不同种族之间，临床特征上有着很大的差异。例如，在入组时，黑人的平均年龄（58 岁）明显要比拉丁美洲人和白人都要小（64 岁；$P<0.001$）。拉丁美洲人和黑人较白人更可能有高血压和糖尿病史（$P<0.001$）[10]。既往的研究也表明黑人和拉丁美洲人与白人相比，有着更高的高血压和糖尿病的发病率[15, 16]。最后，尽管与白人相比，黑人更可能有腔隙性卒中的病史（13% vs. 9%；$P<0.01$），但黑人在发病的 7 天内，较少使用阿

197

司匹林（21% vs. 33%；*P*<0.001）。同样，拉丁美洲人较白人规律使用阿司匹林的也少（21% vs. 33%；*P*<0.001），这与既往的报道是一致的[17]。

　　在腔隙性卒中发生的 6 个月内，大多数患者得到了良好的恢复，有 67% 的患者的改良 Rankin 评分（mRS）为 0 分或 1 分（表明没有症状，或是尽管有些症状但没有明显的残疾）。71% 的白人 mRS 为 0～1 分，然而，只有 65% 的拉丁美洲人和 55% 的黑人得了相似程度的恢复[10]。

SVD 的复杂性

卒中发生机制的异质性

　　SVD 造成动脉卒中综合征的增加，常常是由于各种病理进程影响到了颅内小的穿支动脉[18]。因为这些小的穿支动脉是大的脑动脉的分支，近端的原因（如大动脉栓塞性或是心源性栓塞性疾病）也需要考虑，也可能导致小的颅内动脉闭塞，且一些大型的研究也支持这一观点。如在 3 个城市 -Dijon（3C-Dijon）的研究中（样本 =1800 参与者），多因素回归分析显示大血管标志物（如颈动脉管腔内径和颈动脉硬度）与腔隙性梗死和白质高信号的发病率增加有关[19]。大量的系列病例报道也表明大动脉疾病可导致腔隙综合征的增加[20,21]。相

似的是，在华法林与阿司匹林治疗症状性颅内疾病（WASID）的试验中，募集了 347 例经血管造影发现明确有一个主要颅内动脉严重狭窄（如 50%～99%）引起脑血管事件的卒中患者，其中超过 10%（38/347）的卒中实际上是腔隙[22]。心源性栓塞也被认为会增加腔隙性脑梗死，尽管这不是常见的机制（占全部腔隙性卒中的 2.6%～10.0%）[23,24]。总的来说，有 75%～83% 腔隙综合征被认为是由真正的 SVD 所致，17%～25% 腔隙综合征有着其他的病因学机制（如大动脉或心源性栓子，图 18.1）[25,26]。影像学上，完全性感觉性卒中对腔隙性梗死最具预见性，而纯运动性轻偏瘫最不具预见性[25]。另外，非 -SVD 机制所致的腔隙性脑梗死较 SVD 相关的腔隙性脑梗死有着较差的预后[27]。这些发现强调了在腔隙性卒中的患者中，非侵入性神经血管成像及心脏评估的必要性。

　　并非所有的学者均赞成在明确腔隙性卒中诊断的患者中筛查非腔隙性机制。中等大小的颅内血管粥样硬化与 SVD 有着很多相似的血管危险因素，所以很多人可能两者兼有。因此，在腔隙性卒中的患者中，确定大动脉狭窄严重程度（如颈内动脉或大脑中动脉）也不足以证明大动脉是腔隙性卒中患者的病因。例如，在一项 259 例腔隙性卒中患者的研究中，

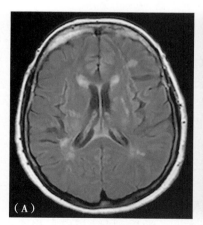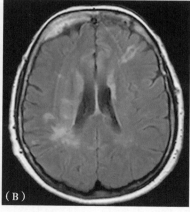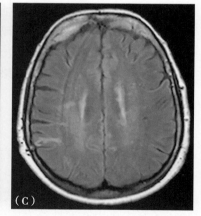

图 18.1　评估小血管病所致的急性卒中综合征发病机制的异质性。在这位临床上最初评估认为是完全运动性腔隙综合征的 70 岁老年女性，其磁共振液体衰减翻转恢复（FLAIR）图像上（A～C）显示在多个血管区既有深部也有皮质梗死的存在，提示应寻找潜在的心源性栓塞

颈内动脉和大脑中动脉对侧及同侧狭窄的发生率并没有明显的差异[28]；共存大动脉病变可能并不是巧合，因为严重的狭窄可能造成脑部细微的改变[29]。然而，在另一项系列研究中，颈动脉疾病在腔隙性脑梗死中较非腔隙性脑梗死较为少见[30]。这类发现促使一些学者认为在非皮质腔隙性脑梗死的患者中研究颈动脉疾病是没有必要的[30]。由于严重的同侧颈动脉狭窄或是心源性栓塞来源的卒中有着不同的管理模式，且腔隙综合征的患者被纳入在这些实验性治疗中，均衡之后，证据依然支持对这些腔隙综合征其他的原因进行非侵入性的筛查（图18.1）。

病变部位的异质性

如下文详细讨论所见，已有多发腔隙性综合征的报道。多发腔隙综合征常由于SVD所致，包括皮质下结构或脑干的SVD。然而，临床上有着典型腔隙综合征的患者，往往并没有位于皮质下区域或脑干的卒中症状。例如，完全感觉性综合征———一种典型的腔隙综合征，可能并不常见的定位于顶叶皮层，而不累及丘脑[31]。

进一步使问题复杂化的是多种腔隙综合征可由相同脑区的同一病变所致。例如，内囊后肢的病变可以导致四种腔隙综合征，分别为：①纯运动性轻偏瘫；②感觉运动性卒中；③共济失调性轻偏瘫；④构音障碍-手笨拙综合征[32]。这说明了在腔隙综合征中，脑-行为关联的复杂性：一种腔隙性综合征可能由不同部位的病灶所致（包括那些与SVD不相关的病变），某一部位的病灶亦可造成不同的腔隙综合征[33]。

急性卒中综合征

腔隙性卒中的血管解剖学概述

脑内小动脉常是大血管发出的穿通支，灌注广泛的神经解剖基层结构，如皮质下核团，

白质和脑干。下文对这些小血管的解剖以及其供血区域进行简要的综述。

大脑中动脉的分支

外侧豆纹动脉起源于大脑中动脉（MCA）的近段（M1段），在MCA进入外侧裂之前。这些血管灌注基底核和内囊的大部分区域。由于高血压或其他血管危险因素所致的病理改变，外侧豆纹动脉变得特别容易收缩或破裂，从而造成腔隙性卒中或是颅内出血。外侧豆纹动脉是造成腔隙综合征最常见的动脉（图18.2）。

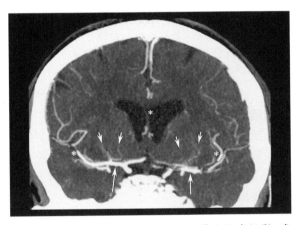

图18.2 豆纹动脉的起源。冠状位最大强度投影，多层面重建计算机断层扫描（CT）造影显示豆纹动脉（白色短箭头所指）起源于大脑中动脉（MCA）近端和中段（长箭头），在MCA进入大脑外侧裂（*）之前

颈内动脉分支

颈内动脉（ICA）发出了一些动脉分支，包括脉络膜前动脉，灌注深部脑结构，包括有内囊后肢、苍白球、豆状核和丘脑（有时包括外侧膝状体）。

大脑前动脉分支

内侧豆纹动脉和Heubner's动脉（霍伊布内再生动脉）起源于大脑前动脉（ACA）起始段（A1段）。它们负责尾状核头部、豆状核前部、苍白球和内囊的血供（图18.3）。

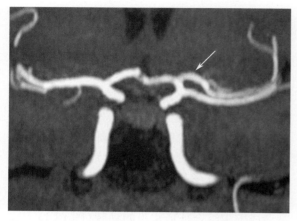

图18.3　Heubner's动脉。冠状位最大强度投影，多平面重建计算机断层扫描（CT）成像显示一个所谓的"双重的"左侧大脑中动脉。Heubner's动脉（也被认为是霍伊布内再生动脉[箭头所指]）起源于大脑前动脉的A1段。此例中，Heubner's动脉的永久的皮质供应造成了第二个大脑中动脉的出现（此为"双重的"）。

大脑后动脉分支

　　丘脑穿通动脉，丘脑膝状体动脉和脉络膜后动脉起源于大脑后动脉（PCA）的起始段（P1段）。它们供应丘脑的血供，有时会供应一部分内囊后肢。

椎-基底动脉系统分支

　　1．小脑后下动脉起源于椎动脉的延髓段，灌注延髓背外侧及小脑半球下部。

　　2．小脑下动脉起源于基底动脉下段，供应脑桥的外下侧和部分小脑。

　　3．小脑上动脉发自于基底动脉尖端脑桥腹外侧水平，供应大部分的脑桥和小脑。

　　4．起源于这些主要动脉的一些更细小的血管灌注脑干的不同区域。

　　（1）旁正中动脉供应脑干中线的结构。

　　（2）短旋动脉和长旋动脉供应更多脑干外侧的结构。

卒中综合征

多部位临床综合征：Miller-Fisher腔隙综合征

　　文献中已有报道20多种腔隙综合征[34]，但是只有五种是最被认可的：①纯运动性轻偏瘫；②纯感觉性卒中；③感觉运动性卒中；④构音障碍-手笨拙综合征；⑤共济失调性轻偏瘫。这些综合征的特征是皮质体征的缺失，如视野缺损和认知障碍（如半侧空间忽视，失用症和失语症）。前三种综合可累及面部和四肢[2]。

纯运动性轻偏瘫

　　这是最常见的腔隙综合征，占所有腔隙性卒中的33%～50%[10, 35]，约占所有卒中的10%[35]。患者表现为对侧面部、手臂和腿力弱，而不伴有其他的临床症状和体征。尽管上文讨论认为，这一综合征与SVD所致的典型腔隙性脑梗死有关[36]，但是大约每7个纯运动性卒中的患者就有1个是非腔隙性的机制，如心源性栓塞，大动脉粥样硬化或是出血性事件[35]。脑内与这一综合征关系最密切的区域是内囊后肢（最常见）、脑桥腹侧、放射冠、延髓内侧和大脑脚[33, 35]。住院死亡率低（0.5%）且约有20%的患者在出院时是无症状的[35]。

纯感觉性卒中

　　有7%～10%的腔隙性梗死为纯感觉性卒中[10, 25]。患者表现为对侧面部、上下肢感觉的丧失，这种感觉缺失，可以是不完全性的，且不伴有其他的临床症状和体征。在一个99例纯感觉性卒中的患者组成的队列中，有81%的患者（80/99）表现为完全性的偏身感觉障碍综合征，而19%的患者（19/99）出现不完全性的偏身感觉障碍综合征，只有面部、手臂、手或腿中的一或两个出现感觉障碍。

　　尽管完全性感觉性卒中通常是由于丘脑腹后外侧核梗死所致[37]，但其他部位也有报道，例如内囊、放射冠、脑桥背盖部以及顶叶皮层[31, 38]。这种腔隙综合征被认为对腔隙性脑梗死有着高度预测性，在89%～100%的案例中，影像确认了腔隙性卒中的存在[25, 38]。该综合征预后良好，其住院死亡率为0，出院患者中41.5%的患者无神经系统的功能残疾[38]。

一种特殊的丘脑疼痛综合征（也被称为Dejerine-Roussy综合征）常发生在右侧丘脑病变的患者，尤其丘脑下动脉受累后。在36%的患者中，在卒中后1周内发作，另外有20%在卒中后1周到1个月发作，余下的大部分患者在1个月后发作；仅记录到11%的患者是在卒中发病1年后发展为这一综合征的。患者诉痛性感觉异常，异常性疼痛和痛觉过敏[39]。很少有大型的研究监测例如Dejerine-Roussy综合征中所见的卒中后中枢性疼痛的管理。阿米替林和拉莫三嗪被推荐作为一线治疗，美西律、氟伏沙明和加巴喷丁作为二线药物。在耐药的患者中，已有记录认为重复的经颅磁刺激和深部脑刺激是可以获益的[40]。

感觉运动性卒中

在SPS3试验中，31%的腔隙性卒中患者在性质上属于感觉运动性[10]；其他研究报道的发病率较低，为20%[25]。患者表现为兼有对侧面部，上下肢的力弱和感觉丧失，且没有其他的临床症状和体征。相关的病灶倾向于发生在内囊后肢、丘脑内囊交界区域[41]以及延髓外侧[33]。这一腔隙综合征最常报道的机制是SVD，而大血管病和心源性栓塞较少导致[42]。

共济失调性轻偏瘫

在SPS3试验中，共济失调性轻偏瘫综合征占9%[10]；其他研究中，在腔隙性卒中患者中的发病率既有高（18%）[25]也有低（3%～4%）[43,44]。患者在同侧躯体同时出现力弱和动作失调（动作失调超过无力所占比例）。这一综合征的病变位于内囊、脑桥、放射冠和额叶皮质下区域，以及岛叶和中央前回的皮质区，伴或不伴中央后回的参与[33,43~45]；丘脑的参与也有少量的报道[46]。不同部位病灶共济失调性轻偏瘫的临床特点几乎是一致的[47]。在一项29例患者的研究队列中。偏瘫表现以下肢力弱为主的见于28%的患者（8例患者），而手臂力弱为主的14%（4例患者）[45]。从机制上来说，有报道

47%～87%的共济失调轻偏瘫是由SVD所致，7%～9%是由于动脉到动脉栓塞，而心源性栓塞占4%～11%[44,48]。其预后通常良好，39%的患者出院时没有神经系统的功能缺损[44]。

有假说认为，这一综合征是由于在额叶皮质或是皮质下结构水平上，皮质脑桥小脑的通路被破坏所致[45]。交叉性的小脑功能联系中断，如对侧皮质脑桥小脑束中断，导致受累小脑半球的传入神经阻滞，这已经被认为是造成这一腔隙性卒中亚型的另一机制[49]。

构音障碍-手笨拙综合征

构音障碍-手笨拙综合征是最不常见的腔隙综合征。在腔隙性卒中患者的队列研究中，仅2%～6%表现出构音障碍-手笨拙综合征[10,43,50]。患者同时存在构音障碍和脑部病变所致对侧的手灵活性差的表现。94%的患者发病机制为SVD，而动脉到动脉栓塞和心源性栓塞非常少见[50]。牵涉的脑区包括有内囊后肢、脑桥、放射冠、尾状核和丘脑[33,50]。与其他腔隙综合征类似，其预后一般良好，约46%的患者在出院时无神经系统的功能缺损[50]。

特殊单一部位的临床综合征：脑干综合征

与脑皮质下区域梗死相关的典型的腔隙综合征相比，脑干卒中综合征非常少见。由于不同学者对于血管综合征的命名各有不同，我们将讨论其命名及可能的病灶部位。

中脑综合征

在有症状性椎-基底动脉缺血病变的患者中，约有9%的患者有中脑受累[51]；单纯的中脑损害相当少见[52]。在一项39例中脑卒中患者的队列研究中，心源性栓塞（28%）为最常见的机制，其次为大动脉血栓形成（23%）、大动脉到动脉的栓塞（18%）以及SVD（13%）[51]。

大脑脚综合征（Weber's综合征）Weber's综合征的发生是由于包括同侧动眼神经及大脑脚的中脑腹侧的病变。这一综合征典型的特征

是同侧动眼神经麻痹（可能出现瞳孔小[53]）及对侧偏瘫。在目前的文库中，仅有少量可用的报道。尽管最初的描述出现在中脑出血的文章中[54]，但其最常见的是脑血管闭塞，其次报道的是颅内微动脉瘤、脱髓鞘、肿瘤性病变[55]和感染[56]。

中脑被盖部综合征（Claude's 综合征）这一综合征最初是由法国的神经病学家 Henri Claude 提出的。患者的典型表现为不完全性同侧动眼神经麻痹（动眼神经核损伤）及对侧共济失调；另外，患者偶尔也可出现滑车神经麻痹[57]。一些研究表明 Claude's 综合征病变位于中脑腹内侧[57,58]；红核是否参与，仍存在争议[59,60]。除 SVD 之外，PCA 的大动脉狭窄[61]和心源性栓塞[62]也有报道为该类卒中的机制。尽管文献中仅有的一些案例表明这类综合征的预后良好；但是，患者可能遗留永久性的神经功能缺损，如持续性的共济失调和眼球运动障碍[57]。除卒中之外，也有报道 Claude's 综合征与神经系统囊虫病有关[63]。

中脑被盖部综合征（Benedikt's 综合征）Benedikt's 综合征是一种少见的综合征，其特征是单侧动眼神经麻痹以及对侧肢体的轻偏瘫和震颤[64]。这一综合征是由于同侧红核、黑质、动眼神经纤维以及大脑脚损伤所致[65]。该综合征在卒中、立体定位手术[64]、外伤[66]、肿瘤性病灶[67]和血管畸形的文章中有报道[68]。

脑桥综合征

脑桥梗死占腔隙性卒中的 25%[69]。在一组孤立性脑桥梗死的患者中，有 59 例患者（39%）的病因为基底动脉分支病变；SVD 有 31 例（21%）；椎 - 基底动脉的大血管病变有 27 例（18%）；心源性栓塞有 12 例（8%），余下的 16 例患者（11%）没有找到卒中的原因[70]。纯运动性轻偏瘫是最常见的脑桥综合征，其次为感觉运动性卒中和共济失调轻偏瘫。眼球运动异常和神经精神性的缺损也很常见。腔隙性表现短期的功能性预后通常良好[69]。下文简述了四种典型的脑桥综合征，这些综合征在文献中鲜有报道。

脑桥外侧综合征（Marie-Foix 综合征）这一综合征由同侧手臂和腿的共济失调、对侧上下肢力弱、对侧的感觉丧失（痛觉和温度觉）组成。基底动脉的长旋支或小脑前下动脉受累。

脑桥旁正中综合征（Foville's 综合征）患者表现为对侧上下肢力弱、同侧面瘫以及向病侧凝视障碍。短旋动脉和基底动脉的旁正中分支受累。

脑桥被盖部综合征（Raymond's 综合征）患者表现为对侧上下肢力弱和向同侧凝视障碍；对侧面瘫鲜少有报道[71,72]。基底动脉旁正中分支受累。最常见的病因为缺血性或出血性卒中[73]。

脑桥腹外侧综合征（Millard-Gubler 综合征）患者表现为对侧上下肢力弱、同侧周围性面瘫和向同侧凝视障碍。基底动脉短旋支和旁正中动脉受累。Millard-Gubler 综合征在卒中[74]、外伤性蛛网膜下血肿[75]、血管畸形[76,77]和神经系统囊虫病[78]的文章中均有报道。

延髓综合征

SVD 约占全部急性延髓梗死病因的 20%；大动脉病变（LAD）和动脉夹层是延髓内侧及外侧综合征其他较为常见的机制[79]。

延髓背外侧综合征（Wallenberg's 综合征）这一综合征在所有缺血性卒中约占 3%[80]。在 42%～50% 的病例中有 LAD，13%～17% 有 SVD，15%～31% 有动脉夹层，5%～9% 有心源性栓塞，其余的由不明原因所致[79~81]。在 67% 的患者中，椎动脉受累，有 10% 的病例，小脑后下动脉为其责任病灶[81]。

患者表现为共济失调、眼球震颤、面部感觉障碍、霍纳综合征和病变同侧的软腭和咽部瘫痪，以及梗死对侧上下肢的痛觉、温度觉的减弱。有报道在延髓背外侧综合征起病时有喷嚏和打嗝的症状[82]。这些临床症状可能不会同时出现，大多数患者只表现为其中几项症状[80]。共济失调、感觉症状和霍纳综合征是最常见的临床表现[81,83]。

有时，在临床上区分延髓背外侧综合征引起的前庭症状与周围前庭病有一定的难度。水平头脉冲试验阴性（如正常的前庭 - 眼反射）强烈提示为中枢性病变，而测试阳性则支持周围前庭病；然而，在一项队列研究中，9% 有卒中的患者头脉冲试验有阳性表现[84]。增加其他的眼球运动测试，可以提高临床评估的收益率；例如头脉冲试验阴性，偏心注视时改变方向的眼球震颤或眼偏斜，对卒中敏感度达100%，特异度达 96%[85]。已有报道这三项眼球运动测试（总称为"HINTS"评估，包括有头

脉冲、眼球震颤和头偏斜试验）比卒中早期核磁共振成像（MRI）更为敏感[85]。

病变的部位可能提示最突出的临床特征，更多延髓头侧的病变与严重的吞咽困难、构音障碍和面瘫有关[81]，而尾侧病变与明显的步态共济失调有关[86]。大面积头侧病变的患者容易出现严重的吞咽困难、吸入性肺炎和住院时间延长[81]。在急性期，呼吸性和心血管性事件是主要的致命因素；然而远期卒中复发的风险低[87]。依据队列研究，住院期间的死亡率在0.8%～11.6%（图 18.4）[81]。

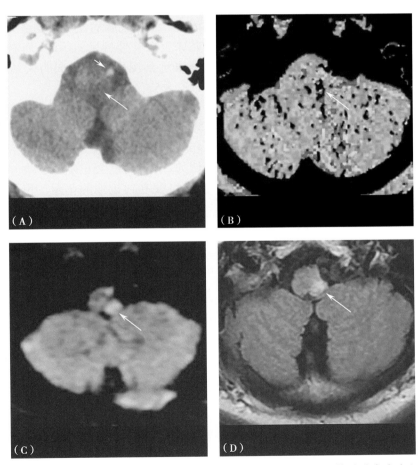

图 18.4 左侧延髓背外侧综合征。普通头颅 CT 扫描显示左侧椎动脉高密度征（小箭头所指）和左侧延髓和小脑下脚低密度影（长箭头所指）(A)。平均透过时间 CT 灌注成像表明小脑后下动脉供血区的灌注延迟，包括延髓外侧（箭头所指）和小脑内侧 (B)。左侧延髓在磁共振弥散加权成像（MR DWI）(C) 和液体衰减反转恢复成像（FLAIR）(D) 上均呈高信号。小脑后下动脉的小脑供血区，虽然最初为缺血性（图 B 中平均通过时间延长），最终并未发展为脑梗死

延髓内侧综合征（Dejerine's 综合征）　该综合征约占缺血性卒中的 1%[80]。病例中有近 55%～62% 由 LAD 造成，SVD 影响 28%～32% 的患者，动脉夹层有 9%～13%，余下的患者原因未明[79,80,88]。糖尿病常与延髓内侧综合征相关[89]。

患者表现为卒中同侧的舌肌无力和萎缩，病灶对侧上下肢的偏瘫和关节振动觉和位置觉的减低，这些症状鲜有同时出现[80]。运动功能障碍是最常见的临床表现，且更多与腹侧的病变相关，而感觉障碍与延髓内侧中段的病灶相关[88]。偶发的轻偏瘫可能是延髓内侧综合征的首发甚至唯一的临床表现，因此从临床上鉴别这类病例与皮质下或是脑桥的梗死所致的纯性运动综合征相对困难[90]。

延髓内侧梗死的患者较那些延髓背外侧梗死的基线 NIHSS 评分值高[79]。目前为止最大的，在 86 例延髓内侧综合征患者的队列研究中，有 13%（11/86 例患者）在平均 71 个月的随访期中死亡；入院时高龄和严重的运动功能障碍是预后差的预测因子。中枢性卒中后疼痛发生在 24% 的患者（21/86 例患者），且与临床预后差有关[88]。然而，早期的队列研究显示更有利的预后[90,91]。

单一部位临床综合征：丘脑综合征

从解剖学上来说，丘脑是大脑中最复杂的结构，拥有一系列复杂核团和纤维连接[92～94]。这就解释了丘脑梗死后出现多种行为表现；实际上所有的"皮质"综合征都可以被丘脑梗死所模拟，常常报道的有失语、失认、记忆损害和忽视症。丘脑卒中后造成的血管综合征在别处已有详细报道[95,96]。下文中，我们简短地描述丘脑四个主要血管供血区的梗死造成的丘脑综合征。

前部区域梗死

前部区域（也被认为丘脑结节或极区）由丘脑结节动脉或极动脉供血，这一动脉通常起源于后交通动脉[96]。丘脑前部区域的梗死约占全部丘脑梗死的 12%[97]。在急性期，患者表现为意识水平的波动，并出现孤僻症状。人格改变包括有情感淡漠、意志缺乏、缺乏自知力和时间及空间的定向障碍[95]。患者也会出现近记忆减退和顺行性遗忘。视空间障碍，如半侧空间忽视和视觉记忆缺损，可能出现于右侧丘脑病变后。语言障碍表现为吐词速度和流利度的减慢、理解障碍、言语错乱、音调低和偶发的新词，这些与左侧病变有关。大于 55mm 的丘脑前内侧病变[3]与认知功能逐渐下降有关[98]。丘脑病变也可能出现半球特异性表现。左侧丘脑病变更可能造成语言的损害和临床上血管性痴呆的诊断，而右侧丘脑的病灶与未达到痴呆诊断标准的认知功能损害有关（图 18.5）[98]。

丘脑前部区域梗死后出现一种特征性的表现，即"精神症状"，患者表现出短暂性地将不相关的信息重叠，平行的精神活动同时表达；例如，患者可能会正确地解决一个数学问题的同时，又在讨论他的花园。精神症状常与持续思想和语言的输出有关[95,96]。

旁正中区域梗死

旁正中区域由丘脑穿通动脉供血，该动脉起源于 PCA 的 P1 段[96]。丘脑旁正中区域的梗死约占全部丘脑梗死的 35%[97]。急性旁正中梗死的特征包括意识水平的下降、垂直凝视麻痹和认知障碍。行为的改变，如情感淡漠和遗忘的去抑制，在下降的意识水平恢复时，变得明显[96]。

旁正中区域梗死后，丘脑失连接可能造成去抑制综合征，如周期性的精神障碍和躁狂性兴奋。另外，也可以看到额叶综合征，如利用行为，患者冲动的操纵视线范围内的物体或对环境中的线索做出不恰当的反应[96]。

另外，双侧丘脑旁正中区域梗死后，患者可能出现严重的情感淡漠，且丧失行为和情感的动力；双侧旁正中梗死后完全恢复的非常罕

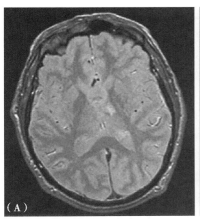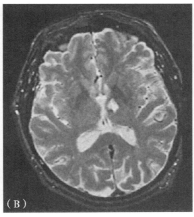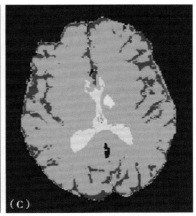

图18.5 重要部位的腔隙性脑梗死可能造成认知状态的突然改变。上图来自于左丘脑前内侧部梗死后出现血管性痴呆的患者。上图示同一层面的(A)质子密度加权成像和(B)T2加权成像,与(C)相应层面的分割图像。引用自Swartz和Black的文章[98]

见[96]。有些学者也报道过左侧旁正中梗死后出现短暂的全面性遗忘[99]。

下部区域梗死

下部区域(也称为丘脑膝状体区域)由丘脑膝状体动脉供血,该动脉起源于PCA的P2段[96]。丘脑下部区域的梗死约占全部丘脑梗死的45%[97]。常见的临床表现是共济失调和对刺激的反应性降低[100]。另外,执行功能可能受损,且造成计划和启动的困难;这些损害可能导致明显的长期功能残疾[96]。

如上文所提及的那样,下外侧动脉的梗死也会表现为Dejerine-Roussy丘脑疼痛综合征,尤其是在右侧病变之后[39]。这一综合征的特征为变异性的感觉缺失、肢体活动障碍和偶发的病变后疼痛,可能在梗死后数周到数月出现。共济失调轻偏瘫也可同时存在[95]。

后部区域梗死

后部区域由脉络膜后动脉的中、外侧分支供血,脉络膜后动脉起源于PCA的P2段;在这一脑区,丘脑枕是主要的丘脑核团[96]。后丘脑区域的梗死约占全部丘脑梗死的8%[97]。最常见的症状是对侧半身感觉的丧失和同侧

水平象限盲(源于外侧膝状体受累)[95, 96]。半侧空间忽视症可见于右侧丘脑枕相关的病灶中[101]。另外,也可能发现其他神经精神性功能紊乱,如经皮质失语和记忆错乱[102]。最后,有些学者报道了一项迟发的、复杂的、多动的运动综合征,包括丘脑枕特定梗死后的共济失调、红核性震颤、张力障碍、肌阵挛和舞蹈症[103]。

内囊预警综合征

内囊预警综合征的特征是多发的刻板性动作、感觉、感觉动作,涉及面部、手臂或腿的短暂性脑缺血发作(TIA)[104]。这一综合征并不常见,仅占所有TIA的1.5%~4.5%[104, 105]。内囊预警综合征的预后通常比较差,有60%的患者在7天内有卒中的风险。实际上,在TIA复发后,内囊预警综合征可能是造成早期卒中风险增加的主要原因,其他的机制如心房纤颤和大动脉疾病相比而言提示早期卒中风险较低[105]。

内囊预警综合征的根本机制可能是血流动力学的改变或是小的、单支穿通动脉的血栓形成或是MCA起始段的狭窄,这最终造成了内囊波动性的动脉血流[105~107]。病例报道中也有提到其他的机制,如自发性的MCA夹

层[108]，多发小血管炎[109]，甚至是硬脑膜窦血栓形成[110]都与内囊预警综合征的临床表现相关。

尽管内囊预警综合征通常是与内囊缺血有关，同样的临床征象也可由脑桥的前部或是旁正中部受累所致，伴有基底动脉小的穿通分支的受累，这被称为"脑桥预警综合征"[111~113]，且常认为是皮质脊髓束的纤维受损所致，因其途经脑干。与此一致的是，临床上表现为内囊预警综合征患者的影像学研究表明弥散加权MRI有基底节和脑桥的信号异常，部位邻近中枢性运动通路[114]。

SVD致急性卒中综合征的治疗

急性卒中单元

溶栓治疗

小穿支动脉的急性血栓是腔隙性脑梗死明确的机制，这就提示在一些腔隙性卒中的病例中，溶栓治疗可能获益[115]。然而，一个操作实施的挑战是使用目前的影像学技术不能快速地识别小血管急性动脉闭塞，这就造成了临床上有些病例不能获得急性溶栓治疗。然而，灌注成像可能有助于解决这一担忧。例如，在一项灌注和弥散MRI的研究中，有观察到腔隙脑卒中的患者最开始就会显现出灌注不足和匹配部位的弥散异常；随着溶栓治疗，灌注和弥散的缺损以及临床症状都可以得到恢复[116]。

大量证据表明溶栓治疗在腔隙性卒中是获益的。在国际神经疾病和卒中协会（NINDS）的研究中，腔隙性卒中患者中随机接受静脉使用组织型纤溶酶原激活剂（tPA）的患者较使用安慰剂的患者预后明显要好（mRS评分≤1分，63% vs. 40%）[117]。来自于加拿大卒中网络登录系统的11 503例缺血性卒中患者的一篇综述中，腔隙性卒中的患者，不完全性前循环综合征和完全性前循环综合征的患者均从溶栓治疗

中得到了相等的获益[118]。另外，在一项有957例接受溶栓治疗的缺血性卒中患者的回顾性分析中，那些有SVD的患者较其他病因所致的卒中患者有着更好的临床预后（3个月内mRS评分≤2分）[119]。单个穿支动脉所致的急性脑缺血较大动脉疾病所致的脑缺血相比，溶栓治疗的出血性并发症较低；在另一项队列研究中，单个穿支动脉所致梗死的患者没有一例出现出血性转化，而影像学上的出血性转化在大动脉梗死的患者中占29.3%（$P=0.03$）[120]。

有限的证据也支持了溶栓治疗在内囊预警综合征中的作用。例如，在4例接受静脉溶栓的内囊预警综合征的患者中，有3例患者获得了完全性的恢复且没有神经系统症状的二次发作，这些患者在出院时的NIHSS评分为0分[121]。一篇病例报道表明，一例复发性腔隙性卒中的患者经过静脉溶栓治疗后，神经系统症状完全恢复[122]。值得注意的是，卒中中心可能尚未发表他们关于内囊预警综合征患者经溶栓治疗后预后不佳数据，因此，此处报道的小型研究的解释可能有刊物偏倚性的限制。但是，由于假设的理论是内囊预警综合征在临床上见到的波动症状可能是由MCA起始段小分支动脉的不稳定斑块所致，这种临床环境下溶栓具有生物学的合理性。

血压管理

急性脑卒中后的收缩压水平低于140mmHg可能与死亡率及致残率升高有关[123]，但是超急性期脑卒中的最佳血压目标尚未明确。在腔隙性脑卒中，尤其是内囊警示综合征中可见的波动性神经系统症状中，发现降血压与临床预后差存在着短期的相关性[124]。这提示着在急性脑卒中时，血压的升高可能会通过增加梗死周围半暗带的灌注从而获益。为了研究这种可能性，Lim等学者[125]研究了82例运动功能进展的腔隙性脑梗死的患者，52例患者使用去甲肾上腺素升高血压。与传统治疗组相比，接受去甲肾上腺素的患者有着较低的

NIHSS 运动评分和更短的住院时长，然而，这些结果与基线的临床结果相比并没有明显的差异。

在这一期间，已经存在急性缺血性卒中时升高血压可增加缺血半暗带血流的理论观点。遗憾的是，这一方案在临床上的应用鲜有实验的支持。需要更进一步的研究来确立升压治疗在不同急性卒中亚型中的安全性和潜在获益性[123]。

由于缺乏临床实验的证据，多数学者并不支持升高血压而是支持保持其允许范围内的高血压。加拿大最佳方案指南推荐治疗急性缺血性卒中患者的高血压（>185/110mmHg）以利于溶栓治疗，降低继发性颅内出血的风险。在不适合使用溶栓治疗的缺血性卒中患者中，急性缺血性卒中使用高血压治疗并不常规推荐，极度的血压升高（如收缩压>220mmHg或舒张压>120mmHg）治疗上可能要降低 15% 的血压，且不能超过 25%，在首个 24 小时之后，缓慢的降压治疗[126]。

抗血小板治疗

在大型的随机对照试验中，已证明急性卒中阿司匹林的使用可有效降低未来的血管事件和死亡率。在国际卒中试验中（IST），该试验随机将 19 435 例患者分配入一项 2×2 的因子设计中，可能的处理为肝素、阿司匹林；两种药物皆不使用，两种药物均使用，结果显示阿司匹林组 14 天内再发缺血性脑卒中明显低（2.8% vs. 3.9%），而出血性卒中的发生率没有明显的差异（0.9% vs. 0.8%）；另外，在调整基线预后之后，使用阿司匹林与 6 个月内死亡率或依赖性较低有关。在 IST 研究中，24% 的患者表现为腔隙性卒中[127]。在中国急性卒中试验中（CAST），21 106 例患者在急性卒中 48 小时内随机给予阿司匹林和安慰剂，阿司匹林组患者在 4 周内总体死亡率有 14% 的下降（3.3% vs. 3.9%）。在这项研究中，30% 的患者表现为腔隙性卒中[128]。总之，IST 和 CAST 试验表明急性缺血性卒中早期阿司匹林治疗，每 1000 人可降低约 9 人的非致死性卒中或死亡[129]。

对于急性缺血性卒中后使用阿司匹林外的其他抗血小板聚集的药物只有少量初级的证据。在 FASTER 实验中，392 例患者在症状发生 24 小时内被随机分配到阿司匹林加氯吡格雷组，或是单独使用阿司匹林组。这一实验提前结束，因为不能依照事先设定的最小入组率招募患者。在 90 天的时候，两治疗组间（阿司匹林加氯吡格雷 vs 阿司匹林）对缺血性及出血性卒中的初级结果评价上没有明显的差异（7.1 % vs 10.8%；P=0.19）。FASTER 实验中，29% 的患者表现为腔隙性卒中[130]。在 EARLY 试验中，539 例患者在症状发生后 24 小时内被随机分配入阿司匹林 - 双嘧达莫缓释片结合组（阿司匹林 25mg，双嘧达莫缓释片 200mg，每天 2 次），或单用阿司匹林组（100mg/d）。7 天后，所有患者接受开放标签的阿司匹林和氯吡格雷缓释片治疗。在 90 天时，阿司匹林联合双嘧达莫缓释片组与阿司匹林组在良好神经系统预后的初级终点上没有明显的差异（56% vs. 52%；P=0.45），通过电话随访评估 mRS 评分在 0~1 分定义为神经系统预后良好[131]。EARLY 试验没有报道腔隙性卒中患者例数[131]。未来需要更大规模的随机对照试验，以明确是否有其他抗血小板治疗方案与阿司匹林等价或是优于阿司匹林，用于包括腔隙性脑卒中在内的急性缺血性卒中的早期治疗。

上文讨论到关于内囊预警综合征，小穿支动脉的不稳定血栓可能造成这一综合征的病理机制，抗血小板治疗可以稳固不稳定血栓，也可以减轻缺血急性期的炎症和兴奋性中毒反应[115]。使用负荷剂量的氯吡格雷联合阿司匹林治疗在一些小的病例队列研究中已被证明可以获得非常好的临床结果[132, 133]。另外，两种糖蛋白IIb/IIIa抑制剂，替罗非班和依替巴肽对改善进展性腔隙性梗死或皮质下卒中的预后有好的结果[134, 135]。

抗凝治疗

目前尚无证据支持抗凝治疗对急性腔隙性卒中的作用。IST 是对比肝素和阿司匹林对急性脑卒中治疗最大的试验。在这项研究中，使用肝素治疗者在 6 个月时没有获得任何的临床收益，亚组分析未见报道，然而近 25% 患者有明确的腔隙性脑卒中[127]。特定的检测肝素在腔隙性卒中的效益的小型研究也没有发现获益[136, 137]。

动脉内支架

就目前可用的设备而言，小动脉并不易于行支架术，将来短期内的试验也似乎不会检测小的皮质下或脑干动脉中支架的作用。然而，有些试验已经检测了由于严重颅内动脉狭窄（一个明确的腔隙性脑卒中的机制）所致的近期脑血管事件的患者中，大动脉支架的作用。这些研究中最大型的是颅内动脉狭窄再发性卒中预防的支架及积极的药物管理实验（SAMMPRIS）。这项实验证明积极的药物管理优于 Wingspan 支架系统的支架，该结果体现在两方面：支架术后卒中风险高（14.7%），仅用积极的药物治疗卒中的风险较预期的低（5.3%）[138]。尽管该研究并未特别地检测腔隙性卒中或是皮质下 / 脑干 TIA，但是很有可能很多患者都有腔隙综合征，这是因为考虑到有 80% 的患者有大脑中动脉、椎动脉或是基底动脉的狭窄，这些血管直接灌注皮质下和脑干的小血管。基于 SAMMRIS 试验，源自严重的颅内动脉狭窄所致的腔隙性卒中，需要进行积极的、多模式的药物治疗管理，包括双重抗血小板聚集、他汀类药物、特定时间目标的降压、戒烟以及生活方式的调整。

卒中单元护理

卒中单元被定为"由医师、护士、职业治疗师、语音语言病理学家、理疗师和社会工作者组成的一个多学科团队，提供任何地区卒中患者的收住入院，且在此处提供护理"[139]。多研究说明，所有的卒中亚型均可从卒中单元的入住中获益。例如，卒中单元中可见 30 天死亡率的降低：即对于腔隙性卒中的患者，为了预防 30 天内一例患者死亡，需要治疗 9 例患者[140]。加拿大最佳实践指南推荐所有急性卒中的患者，包括那些小血管病的，都要在多学科的卒中单元中治疗[126]。

腔隙性卒中的急性期影像

弥散加权 MRI

弥散加权 MRI 在急性脑卒中的诊断中起着重要的作用，且比计算机断层扫描成像（CT）[141] 或常规的 MRI[142] 更为敏感。如上文所述，腔隙综合征并非总由 SVD 所致，发现有些患者有大血管病变或是心源性栓塞是造成其腔隙综合征的根本机制。弥散加权 MRI 提高了卒中亚型诊断的准确性，仅依据临床和 CT 表现的腔隙综合征的诊断，有 1/3 的病理是不准确的[143]。尽管腔隙综合征常导致弥散加权 MRI 上皮质下 <15mm 的病灶，较大体积的标准可能会更为准确地捕捉到这些事件[144]。

多模 CT

常规的 CT 平扫（NCCT）对 3 小时内的脑梗死是不敏感的。CT 灌注成像（CTP）与 NCCT 相比明显地提高了超急性期卒中检出的敏感性和准确性（图 18.6），例如，CTP 已被证明比 NCCT 更具有诊断价值（80%, vs. 50%, $P<0.001$）[145]。另外，排除估计较低的肾小球滤过率（eGFR<50ml/min）或糖尿病伴不明 eGFR 的患者时，CTP 与任何临床显著的造影剂相关肾病无关；处理和解释 CT 平扫、CT 灌注、自主动脉弓到颅顶（NCCT/CTP/ 弓 - 顶）CT 血管造影的平均时间可低至 12 分钟[145]。在有些病例中，CTP 会漏掉腔隙性卒中亚型（≤15mm），此时弥散加权 MRI 也用于确定急性脑卒中[146]；在其他情况下，即使 MRI 上并没有发现病灶，CT 灌注仍然可能显示缺血发作（图 18.7）。

（李永琴 译）

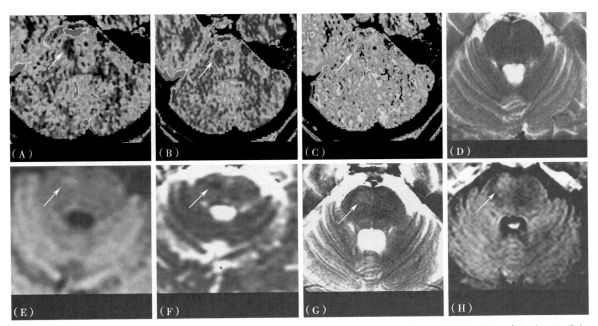

图18.6 使用计算机断层扫描（CT）灌注成像在急性期探查脑干的腔隙性脑梗死（箭头所指）。急性期CT平扫和CT血管造影不明显（没有显示）。CT灌注序列（A. 血流；B. 血流量；C. 平均通过时间）表明右侧脑桥旁中央区穿支区域梗死相应部位的灌注缺损。最初的磁共振成像（MRI）T₂序列是正常的（D），然而弥散加权（E）和表观弥散系数序列（F）确定了与急性梗死一致的细微的改变。4天后行MRI检查确定了T₂（G）和液体衰减反转恢复序列（FLAIR）（H）上信号改变的发展

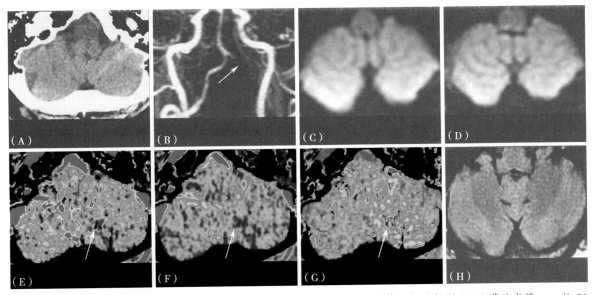

图18.7 磁共振成像（MRI）上没有任何异常的急性小血管病探查的计算机断层扫描（CT）灌注成像。一位51岁中年男性表现为急性左侧半身感觉丧失、辨距不能以及步态异常。CT平扫无明显异常（A）。CT血管造影显示左侧椎动脉闭塞（箭头所指）（B）。磁共振弥散加权成像（MR DWI）在CT后数分钟（C），及约24小时后（D）进行，均未发现急性脑梗死。影像学不支持脑血管病灶，直到行CT灌注成像。CT灌注成像表明左侧小脑后下动脉供血区轻度缺血（箭头所指）（E. 血流；F. 血流量；G. 平均通过时间）。8天后，患者的症状持续存在，但是脑MRI T₂液体衰减反转恢复（FLAIR）序列上未见梗死（H）

参考文献

1. Pantoni L. Cerebral small vessel disease: from pathogenesis and clinical characteristics to therapeutic challenges. *Lancet Neurol* 2010;9:689–701.

2. Norrving B. Long-term prognosis after lacunar infarction. *Lancet Neurol* 2003;2:238–245.

3. Potter GM, Marlborough FJ, Wardlaw JM. Wide variation in definition, detection, and description of lacunar lesions on imaging. *Stroke* 2011;42:359–366.

4. Potter GM, Doubal FN, Jackson CA, et al. Counting cavitating lacunes underestimates the burden of lacunar infarction. *Stroke* 2010;41:267–272.

5. Moreau F, Patel S, Lauzon ML, et al. Cavitation after acute symptomatic lacunar stroke depends on time, location, and MRI sequence. *Stroke* 2012;43:1837–1842.

6. Kolominsky-Rabas PL, Weber M, Gefeller O, et al. Epidemiology of ischemic stroke subtypes according to TOAST criteria: incidence, recurrence, and long-term survival in ischemic stroke subtypes: a population-based study. *Stroke* 2001;32:2735–2740.

7. Adams HP, Jr., Bendixen BH, Kappelle LJ, et al. Classification of subtype of acute ischemic stroke. Definitions for use in a multicenter clinical trial. TOAST. Trial of Org 10172 in Acute Stroke Treatment. *Stroke* 1993;24:35–41.

8. Benavente OR, White CL, Pearce L, et al. The Secondary Prevention of Small Subcortical Strokes (SPS3) study. *Int J Stroke* 2011;6:164–175.

9. Fang XH, Wang WH, Zhang XQ, et al. Incidence and survival of symptomatic lacunar infarction in a Beijing population: a six-year prospective study. *Eur J Neurol* 2012;19:1114–1120.

10. White CL, Szychowski JM, Roldan A, et al. Clinical features and racial/ethnic differences among the 3020 participants in the Secondary Prevention of Small Subcortical Strokes (SPS3) trial. *J Stroke Cerebrovasc Dis* 2012.

11. You R, McNeil JJ, O'Malley HM, Davis SM, Donnan GA. Risk factors for lacunar infarction syndromes. *Neurology* 1995;45:1483–1487.

12. Tanizaki Y, Kiyohara Y, Kato I, et al. Incidence and risk factors for subtypes of cerebral infarction in a general population: the Hisayama study. *Stroke* 2000;31:2616–2622.

13. Ohira T, Shahar E, Chambless LE, et al. Risk factors for ischemic stroke subtypes: the atherosclerosis risk in communities study. *Stroke* 2006;37:2493–2498.

14. Shah IM, Ghosh SK, Collier A. Stroke presentation in type 2 diabetes and the metabolic syndrome. *Diabetes Res Clin Pract* 2008;79:e1–4.

15. Sacco RL, Boden-Albala B, Abel G, et al. Race–ethnic disparities in the impact of stroke risk factors: the Northern Manhattan Stroke Study. *Stroke* 2001;32:1725–1731.

16. Bravata DM, Wells CK, Gulanski B, et al. Racial disparities in stroke risk factors: the impact of socioeconomic status. *Stroke* 2005;36:1507–1511.

17. Morgenstern LB, Smith MA, Lisabeth LD, et al. Excess stroke in Mexican Americans compared with non-Hispanic whites: the brain attack surveillance in the Corpus Christi project. *Am J Epidemiol* 2004;160:376–383.

18. Bailey EL, Smith C, Sudlow CL, Wardlaw JM. Pathology of lacunar ischemic stroke in humans – a systematic review. *Brain Pathol* 2012;22:583–591.

19. Brisset M, Boutouyrie P, Pico F, et al. Large-vessel correlates of cerebral small-vessel disease. *Neurology* 2013;80:662–669.

20. Cho KH, Kang DW, Kwon SU, Kim JS. Location of single subcortical infarction due to middle cerebral artery atherosclerosis: proximal versus distal arterial stenosis. *J Neurol Neurosurg Psychiatry* 2009;80:48–52.

21. Chan DK, Silver FL. Basilar artery stenosis mimicking the lacunar syndrome of pure motor hemiparesis. *Can J Neurol Sci* 2003;30:159–162.

22. Khan A, Kasner SE, Lynn MJ, Chimowitz MI, Warfarin Aspirin Symptomatic Intracranial Disease Trial I. Risk factors and outcome of patients with symptomatic intracranial stenosis presenting with lacunar stroke. *Stroke* 2012;43:1230–1233.

23. Arboix A, Alio J. Cardioembolic stroke: clinical features, specific cardiac disorders and prognosis. *Curr Cardiol Rev* 2010;6:150–161.

24. Chowdhury D, Wardlaw JM, Dennis MS. Are multiple acute small subcortical infarctions caused by embolic mechanisms? *J Neurol Neurosurg Psychiatry* 2004;75:1416–1420.

25. Gan R, Sacco RL, Kargman DE, et al. Testing the validity of the lacunar hypothesis: the Northern Manhattan Stroke Study experience. *Neurology* 1997;48:1204–1211.

26. Arboix A, Massons J, Garcia-Eroles L, et al. Clinical predictors of lacunar syndrome not due to lacunar infarction. *BMC Neurol* 2010;10:31.

27. Baumgartner RW, Sidler C, Mosso M, Georgiadis D. Ischemic lacunar stroke in patients with and without potential mechanism other than small-artery disease. *Stroke* 2003;34:653–659.

28. Mead GE, Lewis SC, Wardlaw JM, Dennis MS, Warlow CP. Severe ipsilateral carotid stenosis and middle cerebral artery disease in lacunar ischaemic stroke: innocent bystanders? *J Neurol* 2002;249:266–271.

29. Hougaku H, Matsumoto M, Handa N, et al. Asymptomatic carotid lesions and silent cerebral infarction. *Stroke* 1994;25:566–570.

30. Rajapakse A, Rajapakse S, Sharma JC. Is investigating for carotid artery disease warranted in non-cortical lacunar infarction? *Stroke* 2011;42:217–220.

31. Kim JS. Pure sensory stroke.

Clinical–radiological correlates of 21 cases. *Stroke* 1992;23:983–987.

32. Tei H, Uchiyama S, Maruyama S. Capsular infarcts: location, size and etiology of pure motor hemiparesis, sensorimotor stroke and ataxic hemiparesis. *Acta Neurol Scand* 1993;88:264–268.

33. Schonewille WJ, Tuhrim S, Singer MB, Atlas SW. Diffusion-weighted MRI in acute lacunar syndromes. A clinical–radiological correlation study. *Stroke* 1999;30:2066–2069.

34. Fisher CM. Lacunes: small, deep cerebral infarcts. *Neurology* 1965;15:774–784.

35. Arboix A, Padilla I, Massons J, et al. Clinical study of 222 patients with pure motor stroke. *J Neurol Neurosurg Psychiatry* 2001;71:239–242.

36. Fisher CM, Curry HB. Pure motor hemiplegia of vascular origin. *Arch Neurol* 1965;13:30–44.

37. Fisher CM. Thalamic pure sensory stroke: a pathologic study. *Neurology* 1978;28:1141–1144.

38. Arboix A, Garcia-Plata C, Garcia-Eroles L, et al. Clinical study of 99 patients with pure sensory stroke. *J Neurol* 2005;252:156–162.

39. Nasreddine ZS, Saver JL. Pain after thalamic stroke: right diencephalic predominance and clinical features in 180 patients. *Neurology* 1997;48:1196–1199.

40. Kumar B, Kalita J, Kumar G, Misra UK. Central poststroke pain: a review of pathophysiology and treatment. *Anesth Analg* 2009;108:1645–1657.

41. Mohr JP, Kase CS, Meckler RJ, Fisher CM. Sensorimotor stroke due to thalamocapsular ischemia. *Arch Neurol* 1977; 34:739–741.

42. Staaf G, Samuelsson M, Lindgren A, Norrving B. Sensorimotor stroke; clinical features, MRI findings, and cardiac and vascular concomitants in 32 patients. *Acta Neurol Scand* 1998;97:93–98.

43. Arboix A, Marti-Vilalta JL, Garcia JH. Clinical study of 227 patients with lacunar infarcts. *Stroke* 1990;21:842–847.

44. Arboix A. [Clinical study of 23 patients with ataxic hemiparesis.] *Med Clin (Barc)* 2004;122:342–344 [in Spanish].

45. Hiraga A, Uzawa A, Kamitsukasa I. Diffusion weighted imaging in ataxic hemiparesis. *J Neurol Neurosurg Psychiatry* 2007;78:1260–1262.

46. Emori T, Kuriyama Y, Imakita S, Sawada T. Ataxic hemiparesis following thalamic lacunar infarction. *Intern Med* 1992;31:889–892.

47. Moulin T, Bogousslavsky J, Chopard JL, et al. Vascular ataxic hemiparesis: a re-evaluation. *J Neurol Neurosurg Psychiatry* 1995;58:422–427.

48. Gorman MJ, Dafer R, Levine SR. Ataxic hemiparesis: critical appraisal of a lacunar syndrome. *Stroke* 1998;29:2549–2555.

49. Flint AC, Naley MC, Wright CB. Ataxic hemiparesis from strategic frontal white matter infarction with crossed cerebellar diaschisis. *Stroke* 2006;37:e1–2.

50. Arboix A, Bell Y, Garcia-Eroles L, et al. Clinical study of 35 patients with dysarthria–clumsy hand syndrome. *J Neurol Neurosurg Psychiatry* 2004;75:231–234.

51. Martin PJ, Chang HM, Wityk R, Caplan LR. Midbrain infarction: associations and aetiologies in the New England medical center posterior circulation registry. *J Neurol Neurosurg Psychiatry* 1998;64:392–395.

52. Bogousslavsky J, Maeder P, Regli F, Meuli R. Pure midbrain infarction: clinical syndromes, MRI, and etiologic patterns. *Neurology* 1994;44:2032–2040.

53. Umasankar U, Huwez FU. A patient with reversible pupil-sparing Weber's syndrome. *Neurol India* 2003;51:388–389.

54. Silverman IE, Liu GT, Volpe NJ, Galetta SL. The crossed paralyses. The original brain-stem syndromes of Millard-Gubler, Foville, Weber, and Raymond–Cestan. *Arch Neurol* 1995;52:635–638.

55. Sitthinamsuwan B, Nunta-Aree S, Sitthinamsuwan P, Suwanawiboon B, Chiewvit P. Two patients with rare causes of Weber's syndrome. *J Clin Neurosci* 2011;18:578–579.

56. Patel R, Jha S, Yadav RK. Pleomorphism of the clinical manifestations of neurocysticercosis. *Trans R Soc Trop Med Hyg* 2006;100: 134–141.

57. Broadley SA, Taylor J, Waddy HM, Thompson PD. The clinical and MRI correlate of ischaemia in the ventromedial midbrain: Claude's syndrome. *J Neurol* 2001;248:1087–1089.

58. Asakawa H, Yanaka K, Nose T. MRI of Claude's syndrome. *Neurology* 2003;61:575.

59. Seo SW, Heo JH, Lee KY, et al. Localization of Claude's syndrome. *Neurology* 2001;57:2304–2307.

60. Coppola RJ. Localization of Claude's syndrome. *Neurology* 2002;58:1707; author reply 1707–1708.

61. Dhanjal T, Walters M, MacMillan N. Claude's syndrome in association with posterior cerebral artery stenosis. *Scott Med J* 2003;48:91–92.

62. Serrano-Pozo A, Montes-Latorre E, Gonzalez-Marcos JR, Gil-Peralta A. Cardiac embolism in a Claude's syndrome without involvement of the red nucleus. *Eur J Neurol* 2007;14:e1–2.

63. Song TJ, Suh SH, Cho H, Lee KY. Claude's syndrome associated with neurocysticercosis. *Yonsei Med J* 2010;51:978–979.

64. Borras JM, Salazar FG, Grandas F. Oculomotor palsy and contralateral tremor (Benedikt's syndrome) following a stereotactic procedure. *J Neurol* 1997;244:272–274.

65. Liu GT, Crenner CW, Logigian EL, Charness ME, Samuels MA. Midbrain syndromes of Benedikt, Claude, and Nothnagel: setting the record straight. *Neurology* 1992;42:1820–1822.

66. Paidakakos NA, Rokas E,

Theodoropoulos S, Dimogerontas G, Konstantinidis E. Posttraumatic Benedikt's syndrome: a rare entity with unclear anatomopathological correlations. *World Neurosurg* 2012;78:e713–715.

67. Loseke N, Retif J, Noterman J, Flament-Durand J. Inferior red nucleus syndrome (Benedikt's syndrome) due to a single intramesencephalic metastasis from a prostatic carcinoma. Case report. *Acta Neurochir (Wien)* 1981;56:59–64.

68. Maduri R, Barbagallo G, Iofrida G, Signorelli M, Signorelli F. Regression of Benedikt's syndrome after single-stage removal of mesencephalic cavernoma and temporal meningioma: a case report. *Clin Neurol Neurosurg*, in press.

69. Field TS, Benavente OR. Penetrating artery territory pontine infarction. *Rev Neurol Dis* 2011;8:30–38.

70. Kumral E, Bayulkem G, Evyapan D. Clinical spectrum of pontine infarction. Clinical–MRI correlations. *J Neurol* 2002;249:1659–1670.

71. Zaorsky NG, Luo JJ. A case of classic Raymond syndrome. *Case Rep Neurol Med* 2012;2012:583123.

72. Ogawa K, Suzuki Y, Kamei S. Two patients with abducens nerve palsy and crossed hemiplegia (Raymond syndrome). *Acta Neurol Belg* 2010;110:270–271.

73. Satake M, Kira J, Yamada T, Kobayashi T. Raymond syndrome (alternating abducent hemiplegia) caused by a small haematoma at the medial pontomedullary junction. *J Neurol Neurosurg Psychiatry* 1995;58:261.

74. Onbas O, Kantarci M, Alper F, Karaca L, Okur A. Millard–Gubler syndrome: MR findings. *Neuroradiology* 2005;47:35–37.

75. Matsuyama T, Masuda A. [A rare case of delayed traumatic Millard–Gubler syndrome.] *No Shinkei Geka* 1992;20:697–699.

76. Gardela G, Kusmiderski J, Slowik S. [Millard–Gubler syndrome in a young man after hemorrhage from arteriovenous hemangioma to the brainstem.] *Neurol Neurochir Pol* 1989;23:149–152 [in Polish].

77. Kesikburun S, Safaz I, Alaca R. Pontine cavernoma hemorrhage leading to Millard-Gubler syndrome. *Am J Phys Med Rehabil* 2011;90:263.

78. Prasad R, Kapoor K, Srivastava A, Mishra O. Neurocysticercosis presenting as Millard–Gubler syndrome. *J Neurosci Rural Pract* 2012;3:375–377.

79. Lee MJ, Park YG, Kim SJ, et al. Characteristics of stroke mechanisms in patients with medullary infarction. *Eur J Neurol* 2012;19:1433–1439.

80. Fukuoka T, Takeda H, Dembo T, et al. Clinical review of 37 patients with medullary infarction. *J Stroke Cerebrovasc Dis* 2012;21:594–599.

81. Kim JS. Pure lateral medullary infarction: clinical–radiological correlation of 130 acute, consecutive patients. *Brain* 2003;126:1864–1872.

82. Swenson AJ, Leira EC. Paroxysmal sneezing at the onset of lateral medullary syndrome: cause or consequence? *Eur J Neurol* 2007;14:461–463.

83. Sacco RL, Freddo L, Bello JA, et al. Wallenberg's lateral medullary syndrome. Clinical-magnetic resonance imaging correlations. *Arch Neurol* 1993;50:609–614.

84. Newman-Toker DE, Kattah JC, Alvernia JE, Wang DZ. Normal head impulse test differentiates acute cerebellar strokes from vestibular neuritis. *Neurology* 2008;70:2378–2385.

85. Kattah JC, Talkad AV, Wang DZ, Hsieh YH, Newman-Toker DE. Hints to diagnose stroke in the acute vestibular syndrome: three-step bedside oculomotor examination more sensitive than early MRI diffusion-weighted imaging. *Stroke* 2009;40:3504–3510.

86. Kim JS, Lee JH, Suh DC, Lee MC. Spectrum of lateral medullary syndrome. Correlation between clinical findings and magnetic resonance imaging in 33 subjects. *Stroke* 1994;25:1405–1410.

87. Norrving B, Cronqvist S. Lateral medullary infarction: prognosis in an unselected series. *Neurology* 1991;41:244–248.

88. Kim JS, Han YS. Medial medullary infarction: clinical, imaging, and outcome study in 86 consecutive patients. *Stroke* 2009;40:3221–3225.

89. Kameda W, Kawanami T, Kurita K, et al. Lateral and medial medullary infarction: a comparative analysis of 214 patients. *Stroke* 2004;35:694–699.

90. Bassetti C, Bogousslavsky J, Mattle H, Bernasconi A. Medial medullary stroke: report of seven patients and review of the literature. *Neurology* 1997;48:882–890.

91. Toyoda K, Imamura T, Saku Y, et al. Medial medullary infarction: analyses of 11 patients. *Neurology* 1996;47:1141–1147.

92. Percheron G. [Arteries of the human thalamus. II. Arteries and paramedian thalamic territory of the communicating basilar artery.] *Rev Neurol (Paris)* 1976;132:309–324 [in French].

93. Percheron G. [Arteries of the human thalamus. I. Artery and polar thalamic territory of the posterior communicating artery.] *Rev Neurol (Paris)* 1976;132:297–307 [in French].

94. Percheron G. [Arteries of the thalamus in man. Choroidal arteries. III. Absence of the constituted thalamic territory of the anterior choroidal artery. IV. Arteries and thalamic territories of the choroidal and postero-median thalamic arterial system. V. Arteries and thalamic territories of the choroidal and postero-lateral thalamic arterial system.] *Rev Neurol (Paris)* 1977;133:547–558 [in French].

95. Schmahmann JD. Vascular syndromes of the thalamus. *Stroke* 2003;34:2264–2278.

96. Carrera E, Bogousslavsky J. The thalamus and behavior: effects of anatomically distinct strokes. *Neurology* 2006;66:1817–1823.

97. Bogousslavsky J, Regli F, Uske A. Thalamic infarcts: clinical syndromes, etiology, and prognosis. *Neurology* 1988;38:837–848.

98. Swartz RH, Black SE. Anterior-medial thalamic lesions in dementia: frequent and volume-dependently associated with sudden cognitive decline. *J Neurol Neurosurg Psychiatry* 2006;77:1307–1312.

99. Gorelick PB, Amico LL, Ganellen R, Benevento LA. Transient global amnesia and thalamic infarction. *Neurology* 1988;38:496–499.

100. Melo TP, Bogousslavsky J. Hemiataxia-enhypesthesia: a thalamic stroke syndrome. *J Neurol Neurosurg Psychiatry* 1992;55:581–584.

101. Karnath HO, Himmelbach M, Rorden C. The subcortical anatomy of human spatial neglect: putamen, caudate nucleus and pulvinar. *Brain* 2002;125:350–360.

102. Neau JP, Bogousslavsky J. The syndrome of posterior choroidal artery territory infarction. *Ann Neurol* 1996;39:779–788.

103. Ghika J, Bogousslavsky J, Henderson J, Maeder P, Regli F. The "jerky dystonic unsteady hand": a delayed motor syndrome in posterior thalamic infarctions. *J Neurol* 1994;241:537–542.

104. Donnan GA, O'Malley HM, Quang L, Hurley S, Bladin PF. The capsular warning syndrome: pathogenesis and clinical features. *Neurology* 1993;43:957–962.

105. Paul NL, Simoni M, Chandratheva A, Rothwell PM. Population-based study of capsular warning syndrome and prognosis after early recurrent TIA. *Neurology* 2012;79:1356–1362.

106. Abetz L, Allen R, Follet A, et al. Evaluating the quality of life of patients with restless legs syndrome. *Clin Ther* 2004;26:925–935.

107. Lee J, Albers GW, Marks MP, Lansberg MG. Capsular warning syndrome caused by middle cerebral artery stenosis. *J Neurol Sci* 2010;296:115–120.

108. Chen ZC, Sun JZ, Shi ZH, Lou M. Capsular warning syndrome caused by spontaneous middle cerebral artery dissection. *CNS Neurosci Ther* 2012;18:702–704.

109. Tang CW, Wang PN, Lin KP, et al. Microscopic polyangiitis presenting with capsular warning syndrome and subsequent stroke. *J Neurol Sci* 2009;277:174–175.

110. Ferro JM, Falcao F, Melo TP, Campos JG. Dural sinus thrombosis mimicking "capsular warning syndrome." *J Neurol* 2000;247:802–803.

111. Farrar J, Donnan GA. Capsular warning syndrome preceding pontine infarction. *Stroke* 1993;24:762.

112. Saposnik G, Noel de Tilly L, Caplan LR. Pontine warning syndrome. *Arch Neurol* 2008;65:1375–1377.

113. Muengtaweepongsa S, Singh NN, Cruz-Flores S. Pontine warning syndrome: case series and review of literature. *J Stroke Cerebrovasc Dis* 2010;19:353–356.

114. Staaf G, Geijer B, Lindgren A, Norrving B. Diffusion-weighted MRI findings in patients with capsular warning syndrome. *Cerebrovasc Dis* 2004;17:1–8.

115. Del Bene A, Palumbo V, Lamassa M, et al. Progressive lacunar stroke: review of mechanisms, prognostic features, and putative treatments. *Int J Stroke* 2012;7:321–329.

116. Chalela JA, Ezzeddine M, Latour L, Warach S. Reversal of perfusion and diffusion abnormalities after intravenous thrombolysis for a lacunar infarction. *J Neuroimaging* 2003;13:152–154.

117. National Institute of Neurological Disorders and Stroke rt-PA Stroke Study Group. Tissue plasminogen activator for acute ischemic stroke. *N Engl J Med* 1995;333:1581–1587.

118. Shobha N, Fang J, Hill MD. Do lacunar strokes benefit from thrombolysis? Evidence from the Registry of the Canadian Stroke Network. *Int J Stroke* 2013; 8 (Suppl A100):45–9.

119. Mustanoja S, Meretoja A, Putaala J, et al. Outcome by stroke etiology in patients receiving thrombolytic treatment: descriptive subtype analysis. *Stroke* 2011;42:102–106.

120. Lee SJ, Saver JL, Liebeskind DS, et al. Safety of intravenous fibrinolysis in imaging-confirmed single penetrator artery infarcts. *Stroke* 2010;41:2587–2591.

121. Vivanco-Hidalgo RM, Rodriguez-Campello A, Ois A, et al. Thrombolysis in capsular warning syndrome. *Cerebrovasc Dis* 2008;25:508–510.

122. Nguyen TH, Vo D, Ngo MB, et al. Thrombolysis in recurrent lacunar stroke: a case example. *Eur J Neurol* 2008;15:1409–1411.

123. Mistri AK, Robinson TG, Potter JF. Pressor therapy in acute ischemic stroke: systematic review. *Stroke* 2006;37:1565–1571.

124. Lalive PH, Mayor I, Sztajzel R. The role of blood pressure in lacunar strokes preceded by TIAs. *Cerebrovasc Dis* 2003;16:88–90.

125. Lim TS, Hong JM, Lee JS, et al. Induced-hypertension in progressing lacunar infarction. *J Neurol Sci* 2011;308:72–76.

126. Canadian Stroke Strategy. *Canadian Best Practice Recommendations for Stroke Care: update 2010.* http://www.strokebestpractices.ca/wp-content/uploads/2011/04/2010BPR_ENG.pdf (accessed May 5, 2013).

127. The International Stroke Trial (IST). A randomised trial of aspirin, subcutaneous heparin, both, or neither among 19 435 patients with acute ischaemic stroke. International Stroke Trial Collaborative Group. *Lancet* 1997;349:1569–1581.

128. Chinese Acute Stroke Trial (CAST) Collaborative Group. Randomised placebo-controlled trial of early aspirin use in 20 000 patients with acute ischaemic stroke. *Lancet* 1997;349:1641–1649.

129. Chen ZM, Sandercock P, Pan HC, et al. Indications for early aspirin use in acute ischemic stroke: a

213

combined analysis of 40 000 randomized patients from the Chinese Acute Stroke Trial and the International Stroke Trial. On behalf of the CAST and IST Collaborative Groups. *Stroke* 2000;31:1240–1249.

130. Kennedy J, Hill MD, Ryckborst KJ, et al. Fast Assessment of Stroke and Transient Ischaemic Attack to Prevent Early Recurrence (FASTER): a randomised controlled pilot trial. *Lancet Neurol* 2007;6:961–969.

131. Dengler R, Diener HC, Schwartz A, et al. Early treatment with aspirin plus extended-release dipyridamole for transient ischaemic attack or ischaemic stroke within 24 h of symptom onset (EARLY trial): a randomised, open-label, blinded-endpoint trial. *Lancet Neurol* 2010;9:159–166.

132. Fahey CD, Alberts MJ, Bernstein RA. Oral clopidogrel load in aspirin-resistant capsular warning syndrome. *Neurocrit Care* 2005;2:183–184.

133. Asil T, Ir N, Karaduman F, Cagli B, Tuncel S. Combined antithrombotic treatment with aspirin and clopidogrel for patients with capsular warning syndrome: a case report. *Neurologist* 2012;18:68–69.

134. Philipps J, Thomalla G, Glahn J, Schwarze M, Rother J. Treatment of progressive stroke with tirofiban – experience in 35 patients. *Cerebrovasc Dis* 2009;28:435–438.

135. Martin-Schild S, Shaltoni H, Abraham AT, et al. Safety of eptifibatide for subcortical stroke progression. *Cerebrovasc Dis* 2009;28:595–600.

136. Dobkin BH. Heparin for lacunar stroke in progression. *Stroke* 1983;14:421–423.

137. Haley EC, Jr., Kassell NF, Torner JC. Failure of heparin to prevent progression in progressing ischemic infarction. *Stroke* 1988;19:10–14.

138. Chimowitz MI, Lynn MJ, Derdeyn CP, et al. Stenting versus aggressive medical therapy for intracranial arterial stenosis. *N Engl J Med* 2011;365:993–1003.

139. Saposnik G, Hassan KA, Selchen D, et al. Stroke unit care: does ischemic stroke subtype matter? *Int J Stroke* 2011;6:244–250.

140. Smith EE, Hassan KA, Fang J, et al. Do all ischemic stroke subtypes benefit from organized inpatient stroke care? *Neurology* 2010;75:456–462.

141. Lansberg MG, Albers GW, Beaulieu C, Marks MP. Comparison of diffusion-weighted MRI and CT in acute stroke. *Neurology* 2000;54:1557–1561.

142. Albers GW, Lansberg MG, Norbash AM, et al. Yield of diffusion-weighted MRI for detection of potentially relevant findings in stroke patients. *Neurology* 2000;54:1562–1567.

143. Wessels T, Rottger C, Jauss M, et al. Identification of embolic stroke patterns by diffusion-weighted MRI in clinically defined lacunar stroke syndromes. *Stroke* 2005;36:757–761.

144. Kang DW, Chalela JA, Ezzeddine MA, Warach S. Association of ischemic lesion patterns on early diffusion-weighted imaging with TOAST stroke subtypes. *Arch Neurol* 2003;60:1730–1734.

145. Campbell BC, Weir L, Desmond PM, et al. CT perfusion improves diagnostic accuracy and confidence in acute ischaemic stroke. *J Neurol Neurosurg Psychiatry* 2013;84:613–618.

146. Lin K, Do KG, Ong P, et al. Perfusion CT improves diagnostic accuracy for hyperacute ischemic stroke in the three-hour window: study of 100 patients with diffusion MRI confirmation. *Cerebrovasc Dis* 2009;28:72–79.

19 脑小血管病对认知功能的影响

José M. Ferro, Ana Verdelho, Sofia Madureira

小血管病对认知的影响

白质改变,腔隙和微出血都是可视的小血管病(SVD)的表现。在过去的数十年间,SVD相关的认知功能改变引起了研究者的关注。本章,我们回顾了:①不同类型的SVD对认知功能的影响;②其他的临床指标对患有SVD的患者的认知功能影响;③相关神经心理学研究方法。

白质改变对认知的影响

在基于人口的研究中,年龄相关的白质改变(WMC)在老年人的磁共振影像中并不少见[1~3]。在鹿特丹扫描研究中,总人群中,年龄在60~90岁的1077人中仅5%没有任何形式的WMC[1]。在心血管健康研究中,社区里超过65岁的3301人中,仅4.4%没有任何异常的白质信号影[2]。甚至在较年轻(<55岁)人群中,轻度WMC在无症状个体中也不鲜见[4],而且在人口研究中,有症状人群的患病率升高。在不同的研究中均显示了这种WMC与年龄呈正相关的现象[1~4]。

在不同的退行性痴呆中,WMC的发生频率和严重程度仍是一个争议性话题。在痴呆的老年患者中,不考虑痴呆种类,几乎所有患者都有脑室周围WMC报道[4],并且96%的血管源性痴呆患者,89%的阿尔茨海默病和85%的路易体痴呆患者中有皮质下病变[5]。然而,一些学者发现与AD患者相比,路易体痴呆和帕金森病相关痴呆患者,WMC出现更频繁[5,6],且主要与脑室周围高信号相关[7]。其他人发现WMC在上述两者的病理学上也出现更频繁,但严重程度上没有差异[8,9]。

在非痴呆的独立老年受试者中,大脑年龄相关的WMC(ARWMC)与认知功能减退有关,主要集中在执行功能、注意力、速度和运动控制[10~12],以及在认知的整体测量[10,12~14],视觉构建[10,12,13],命名[12]和记忆任务[15,16]方面。尽管现有文献报道存在争议[17~20],但有研究提示WMC严重程度同样与特定的神经心理领域下降有关,主要集中在注意力、执行能力和处理速度的纵向研究中[16,21~26]。此外,WMC的进展与特定认知领域的整体认知功能恶化有关,如执行功能、处理速度[17,23,27,28]、记忆、视空间能力[29],同时也与认知功能损害和痴呆的进展有关[14,26,30,31]。

在基于人口研究中,WMC是各种类型痴呆的一个显著的危险因子[32~34]。这与WMC和血管源性痴呆的关系的描述相一致[25,35,36]。在非痴呆的卒中幸存者中,WMC与速度和注意力的认知领域表现较差相关[37]。在轻度认知功能损害(MCI)患者中,严重的WMC与血管性痴呆或混合性痴呆风险有关[8,35]。即使控制了人口统计学变量、血管危险因素、腔隙和颞叶内侧萎缩等因素后,WMC严重程度仍可以预测有明确SVD证据的独立老年受试者进展为认知功能损害和痴呆的可能[38]。近来的meta分析和综述中也得出WMC与AD风险之间存在显著联系[35, 39]。

近期的神经病理学结果表明血管性疾病不仅可通过对皮质下联系和 WMC 的影响，还可以通过加速皮质萎缩来影响认知[40]，提示可能存在协同效应。Capizzano 等[41]发现 WMC 与 AD 患者皮质萎缩显著相关，并且独立于它的神经心理学表现。在体研究中，弥散张量成像技术提供了 AD 早期白质束退化的证据[42]。这些发现支持 AD 超早期与边缘系统 - 间脑网络结构退化相关的观点。

近期认为增加的 WMC 体积与胼胝体萎缩（不仅包括胼胝体嘴部和压部，也包括胼胝体整体萎缩）有关，提示 WMC 可能与胼胝体组织逐步丢失有关[43]。已经发现胼胝体萎缩与认知功能损失相关[44, 45]，主要集中在心理速度和执行能力方面。此外，还与 AD 和血管性痴呆相关[46, 47]。近来，Frederiksen 等发现与未进展到痴呆的患者相比，进展者有着更高的胼胝体压部组织丢失率，且与颞叶内侧萎缩的影响无关[48]。

腔隙对认知功能的影响

静息的腔隙在老年人中普遍存在[49, 50]，但却很难明确其临床意义。在认知功能正常的老年人群中，皮层下腔隙的总数目是执行能力[51]，速度和运动控制[52]的独立预测因子。腔隙意味着痴呆更高的发生几率[53]，尤其是伴 WMC[54]、皮质萎缩和卒中复发的患者[53]。特殊部位，如丘脑和基底核区的腔隙是老年人群认知功能减退的独立预测因子[55]。腔隙的进展与认知功能，特别是处理速度[28, 56]和执行功能[56]，以及 WMC 进展相关。

在伴皮层下梗死和白质脑病的常染色体显性遗传脑动脉病（CADASIL）患者中，一种有代表性的脑 SVD 的病理模型——腔隙病变负荷，是与认知功能损害有关的最重要的神经影像学参数[57, 58]，而并非 WMC 和微出血[58]。神经病理学研究中明确的丘脑、基底核和深部白质的腔隙可显著影响 AD 患者的认知功能[59]。然

而，在一项大型的神经病理学系列研究发现，在大约 1/4 的无神经或精神疾病的老年人中存在腔隙[60]。Van de Pol 等[61]发现当修正年龄和内侧颞叶萎缩后，腔隙不再能够预测认知测试的结果，且当结合其他混杂因素时，仍然缺乏证据证明腔隙独立影响其他类型痴呆的进展。

微出血对认知功能的影响

脑微出血（CMB），MRI 的磁敏感序列里观察到的小的出血，表现为孤立的环状的低信号病变，近来被认为是一种 SVD 的表现。伴随着白质病变和腔隙[62]，它们越来越多地被特殊和敏感的 MRI 序列识别（T_2^* 梯度回旋[GRE]或磁敏感加权成像[SWI]）。

CMB 随着年龄增长而增多，但基于不同的 MRI 技术的使用，CMB 流行率有所不同。一项社区调查显示，15% 的受调查者有一个或更多的 CMB，发生率从较年轻人群的 7%（45～55 岁）到老年患者 36%（超过 80 岁）[63]。

在 AD 患者中，近期一项 meta 分析显示有 23% 患者有 CMB[64]。CMB 在多发性腔隙性卒中患者中发生率可高达 50%[62]，符合皮质下血管性痴呆标准的患者发生率高达 85%[65]。

近年来，人们已经认识了 CMB 对认知功能的影响：CMB 与额叶执行能力损害[66～68]，信息处理能力[68, 69]和运动速度[69]，注意力[70]，即刻和延迟型视觉记忆[71]以及整体认知评估较低[70, 72, 73]有关。在卒中幸存者中，不伴有 CMB 的患者更易于从语言和视觉速度领域的神经心理学损害中恢复[74]。然而，这类研究设计相当不一致，仅在少数的纵向研究[66, 75]，和横断面研究[67, 70, 72, 73, 75]以及回顾性研究[65, 67, 76]中得出此结论。此外，并没有系统的控制其他混杂因素[66, 67, 72, 75]。

关于 CMB 的位置和对认知功能的影响，只有很少和矛盾的数据。大部分研究区分为皮层 CMB 和深部或幕下 CMB。脑叶的 CMB 与信息处理和运动速度[69]，以及整体认知表现和注意力有关[70]。深部 CMB 与运动速度[69]，处

理速度和执行功能[68]，整体认知表现[70,77]和注意力有关[70]。幕下 CMB 与运动速度，注意力[68]和视觉记忆[71]有关。

一些研究发现多发的 CMB 对认知功能影响更明显[68]，并且 CMB 数量的增加与认知功能持续恶化相关[75]。

确诊的血管性痴呆和其他 SVD 的患者中，CMB 很常见[65,68,78]。在血管性痴呆患者中，CMB 的数量与认知功能相关，主要集中在注意力和执行能力以及认知整体测量，记忆，语言，视空间功能[65]。

在皮质下血管性痴呆的患者中，CMB 和简易精神状态量表（MMSE）测试中定向力，注意力/计算能力表现差相关，这种糟糕表现被认为与胆碱能系统功能降低有关[79]。在 CADASIL 患者中，CMB 与执行能力差有关[80]。

在 MCI 患者和 AD 患者中，相关数据较少，并且存在争议。在一项 MCI 患者研究中发现，CMB 与更高的痴呆转化风险有关[81]。但在另一项研究中发现，多领域受损 MCI 患者的 CMB 数量与认知正常对照组对比并无差异[75]。

Goos 等发现 AD 的患者中有多发 CMB 者比无 CMB 者在 MMSE、语义流畅性、命名和数字广度方面表现差[76]，但其他研究者未发现在认知功能表现上的差异[82]。在 AD 患者表现不同的一个可能原因是，在这种特定情况下，CMB 可能是脑淀粉样血管病的结果而非脂质透明样变和玻璃样变性。另一种解释是，研究中纳入的样本数太少，不足以产生显著的统计学差异。

影响 SVD 受试者认知功能的其他临床相关因素

在 SVD 的受试者中[84]，年龄增高是与痴呆相关的最常见危险因素[83]，而教育程度一直被认为是痴呆的保护因子[84,85]。然而，也有严重 WMC 患者，表现为完整的认知和生理功能，其中保护因素，如认知储备，可能部分解释这种现象。

流行病学研究显示，血管危险因素，即已知明确的 SVD 危险因素，对认知减退和包括退行性痴呆在内的痴呆的发生发挥着重要作用，所有的危险因素中，主要指高血压、卒中和糖尿病[86~88]。

中年期高血压与认知功能减退和痴呆的形成关系密切，不仅包括血管源性痴呆，还包括比如 AD 的退行性痴呆[89~92]。迟发性高血压病与认知功能减退和痴呆的关系不明确，一些研究甚至否认了两者间的关系[93~95]。或者提出非常低的收缩压和（或）舒张压与认知功能下降的高风险有关[90,91]。在横断面研究中，老年高血压病和多个认知功能测试表现较差相关，主要包括执行能力、注意力和数字编码测试和语言流畅性[96]，也与一些整体认知功能困难有关[97~99]。这种差异有一种可能的解释是：高血压病和认知功能减退的关系随时间而改变。中年高血压病可能与慢性血管损害有关，继而导致认知损害，而老年高血压病则没有这种影响。针对抗高血压药来预防痴呆的试验未能显示持续的保护作用[100~103]。六项随机安慰剂-对照研究中，四项结果为阴性，没有保护作用[104~107]，一项显示轻微的预防痴呆作用[108]，还有一项发现仅对卒中后痴呆具有保护作用[109]。这些研究更多集中在老年患者（受试者>60岁），而非具有预防痴呆意义的年龄，并且随访时间短，以至于没有达到患者可能转变成痴呆的足够时长。

有研究描述了糖尿病与认知功能损害及痴呆高风险之间的联系[38,86,110~115]。近期一项 meta 分析表明糖尿病是 AD、MCI 及包含血管性痴呆在内的所有痴呆的危险因素[115]。观察性研究提示糖尿病患者患 MCI 和痴呆的风险是非糖尿病患者的 2 倍[98,116]。与健康人群相比，即使考虑到 SVD，非痴呆的糖尿病患者仍在数项认知功能测试中表现较差（全局测试，注意力，执行能力，处理速度和运动控制，记忆力，行为和语言）[12,117]。

最初认为糖尿病与痴呆的进展有关是鉴于其为血管性疾病的高危因子，但此类痴呆的高发病率还通过糖尿病患者胰岛素和血糖通路的代谢变化，进而影响 β 淀粉样蛋白和 tau 蛋白的代谢产生而介导[111]，这就直接影响了 AD 的病理形成[116,118]，甚至提示，糖尿病和 AD 可能有着共同的代谢通路[119]，可能是同一种疾病的表现。

卒中（不考虑大面积或腔隙性脑梗死）与进展为认知功能损害[87,120,121]和痴呆[120~122]相关，其中痴呆不仅包括血管源性痴呆和血管源性认知功能损害[38]，还有例如 AD 的退行性痴呆[122]。在 WMC 的非痴呆患者中，独立于 ARWMC 严重程度，既往卒中与心理灵活性、注意力和记忆识别测试的表现较差有关[12]。卒中可能是脑 SVD 和认知功能下降之间的媒介[22]。

急性腔隙性脑梗死和轻度神经精神紊乱相关，尤其是那些非典型腔隙性综合征和单纯运动性轻偏瘫的患者[123]。关于腔隙性脑梗死后认知长期演化方面的数据仍存在争议，有些学者发现在卒中后第 1 个 3~4 年里有着很高的认知功能损害发生率，逐步进展，随后轻微降低[121]。与腔隙性脑梗死最高度相关损害包括处理速度、注意力、工作记忆和执行功能。同样，在大样本队列研究中，也包括言语情景记忆。然而，试验中没有排除早于卒中的认知功能损害[124]。

一个最有意思的发现是在进展成痴呆的过程中，多个血管性危险因子的联合影响大于每一个危险因素的影响[125]。近期一项系统回顾提出，当存在其他血管性危险因素时，糖尿病患者的痴呆风险增加[126]。即使在没有卒中的患者中，存在血管性危险因素，认知功能损害的风险也增加[114,127]。这些结果提示，一些血管性危险因素和痴呆进展之间有累加作用。支持这一假设的是，在多个研究中，同时治疗多个血管性危险因素要比单纯针对一项危险因素治疗更有效[128,129]。

SVD 患者的神经心理学评估

SVD 相关的认知功能异常明显区别于 AD 患者的认知功能异常，甚至有别于卒中后血管源性痴呆，神经心理学评估应针对 SVD 引起的特殊损伤。

SVD 和整体认知测量

SVD 是隐袭性疾病，早期轻微的认知功能改变很难发现，尤其不伴有其他临床主诉。最近一些关于普通人群的纵向研究和来自认知正常的参与者的数据表明，WMC 的体积和范围的增加与包括 MMSE[130]在内的整体认知测量较低，以及 MCI 转化[26,131]有关。然而，在这两项研究中，基线 MMSE 平均分超过了认知损害的临界分值（总基线得分分别为 28 分、29 分）。同样，在鹿特丹扫描研究中发现，整体认知功能下降和 WMC 的进展相关[22]。通过 MMSE 和一个基于信息处理速度、执行能力和语言记忆测试的综合认知评分（认知指数），作者发现，随着脑室周围 WMC 增加，认知能力显著下降。整体功能下降主要由速度（Stroop 色词测验）和执行效率（字母数字替换测试）损害导致[22]。

关于伴有其他主诉和血管危险因素的患者的认知状态演化的研究报道，可更清楚地观察到与 SVD 相关的整体认知功能下降。在主诉记忆力减退和诊断为 MCI 的患者中，WMC 体积与剑桥认知测试（CAMCOG）整体得分每年的变化有关[132]。此外，在脑白质疏松和残疾研究（LADIS）中，一项 3 年的随访计划评估了伴 WMC 的非残障老人转变成需依赖的功能状态的研究，同样也提到 MMSE 得分的急剧下降和小的缺血性血管病（SIVD）有关[30]。然而，当做出整体协调时，MMSE 的改变通常可提示疾病的进展和（或）严重程度。在伴有轻微认知功能改变的患者中，MMSE 的敏感度和特异度都会下降。例如，在一组急性腔隙性脑梗死患者中，MMSE 未能检出 30% 伴有认知功能损害的患者，这些患者可由其他神经心理学测试方法检出[134]。

同样，这些也发生在其他整体认知量表或测试，例如 CAMCOG[135]或阿尔茨海默病测评量表 - 认知分测验（ADAS-cog）中[136]。这些可能归因于这些量表对于确定轻微改变或除定向力、记忆力、语言或视觉构建行为的其他认知领域的损害缺乏敏感性。例如，记忆力功能似乎对 WMC 不敏感，除非 WMC 增加明显的表现出脑体积减小[17]。

为了减少在疾病初期不能确诊认知功能损害的风险，通常建议将更专业的测试加入到目前已经研究明确的和已知的测试来提高对执行力，注意力和处理速度减弱的敏感性。一个类似联合的例子是血管性痴呆评估量表 - 认知分测验（VADAS-cog）[137]，源于添加评估工作记忆、心理、运动速度、注意力及执行力（命名，数字倒背，简易迷宫任务，数字符号、数字划消及语言流畅性）5 个测试至 ADAS-cog 测试。在 LADIS 的研究中，VADAS-cog 不仅比 ADAS-cog 在轻、中、重度 WMC 患者基线的鉴别更敏感，而且在 3 年随访期间是痴呆的神经心理学预测因子。

蒙特利尔认知评估（MoCA）量表是另一个整体认知水平测试，近些年得到发展并使用，其比 MMSE 在血管性认知减退检测中更敏感。然而，仅一个研究报道，MoCA 在鉴别一小组 SVD 患者与正常对照组时有效。目前仍缺乏关于 MoCA 在检测 SVD 患者出现轻微认知改变的敏感性和特异性的数据。

SVD 及执行功能

SVD 对整体认知测量下降的影响主要由于特定认知功能的降低或妥协，而不是，或至少在疾病的初期和中间阶段不是由于广泛的认知损害模式。执行功能障碍，即主要表现为情景转换、语言流利度、抽象问题的解决、注意力方面，其与信息传导速度的减慢即使在疾病初期亦是可检测的。皮层下多发的腔隙与融合且弥漫的 WMC 可以导致，额叶皮层下环路的失联（尤其是背外侧前额侧环路），从而阻断了中枢的胆碱能通路[142]，造成额叶功能障碍的特征性改变。

由于这一原因，需要使用特定的检查工具对 SVD 患者进行临床评估。国家神经疾病和卒中研究所及加拿大卒中网（NINDS-CSN）[143]近来提出血管性认知功能障碍的标准神经心理学评估方案。即使应用简易方案，也体现了检测执行力、注意力及信息处理能力的重要性[143]。

执行和激活功能往往通过包括各种场景转换，心理灵活性及反应抑制任务的时间测试评估。SVD 患者的执行功能和处理速度均普遍下降。语言流畅性（语音及语义），Stroop 色词测试[144]，连线测试[145]的分值较低与 SVD 有关[22, 146~148]。另一种用于评估心理灵活性及概念化的非时间的测试工具，如威斯康星卡片分类实验[149]，其分值的改变同样与社区健康受试者的 WMC 进展有关[17]。

用于鉴别脑白质疏松患者与正常对照的简单测试组合，连线测试及数字 - 符号转换任务是最好的检测认知损害的个人试验[25]。同样在其他研究中，数字 - 图像转换测试的表现下降与 WMC 的恶化和进展有关[26]。对精神运动速度、心理灵活度、工作记忆及注意力降低敏感的测试，如数字 - 符号转换或连线测试是 SVD 患者检测早期微小改变的有效工具。

注意力，迟钝及运动技能

不论在健康老年人群[22, 28, 150]，还是具有脑血管病高风险的老年人群[29, 30, 151]，注意力和心理处理速度的降低与 WMC 的存在和进展有关。SVD 造成的注意力和处理速度的改变是由于额叶 - 皮层下环路的相关脑组织破坏导致额叶相关认知功能损坏。

有研究报道，认知功能与 WMC 位置有关，心理处理速度减弱通常与脑室旁 WMC 有关而非皮层下的深部区域的 WMC[22, 28, 29]。

最近 Duering 等的一项研究[152]，试图在 215 例 CADASIL 患者中，探究腔隙和白质改变对包括心理处理速度在内的不同的认知功能减低模式的意义。使用基于体素的方法，作者报道了处理速度减低与前丘脑辐射和胼胝体辐射额部的 WMC 体积和腔隙病变有关。这些发现与前文中描述的执行功能的相关结构一致[153~155]，这些结构包括丘脑、前额叶皮层和纹状体之间的白质传导束，这些传导束在前额叶 - 皮层下环路中发挥重要作用。

　　然而，关于 SVD 相关的认知症状的定位的结果仍存在争议。得出不同的结论，可能由于应用不同的成像技术，不同的入组人群，或者不同的神经心理测评工具。在大多数研究中，由于需要多重认知能力完成任务，评估处理速度的测试通常较为复杂。例如，连线测试及符号 - 数字转换方式等测试依赖于注意力、记忆力、及运动能力，并涉及不同脑部结构。既往的研究还提及胼胝体在处理速度和执行功能中的作用[156]。Jokinen 等[44, 157]关于非痴呆的老年人群的研究，通过连线测试 A 部分，阅读单词和 Stroop 色词测试等报道了胼胝体萎缩和处理速度之间的关系。同时通过符号 - 数字模式，数字收集测试，连线测试 B 部分及 Stroop 命名非对应色点测试发现胼胝体前部的萎缩与执行力、注意力的减退有关。

　　另一方面，很难确定迟钝是执行功能退化还是感觉运动能力减弱的结果。Wright 等使用木插板测试明确了 WMC 体积和感觉运动任务表现较差有关[158]。作者强调使用木插板测试作为白质病变有效标记，因为它对神经传导或整体嘴部 - 尾部通路传导的减慢敏感。大多数研究确并没有使用如此特殊的测试去评估感觉运动技能。然而，评估 SVD 患者时使用拼板测试，正如血管认知功能减退评估的推荐[159]，将有助于鉴别心理运动速度与那些更依赖于执行 / 激活的能力。

SVD 和记忆力表现

　　SVD 的记忆力减退有别于包括 MCI 及 AD 在内的其他病理过程。有研究比较伴或不伴有

SVD 的 MCI 患者中，以期确定不同的认知特征[148, 160, 161]。Zhou 等[148]报道 MCI-SVD 患者非特异性的特征，因为他们发现这类患者有广泛认知损害。相比较而言，MCI-AD 患者更具有特征性的表现，在语言及视觉延迟回忆和再认检测表现更差，处理速度任务的表现相对保留。

　　使用综合的神经心理学测试系列比较伴有严重 WMC 的 MCI 患者与严重海马萎缩的 MCI 患者[162]。作者发现，海马萎缩患者特定情景记忆减弱，而 WMC 患者表现为情景记忆（通过 36 项的对象色彩关联任务评估），工作记忆（通过两种语言工作记忆任务及空间工作记忆任务对患者测试），和注意力 - 控制任务（连续表现测试）减弱，提示情景记忆减弱继发于更广泛的执行力控制的减弱。事实上，工作记忆的表现需要能够保持、掌握、快速接受信息的能力，这种能力依赖于心理灵活性和速度。执行功能对 SVD 患者在视觉及语言记忆的调解作用已有报道[146]。

　　记忆损害中可以观察到独特的模式。存储信息的能力主要依赖于边缘叶及海马结构，而记忆提取和短时记忆能力下降分别与额叶 - 皮层下结构和颞顶叶病变有关。在 SVD 患者中，通常在疾病早期情景记忆损伤缺乏或仅轻微，常表现为回忆信息困难，而当提供线索时则明显改善。然而，这些发现也常与其他参数有关，如内侧颞叶的萎缩[163]及胼胝体的萎缩[44]。情景记忆差与年龄相关的不同中央白质区域有关[164]。最近关于 SVD 患者的研究探究了海马微观结构完整性（这些微观结构在 MRI 中并不能被发现）与言语记忆损害[165, 166]的关系。以上作者发现，语言记忆的减退（即刻、延迟回忆，延迟再议），而非精神运动速度与海马微观结构和扣带回改变有关。这一结果可使我们以新的视角去认识与 SVD 相关的记忆损伤。

语言

　　语言功能的损伤在 SVD 中并不常见。Kertesz 等[167]发现，在痴呆早期患者中，伴有脑

室旁高信号的患者较无高信号的患者，在理解力和注意力任务上表现较差，而后者记忆力和概念化任务表现较差。然而，其他基于普通人群和伴有 WMC 的高风险的非痴呆人群的研究并未发现 WMC 或腔隙与及语言功能减退的关系（见[33]综述）。虽然如此，评估 SVD 患者时需增加词汇及语义的流畅性的测试。MCI 或 AD 患者词汇任务减弱较语义困难更频繁和突出，表明此类患者语言能力下降模式的不同之处[168]。正如 SVD 患者的其他认知功能障碍，语言功能的障碍类型与影响单词产生任务的处理和获取信息的速度降低有关。

视空间的构建和视空间功能

既往关于健康老年人和社区人群的研究并没有发现视觉空间能力损伤与 WMC 的关系[150, 169~171]。

相似的结果同样存在于有血管危险因素的患者[151]或早期痴呆[167]患者中。相反，在更严重痴呆人群中，通过 Wechsler 成年智力量表 - 修正版（WAIS-R）实物组合分测试得出的视空间能力减弱与脑室旁后部区域的 WMC 体积有关[172]。WAIS-R 图片排列及 Mattis 痴呆评分（MDRS）的运动表现亚测试在鉴别严重血管性痴呆与 AD 时很重要[173]。然而，这两个研究中的 WAIS-R 的亚测试均对结构能力和视空间组织能力敏感，并且两者均是时间依赖，并对额叶损害高度敏感。

来自澳大利亚的卒中预防研究[17]的结果同样提示通过普度木栓板测试评估的视空间能力下降[174]与 WMC 进展及脑容量的丢失有关。再者，这种测试中的表现高度依赖于行动反应速度。

最近，通过本顿视觉保持测验（BVRT）和建立阿尔茨海默病注册联盟（CERAD）的几何设计复制测评得出的空间组织能力及视空间能力的减弱，其与后部 WMC 进展是独立相关[175]。

另外一项研究[176]调查了 WMC 在对神经系统健康老年人中认知功能减退和运动障碍的影响。作者通过测量明确定义的脑区的 WMC 百分比（额叶、颞叶、顶叶、枕部、脑室旁、皮层下）以及记忆力，语言，执行力及视觉空间推理领域的表现，只发现视觉空间能力表现较差（通过 WAIS-R 图片完成和区组设计亚测试完成检测）与 WMC 百分比更大之间有相关趋势。有趣的是，在本研究中，除枕叶外其他所有区域的更高的 WMC 百分比均与执行任务表现较差有关（通过连线测试，B 部分及数字 - 符号测试获得）。WMC 与记忆或语言标准化评分之间未发现显著关联。这些发现支持前部脑区白质纤维的完整性对整体认知功能的重要性，因为两项测试，即图片完成和区组设计测试依赖于受试者对实际和概念的关系的推理和判断能力以及解决问题技术，试验结果可能反映执行功能对视觉推理的贡献。

尽管腔隙和 WMC 的类型（多发腔隙或是广泛的 WMC）和位置（丘脑或其他部位，后部或前部，深部或室周）以及病变的严重程度（点状或连续成片的 WMC）存在一些差异，SVD 的认知损伤特点主要表现为执行功能下降，反应处理速度减慢，注意力及相关工作记忆降低。

执行功能，定义为情景转换、抽象推理、解决问题的能力以及计划、启动、安排和复杂行为的监测能力，它是 SVD 最容易受损的认知区域。使用敏感的神经心理学工具去评估以上患者对于发现细微变化并理解认知功能下降、功能缺损和痴呆的早期机制很重要。

结论

SVD 与认知功能下降和痴呆有关。有必要了解每种 SVD 在其中所扮演的角色以理解并诊断这种类型的认知功能障碍。此外，临床中一些伴发因素在伴有 SVD 患者认知功能下降中起着一定作用。

在这种情况下，专门的神经精神检查工具在认知功能改变的鉴别和随访中起着关键作用。

（马　铁译）

参考文献

1. De Leeuw FE, de Groot JC, Achten E, et al. Prevalence of cerebral white matter lesions in elderly people: a population based magnetic resonance imaging study. The Rotterdam Scan Study. *J Neurol Neurosurg Psychiatry* 2001;70:9–14.

2. Longstreth WT, Manolio TA, Arnold A. Clinical correlates of white matter findings on cranial magnetic resonance imaging of 3301 elderly people: the Cardiovascular Health Study. *Stroke* 1996;27:1274–1282.

3. Ylikoski A, Erkinjuntti T, Raininko R, et al. White matter hyperintensities on MRI in the neurologically nondiseased elderly. Analysis of cohorts of consecutive subjects aged 55 to 85 years living at home. *Stroke* 1995;26:1171–1177.

4. Schmidt R, Schmidt H, Haybaeck J, et al. Heterogeneity in age-related white matter changes. *Acta Neuropathol* 2011;122:171–185.

5. Barber R, Scheltens P, Gholkar A, et al. White matter lesions on magnetic resonance imaging in dementia with Lewy bodies, Alzheimer's disease, vascular dementia, and normal aging. *J Neurol Neurosurg Psychiatry* 1999;67:66–72.

6. Silbert LC, Kaye J. Neuroimaging and cognition in Parkinson's disease dementia. *Brain Pathol* 2010;20:646–653.

7. Barber R, Gholkar A, Scheltens P, et al. MRI volumetric correlates of white matter lesions in dementia with Lewy bodies and Alzheimer's disease. *Int J Geriatr Psychiatry* 2000;15:911–916.

8. Meyer JS, Huang J, Chowdhury MH. MRI confirms mild cognitive impairments prodromal for Alzheimer's, vascular and Parkinson–Lewy body dementias. *J Neurol Sci* 2007;257:97–104.

9. Burton EJ, McKeith IG, Burn DJ, Firbank MJ, O'Brien JT. Progression of white matter hyperintensities in Alzheimer's disease, dementia with Lewy bodies, and Parkinson disease dementia: a comparison with normal aging. *Am J Geriatr Psychiatry* 2006;14:842–849.

10. Skoog IBS, Johansson B, Palmertz B, Andreasson LA. The influence of white matter lesions on neuropsychological functioning in demented and non-demented 85-year-olds. *Acta Neurol Scand* 1996;93:142–148.

11. De Leeuw FE, de Groot JC, Oudkerk M, et al. Hypertension and cerebral white matter lesions in a prospective cohort study. *Brain* 2002;125:765–772.

12. Verdelho A, Madureira S, Ferro JM, et al. Differential impact of cerebral white matter changes, diabetes, hypertension and stroke on cognitive performance among non-disabled elderly. The LADIS study. *J Neurol Neurosurg Psychiatry* 2007;78:1325–1330.

13. Ylikoski R, Ylikoski A, Raininko R, et al. Cardiovascular diseases, health status, brain imaging findings and neuropsychological functioning in neurologically healthy elderly individuals. *Arch Gerontol Geriatr* 2000;30:115–130.

14. Inaba M, White L, Bell C, et al. White matter lesions on brain magnetic resonance imaging scan and five-year cognitive decline: the Honolulu–Asia Aging Study. *J Am Geriatr Soc* 2011;59:1484–1489.

15. Breteler MM, Swieten JCV, Bots ML. Cerebral white matter lesions, vascular risk factors and cognitive function in a population-based study: the Rotterdam Study. *Neurology* 1994;44:1246–1253.

16. Garde E, Mortensen EL, Krabbe K, Rostrup E, Larsson HB. Relation between age-related decline in intelligence and cerebral white-matter hyperintensities in healthy octogenarians: a longitudinal study. *Lancet* 2000;356:628–634.

17. Schmidt R, Ropele S, Enzinger C, et al. White matter lesion progression, brain atrophy, and cognitive decline: the Austrian Stroke Prevention Study. *Ann Neurol* 2005;58:610–616.

18. Hirono N, Kitagaki H, Kazui H, Hashimoto M, Mori E. Impact of white matter changes on clinical manifestation of Alzheimer's disease – a quantitative study *Stroke* 2000;31:2182–2188.

19. Mungas D, Harvey D, Reed BR, et al. Longitudinal volumetric MRI change and rate of cognitive decline. *Neurology* 2005;65:565–571.

20. DeCarli C, Mungas D, Harvey D, et al. Memory impairment, but not cerebrovascular disease, predicts progression of MCI to dementia. *Neurology* 2004;63:220–227.

21. Tzourio C, Dufouil C, Ducimetiere P, Alperovitch A. Cognitive decline in individuals with high blood pressure: a longitudinal study in the elderly. EVA Study Group. Epidemiology of vascular aging. *Neurology* 1999;53:1948–1952.

22. Prins ND, van Dijk EJ, den Heijer T, et al. Cerebral small-vessel disease and decline in information processing speed, executive function and memory. *Brain* 2005;128:2034–2041.

23. Kramer JH, Mungas D, Reed BR, et al. Longitudinal MRI and cognitive change in healthy elderly. *Neuropsychology* 2007;21:412–418.

24. Tullberg M, Fletcher E, DeCarli C, et al. White matter lesions impair frontal lobe function regardless of their location. *Neurology* 2004;63:246–253.

25. Kuller LH, Lopez OL, Newman A, et al. Risk factors for dementia in the Cardiovascular Health Cognition Study. *Neuroepidemiology* 2003;22:13–22.

26. Silbert LC, Howieson DB, Dodge H, Kaye JA. Cognitive impairment risk: white matter hyperintensity progression matters. *Neurology* 2009;73:120–125.

27. Longstreth WT, Jr., Arnold AM, Beauchamp NJ, Jr., et al. Incidence, manifestations, and predictors of worsening white matter on serial cranial magnetic resonance imaging in the elderly: the Cardiovascular Health Study. *Stroke* 2005;36:56–61.

28. Van Dijk EJ, Prins ND, Vrooman HA, et al. Progression of cerebral small vessel disease in relation to risk factors and cognitive consequences: Rotterdam Scan Study. *Stroke* 2008;39: 2712–2719.

29. Van den Heuvel DM, ten Dam VH, de Craen AJ, et al. Increase in periventricular white matter hyperintensities parallels decline in mental processing speed in a non-demented elderly population. *J Neurol Neurosurg Psychiatry* 2006;77:149–153.

30. Jokinen H, Kalska H, Ylikoski R, et al. Longitudinal cognitive decline in subcortical ischemic vascular disease – the LADIS study. *Cerebrovasc Dis* 2009;27:384–391.

31. Steffens DC, Potter GG, McQuoid DR, et al. Longitudinal magnetic resonance imaging vascular changes, apolipoprotein E genotype, and development of dementia in the neurocognitive outcomes of depression in the elderly study. *Am J Geriatr Psychiatry* 2007;15:839–849.

32. Debette S, Beiser A, DeCarli C, et al. Association of MRI markers of vascular brain injury with incident stroke, mild cognitive impairment, dementia, and mortality: the Framingham Offspring Study. *Stroke* 2010;41:600–606.

33. Debette S, Markus HS. The clinical importance of white matter hyperintensities on brain magnetic resonance imaging: systematic review and meta-analysis. *BMJ* 2010;341:3666.

34. Prins ND, van Dijk EJ, den Heijer T, et al. Cerebral white matter lesions and the risk of dementia. *Arch Neurol* 2004;61:1531–1534.

35. Bombois S, Debette S, Bruandet A, et al. Vascular subcortical hyperintensities predict conversion to vascular and mixed dementia in mci patients. *Stroke* 2008;39:2046–2051.

36. Meguro K, Ishii H, Kasuya M, et al. Incidence of dementia and associated risk factors in Japan: the Osaki–Tajiri project. *J Neurol Sci* 2007;260:175–182.

37. Burton EJ, Kenny RA, O'Brien J, et al. White matter hyperintensities are associated with impairment of memory, attention, and global cognitive performance in older stroke patients. *Stroke* 2004;35:1270–1275.

38. Verdelho A, Madureira S, Moleiro C, et al. White matter changes and diabetes predict cognitive decline in the elderly: the LADIS study. *Neurology* 2010;75:160–167.

39. Staekenborg SS, Koedam EL, Henneman WJ, et al. Progression of mild cognitive impairment to dementia: contribution of cerebrovascular disease compared with medial temporal lobe atrophy. *Stroke* 2009;40:1269–1274.

40. Jagust WJ, Zheng L, Harvey DJ, et al. Neuropathological basis of magnetic resonance images in aging and dementia. *Ann Neurol* 2008;63:72–80.

41. Capizzano AA, Acion L, Bekinschtein T, et al. White matter hyperintensities are significantly associated with cortical atrophy in Alzheimer's disease. *J Neurol Neurosurg Psychiatry* 2004;75:822–827.

42. Acosta-Cabronero J, Williams GB, Pengas G, Nestor PJ. Absolute diffusivities define the landscape of white matter degeneration in Alzheimer's disease. *Brain* 2010;133:529–539.

43. Ryberg C, Rostrup E, Paulson OB, et al. Corpus callosum atrophy as a predictor of age-related cognitive and motor impairment: a three-year follow-up of the LADIS study cohort. *J Neurol Sci* 2011;307:100–105.

44. Jokinen H, Ryberg C, Kalska H, et al. Corpus callosum atrophy is associated with mental slowing and executive deficits in subjects with age-related white matter hyperintensities: the LADIS study. *J Neurol Neurosurg Psychiatry* 2007;78:491–496.

45. Ryberg C, Rostrup E, Stegmann MB, et al. Clinical significance of corpus callosum atrophy in a mixed elderly population. *Neurobiol Aging* 2007;28:955–963.

46. Di Paola M, Luders E, Di Iulio F, et al. Callosal atrophy in mild cognitive impairment and Alzheimer's disease: different effects in different stages. *Neuroimage* 2010;49:141–149.

47. Teipel SJ, Bayer W, Alexander GE, et al. Progression of corpus callosum atrophy in Alzheimer disease. *Arch Neurol* 2002;59:243–248.

48. Frederiksen KS, Garde E, Skimminge A, et al. Corpus callosum tissue loss and development of motor and global cognitive impairment: the LADIS study. *Dement Geriatr Cogn Disord* 2011;32:279–286.

49. Roman GC, Erkinjuntti T, Wallin A, Pantoni L, Chui HC. Subcortical ischaemic vascular dementia. *Lancet Neurol* 2002;1:426–436.

50. Vermeer SE, Den Heijer T, Koudstaal PJ, et al. Incidence and risk factors of silent brain infarcts in the population-based Rotterdam Scan Study. *Stroke* 2003;34:392–396.

51. Carey CL, Kramer JH, Josephson SA, et al. Subcortical lacunes are associated with executive dysfunction in cognitively normal elderly. *Stroke* 2008;39:397–402.

52. Benisty S, Gouw AA, Porcher R, et al. Location of lacunar infarcts correlates with cognition in a sample of non-disabled subjects with age-related white-matter changes: the LADIS study. *J Neurol Neurosurg Psychiatry* 2009;80:478–483.

53. Loeb C, Gandolfo C, Crose R, Conti M. Dementia associated with lacunar infarction. *Stroke* 1992;23:1225–1229.

54. Miyao S, Takano A, Teramoto J, Takahashi A. Leukoaraiosis in relation to prognosis for patients with lacunar infarction. *Stroke* 1992;23:1434–1438.

55. Gold G, Kovari E, Herrmann FR, et al. Cognitive consequences of thalamic, basal ganglia, and deep white matter lacunes in brain aging and dementia. *Stroke* 2005;36:1184–1188.

56. Jokinen H, Gouw AA, Madureira S, et al. Incident lacunes influence cognitive decline: the LADIS study. *Neurology* 2011;76:1872–1878.

57. Viswanathan A, Gschwendtner A, Guichard JP, et al. Lacunar lesions are independently associated with disability and cognitive impairment in CADASIL. *Neurology* 2007;69:172–179.

58. Liem MK, van der Grond J, Haan J, et al. Lacunar infarcts are the main correlate with cognitive dysfunction in CADASIL. *Stroke* 2007;38:923–928.

59. Snowdon D, Greiner L, Mortimer J, et al. Brain infarction and the clinical expression of Alzheimer disease. *JAMA* 1997;277:813–817.

60. Jellinger KA, Attems J. Incidence of cerebrovascular lesions in Alzheimer's disease: a postmortem study. *Acta Neuropathol* 2003;105:14–17.

61. Van de Pol LA, Korf ES, van der Flier WM, et al. Magnetic resonance imaging predictors of cognition in mild cognitive impairment. *Arch Neurol* 2007;64:1023–1028.

62. Hanyu H, Tanaka Y, Shimizu S, et al. Cerebral microbleeds in Binswanger's disease: a gradient-echo T2*-weighted magnetic resonance imaging study. *Neurosci Lett* 2003;340:213–216.

63. Poels MM, Vernooij MW, Ikram MA, et al. Prevalence and risk factors of cerebral microbleeds: an update of the Rotterdam Scan Study. *Stroke* 2010;41:S103–S106.

64. Cordonnier C, van der Flier WM. Brain microbleeds and Alzheimer's disease: innocent observation or key player? *Brain* 2011;134:335–344.

65. Seo SW, Hwa Lee B, Kim EJ, et al. Clinical significance of microbleeds in subcortical vascular dementia. *Stroke* 2007;38:1949–1951.

66. Gregoire SM, Smith K, Jager HR, et al. Cerebral microbleeds and long-term cognitive outcome: longitudinal cohort study of stroke clinic patients. *Cerebrovasc Dis* 2012;33:430–435.

67. Werring DJ, Frazer DW, Coward LJ, et al. Cognitive dysfunction in patients with cerebral microbleeds on T2*-weighted gradient-echo MRI. *Brain* 2004;127:2265–2275.

68. Qiu C, Cotch MF, Sigurdsson S, et al. Cerebral microbleeds, retinopathy, and dementia: the Ages–Reykjavik study. *Neurology* 2010;75:2221–2228.

69. Poels MM, Ikram MA, van der Lugt A, et al. Cerebral microbleeds are associated with worse cognitive function: the Rotterdam Scan Study. *Neurology* 2012;78:326–333.

70. Van Norden AG, van den Berg HA, de Laat KF, et al. Frontal and temporal microbleeds are related to cognitive function: the Radboud University Nijmegen Diffusion Tensor and Magnetic Resonance Cohort (RUN DMC) study. *Stroke* 2011;42:3382–3386.

71. Van Es AC, van der Grond J, de Craen AJ, et al. Cerebral microbleeds and cognitive functioning in the PROSPER study. *Neurology* 2011;77:1446–1452.

72. Takashima Y, Mori T, Hashimoto M, et al. Clinical correlating factors and cognitive function in community-dwelling healthy subjects with cerebral microbleeds. *J Stroke Cerebrovasc Dis* 2011;20:105–110.

73. Yakushiji Y, Nishiyama M, Yakushiji S, et al. Brain microbleeds and global cognitive function in adults without neurological disorder. *Stroke* 2008;39:3323–3328.

74. Tang WK, Chen YK, Lu JY, et al. Absence of cerebral microbleeds predicts reversion of vascular "cognitive impairment no dementia" in stroke. *Int J Stroke* 2011;6:498–505.

75. Ayaz M, Boikov AS, Haacke EM, Kido DK, Kirsch WM. Imaging cerebral microbleeds using susceptibility weighted imaging: one step toward detecting vascular dementia. *J Magn Reson Imaging* 2010;31:142–148.

76. Goos JD, Kester MI, Barkhof F, et al. Patients with Alzheimer disease with multiple microbleeds: relation with cerebrospinal fluid biomarkers and cognition. *Stroke* 2009;40:3455–3460.

77. Yakushiji Y, Noguchi T, Hara M, et al. Distributional impact of brain microbleeds on global cognitive function in adults without neurological disorder. *Stroke* 2012;43:1800–1805.

78. Cordonnier C, van der Flier WM, Sluimer JD, et al. Prevalence and severity of microbleeds in a memory clinic setting. *Neurology* 2006;66:1356–1360.

79. Nardone R, De Blasi P, Seidl M, et al. Cognitive function and cholinergic transmission in patients with subcortical vascular dementia and microbleeds: a TMS study. *J Neural Transm* 2011;118:1349–1358.

80. Liem MK, Lesnik Oberstein SA, Haan J, et al. MRI correlates of cognitive decline in CADASIL: a seven-year follow-up study. *Neurology* 2009;72:143–148.

81. Kirsch W, McAuley G, Holshouser B, et al. Serial susceptibility weighted MRI measures brain iron and microbleeds in dementia. *J Alzheimers Dis* 2009;17:599–609.

82. Pettersen JA, Sathiyamoorthy G, Gao FQ, et al. Microbleed topography, leukoaraiosis, and cognition in probable Alzheimer disease from the Sunnybrook Dementia Study. *Arch Neurol* 2008;65:790–795.

83. Tyas SL, Salazar JC, Snowdon DA, et al. Transitions to mild cognitive impairments, dementia, and death: findings from the Nun Study. *Am J Epidemiol* 2007;165:1231–1238.

84. Madureira S, Verdelho A, Ferro J, et al. Development of a neuropsychological battery for the Leukoaraiosis And DISability in the elderly (LADIS) study: experience and baseline data. *Neuroepidemiology* 2006;27:101–116.

85. Dufouil C, Alperovitch A, Tzourio C. Influence of education on the

relationship between white matter lesions and cognition. *Neurology* 2003;60:831–836.

86. Biessels GJ, Staekenborg S, Brunner E, Brayne C, Scheltens P. Risk of dementia in diabetes mellitus: a systematic review. *Lancet Neurol* 2006;5:64–74.

87. Henon H, Pasquier F, Leys D. Poststroke dementia. *Cerebrovasc Dis* 2006;22:61–70.

88. Kivipelto M, Helkala EL, Laakso MP, et al. Midlife vascular risk factors and Alzheimer's disease in later life: longitudinal, population based study. *BMJ* 2001;322:1447–1451.

89. Launer LJ, Ross GW, Petrovitch H, et al. Midlife blood pressure and dementia: the Honolulu–Asia Aging Study. *Neurobiol Aging* 2000;21:49–55.

90. Qiu C, Winblad B, Fratiglioni L. Low diastolic pressure and risk of dementia in very old people: a longitudinal study. *Dement Geriatr Cogn Disord* 2009;28:213–219.

91. Razay G, Williams J, King E, Smith AD, Wilcock G. Blood pressure, dementia and Alzheimer's disease: the OPTIMA longitudinal study. *Dement Geriatr Cogn Disord* 2009;28:70–74.

92. Stewart R, Xue QL, Masaki K, et al. Change in blood pressure and incident dementia: a 32-year prospective study. *Hypertension* 2009;54:233–240.

93. Hebert LE, Scherr PA, Bennett DA, et al. Blood pressure and late-life cognitive function change: a biracial longitudinal population study. *Neurology* 2004;62:2021–2024.

94. Shah RC, Wilson RS, Bienias JL, et al. Relation of blood pressure to risk of incident Alzheimer's disease and change in global cognitive function in older persons. *Neuroepidemiology* 2006;26:30–36.

95. Di Carlo A, Baldereschi M, Amaducci L, et al. Cognitive impairment without dementia in older people: prevalence, vascular risk factors, impact on disability. The Italian Longitudinal Study on Aging. *J Am Geriatr Soc* 2000;48:775–782.

96. Cerhan JR, Folsom AR, Mortimer JA, et al. Correlates of cognitive function in middle-aged adults. Atherosclerosis Risk in Communities (ARIC) study investigators. *Gerontology* 1998;44:95–105.

97. Budge MM, de Jager C, Hogervorst E, Smith AD. Total plasma homocysteine, age, systolic blood pressure, and cognitive performance in older people. *J Am Geriatr Soc* 2002;50:2014–2018.

98. Kilander L, Nyman H, Boberg M, Hansson L, Lithell H. Hypertension is related to cognitive impairment: a 20-year follow-up of 999 men. *Hypertension* 1998;31:780–786.

99. Cacciatore F, Abete P, Ferrara N, et al. The role of blood pressure in cognitive impairment in an elderly population. Osservatorio Geriatrico Campano Group. *J Hypertens* 1997;15:135–142.

100. Gorelick PB, Scuteri A, Black SE, et al. Vascular contributions to cognitive impairment and dementia: a statement for healthcare professionals from the American Heart Association/American Stroke Association. *Stroke* 2011;42:2672–2713.

101. McGuinness B, Todd S, Passmore P, Bullock R. Blood pressure lowering in patients without prior cerebrovascular disease for prevention of cognitive impairment and dementia. *Cochrane Database Syst Rev* 2009;4:CD004034.

102. Guan JW, Huang CQ, Li YH, et al. No association between hypertension and risk for Alzheimer's disease: a meta-analysis of longitudinal studies. *J Alzheimers Dis* 2011;27:799–807.

103. Chang-Quan H, Hui W, Chao-Min W, et al. The association of antihypertensive medication use with risk of cognitive decline and dementia: a meta-analysis of longitudinal studies. *Int J Clin Pract* 2011;65:1295–1305.

104. SHEP Cooperative Research Group. Prevention of stroke by antihypertensive drug treatment in older persons with isolated systolic hypertension. Final results of the Systolic Hypertension in the Elderly Program (SHEP). *JAMA* 1991;265:3255–3264.

105. Lithell H, Hansson L, Skoog I, et al. The Study on Cognition and Prognosis in the Elderly (SCOPE): principal results of a randomized double-blind intervention trial. *J Hypertens* 2003;21:875–886.

106. Peters R, Beckett N, Forette F, et al. Incident dementia and blood pressure lowering in the Hypertension in the Very Elderly Trial cognitive function assessment (HYVET-cog): a double-blind, placebo controlled trial. *Lancet Neurol* 2008;7:683–689.

107. Yusuf S, Diener HC, Sacco RL, et al. Telmisartan to prevent recurrent stroke and cardiovascular events. *N Engl J Med* 2008;359:1225–1237.

108. Forette F, Seux ML, Staessen JA, et al. Prevention of dementia in randomised double-blind placebo-controlled systolic hypertension in Europe (SYST-Eur) trial. *Lancet* 1998;352:1347–1351.

109. Tzourio C, Anderson C, Chapman N, et al. Effects of blood pressure lowering with perindopril and indapamide therapy on dementia and cognitive decline in patients with cerebrovascular disease. *Arch Intern Med* 2003;163:1069–1075.

110. Cukierman T, Gerstein HC, Williamson JD. Cognitive decline and dementia in diabetes – systematic overview of prospective observational studies. *Diabetologia* 2005;48:2460–2469.

111. Luchsinger JA. Adiposity, hyperinsulinemia, diabetes and Alzheimer's disease: an epidemiological perspective. *Eur J Pharmacol* 2008;585:119–129.

112. Yaffe K, Falvey C, Hamilton N, et al. Diabetes, glucose control, and nine-year cognitive decline among older adults without dementia. *Arch Neurol* 2012;69:1170–1175.

113. Wang KC, Woung LC, Tsai MT, et al. Risk of Alzheimer's disease in relation to diabetes: a population-based cohort study. *Neuroepidemiology* 2012;38:237–244.

114. Kaffashian S, Dugravot A, Brunner EJ, et al. Midlife stroke risk and cognitive decline: a 10-year follow-up of the Whitehall II Cohort Study. *Alzheimers Dement* 2013;9:572-579.

115. Cheng G, Huang C, Deng H, Wang H. Diabetes as a risk factor for dementia and mild cognitive impairment: a meta-analysis of longitudinal studies. *Intern Med J* 2012;42:484–491.

116. Arvanitakis Z, Wilson RS, Bienias JL, Evans DA, Bennett DA. Diabetes mellitus and risk of Alzheimer disease and decline in cognitive function. *Arch Neurol* 2004;61:661–666.

117. Manschot SM, Brands AM, van der Grond J, et al. Brain magnetic resonance imaging correlates of impaired cognition in patients with type 2 diabetes. *Diabetes* 2006;55:1106–1113.

118. Liu F, Shi J, Tanimukai H, et al. Reduced O-glcNacylation links lower brain glucose metabolism and tau pathology in Alzheimer's disease. *Brain* 2009;132:1820–1832.

119. De la Monte SM. Brain insulin resistance and deficiency as therapeutic targets in Alzheimer's disease. *Curr Alzheimer Res* 2012;9:35–66.

120. Reitz C, Bos MJ, Hofman A, Koudstaal PJ, Breteler MM. Prestroke cognitive performance, incident stroke, and risk of dementia: the Rotterdam Study. *Stroke* 2008;39:36–41.

121. Douiri A, Rudd AG, Wolfe CD. Prevalence of poststroke cognitive impairment: South London Stroke Register 1995–2010. *Stroke* 2013;44:138–145.

122. Savva GM, Stephan BC. Epidemiological studies of the effect of stroke on incident dementia: a systematic review. *Stroke* 2010;41:e41–46.

123. Grau-Olivares M, Arboix A, Bartres-Faz D, Junque C. Neuropsychological abnormalities associated with lacunar infarction. *J Neurol Sci* 2007;257:160–165.

124. Jacova C, Pearce LA, Costello R, et al. Cognitive impairment in lacunar strokes: the SPS3 trial. *Ann Neurol* 2012;72:351–362.

125. Kivipelto M, Ngandu T, Fratiglioni L, et al. Obesity and vascular risk factors at midlife and the risk of dementia and Alzheimer disease. *Arch Neurol* 2005;62:1556–1560.

126. Purnell C, Gao S, Callahan CM, Hendrie HC. Cardiovascular risk factors and incident Alzheimer disease: a systematic review of the literature. *Alzheimer Dis Assoc Disord* 2009;23:1–10.

127. Unverzagt FW, McClure LA, Wadley VG, et al. Vascular risk factors and cognitive impairment in a stroke-free cohort. *Neurology* 2011;77:1729–1736.

128. Li L, Wang Y, Yan J, et al. Clinical predictors of cognitive decline in patients with mild cognitive impairment: the Chongqing Aging Study. *J Neurol* 2012;259:1303–1311.

129. Deschaintre Y, Richard F, Leys D, Pasquier F. Treatment of vascular risk factors is associated with slower decline in Alzheimer disease. *Neurology* 2009;73:674–680.

130. Folstein M, Folstein S, McHugh PJ. Mini-Mental State: a practical method for grading the cognitive state of patients for clinicians. *J Psychiatr Res* 1975;12:189–198.

131. Smith EE, Egorova S, Blacker D, et al. Magnetic resonance imaging white matter hyperintensities and brain volume in the prediction of mild cognitive impairment and dementia. *Arch Neurol* 2008;65:94–100.

132. Van der Flier WM, van der Vlies AE, Weverling-Rijnsburger AW, et al. MRI measures and progression of cognitive decline in nondemented elderly attending a memory clinic. *Int J Geriatr Psychiatry* 2005;20:1060–1066.

133. Pantoni L, Basile AM, Pracucci G, et al. Impact of age-related cerebral white matter changes on the transition to disability – the LADIS study: rationale, design and methodology. *Neuroepidemiology* 2005;24:51–62.

134. Fure B, Bruun Wyller T, Engedal K, Thommessen B. Cognitive impairments in acute lacunar stroke. *Acta Neurol Scand* 2006;114:17–22.

135. Roth M, Tym E, Mountjoy CQ, et al. CAMDEX. A standardised instrument for the diagnosis of mental disorder in the elderly with special reference to the early detection of dementia. *Br J Psychiatry* 1986;149:698–709.

136. Rosen W, Mohs R, Davis K. A new rating scale for Alzheimer's disease. *Am J Psychiatry* 1984;141:1356–1364.

137. Ferris S. General measures of cognition. *Int Psychogeriatr* 2003;15:215–217.

138. Ylikoski R, Jokinen H, Andersen P, et al. Comparison of the Alzheimer's Disease Assessment Scale cognitive subscale and the Vascular Dementia Assessment Scale in differentiating elderly individuals with different degrees of white matter changes. The LADIS study. *Dement Geriatr Cogn Disord* 2007;24:73–81.

139. Madureira S, Verdelho A, Moleiro C, et al. Neuropsychological predictors of dementia in a three-year follow-up period: data from the LADIS study. *Dement Geriatr Cogn Disord* 2010;29:325–334.

140. Nasreddine ZS, Phillips NA, Bedirian V, et al. The Montreal Cognitive Assessment, MoCA: a brief screening tool for mild cognitive impairment. *J Am Geriatr Soc* 2005;53:695–699.

141. Wong A, Xiong YY, Kwan PW, et al. The validity, reliability and clinical utility of the Hong Kong Montreal Cognitive Assessment (HK-MoCA) in patients with cerebral small vessel disease. *Dement Geriatr Cogn Disord* 2009;28:81–87.

142. Ishikawa H, Meguro K, Ishii H, Tanaka N, Yamaguchi S. Silent infarction or white matter hyperintensity and impaired

attention task scores in a nondemented population: the Osaki-Tajiri Project. *J Stroke Cerebrovasc Dis* 2012;21:275–282.

143. Hachinski V, Iadecola C, Petersen RC, et al. National Institute of Neurological Disorders and Stroke–Canadian Stroke Network vascular cognitive impairment harmonization standards. *Stroke* 2006;37:2220–2241.

144. Stroop JR. Studies of interference in serial verbal reactions. *J Exp Psychol* 1935;18:643–662.

145. Reitan R. Validity of the Trail Making test as an indicator of organic brain damage. *Percept Mot Skills* 1958;8:271–276.

146. Jokinen H, Kalska H, Mantyla R, et al. White matter hyperintensities as a predictor of neuropsychological deficits post-stroke. *J Neurol Neurosurg Psychiatry* 2005;76:1229–1233.

147. Jokinen H, Kalska H, Mantyla R, et al. Cognitive profile of subcortical ischaemic vascular disease. *J Neurol Neurosurg Psychiatry* 2006;77:28–33.

148. Zhou A, Jia J. Different cognitive profiles between mild cognitive impairment due to cerebral small vessel disease and mild cognitive impairment of Alzheimer's disease origin. *J Int Neuropsychol Soc* 2009;15:898–905.

149. Heaton R, Chelune G, Talley JL, Kay G, Curtiss G. *Wisconsin Card Sorting Test Manual: Revised and Expanded.* Odessa, FL: Psychological Assessment Resources; 1993.

150. Ylikoski R, Ylikoski A, Erkinjuntti T, et al. White matter changes in healthy elderly persons correlate with attention and speed of mental processing. *Arch Neurol* 1993;50:818–824.

151. Junque C, Pujol J, Vendrell P, et al. Leuko-araiosis on magnetic resonance imaging and speed of mental processing. *Arch Neurol* 1990;47:151–156.

152. Duering M, Zieren N, Herve D, et al. Strategic role of frontal white matter tracts in vascular cognitive impairment: a voxel-based lesion-symptom mapping study in CADASIL. *Brain* 2011;

134:2366–2375.

153. Cummings JL. Frontal-subcortical circuits and human behavior. *J Psychosom Res* 1998;44:627–628.

154. Tekin S, Cummings JL. Frontal-subcortical neuronal circuits and clinical neuropsychiatry: an update. *J Psychosom Res* 2002;53:647–654.

155. Behrens TE, Johansen-Berg H, Woolrich MW, et al. Non-invasive mapping of connections between human thalamus and cortex using diffusion imaging. *Nat Neurosci* 2003;6:750–757.

156. Meguro K, Constans JM, Shimada M, et al. Corpus callosum atrophy, white matter lesions, and frontal executive dysfunction in normal aging and Alzheimer's disease. A community-based study: the Tajiri Project. *Int Psychogeriatr* 2003;15:9–25.

157. Jokinen H, Frederiksen KS, Garde E, et al. Callosal tissue loss parallels subtle decline in psychomotor speed. A longitudinal quantitative MRI study. The LADIS study. *Neuropsychologia* 2012;50:1650–1655.

158. Wright CB, Festa JR, Paik MC, et al. White matter hyperintensities and subclinical infarction: associations with psychomotor speed and cognitive flexibility. *Stroke* 2008;39:800–805.

159. Paul R, Lane E, Jefferson A. Vascular cognitive impairment. In Ravdin LD, Katzen HL, eds. *Handbook on the Neuropsychology of Aging and Dementia.* New York, NY: Springer; 2012: pp. 281–294.

160. De Mendonca A, Ribeiro F, Guerreiro M, Palma T, Garcia C. Clinical significance of subcortical vascular disease in patients with mild cognitive impairment. *Eur J Neurol* 2005;12:125–130.

161. Loewenstein DA, Acevedo A, Agron J, et al. Cognitive profiles in Alzheimer's disease and in mild cognitive impairment of different etiologies. *Dement Geriatr Cogn Disord* 2006;21:309–315.

162. Nordahl CW, Ranganath C,

Yonelinas AP, et al. Different mechanisms of episodic memory failure in mild cognitive impairment. *Neuropsychologia* 2005;43:1688–1697.

163. Jokinen H, Lipsanen J, Schmidt R, et al. Brain atrophy accelerates cognitive decline in cerebral small vessel disease: the LADIS study. *Neurology* 2012;78:1785–1792.

164. Kennedy KM, Raz N. Aging white matter and cognition: differential effects of regional variations in diffusion properties on memory, executive functions, and speed. *Neuropsychologia* 2009;47:916–927.

165. Van der Holst HM, Tuladhar AM, van Norden AG, et al. Microstructural integrity of the cingulum is related to verbal memory performance in elderly with cerebral small vessel disease: the RUN DMC study. *Neuroimage* 2012;65C:416–423.

166. Van Norden AG, de Laat KF, Fick I, et al. Diffusion tensor imaging of the hippocampus and verbal memory performance: the RUN DMC study. *Hum Brain Mapp* 2012;33:542–551.

167. Kertesz A, Polk M, Carr T. Cognition and white matter changes on magnetic resonance imaging in dementia. *Arch Neurol* 1990;47:387–391.

168. Canning SJ, Leach L, Stuss D, Ngo L, Black SE. Diagnostic utility of abbreviated fluency measures in Alzheimer disease and vascular dementia. *Neurology* 2004;62:556–562.

169. Rao SM, Mittenberg W, Bernardin L. Neuropsychological test findings in subject with leukoaraiosis. *Arch Neurol* 1989;46:40–44.

170. Hunt AL, Orrison WW, Yeo RA. Clinical significance of MRI white matter lesions in the elderly. *Neurology* 1989;39:1470–1474.

171. Breteler M, van Amerongen N, van Swieten J, et al. Cognitive correlates of ventricular enlargement and cerebral white matter lesions on magnetic resonance imaging. The Rotterdam Study. *Stroke* 1994;25:1109–1115.

172. Almkvist O, Wahlund LO, Andersson-Lundman G, Basun H, Backman L. White-matter hyperintensity and neuropsychological functions in dementia and healthy aging. *Arch Neurol* 1992;49:626–632.

173. Kertesz A, Clydesdale S. Neuropsychological deficits in vascular dementia versus Alzheimer's disease. Frontal lobe deficits prominent in vascular dementia. *Arch Neurol* 1994;51:1226–1231.

174. Tiffin J, Asher EJ. The Purdue Pegboard: norms and studies of reliability and validity. *J Appl Psychol* 1948;32:234.

175. Marquine MJ, Attix DK, Goldstein LB, et al. Differential patterns of cognitive decline in anterior and posterior white matter hyperintensity progression. *Stroke* 2010;41:1946–1950.

176. Murray ME, Senjem ML, Petersen RC, et al. Functional impact of white matter hyperintensities in cognitively normal elderly subjects. *Arch Neurol* 2010;67:1379–1385.

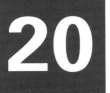

20 脑小血管病对运动、姿势及平衡的影响

Hansjoerg Baezner, Christian Blahak, Michael G. Hennerici

前言

步态及平衡障碍和跌倒是脑小血管病（CSVD）患者的主要症状，是老年患者发病及死亡的重要原因。然而，医学文献中记载的步态障碍及其对不断增长的老年人群的残疾负担的影响比较缺乏。CSVD 引起的步态障碍缺乏明确的诊断及分类标准，原因如下：①运动异常及卒中专家并不完全熟悉该病，从而导致治疗欠缺；②现有的术语缺乏一个明确的概念和一致的分类；③近年来才刚开始进行大规模前瞻性试验以阐述这一临床表现的自然进程。

很明显，年龄的增长并不足以解释大多数的情况。一种解释运动能力进行性下降的较为可信的理论指出复杂的运动网络可以确保姿势和步态中枢性协调的完整性。当皮层下区域出现明显病变时，这种运动网络可能会受到影响[1]。CSVD 相关的运动障碍表现为不同形式，如步态不稳、行走平衡障碍和跌倒的风险增加。此外，步态障碍已被证实是非阿尔茨海默病性痴呆的预测因素，如大部分的血管性痴呆[2]。

关于 CSVD 患者步态及平衡障碍的系统性分析始于 20 世纪 90 年代，通过研究不同人群包括健康的老年人群以及严重的残疾群体，得出不同结论[3,4]。但是只有少数的研究提供了预期的数据[5,6]。近十年，较大的系统性研究（包括横向和纵向研究）证实 CSVD 严重程度与步态障碍及跌倒成正相关[7~10]。因此，早期发现步态障碍将使早起识别和诊断这种致残性疾病成为可能。未来迫切需要以预防为目的医学治疗。

CSVD 患者步态及平衡障碍的历史及现代的分类

由于缺乏明确分类框架，步态及姿势异常仍得不到诊断[1]。这是相当惊人的，因为对步态的详细描述研究大量出现迄今已经有 100 多年历史。然而，由于同类型的步态障碍存在十几种术语，从而导致这种术语相当混淆。

最近人们力求对步态障碍分类，却产生了不恰当的解决方案，因为这些分类是由假定的解剖学位置和临床现象学特征混合组成，或使用存在更多争议的失用概念[11]。

因此，我们建议避免引用解剖和疾病名称（比如额叶步态或脑积水步态）而保留姿势和步态相关的临床元素。像"高阶步态障碍"的提议是不合适的，因为他们没有提供明确的定义且混合了推测的解剖学位置和临床现象学特征。

我们建议将 CSVD 的步态障碍和其他"高阶"步态障碍分类如下：①行走困难（LF）；②姿势控制困难（PCF）；③起步困难和冻结步态（GIF）。

根据症状的严重程度，我们建议将患者分为轻度、中度及重度步态障碍三种类型（表 20.1）。

表20.1　小血管病步态障碍分级

步态障碍	1级	2级	3级
行走困难	轻度不稳,行走缓慢,小步,宽步基,节律正常	严重站立不稳,不规则步长和时长破坏步态节律	行走不能
姿势控制困难	转身及上没有扶手的楼梯困难,偶有跌倒	小的支撑可站立,转身或坐位起立无支撑跌倒	无支撑不能站立
起步困难和冻结步态	轻度起步困难,偶有冻结	严重起步困难,频繁冻结	起步不能

很明显,很多患者可有两种或三种上述类型重叠,可将之分为"混合"类型。另一方面,之前的类型很容易被另一类型替代,或两种类型重叠,或同时含有三种类型,这通常反映了从轻度的姿势控制困难(PCF)开始到额外的起步和行走困难(LF)的进展过程。

在我们的临床经验中,大多数患者表现为步态缓慢、小碎步和步基宽。更早期表现为轻度姿势控制困难。病程后期,患者可出现步态启动困难,磁性步态以及步态节律异常(图20.1)。

定量测量这些综合征的临床试验分别包括步速及节律(LF 患者),坐位起立、双脚前后站立和单腿站立试验(PCF 患者),GIF 临床上很容易诊断。然而,完全依赖临床观察会导致长期随访结果的不准确性。步态分析仪器的应用已被证实对 CSVD 患者步态障碍的测定有效,因为结果重复性好,且在多年的进程中不依赖评定者进行比较[5]。如果计算机分析无法使用,应用简单临床试验量表对评估病情是否进展和稳定亦可行。

LADIS 研究

白质疏松和残疾研究(leukoaraiosis and disability,LADIS)的主要目的是分析步态和平衡障碍与年龄相关性脑白质改变(ARWMCs)严重程度间的关联强度[12]。为了量化运动表现,一项大型研究采用简明运动试验(SPPB)、单腿站立时间以及步行速度进行测量,该研究样本包括一个临床定义明确组,且来源于预标准化的前瞻性研究。这项研究结果现在可在横向及纵向研究分析中获得。

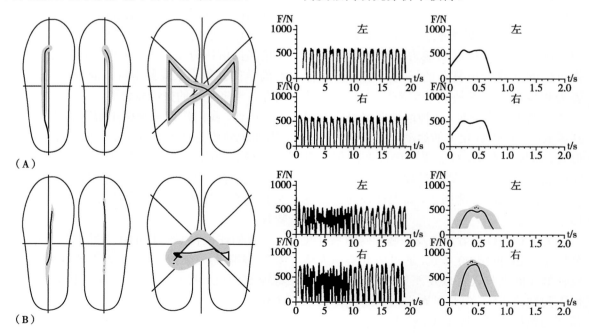

图20.1　健康人的步态模式(A),脑小血管病患者的步态障碍(B),通过计算机赛道步态分析系统测量的结果

LADIS：横向研究结果

LADIS 研究中，11 个欧洲中心评估得出 ARWMC 是老年人（65～84 岁）变残疾的独立决定因素。因为之前小样本横断面分析研究中报道关于 ARMWC 影响步态及运动功能的结果一直存在争议，本研究目的在于确定 ARWMC 对不同测量步态及平衡功能的客观方法的影响。

LADIS 研究纳入 639 名非残障人群进行为期 3 年的随访，根据 MRI 对 ARWMC 进行 3 个标准化分级（轻度、中度及重度）。

为了评估步态及运动障碍的发生及严重程度，研究选取了简明运动试验（SPPB）[13, 14]，SPPB 包括站立平衡检查（并联位站立、半串联位站立和串联位站立）、4m 行走速度和 5 次重复坐位起立测评，每部分 0～4 分，总分为各部分计分之和，最大 12 分（图 20.2）。另外，两个简单步态平衡试验包括步行速度和单腿站立时间，步行速度通过正常步伐行走 8m 后计算得出，单腿站立时间通过个体将手放在臀部，单腿维持平衡达最大上限 30 秒得出。

横向研究结果示，运动障碍与 ARWMC 严重程度相关，轻度组：SPPB 得分（10.2±2.1）分，中度组：SPPB 得分（9.9±2.0）分，重度组：（8.9±2.6）分，（$P<0.001$）。步行速度减慢程度取决于 ARWMC 严重程度，轻度组（1.24±0.28）m/s，中度组（1.18±0.32）m/s，重度组（1.09±0.31）m/s，

$P<0.001$）。ARWMC 损伤最重组其单腿站立平衡时间最短，轻度组（18.9±10.8）s，中度组（16.4±10.8）s，重度组（13.6±11.2）s，$P<0.001$。将社会人口学及各种特定干扰因素进行校正后结果保持稳定，机体活动下降者，病态 SPPB 得分风险显著增高（中度 / 轻度 ARWMC *OR*：1.6，95%*CI*：1.02～2.52；严重 / 轻度 ARWMC *OR*：1.75，95%*CI*：1.09～2.80）[10]。

LADIS 研究的横向数据结果表明，年龄相关性脑白质病变（ARWMC）的严重程度与步态和运动协调受损程度明显相关。体力活动与活动受限风险下降相关[10]。

LADIS：纵向研究结果

纵向数据分析，随着时间推移，SPPB 评分与 ARWMC 严重程度之间是否会发生潜在变化。

总的来说，LADIS 研究参与者下肢运动功能恶化，通过 SPPB 得分显示每年平均下降 2.6%。但对基线运动受损及潜在的混杂因素进行校正后，只有中度（SPPB 每年下降 0.22 分，约等于 2.3%；95% *CI*：0.35～0.09，$P<0.01$）或重度的 ARWMC（SPPB 每年下降 0.46 分，约等于 4.7%；95% *CI*：0.63～0.28，$P<0.001$）患者显示出平衡及步态功能受损。有趣的是，年龄具有不同的影响：相对年轻的受试者其 SPPB 动态变化相对短暂，且独立于其 ARWMC 严重程

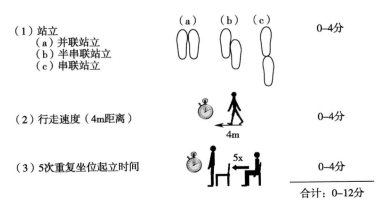

（1）站立
 （a）并联站立
 （b）半串联站立
 （c）串联站立

（2）行走速度（4m 距离）

（3）5 次重复坐位起立时间

合计：0–12 分

图 20.2 简明运动试验：评估步态和平衡功能的一项简单试验

度,但存在严重 ARWMC 且年龄超过 75.9 岁的患者,其功能恶化速度较只有轻中度脑白质病变者显著增快[15]。

总结,LADIS 研究显示只有中度和严重 CSVD 患者与下肢运动功能恶化独立相关。

源于大规模前瞻性研究的 CSVD 与步态障碍相关的证据

少数大规模社区无残障老年人群研究提供数据支持步态障碍与脑白质病理改变成正相关,白质病变程度越重,步态障碍发生率越高。

在心血管健康研究中,Rosano 等[7]对脑 MR 异常如脑室扩大、白质高信号(WMHs)、皮层下和基底核小的脑梗死人群进行为期 4 年随访研究,询问参与者 0.5 英里(1 英里 = 1609.3m)行走是否困难或参与一或多个日常体力活动,判定体力下降情况;通过步速、坐位起立次数评估运动能力。研究结果发现,严重脑室扩大较轻度脑室扩大发生体力下降风险增加 35%,中度白质病变(WML)较轻微病变风险增加 22%,参与者出现一个以上脑梗死较无梗死人群体力下降风险增加 26%。中重度脑 MR 异常参与者其步行速度下降较 MR 正常群体明显增快。

Soumaré 等[9]提出了关于 WML 负荷的阈值效应,即白质病变在确定的代偿范围内不会导致功能下降,一旦超过阈值,受试者将出现功能受损。

最近一项入选了 287 例 70~90 岁社区人群的纵向研究表明,WML 是体力下降的独立预测因子[16]。对年龄、基线体能、一般状况、身体活动及认知功能等因素进行控制后进行多因素 Logistic 回归分析显示 WML 体积在第四个四分位数被试中显示体力下降更大(OR 3.02,95% CI 1.02~8.95)。额顶深部和顶枕部脑室旁白质高信号与体力下降呈强相关性。

一系列发表的论文来源于同一研究人群,该研究共入选了 431 名能独立生活非痴呆

的老年 CSVD 患者,年龄 50~85 岁,de Laat 等[8, 17, 18]发现通过横向分析白质病变和腔隙性梗死与一系列定量评估的步态参数相关,其中最敏感的参数是步长。此外,使用可观察白质完整性的磁共振弥散张量成像(diffusion tensor imaging,DTI)显示半卵圆中心和额叶深脑室旁的 WML 与几个步态参数下降相关。同样的 DTI 在看似正常的白质区域发现白质纤维的完整性下降。作者总结,联系双侧皮层区域,特别是前额皮质的白质纤维减少,可能是老年步态障碍重要的决定因素。重要的是,白质纤维与认知控制的运动进程相关,如胼胝体膝部纤维投射至前额叶区域在老年 CSVD 患者中受到影响。最终,课题组还发现皮质萎缩是 CSVD 的一部分,最终可导致 CSCD 患者步态受损[19]。

引用最近的 meta 分析[20]和以上数据进行总结,CSVD 与步态和平衡障碍相关,尽管在大多数研究中仅在最严重的 CSVD 患者表现明显。

跌倒和平衡障碍在老年人活动能力受损中的作用

导致老年人群行动能力受损的其他重要因素是跌倒和平衡障碍。超过 1/3 老年人群每年出现一次或多次跌倒,其中将近 50% 出现外伤[21]。老年人群中急症住院超过 10% 是跌倒引起的,是创伤相关死亡的主要原因[21~23]。反复发生的跌倒与体力下降和残疾相关,从而产生社会心理问题以及生活质量的严重下降[24],因此造成大量医疗和社会经济负担[24, 25]。

视力障碍、日常生活的功能受限、异常的姿势晃动和步态节律的变化等是跌倒相关的危险因素[24, 26, 27]。几类神经退行性疾病如帕金森病[28]、阿尔茨海默病、与小脑性共济失调相关的疾病[29]和一些精神疾病如抑郁症等,也会增加跌倒的风险。最近几年,越来越多的证据表明 CSVD 与平衡受损有关,从而增加老年人群跌倒的发生率。

平衡障碍与 WML 和 CSVD 的关系

有多个横向及纵向研究对老年人群 CSVD 与平衡控制受损之间的关系进行评估[30~35]。第一个显著的结果来自心血管健康研究的一个亚组试验，试验入选了超过 700 名社区老年人群，通过应用临床测量以及动态姿势描记法，发现 WML 与平衡试验表现差相关[31, 35]。

同上面提及的 LADIS 研究，我们可以证明 CSVD 总体严重程度与通过简单的临床试验如单腿站立时间和简明运动试验（SPPB）评估的平衡障碍具有显著相关性[32]。平衡功能受损与额叶深部白质病变相关，而与顶叶及脑室旁的白质病变区域无关，尽管这些区域白质病变发生率相当高。在另一个以社区为基础的研究中发现脑干损伤也似乎与平衡控制功能下降有关[33]。一项单因素研究表明，白质病变和平衡功能的关系可能受性别影响，报道显示白质病变仅仅与男性单腿站立能力显著相关[35]。

感觉、运动和中枢处理过程之间复杂的交互作用的整合是安静站立及动态情况下如转弯步态时平衡控制的一个重要方面。通过应用一个力台动态姿势描记图作为诊断工具，Novak 等[30]对社区生活的既往无跌倒病史的老年群体进行研究，表明脑室周围及局灶性脑白质损伤与某些平衡参数改变显著相关。特别是左右方向存在更多的随机波动增加了身体摇晃的发生率。

第一个进行纵向数据收集的是 Whitman 等人[36]，研究者比较了姿势控制异常的人群和健康人群 WML 的进展。在 4 年内 Tinetti 平衡与步态量表下降超过 4 分的受试者较分数未变化者 WML 体积增大。在另一个为期 10 年的纵向研究中，Baloh 等[6]也报道了 Tinetti 平衡量表得分每年的变化与 WML 严重程度相关。

跌倒与 WML 和 CSVD 的关系

一些研究调查了 WML 与跌倒的关系，其中大部分报道跌倒较无跌倒患者其脑 WML 体积更大[3, 6, 20, 32, 36~38]。这些研究中涉及评估跌倒发生率的方法学差异较大，尤其关于跌倒的定义、前瞻性或回顾性记录、WML 的量化、统计分析和研究人群，给系统性回顾和结果的阐述带来困难。

WML 与跌倒关联的强有力证据来自于 3 个大规模前瞻性研究。以人群为基础的研究选取了 294 名老年人群，观察时间超过 12 个月，WML 体积在最高 1/5 比最低 1/5 人群，其跌倒发生的风险增加 2 倍[37]。另一个前瞻性研究入选了 820 例社区老年人群，随访 9 年发现年龄 <80 岁受试者其 WML 与跌倒相关的髋部骨折有明显相关[38]。最近发表的一篇研究，选取了 287 例 70~90 岁的社区住宅人群并进行 12 个月随访，结果显示严重 WML 患者较轻度 WML 者其发生多重跌倒或有害跌倒的风险增加 55%[16]。

LADIS 研究中，我们也分析了跌倒与 WML 位置的关系：通过基线 MRI 的半定量 Scheltens 量表的横向结果进行多因素分析，脑室周围白质和额叶深部的 WML 与跌倒独立相关[32]。因此 WML 与跌倒风险间的关键联系在于平衡控制受损，与无跌倒史的受试者比较，既往一次或多次跌倒者其平均单腿站立时间显著性下降。

病理生理机制和及其意义

传统上通过病变定位分析神经系统症状，经典策略在于努力寻找一个关于脑损伤病理或影像与功能缺陷之间的紧密因果关系。然而，基于影像技术稳步提高，最近越来越多关于临床症状与预期的解剖学病灶部位直接关联的概念受到患有多个病灶或弥漫性病变患者的挑战。因此，提出了一个关于神经元网络破坏的假说，即新的病灶产生的症状可能与特定的解剖学位置或功能区域无关假说，而是通过神经元网络破坏引起。已经提出来几个解剖功能网络，并建立了一些诸如（前）额叶皮层下环路的模型[39]。因而，通过病理或神经影像证实的局灶或弥漫白质和基底核病变导致的广泛皮层下运动网络受损可能是 CSVD 步态和姿势控制障碍的原因。此外，看似正常的白质神经功能异常也可能已经造成相关临床症状。

少数关于整体严重程度和 WML 分布的研究证实，平衡障碍和跌倒与额叶深部、脑室旁以及幕下 WML 相关。事实已知不同类型额叶损伤如双侧硬膜下血肿、肿瘤或脑积水与步态及平衡障碍有关[40]。正常压力脑积水的特征是额叶步态障碍，与 CSVD 步态障碍表现形式相似。皮质 - 皮质纤维投射到额叶皮层中断、额叶小脑通路受损或额叶皮层 - 皮层下环路控制运动功能障碍[39,40]导致步态障碍和平衡障碍。额深部及侧脑室前角 WML 可能影响额枕束和更多位于外侧的上纵束也会产生同样的症状[41]。

综上所述，CSVD 患者不是单一的神经束或通路受损，而是逐渐损伤广泛的皮质下纤维网络的功能完整性，这些纤维网络主要是处理视觉、本体感觉和外周感觉传入的感觉运动过程，从而维持平衡功能，所以损伤这些纤维网可能是引起平衡障碍和跌倒的原因[1,5,6,20,36,42]。这些纤维网络障碍尤其影响某些动态平衡控制参数，而这些参数与需中枢和外周反馈机制参与的长期姿势摇摆控制相关[30]。健康人群中，通过代偿反馈机制，使向某一方向自发性的身体摇晃被反方向的运动代偿。WML 损伤这些机制，造成身体摇晃的波动变得更加随机，最终影响姿势控制（甚至是平静站立情况下的姿势控制）从而导致老年人活动下降[30]。

此外，大脑执行能力与额叶有关联，执行功能受损引起规划、控制和执行动作行为障碍，可能增加跌倒的发生[43,44]。执行能力下降增加跌倒发生的风险可能机制如下：①注意力下降，中枢处理及整合能力受损，并且姿势改变的执行受损导致平衡步态失调和跌倒；②判断力和自我调节功能下降；③执行能力相关行为受损，如初始动机缺乏，间接导致体力活动

减少，增加跌倒风险，从而损伤机体功能[45]。

WML 影响额叶和皮层下纤维网络的确切的病理生理学和生理学机制尚不明确。结合 MRI 和 PET 研究，Tullberg 等[46]证实 WML 与额叶低代谢相关，而与位置无关。考虑到额叶及脑室周围是 WML 主要的位置，单单这些区域的 WML 就能够很好地评估整体 WML 情况[46]。然而，一些研究表明仅仅额叶和脑室旁白质病变与平衡障碍和跌倒相关，尽管其他大脑区域如顶叶白质或基底神经节的 WML 得分很高[32]。研究明确提出额叶及脑室旁白质病变是导致平衡障碍和跌倒发生的主要因素。此外，局部脑代谢受灌注压波动的影响，尤其是脑室旁的分水岭和高代谢需求区域容易损伤[30]。

另一个关于额叶步态障碍和跌倒原因的假说，至少在脑积水患者中，下行运动神经束支配的下肢活动受限，是由大脑内侧皮质和进入内囊前的侧脑室旁区域引起的[47]。目前研究尚不能证实内囊区域的 WML 与平衡障碍和跌倒的相关[32]，以及该区 WML 患者的上运动神经元体征发生率仅占 15% 左右[48]。因此，WML 直接作用于下行运动纤维似乎对平衡障碍和跌倒风险发生的影响较小。另一方面，除了位于幕上 WML 以外，位于幕下脑干的 WML 也表现出与平衡控制下降有关[33]，这些脑干病变可能影响不是主要的皮质脊髓束，而是穿行于脑干的前庭脊髓纤维联系、前庭小脑纤维联系，以及小脑前庭纤维联系[49]，因为前庭神经纤维和前庭神经核是公认的维持平衡与运动关系的联系区域[49]。据推测，脑干白质病变也可能影响平衡与运动功能[30]。

治疗

基于前述假设，代偿机制发生改变或大脑机能退化出现于姿势异常之前，广泛的 WML 并不能转化为明显的残疾，因此，为了保持下肢运动功能，我们的重点将是如何防止潜在的病理生理机制进一步加剧，最后是老年人的总体

健康情况，达到这些可能需要严格控制心血管危险因素如动脉性高血压、糖尿病和高脂血症。

LADIS 研究发现体育锻炼与 SPPB 得分明显相关，经常运动个体其运动功能更佳。对人口统计学变量进行校正后其结果依然显著，甚至独立于既往存在步态障碍或跌倒病史[10]。这一发现可能指导潜在的治疗干预。体育锻炼作为一个公认独立的内在影响因素，可能机制是稳固不稳定的运动神经纤维网。这是一个新概念，因为迄今为止，只有几个小研究显示体育锻炼对老年人群运动的选择性起到积极作用。但是也存在矛盾证据，认为体育锻炼影响步态、平衡和日常生活活动。最近 LADIS 研究中还证实体育锻炼可以降低认知损伤的风险[50]。

步态障碍和残疾的两个最重要决定因素是跌倒和害怕跌倒，因此，临床实践中通过使用简单的临床试验如单腿站立时间来评估平衡功能，从而早期识别存在跌倒风险的 CSVD 患者。社区老年人群参与一些活动和力量训练项目能够有效地预防跌倒。一项对照研究的 meta 分析，平均超过 44 个研究共计 9600 例患者发现，跌倒发生平均下降 22%[51]。对照试验中体育锻炼对 CSVD 患者平衡和跌倒的风险的作用尚未公布。然而，LADIS 研究中发现体育锻炼与 SPPB 得分同时减少跌倒风险显著相关[10, 32]。这些结果支持已发表的数据，体育锻炼结合平衡训练，降低跌倒的风险[52, 53]和运动损伤[54]。然而，体育锻炼和平衡功能改善、跌倒风险的降低间的因果联系尚不明确，另一方面，害怕跌倒同时存在平衡和运动障碍患者可能参加体育锻炼受限。

（李　霞译）

参考文献

1. Baezner H, Hennerici M. From trepidant abasia to motor network failure – gait disorders as a consequence of subcortical vascular encephalopathy (SVE): review of historical and contemporary concepts. *J Neurol Sci* 2005;229:81–88.
2. Verghese J, Lipton RB, Hall CB, et al. Abnormality of gait as a predictor of non-Alzheimer's dementia. *N Engl J Med* 2002;347:1761–1768.
3. Masdeu JC, Wolfson L, Lantos G, et al. Brain white-matter changes in the elderly prone to falling. *Arch Neurol* 1989;46:1292–1296.
4. Kerber KA, Enrietto JA, Jacobson KM, Baloh RW. Disequilibrium in older people: a prospective study. *Neurology* 1998;51:574–580.
5. Baezner H, Oster M, Daffertshofer M, Hennerici M. Assessment of gait in subcortical vascular encephalopathy by computerized analysis: a cross-sectional and longitudinal study. *J Neurol* 2000;247:841–849.
6. Baloh RW, Ying SH, Jacobson KM. A longitudinal study of gait and balance dysfunction in normal older people. *Arch Neurol* 2003;60:835–839.
7. Rosano C, Kuller LH, Chung H, et al. Subclinical brain magnetic resonance imaging abnormalities predict physical functional decline in high-functioning older adults. *J Am Geriatr Soc* 2005;53:649–654.
8. De Laat KF, van Norden AG, Gons RA, et al. Gait in elderly with cerebral small vessel disease. *Stroke* 2010;41:1652–1658.
9. Soumaré A, Elbaz A, Zhu Y, et al. White matter lesions volume and motor performances in the elderly. *Ann Neurol* 2009;65:706–715.
10. Baezner H, Blahak C, Poggesi A, et al. Association of gait and balance disorders with age-related white matter changes: the LADIS study. *Neurology* 2008;70:935–942.
11. Nutt JG, Marsden CD, Thompson PD. Human walking and higher-level gait disorders, particularly in the elderly. *Neurology* 1993;43:268–279.
12. Pantoni L, Basile AM, Pracucci G, et al. Impact of age-related cerebral white matter changes on the transition to disability – the LADIS study: rationale, design and methodology. *Neuroepidemiology* 2005;24:51–62.
13. Guralnik JM, Simonsick EM, Ferrucci L, et al. A Short Physical Performance Battery assessing lower extremity function: association with self-reported disability and prediction of mortality and nursing home admission. *J Gerontol* 1994;49:85–94.
14. Guralnik JM, Ferrucci L, Simonsick EM, Salive ME, Wallace RB. Lower-extremity function in persons over the age of 70 years as a predictor of subsequent disability. *N Engl J Med* 1995;332:556–561.
15. Kreisel SH, Blahak C, Baezner H, et al. Deterioration of gait and balance over time: the effects of age-related white matter change. *Cerebrovasc Dis* 2013;35:544–553.
16. Zheng JJ, Delbaere K, Close JC, et al. White matter hyperintensities are an independent predictor of physical decline in community-dwelling older people. *Gerontology* 2012;58:398–406.

17. de Laat KF, Tuladhar AM, van Norden AG, et al. Loss of white matter integrity is associated with gait disorders in cerebral small vessel disease. *Brain* 2011; 134:73–83.

18. de Laat KF, van Norden AG, Gons RA, et al. Diffusion tensor imaging and gait in elderly persons with cerebral small vessel disease. *Stroke* 2011;42:373–379.

19. de Laat KF, Reid AT, Grim DC, et al. Cortical thickness is associated with gait disturbances in cerebral small vessel disease. *Neuroimage* 2012;59:1478–1484.

20. Zheng JJ, Delbaere K, Close JC, Sachdev PS, Lord SR. Impact of white matter lesions on physical functioning and fall risk in older people: a systematic review. *Stroke* 2011;42:2086–2090.

21. Whiting P, Rutjes AW, Reitsma JB, Bossuyt PM, Kleijnen J. The development of quadas: a tool for the quality assessment of studies of diagnostic accuracy included in systematic reviews. *BMC Med Res Methodol* 2003;3:25.

22. Rubenstein LZ, Powers CM, MacLean CH. Quality indicators for the management and prevention of falls and mobility problems in vulnerable elders. *Ann Intern Med* 2001; 135:686–693.

23. Murray ME, Senjem ML, Petersen RC, et al. Functional impact of white matter hyperintensities in cognitively normal elderly subjects. *Arch Neurol* 2010;67:1379–1385.

24. Bloem BR, Steijns JAG, Smits-Engelsman BC. An update on falls. *Curr Opin Neurol* 2003;16:15–26.

25. Alexander BH, Rivara FP, Wolf ME. The cost and frequency of hospitalisation for fall related injuries in older adults. *Am J Public Health* 1992; 82:1020–1023.

26. Tinetti ME, Speechley M, Ginter SF. Risk factors for falls among elderly persons living in the community. *N Engl J Med* 1988;319:1701–1707.

27. Maki BE. Gait changes in older adults: predictors of falls or indicators of fear. *J Am Geriatr Soc* 1997;45:313–320.

28. Bloem BR, Grimbergen YAM, Cramer M, et al. Prospective assessment of falls in Parkinson's disease. *J Neurol* 2001;248:950–958.

29. Ebersbach G, Sojer M, Valldeoriola F, et al. Comparative analysis of gait in Parkinson's disease, cerebellar ataxia and subcortical arteriosclerotic encephalopathy. *Brain*. 1999;122:1349–1355.

30. Novak V, Haertle M, Zhao P, et al. White matter hyperintensities and dynamics of postural control. *Magn Reson Imaging* 2009;27:752–759.

31. Longstreth WT Jr, Manolio TA, Arnold A, et al. Clinical correlates of white matter findings on cranial magnetic resonance imaging of 3301 elderly people. The Cardiovascular Health Study. *Stroke* 1996;27:1274–1282.

32. Blahak C, Baezner H, Pantoni L, et al. Deep frontal and periventricular age-related white matter changes but not basal ganglia and infratentorial hyperintensities are associated with falls: cross-sectional results from the LADIS study. *J Neurol Neurosurg Psychiatry* 2009;80:608–613.

33. Starr JM, Leaper SA, Murray AD, et al. Brain white matter lesions detected by magnetic resonance imaging are associated with balance and gait speed. *J Neurol Neurosurg Psychiatry* 2003; 74:94–98.

34. Camicioli R, Moore MM, Sexton G, Howieson DB, Kaye JA. Age-related brain changes associated with motor function in healthy older people. *J Am Geriatr Soc* 1999;47:330–334.

35. Tell GS, Lefkowitz DS, Diehr P, Elster AD. Relationship between balance and abnormalities in cerebral magnetic resonance imaging in older adults. *Arch Neurol* 1998;55:73–79.

36. Whitman GT, Tang T. A prospective study of cerebral white matter abnormalities in older people with gait dysfunction. *Neurology* 2001;57:990–994.

37. Srikanth V, Beare R, Blizzard L, et al. Cerebral white matter lesions, gait, and the risk of incident falls: a prospective population-based study. *Stroke* 2009;40:175–180.

38. Corti MC, Baggio G, Sartori L, et al. White matter lesions and the risk of incident hip fracture in older persons: results from the Progetto Veneto Anziani Study. *Arch Intern Med* 2007;167:1745–1751.

39. Alexander GE, DeLong MR, Strick PL. Parallel organization of functionally segregated circuits linking basal ganglia and cortex. *Annu Rev Neurosci* 1986;9:357–381.

40. Stolze H, Kuhtz-Buschbeck JP, Drücke H, et al. Comparative analysis of the gait disorder of normal pressure hydrocephalus and Parkinson's disease. *J Neurol Neurosurg Psychiatry* 2001;70:289–297.

41. Curnes JT, Burger PC, Djang WT, Boyko OB. MR imaging of compact white matter pathways. *AJNR Am J Neuroradiol* 1988;9:1061–1068.

42. Guttmann CR, Benson R, Warfield SK, et al. White matter abnormalities in mobility impaired older persons. *Neurology* 2000;54:1277–1283.

43. Kerber KA, Enrietto JA, Jacobson KM, Baloh RW. Disequilibrium in older people: a prospective study. *Neurology* 1998;51:574–580.

44. Sparto PJ, Aizenstein HJ, Vansmearingen JM, et al. Delays in auditory-cued step initiation are related to increased volume of white matter hyperintensities in older adults. *Exp Brain Res* 2008;188:633–640.

45. Liu-Ambrose T, Nagamatsu LS, Hsu CL, Bolandzadeh N. Emerging concept: "central benefit model" of exercise in falls prevention. *Br J Sports Med* 2013;47:115–117.

46. Tullberg M, Fletcher E, DeCarli C,

et al. White matter lesions impair frontal lobe function regardless of their location. *Neurology* 2004;63:246–253.

47. Yakovlev PI. Paraplegias of hydrocephalics. *Am J Ment Defic* 1947;51:561–576.

48. Poggesi A, Gouw A, van der Flier W, et al. Cerebral white matter changes are associated with abnormalities on neurological examination in non-disabled elderly: the LADIS study. *J Neurol* 2013;260:1014–1021.

49. Afifi AK, Bergman RA. *Functional Neuroanatomy.* New York, NY: McGraw-Hill; 1998: pp. 105–179.

50. Verdelho A, Madureira S, Ferro JM, et al. Physical activity prevents progression for cognitive impairment and vascular dementia: results from the LADIS (Leukoaraiosis And DISability) study. *Stroke* 2012;43:3331–3335.

51. Sherrington C, Whitney JC, Lord SR, et al. Effective exercise for the prevention of falls: a systematic review and meta-analysis. *J Am Geriatr Soc* 2008;56:2234–2243.

52. Province MA, Hadley EC, Hornbrook MC, et al. The effects of exercise on falls in elderly patients. A preplanned meta-analysis of the FICSIT trials. Frailty and injuries: cooperative studies of intervention techniques. *JAMA* 1995;273:1341–1347.

53. Day L, Fildes B, Gordon I, et al. Randomised factorial trial of falls prevention among older people living in their own homes. *BMJ* 2002;325: 128–134.

54. Lang IA, Guralnik JM, Melzer D. Physical activity in middle-aged adults reduces risks of functional impairment independent of its effect on weight. *J Am Geriatr Soc* 2007;55:1836–1841.

21 小血管病导致的精神症状

Perminder S. Sachdev, Sharon Reutens

前言

小血管疾病（SVD）是一种多发于老年患者的常见疾病，通常隐袭起病，进展缓慢，其对人体产生的后果仍在探索中。SVD 的临床表现多种多样，通过新发抑郁症状、认知功能减退和失动机综合征，以及非认知表现（如身体健康更差、尿失禁以及步态障碍），进而影响精神状态、生活质量和机能能力。

为了本章讨论的目的，脑 SVD 的识别主要通过神经影像尤其是磁共振成像（MRI）而非神经病理学。虽然痴呆与非认知功能损害人群的神经病理学研究均提示相同的 SVD 表现：腔隙性脑梗死、微出血以及非梗死性白质缺血改变[1~3]，明确这些改变与生前的精神障碍之间的关系仍然在方法学上受限。将精神疾病与 SVD 联系的早期研究基于计算机断层成像（CT）。有证据表明 MRI 对 SVD 更敏感[4]，大量研究证实精神疾病症状与 MRI 表现之间的联系，足以证实 MRI 适用于此目前的分析。

MRI 的技术进步不断对此领域的研究提出挑战。T_2 加权成像的液体衰减反转恢复序列（FLAIR）的引入显示绝大部分的老年人[5]和将近 50% 的 40 多岁的健康人群[6]中可以发现白质高信号（WMH），即使大多数情况病变程度都较轻。因为在 CT 上呈现为低密度及在 T_1 序列呈现为低信号，这些病变被称为"脑白质疏松"（字面意思，变薄的白质）[7]。这种频繁的"偶然"发现为判断它们的临床意义制造了难题，无论在认知功能还是精神障碍方面。而 WMH 可以是多种疾病的非特异性表现包括炎症、脱髓鞘、变性、发育异常以及缺血后的水肿，更增加这个问题的难度[8]。已经由可信的证据支持大多老年偶然发现的 WMH 实际上是缺血性的，因此是 SVD 造成脑损害的标志[9]。FLAIR 像有利于分辨腔隙性脑梗死并区分 WMH 及扩大的血管周围间隙（VRS）。

近期应用弥散张量成像（DTI）可以探究神经精神系统疾病中白质传导束的完整性，较其他显像模式更为精细。DTI 在多个层面检测水分子的弥散，白质损伤导致扩散系数增加而各向异性分数（测量弥散方向性）减少[10]。因此，DTI 可以检测在 T_2 加权成像上表现正常的白质异常。由于并不是总能将 DTI 异常与精神症状及认知功能相联系，因此这种敏感度的增加既是一种优势也是一种挑战。

另外一种最近的显像模式是 MRI 应用梯度回波序列的 T_2^* 加权成像，特别是磁敏感加权成像（SWI）的应用，对脑的微出血极为敏感[11]。这一模式突出了脑内常见的微出血，并打开了出血性 SVD 以及其神经精神后果的领域。其他技术包括磁共振波谱成像（MRS），血氧水平依赖（BOLD）功能 MRI（fMRI）以及灌注 MRI（pMRI）较少应用于此领域。

建立 SVD 和神经精神症状与精神障碍之间的关系

SVD 的高发病率，通常隐匿起病，并在脑内广泛分布使其难以在病因学上与精神疾病相联系，尤其是精神疾病本身就常见，偶然的共现也并非不可能。因此 SVD 的标记与精神疾病的简单关联并不足以建立因果关系。文献中列举了一系列策略来建立病因学联系，并取得了不同程度的进展。

1．患病率估计。多数研究致力于证明精神症状在 SVD 患者人群中更常见，或者 SVD 在精神病患者中亦很常见。例如，有研究报道 WMH 更多见于晚发性抑郁症患者[12]、晚发型精神分裂症[13] 及双相障碍[14]的患者。精神疾病尤其是抑郁症亦常见于患伴有皮质下梗死及白质脑病的常染色体显性遗传性脑动脉病（CADASIL）——一种伴有弥漫的 SVD 的遗传性脑血管疾病[15]的患者。这些结果奠定了第一步，但并不意味着这些病灶可以导致精神疾病综合征。更有可能的是 WMH 与精神疾病综合征之间存在共同的致病因素。例如，在一项以人群为基础的研究中，WMH 和抑郁的发病增多都可以由机体健康状况不佳解释，并且一旦将身体健康状况的因素包含在内，WMH 和抑郁症之间也就没有明显的相关性[16]。SVD 的危险因素，如高血压、糖尿病、高同型半胱氨酸血症等[17]，都是包括抑郁、认知功能减退在内的精神疾病的独立相关因素，任何相关研究都需要解释这些因素。混杂因素的匹配在病例对照研究中尤为重要，依靠统计学弥补这些差异不能获得理想的结果[12]。

2．时间关联。如果可以确认精神疾病综合征的发生和 SVD 的发生在时间上相关，则增加了二者病因学关联的可能。有相当多的文献分析了卒中后精神疾病的发生，尤其是抑郁和淡漠[18,19]。但是除非腔隙性脑梗死出现症状，很难检查与 SVD 的关系。卒中或短暂性脑缺血（TIA）发作在发生前常有额外的 SVD 证据，

这也造成了研究结果解读的混淆。

3．纵向进程。如果可以证明 SVD 和精神疾病随着时间共同变化，纵向研究可能能够更好地建立两者的病因学关联。已有研究分析了 WMH 与认知功能障碍[20]和抑郁症[21,22]的关系。

4．预后意义。如果伴有 SVD 会影响精神疾病患者的治疗反应和（或）远期疗效，则提示了 SVD 的病因学角色，尽管这可能是辅助或部分产生影响。预后与老年抑郁症的关系已经有了一定程度的研究[23,24]。

5．解剖学特征。一个检测病因学意义的方法是论证血管病变受累解剖区域和精神疾病综合征之间的紧密联系。研究发现左额叶及左侧基底核区卒中更容易伴发抑郁[25]，而这个结果尚在激烈争讨中[26]，并且与 SVD 无关。有部分文献将认知功能障碍与腔隙性脑梗死[27]甚至 SVD[28]的部位相联系。较少有文献检测 SVD 的解剖定位与精神病综合征的研究[29~31]，而且没有明确结论，一部分是由于 SVD 很少局限于一个脑区。另外一个原因是我们即便能够识别神经通路受损，但只部分弄清楚了神经疾病的神经解剖学基础，这个通路的精确组成尚未为可知。

鉴于以上理由，SVD 与精神疾病间的关联引发了持续的争论，我们将在下文中讨论部分问题。

具体疾病

抑郁症

严重的抑郁在老年人很常见，报道的患病率 1%～16%[32]。轻度抑郁的发病率为 4%～13%[33]，表明抑郁症状在老年人中很常见。老年无症状人群中脑血管疾病亦常见并且随年龄递增[34,35]，由此提示了两者之间存在相互关联的可能。然而这种推理存在着挑战。首先必须声明大量精神健康的调查已经表明老年人的情

绪和焦虑障碍的发病率较中年人低[36,37]，与人们普遍认为精神疾病随年龄升高而增加相反。此外，SVD 和抑郁的关系并不一定是单向的，SVD 可能导致抑郁，反之抑郁本身也可能是脑血管疾病的危险因素[38]。另外，老年淡漠常常被误诊为抑郁，而淡漠的患病率随年龄增长和罹患脑血管疾病而增加[39]，这两者必须区分清楚。

关于卒中后抑郁（PSD）有相当可观的文献。发病率随着研究的环境和调查方法的应用不同存在差异。在社区中严重抑郁和轻度抑郁的最低发生率分别是 14% 和 9%，而在临床环境中则分别为 21.6% 和 21%。为了搞清 SVD 在抑郁中的作用，研究人员做了大量尝试，其中结果最为一致的是 18 项研究中有 15 项表明 PSD 与日常活动能力（ADL）损害的严重程度相关[40]。究竟是功能损害的严重程度导致了抑郁还是抑郁加重了这种损害尚待讨论。有证据表明 PSD 延迟卒中的恢复，并增加死亡率[41]。与卒中关系的研究还在继续。抑郁通常在卒中后 3 个月内发生，更多见于左侧前半球卒中[18]。研究表明卒中后 3~12 个月发生的抑郁没有明显差异[42]。一系列的控制性研究显示，抗抑郁药物能够有效地控制 PSD，一项研究表明预防性用药可以避免 PSD[18]。

关于抑郁与 SVD 的关系也有可观的文献，但相比与 PSD 的关系这些研究的结果就不是那么的确定。提示皮质下白质病变与抑郁相关的主要证据如下：

（a）老年抑郁人群皮质下病变较非抑郁对照人群高[29]。

（b）皮质下病变相较于早发型抑郁更多见于晚发型抑郁，即便限制了患者的年龄，WMH 的比率，差别也高达 5 倍之多[43,44]。

（c）以社区为基础的研究同样显示皮质下病变与抑郁相关，这些研究并不局限于严重抑郁[16,45]。

（d）还有一些证据提示伴有 WMH 的抑郁患者对抗抑郁药物及电休克（ECT）治疗不敏感[29,30,46]，而这种抑郁可能是持续的甚至随着时间恶化[45]。也有人提出抑郁伴皮质下病变出现谵妄的可能增加[47]。不止一组研究者发现应用钙通道阻滞剂尼莫地平控制血管病危险因素可以加强对抗抑郁药的反应[48,49]。

（e）Taylor[21]等随访了诊断为 DSM-Ⅳ重度抑郁超过两年的患者发现，即使限制了基线抑郁严重程度，能够维持在缓解期的患者较不能维持在缓解期的患者 WMH 的面积小，预后不良的可能每增加 7%，WMH 的面积增加 1%[21]。在一项长达 4 年的关于老年人的纵向研究中，Godin[50]等发现终身严重抑郁与 WMH 面积之间、WMH 进展与终身严重抑郁之间及抑郁的发展与大面积 WMH 患者之间存在联系。

（f）有些研究发现 SVD 相关抑郁的患者出现家族性心境障碍及精神病的比率要更低一些[29,51]。

（g）有些研究发现某些特定重要位置的病变可能导致抑郁的发生[52~54]，多数研究指向了额叶病变。Taylor[29]等证实老年抑郁患者更容易出现双侧额叶及左侧颞顶叶 WMH，而对照组的 WMH 仅仅出现在顶颞叶。受累部位的分布可能影响预后，鉴于已有报道基底核区、脑桥及额叶受累的患者预后更差[29,45,52,55]。相似地，Alexopoulos[55]等发现 DTI 上能够发现额叶白质束损害的老年抑郁患者对治疗的反应更差。

以上的讨论支持了 19 世纪 90 年代提出的血管性抑郁的概念[43,56]，这是一种发病年龄较晚的抑郁症，或者是伴随着血管病危险因素以及显著的弥漫或多发的脑血管病病灶的早发疾病过程的改变[43]。可能的机制是皮质下情绪调控通路的破坏，抑郁的神经影像学研究表明脑的边缘及皮层下的灰质核团及前额叶受累。Alexopoulos[56]等认为抑郁可能是由于损伤的积累足以达到一个阈值，只有超过这个阈值非生物因素才会导致抑郁的发展或情绪调控回路的直接破坏。

然而,有另外一些争论反对血管性抑郁作为一个独特的状态:

(a)并没有一个特别的现象实体描绘血管性抑郁。近期的大量研究[57]显示血管性抑郁常伴随疲倦、动机缺乏、快感缺乏以及精神运动性阻滞,但是这些结果并不一致。其他作者也认为很难从症状学描绘血管性抑郁综合征[58]。

(b)WMH 负荷对抑郁影响的证据也自相矛盾。有些研究[59, 60]并没有发现抑郁和 WMH 进展的关系。在一项长达 7 年的以人群为基础的研究中,Ikram[61]等未能发现与抑郁事件相关的神经影像标记。作者们提出了几个可能的解释,包括脑血管疾病可能与抑郁的持续时间而非抑郁的发病率有关。

(c)SVD 导致抑郁的机制尚未阐明,特别是注意到老年人群随着年龄增长 WMH 的患病率增高。脑实质的直接损伤常常作为缺血或炎症的结果,这可能是其他生物或非生物因素触发抑郁的易感因素[56],厄运、丧事及残疾等常见于老年人群的非生物因素可能才是决定因素。

(d)必须考虑到内科疾病是抑郁和 SVD 的常见基本因素,一项研究发现如果将身体健康作为协变量计入分析,则抑郁和 WMH 之间的关系就不再有意义[16]。

(e)反向关系,例如抑郁增加 SVD 的风险不可忽视。

血管性抑郁的概念对治疗有什么指导吗?实际上 WMH 的个体确实存在显著的治疗抵抗和迁延[23, 29, 51]。并且有一项研究显示随着 WMH 的进展,抑郁的治疗效果也不容乐观。有些研究将白质异常的定位与治疗反应相联系,包括基底核区[55],或额叶白质[21]。电休克治疗(ECT)曾用于治疗伴有 SVD 的抑郁患者,并取得一定的疗效[47, 62]。然而,两项研究报道 ECT 治疗血管相关性抑郁患者效果不良[63],其中一项研究发现皮层下灰质高信号的严重程度与不良疗效相关[62]。

根据假定的血管病因学,针对 SVD 的策略曾用于二级预防。研究者曾经尝试用于治疗血

管性痴呆(VaD)的药物如血管扩张剂、钙通道阻滞剂及抗氧化剂,尚未被用于伴有 SVD 的抑郁患者。除了钙通道阻滞剂尼莫地平,作为一种抗抑郁药的增效剂对血管性抑郁具有较高的缓解率和较低的复发率[49]。

这提示着药理学治疗的焦点可能需要从调节受损神经束的神经递质转向神经保护。抑制神经炎症,改善脑灌注以及控制好血压是抑制 SVD、减少精神紊乱的靶点。一级预防应该集中于较少 SVD 发展的风险因素,并且必须在中年甚至更早就开始。其中最重要的是控制高血压、戒烟、控制血脂、控制血糖以及加强生理、心理和社会活动。补充叶酸降低血同型半胱氨酸的效果尚存在争议。

总之,血管性抑郁的概念缺乏支持,尚需更多研究来阐明 SVD 与抑郁之间的关系。以目前的知识状态并不能提示血管性抑郁的病因,因此 SVD 伴随抑郁的概念比血管性抑郁更为准确。同时鉴于 SVD 具有提示治疗、预防和预后的作用,建议不要忽视 SVD 的存在。

双相情感障碍

双相情感障碍(BD)与脑血管疾病的关系已经被从各个角度验证过。最开始的关注点在于卒中后继发性躁狂的发生,而这实际上很少见[64]。大多数关于卒中后躁狂的报道都是病例报告或者小规模的研究,虽然近期亦有少量的队列性研究[65]。一项研究显示 700 例卒中患者中仅有 3 例躁狂[66],证实了其少见性。最近的回顾分析发现卒中后躁狂更多见于没有家族或者个人精神病史的男性以及至少有一项卒中危险因素的患者,尽管病例报告的选择性偏斜可能这个结果不那么确定。反之,有些研究则提示有遗传倾向[66, 67],这种结果的不一致可能与有些研究排除了有 BD 病史或相关家族史的患者而有些则没有排除有关。躁狂更多与右脑的梗死相关[65],而有意见相悖的文献则认为与皮质下脑萎缩相关[67]。BD 的患者表现出更高的卒中风险[68],这可能与这些个体高血压、代

谢综合征和肥胖的比率增高有关[69]。

同样,关于 BD 或躁狂症与 SVD 的关系有相当数量的研究。除了卒中的风险增高,无症状的脑梗死亦常见于 BD 患者。在一项关于平均年龄 65.3 岁的老年 BD 患者的研究中[70],常见于放射冠及基底核区的无症状卒中的发生率在 50 岁后起病的患者约为 60%,甚至更高,而 50 岁前发病的患者约为 47%。曾经有报道晚发型躁狂的患者无症状性梗死的发生率可达65%[71]。然而,这种包括早发型的患者梗死发生率的升高不能从病因学解释,而应该认为是血管危险因素增多的结果。

BD 患者发生 WMH 的比率似乎更高。一个关于 27 项研究的 meta 分析显示尽管存在异质性,发病率与对照组比较增加了 2.5 倍[72]。奇怪的是 WMH 更多见于患有 BD 的青少年及儿童(比值比 =5.7)。这个回顾还发现 BD 患者不是侧脑室旁高信号,而是深部 WMH 以及皮质下灰质受累增多。然而,这些研究并不提示该发现仅对 BD 特异,而与单相抑郁和精神分裂症的区别就没有意义。年龄或 BD 发病年龄与 WMH 发病率的联系在此文中也是相悖的。WMH 明确的与年龄相关,但并不是所有的研究中早发与晚发型病例间有明确的区别。儿童 BD 患者广泛的 WMH 的发生提示可能与 SVD 无关,至少继发于血管病危险因素的 SVD 患者是这样,同时也需要重视遗传因素。用 DTI 描述白质完整性的研究显示了相悖的结论。大多数实验证明了额叶及前额叶部分各向异性减低、弥散增强,而有些研究则显示部分各向异性增高[73,74]。

因此 BD 与 SVD 的关系仍不确定。有些研究者聚焦于 50 岁以后首次发生躁狂的个体,约占 BD 患者的 10%[75]。虽然较对照组,脑血管病特征更多,但是这更倾向是血管病的危险因素的功劳,而非 SVD 的病因。"血管性躁狂"的定义为 50 岁以后发生的躁狂,具有临床、神经心理学或神经影像学的脑血管病证据[76],然而没有经验实证支持。

精神疾病

社区 65 岁以上的老年人精神分裂的患病率为 0.1%~0.5%[77]。一项关于老年人的研究发现非痴呆的 85 岁老年人精神症状的患病率为 10.1%,其中妄想患病率为 5.5%,幻觉患病率为 6.9%,偏执患病率为 6.9%[78]。许多研究者致力于将精神疾病与神经退行性疾病和脑血管疾病结合。

仅有少量的研究系统地研究了卒中和精神疾病的关联。在一项关于 390 位连续入院卒中患者的研究中,4.2% 在 3 个月内出现妄想[79]。在另外一项 1008 例卒中事件的研究中,3.5% 在两年内出现妄想或精神分裂样障碍,得出卒中后精神病的患病率约为每年 1.1/1000[80]。由于该项研究是基于医院的研究,那么社区卒中后精神病的患病率应该会低于每年 1/1000。幻觉是卒中后精神病的特征性表现[81],可能与感觉障碍相关。

在 VaD 中精神疾病有详细的描述。Ballard[81] 等通过综合数据推算出约 37% 的受试者表现为精神疾病。其中 19%~50% 表现为妄想,14%~60% 表现为视幻觉,19%~30% 表现为妄想性错认。在他们自己的研究中[81],他们发现 22% 的血管性痴呆受试者出现视幻觉,8% 出现听幻觉,36% 出现妄想,23% 出现妄想性错认,1 个月内精神病患病率为 46%。精神症状与痴呆的严重程度是否相关尚不明确。有证据提示妄想性意念易见于轻度痴呆,而幻觉易见于严重痴呆[81,82]。精神病与 SVD 或大面积梗死相关还是仅仅与痴呆非特征性关联尚未可知。

目前有少量将精神疾病与脑血管 SVD 关联的研究。有些研究发现晚发型精神分裂患者中 WMH 的患病率升高[83~86],但是另外一些研究不支持这个结果[87~90]。最近的 DTI 研究并未发现 60 岁以后发病的精神病患者额叶白质束异常[13]。无论如何,另外一项近期就阿尔茨海默病患者的研究发现伴发 WMH 或腔隙证实的 SVD 的患者更容易出现妄想及抑郁[91]。这些发现提示 SVD 通常并不是晚年精神病的主要发病因素。然而，SVD 导致的白质病变可能是促进因素。

焦虑症

焦虑症在卒中后很常见，常常伴随有抑郁症。一项研究报道 3 年内广泛性焦虑障碍（GAD）的患病率为 28%[92]。不良预后也很显著，存在焦虑症的卒中患者第 1 年仅 23% 的患者卒中症状缓解并且在后期没有显著的进一步减退。另外一项研究得出类似的结论，27% 的受试者符合 DSM-Ⅲ 的 GAD 诊断标准，多数同时患有抑郁障碍[93]。目前尚缺乏关于晚年焦虑症的影像学研究。多数研究仅用了结合了焦虑抑郁的量表的分数[94]，或者仅仅是病例报告，比如 1 例丘脑梗死后创伤应激后疾病[95]。因此，联系 SVD 与焦虑症的证据可信度低。

强迫症（OCD）是大量神经影像和神经心理研究的主题。WMH 曾见于早发型 OCD[96]。晚发型 OCD 很少见，仅有 15% 在 35 岁以后发病[97]，并且没有神经影像学数据。晚发型 OCD 与频繁的脑损伤相关，包括静息性卒中，损伤部位主要是大脑皮层和基底核区[98]。在一系列病例中，4/5 的晚发型 OCD 的损伤（肿瘤、卒中）部位位于前额叶及尾状核[99]。

OCD 的神经影像学提示本病的基础是眼眶-前额-纹状体通路异常，DTI 检测到的白质显微结构异常进一步证明了由额叶、纹状体和丘脑组成的通路的破坏[100]。然而，SVD 对本病的贡献尚缺乏有力的经验支持。

淡漠

淡漠的概念是动机的减少，但由于其究竟是一个症状还是一个综合征还存在争议，导致其定义不够明确。Marin[101] 描述其为结合了情绪、行为、认知异常的综合征。Levy 和 Dubois[102] 强调基底核和前额叶破坏造成的可见的行为异常，Starkstein 和 Leentjens[103] 提出一个定义：目标指向性的行为和认知减退。Stuss[104]

等建议根据受累的不同额叶-皮层下通路将淡漠分为几个亚型。尽管淡漠的定义不同，多数作者指出其特征为缺乏启动和动机，表现为自发行为受到限制。尽管淡漠和抑郁评分之间的相关性通常很低[39]且神经心理学要点不同[104]，但淡漠常被误认为抑郁。尽管概念尚不明确，人们普遍认为淡漠主要的不良后果主要体现在功能、照料者痛苦、治疗反应和认知减退[102~104]。

淡漠在大脑疾病中很常见，有回顾性分析提示淡漠在大量皮质功能损害如阿尔茨海默病的患病率约为 60%，皮层下疾病约 40%。VaD 的点患病率约为 33.8%，而卒中患者中淡漠的患病率 22.5%～56.7%[105]。额叶损伤的患者更容易出现淡漠，平均患病率为 60.3%。卒中和 SVD 很可能累及额叶和基底核这些与淡漠相关的结构，其与血管疾病的关系就不足为奇了，甚至在阿尔茨海默病中，神经影像学研究将淡漠与额叶的 WMH 相关联[106]。CADASIL 患者中淡漠亦很常见[107]，有研究通过神经精神问卷调查显示其患病率为 41%[108]。

一系列的神经影像学研究支持淡漠与 SVD 关联。在有 650 名 SVD 患者参与的 SMART-Medea 研究中[109]发现深部白质的腔隙性梗死与抑郁存在关联。有趣的是这种关系主要是由动机症状驱动，由此提出了一个问题：所谓的抑郁是否实际上是淡漠。作者们得出的结论是 SVD 的皮质-皮质下通路的破坏导致了无动机综合征，排除重度抑郁的患者不影响结论[109,110]。在阿尔茨海默病中额叶 WMH 与淡漠相关联[103,111]。Brodaty 等在一项录入 205 名卒中患者的试验中发现即使是在卒中 3～6 个月之后，卒中患者出现淡漠的几率仍 5 倍于对照组，有趣的是与卒中的严重程度无关。另一项研究发现卒中患者右侧半球 WMH 更重[112]。伴有淡漠卒中患者年龄更大，认知功能及自理能力更差。

总之，淡漠是与 SVD 相关的重要综合征，需要与抑郁鉴别。不仅仅是临床症状不同于抑郁,其治疗策略亦不相同。根据具体情况不同,治疗淡漠的药物包括兴奋剂、多巴胺受体激动剂、安定剂以及胆碱酯酶抑制剂等多种。药物的疗效尚缺乏证据支持。

结论

SVD是常见的,考虑到它在解剖学上的广泛分布,它可以出现多种多样的精神并发症。

本文描述了与SVD相关的一系列精神综合征。这些必须在与SVD相关的机体及认知功能障碍的背景下进行验证。因此,任何关于SVD的研究都必须包含其精神神经症状。有一个重要的假说是这种关联可能为神经精神疾病的预防指出了方向,尤其是对于更有可能出现这种关联的老年患者。因此,这是一个非常重要的临床关注和未来研究的领域。

(丁 玉 译)

参考文献

1. Neuropathology Group of the Medical Research Council Cognitive Function and Ageing Study (MRC CFAS). Pathological correlates of late-onset dementia in a multicentre, community-based population in England and Wales. *Lancet* 2001;357:169–175.

2. White L. Brain lesions at autopsy in older Japanese-American men as related to cognitive impairment and dementia in the final years of life: a summary report from the Honolulu–Asia Aging Study. *J Alzheimers Dis* 2009;18:713–725.

3. Fisher CM. Lacunar strokes and infarcts: a review. *Neurology* 1982;32:871–876.

4. Black S, Gao F, Bilbao J. Understanding white matter disease: imaging–pathological correlations in vascular cognitive impairment. *Stroke* 2009;40:S48–S52.

5. Wen W, Sachdev PS. The topography of white matter hyperintensities on brain MRI in healthy 60- to 64-year-old individuals. *Neuroimage* 2004;22:144–154.

6. Wen W, Sachdev PS, Li JJ, Chen X, Anstey KJ. White matter hyperintensities in the forties: their prevalence and topography in an epidemiological sample aged 44–48. *Hum Brain Mapp* 2009;30:1155–1167.

7. Hachinski VC, Potter P, Merskey H. Leukoaraiosis. *Arch Neurol* 1987;44:21–23.

8. Ovbiagele B, Saver JL. Cerebral white matter hyperintensities on MRI: current concepts and therapeutic implications. *Cerebrovasc Dis* 2006;22:83–90.

9. Pantoni L, Garcia JH. Pathogenesis of leukoaraiosis: a review. *Stroke* 1997;28:652–659.

10. Nucifora PG, Verma R, Lee SK, Melhem ER. Diffusion-tensor MR imaging and tractography: exploring brain microstructure and connectivity. *Radiology* 2007;245:367–384.

11. Chavhan GB, Babyn PS, Thomas B, Shroff MM, Haacke EM. Principles, techniques, and applications of T2*-based MR imaging and its special applications. *Radiographics* 2009;29:1433–1449.

12. Sheline YI, Price JL, Vaishnavi SN, et al. Regional white matter hyperintensity burden in automated segmentation distinguishes late-life depressed subjects from comparison subjects matched for vascular risk factors. *Am J Psychiatry* 2008:524–532.

13. Sachdev P, Brodaty H, Rose N, Cathcart S. Schizophrenia with onset after age 50 years. 2: Neurological, neuropsychological and MRI investigation. *Br J Psychiatry* 1999;175:416–421.

14. McDonald W, Krishnan K, Doaiswamy P, Blazer D. Occurance of subcortical hyperintensities in elderly subjects with mania. *Psychiatry Res* 1991;40:211–220.

15. Valenti R, Poggesi A, Pescini F, Inzitari D, Pantoni L. Psychiatric disturbances in CADASIL: a brief review. *Acta Neurol Scand* 2008;118:291–295.

16. Jorm AF, Anstey KJ, Christensen H, et al. MRI hyperintensities and depressive symptoms in a community sample of individuals 60–64 years old. *Am J Psychiatry* 2005;162:699–705.

17. Khan U, Porteous L, Hassan A, Markus HS. Risk factor profile of cerebral small vessel disease and its subtypes. *J Neurol Neurosurg Psychiatry* 2007;78:702–706.

18. Robinson RG, Spalletta G. Poststroke depression: a review. *Can J Psychiatry* 2010;55:341–349.

19. Jorge RE, Starkstein SE, Raobinson RG. Apathy following stroke. *Can J Psychiatry* 2010;55:350–354.

20. Van Dijk EJ, Prins ND, Vrooman HA, et al. Progression of cerebral small vessel disease in relation to risk factors and cognitive consequences: Rotterdam Scan Study. *Stroke* 2008;39:2712–2719.

21. Taylor WD, Steffens DC, MacFall JR, et al. White matter hyperintesity progression and late life depression outcomes. *Arch Gen Psychiatry* 2003;60:1090–1096.

22. Versluis CE, van der Mast RC, van Buchem MA, et al. Progression of cerebral white matter lesions is not associated with development of depressive symptoms in elderly subjects at risk of cardiovascular

disease: the PROSPER study. *Int J Geriatr Psychiatry* 2006;21:375–381.

23. Hickie I, Scott E, Mitchell P, et al. Subcortical hyperintensities on magnetic resonance imaging: clinical correlates and prognostic significance in patients with severe depression. *Biol Psychiatry* 1995;37:151–160.

24. O'Brien J, Ames D, Chiu E, et al. Severe deep white matter lesions and in elderly patients with major depressive disorder: follow up study. *BMJ* 1998;317:982–984.

25. Robinson RG. Poststroke depression: prevalence, diagnosis, treatment, and disease progression. *Biol Psychiatry* 2003;54:376–587.

26. Goodwin GM. Neuropsychological and neuroimaging evidence for the involvement of the frontal lobes in depression. *J Psychopharmacol* 1997;11:971–975.

27. Benisty S, Gouw AA, Porcher R, et al. Location of lacunar infarcts correlates with cognition in a sample of non-disabled subjects with age-related white-matter changes: the LADIS study. *J Neurol Neurosurg Psychiatry* 2009;80:478–483.

28. Bunce D, Anstey KJ, Cherbuin N, et al. Cognitive deficits are associated with frontal and temporal lobe white matter lesions in middle-aged adults living in the community. *PLoS One* 2010;5: e13567.

29. Taylor WD, MacFall JR, Steffens DC, et al. Localization of age-associated white matter hyperintensities in late-life depression. *Prog Neuropsychopharmacol Biol Psychiatry* 2003;27:539–544.

30. Steffens DC, Helms MJ, Krishnan KR, Burke GL. Cerebrovascular disease and depression symptoms in the Cardiovascular Health Study. *Stroke* 1999;30:2159–2166.

31. Brodaty H, Sachdev PS, Withall A, et al. Frequency and clinical, neuropsychological and neuroimaging correlates of apathy

following stroke – the Sydney Stroke Study. *Psychol Med* 2005;35:1707–1716.

32. Djernes JK. Prevalence and predictors of depression in populations of elderly: a review. *Acta Psychiatr Scand* 2006;113:372–387.

33. Blazer DG. Depression in late life: review and commentary. *J Gerontol Med Sci* 2003; 56A:249–265.

34. Bryan RN, Cai J, Burke G, et al. Prevalence and anatomic characteristics of infarct-like lesions on MR images of middle-aged adults: the Atherosclerosis Risk In Communities Study. *AJNR Am J Neuroradiol* 1999;20:1273–1280.

35. De Leeuw FE, de Groot JC, Achten E, et al. Prevalence of cerebral white matter lesions in elderly people: a population based magnetic resonance imaging study. The Rotterdam Scan Study. *J Neurol Neurosurg Psychiatry* 2001;70:9–14.

36. Regier DA, Boyd JH, Burke JDJ, et al. One-month prevalence of mental disorders in the United States: based on five epidemiologic catchment area sites. *Arch Gen Psychiatry* 1988;45:977–986.

37. Trollor JN, Anderson TM, Sachdev PS, Brodaty H, Andrews G. Age shall not weary them: mental health in the middle-aged and the elderly. *Aust N Z J Psychiatry* 2007; 41:581–589.

38. Taylor CB, Conrad A, Wilhelm FH, et al. Psychophysiological and cortisol responses to psychological stress in depressed and nondepressed older men and women with elevated cardiovascular disease risk. *Psychosom Med* 2006;68:538–546.

39. Withall A, Brodaty H, Altendorf A, Sachdev PS. A longitudinal study examining the independence of apathy and depression after stroke: the Sydney Stroke Study. *Int Psychogeriatr* 2011;23:264–273.

40. Robinson RG. *The Clinical Neuropsychiatry of Stroke*. Cambridge, MA: Cambridge University Press; 2006.

41. Sinyor D, Amato P, Kaloupek P. Post-stroke depression: relationship to functional impairment, coping strategies, and rehabilitation outcome. *Stroke* 1986;17:112–117.

42. Carson AJ, MacHale S, Allen K, et al. Depression after stroke and lesion location: a systematic review. *Lancet* 2000;356:122–126.

43. Krishnan KR, Hays JC, Blazer DG. MRI-defined vascular depression. *Am J Psychiatry* 1997;154:497–501.

44. Lavretsky H, Lesser IM, Wohl M, Miller BL. Relationship of age, age at onset, and sex to depression in older adults. *Am J Geriatr Psychiatry* 1998;6:248–256.

45. Steffens DC, Krishnan KRR, Crump C, Burke GL. Cerebrovascular disease and evolution of depressive symptoms in the Cardiovascular Health Study. *Stroke* 2002;33:1636–1644.

46. O'Brien J, Ames D, Chiu E, et al. Severe deep white matter lesions in elderly patients with major depressive disorder: follow up study. *BMJ* 1998;317.

47. Figiel GS, Krishnan KR, Doraiswamy PM. Subcortical structural changes in ECT-induced delirium. *J Geriatr Psychiatry Neurol* 1990;3:172–176.

48. Taragano FE, Allegri R, Vicario A, Bagnatti P, Lyketsos CG. A double blind, randomized clinical trial assessing the efficacy and safety of augmenting standard antidepressant therapy with nimodipine in the treatment of vascular depression. *Int J Geriatr Psychiatry* 2001;16:254–260.

49. Taragano FE, Bagnatti P, Allegri R. A double-blind, randomized clinical trial to assess the augmentation with nimodipine of antidepressant therapy in the treatment of vascular depression. *Int Psychogeriatr* 2005;17:487–498.

50. Godin O, Dufouil C, Maillard P, et al. White matter lesions as a predictor of depression in the elderly: the 3C-Dijon study. *Biol Psychiatry* 2008;63:663–669.

51. Simpson SW, Jackson A, Baldwin RC, Burns A. Subcortical hyperintensities in late-life depression: acute response to treatment and neuropsychological impairment. *Int Psychogeriatr* 1997;9:257–275.

52. MacFall JR, Taylor WD, Rex DE, et al. Lobar distribution of lesion volumes in late-life depression: the Biomedical Information Research Network (BIRN). *Neuropsychopharmacology* 2006;31:1500–1507.

53. Greenwald BS, Kramer-Ginsberg E, Krishnan KRR, et al. Neuroanatomic localization of magnetic resonance imaging signal hyperintensities in geriatric depression. *Stroke* 1998;29:613–617.

54. MacFall JR, Payne ME, Provenzale JM, Krishnan KRR. Medial orbital frontal lesions in late-onset depression. *Biol Psychiatry* 2001;49:803–806.

55. Alexopoulos GS, Kiosses DN, Choi SJ, Murphy CF, Lim KO. Frontal white matter microstructure and treatment response of late-life depression: a preliminary study. *Am J Psychiatry* 2002;159:1929–1923.

56. Alexopoulos GS, Meyers BS, Young RC, et al. "Vascular depression" hypothesis. *Arch Gen Psychiatry* 1997;54:915–922.

57. McDougall F, Brayne C. Systematic review of the depressive symptoms associated with vascular conditions. *J Affect Disord* 2007;104:25–35.

58. Baldwin RC. Is vascular depression a distinct sub-type of depressive disorder? A review of causal evidence. *Int J Geriatr Psychiatry* 2005;20:1–11.

59. Chen PS, McQuoid DR, Payne ME, Steffens DC. White matter and subcortical gray matter lesion volume changes and late-life depression outcome: a four-year magnetic resonance imaging study. *Int Psychogeriatr* 2006;18:445–456.

60. Sanders ML, Lyness JM, Eberly S, King DA, Caine ED. Cerebrovascular risk factors, executive dysfunction, and depression in older primary care patients. *Am J Geriatr Psychiatry* 2006;14:145–152.

61. Ikram MA, Luijendijk HJ, Vernooij MW, et al. Vascular brain disease and depression in the elderly. *Epidemiology* 2010;21:78–81.

62. Steffens DC, Conway CR, Dombeck CB, et al. Severity of subcortical gray matter hyperintensity predicts ECT response in geriatric depression. *J ECT* 2001;17:45–49.

63. Coffey CE, Figiel GS, Djang WT, et al. Effects of ECT on brain structure: a pilot prospective magnetic resonance imaging study. *Am J Psychiatry* 1988;145:701–706.

64. Krauthammer C, Klerman G. Secondary mania. Manic syndromes associated with antecedent physical illness or drugs. *Arch Gen Psychiatry* 1978;35:1333–1339.

65. Santos CO, Caeiro L, Ferro JM, Figueira ML. Mania and stroke: a systematic review. *Cerebrovasc Dis* 2011;32:11–21.

66. Robinson RG, Boston JD, Starkstein SE, Price TR. Comparison of mania and depression after brain injury: causal factors. *Am J Psychiatry* 1988;145:172–178.

67. Starkstein SE, Pearlson GD, Boston JD, Robinson RG. Mania after brain injury. A controlled study of causative factors. *Arch Neurol* 1987;44:1069–1073.

68. Lin HC, Tsai SY, Lee HC. Increased risk of developing stroke among patients with bipolar disorder after an acute mood episode: a six-year follow-up study. *J Affect Disord* 2007;100:49–54.

69. Newcomer JW. Medical risk in patients with bipolar disorder and schizophrenia. *J Clin Psychiatry* 2006;67:25–30.

70. Huang SH, Chung KH, Hsu JL, et al. The risk factors for elderly patients with bipolar disorder having cerebral infarction. *J Geriatr Psychiatry Neurol* 2012;25:15–19.

71. Fujikawa T, Yamawaki S, Touhouda Y. Silent cerebral infarctions in patients with late-onset mania. *Stroke* 1995;26:946–949.

72. Beyer JL, Young R, Kuchibhatla M, Krishnan KR. Hyperintense MRI lesions in bipolar disorder: a meta-analysis and review. *Int Rev Psychiatry* 2009;21:394–409.

73. Vederine FE, Wessa M, Leboyer M, Houenou J. A meta-analysis of whole-brain diffusion tensor imaging studies in bipolar disorder. *Prog Neuropsychopharmacol Biol Psychiatry* 2011;35:1820–1826.

74. Bellani M, Brambilla P. Diffusion imaging studies of white matter integrity in bipolar disorder. *Epidemiol Psychiatr Sci* 2011;20:137–140.

75. Kennedy N, Everitt B, Boydell J, et al. Incidence and distribution of first-episode mania by age: results from a 35-year study. *Psychol Med* 2005;35:855–863.

76. Steffens DC, Krishnan KR. Structural neuroimaging and mood disorders: recent findings, implications for classification, and future directions. *Biol Psychiatry* 1998;43:705–712.

77. Howard R, Rabins PV, Seeman MV, Jeste DV. Late-onset schizophrenia and very late-onset schizophrenia-like psychosis: an international consensus. *Am J Psychiatry* 2000;157:172–178.

78. Östling S, Skoog I. Psychotic symptoms and paranoid ideation in a nondemented population-based sample of the very old. *Arch Gen Psychiatry* 2002;59:53–59.

79. Kumral E, Öztürk Ö. Delusional state following acute stroke. *Neurology* 2004;62:110–113.

80. Almeida OP, Xiao J. Mortality associated with incident mental

health disorders after stroke. *Aust N Z J Psychiatry* 2007;41:274–281.

81. Ballard C, Neill D, O'Brien J, et al. Anxiety, depression and psychosis in vascular dementia: prevalence and associations. *J Affective Disord* 2000;59:97–106.

82. Hope T, Keene J, Gedling K, et al. Behaviour changes in dementia 1: Point of entry data of a prospective study. *Int J Geriatr Psychiatry* 1997;12:1062–1073.

83. Breitner JCS, Husain MM, Figiel GS, Krishnan KR, Boyko OB. Cerebral white matter disease in late-onset paranoid psychosis. *Biol Psychiatry* 1990;28:266–274.

84. Sachdev P, Brodaty H. Quantitative study of signal hyperintensities on T2-weighted magnetic resonance imaging in late-onset schizophrenia. *Am J Psychiatry* 1999;156:1958–1967.

85. Keshavan MS, Mulsant BH, Sweet RA, et al. MRI changes in schizophrenia in late life: a preliminary controlled study. *Psychiatry Res* 1996;60:117–123.

86. Lesser IM, Jeste DV, Boone KB, et al. Late-onset psychotic disorder, not otherwise specified: clinical and neuroimaging findings. *Biol Psychiatry* 1992;31:419–423.

87. Corey-Bloom J, Jernigan T, Archibald S, Harris MJ, Jeste DV. Quantitative magnetic resonance imaging of the brain in late-life schizophrenia. *Am J Psychiatry* 1995;152:447–449.

88. Howard R, Cox T, Almeida O, et al. White matter signal hyperintensities in the brains of patients with late paraphrenia and the normal community-living elderly. *Biol Psychiatry* 1995;38:86–91.

89. Rivkin P, Kraut M, Barta P, et al. White matter hyperintensity volume in late-onset and early-onset schizophrenia. *Int J Geriatr Psychiatry* 2000;15:1085–1089.

90. Symonds LL, Olichney JM, Jernigan TL, et al. Lack of clinically significant gross structural abnormalities in MRIs of older patients with schizophrenia and related psychoses. *J Neuropsychiatry Clin Neurosci* 1997;9:251–258.

91. Ogawa Y, Hashimoto M, Yatabe Y, et al. Association of cerebral small vessel disease with delusions in patients with Alzheimer's disease. *Int J Geriatr Psychiatry* 2013;28:18–25.

92. Aström M. Generalized anxiety disorder in stroke patients: a three-year longitudinal study. *Stroke* 1996;27:270–275.

93. Castillo CS, Schultz SK, Robinson RG. Clinical correlates of early-onset and late-onset post-stroke generalized anxiety. *Am J Psychiatry* 1995;152:1174–1179.

94. Sultzer DL, Mahler ME, Cummings JL, et al. Cortical abnormalities associated with subcortical lesions in vascular dementia: clinical and positron emission tomographic findings. *Arch Neurol* 1995;52:773–780.

95. Duggal HS. New-onset PTSD after thalamic infarct. *Am J Psychiatry* 2002;159:2113–2114.

96. Fan Q, Yan X, Wang J, et al. Abnormalities of white matter microstructure in unmedicated obsessive-compulsive disorder and changes after medication. *PLoS One* 2012;7:e35889.

97. Nestadt G, Bienvenu OJ, Cai G, Samuels J, Eaton WW. Incidence of obsessive-compulsive disorder in adults. *J Nerv Ment Dis* 1998:401–406.

98. Berthier ML, Kulisevsky J, Gironell A, Heras JA. Obsessive-compulsive disorder associated with brain lesions: clinical phenomenology, cognitive function, and anatomic correlates. *Neurology* 1996;47:353–361.

99. Weiss AP, Jenike MA. Late-onset obsessive-compulsive disorder: a case series. *J Neuropsychiatry Clin Neurosci* 2000;12:265–268.

100. Menzies L, Chamberlain SR, Laird AR, et al. Integrating evidence from neuroimaging and neuropsychological studies of obsessive-compulsive disorder: the orbitofronto-striatal model revisited. *Neurosci Biobehav Rev* 2008;32:525–549.

101. Marin RS. Apathy: a neuropsychiatric syndrome. *J Neuropsychiatry Clin Neurosci* 1991;3:243–254.

102. Levy R, Dubois B. Apathy and the functional anatomy of the prefrontal cortex-basal ganglia circuits. *Cereb Cortex* 2006;16:916–928.

103. Starkstein SE, Leentjens AF. The nosological position of apathy in clinical practice. *J Neurol Neurosurg Psychiatry* 2008;79:1088–1092.

104. Stuss DT, van Reekum R, Murphy KJ. Differentiation of states and causes of apathy. In Borod J, ed. *The Neuropsychology of Emotion.* New York, NY: Oxford University Press; 2000: pp. 340–363.

105. Van Reekum R, Stuss DT, Ostrander L. Apathy: why care? *J Neuropsychiatry Clin Neurosci* 2005;17:7–19.

106. Starkstein SE, Mizrahi R, Capizzano AA, et al. Neuroimaging correlates of apathy and depression in Alzheimer's disease. *J Neuropsychiatry Clin Neurosci* 2009;21:259–265.

107. Jouvent E, Reyes S, Mangin JF, et al. Apathy is related to cortex morphology in CADASIL: a sulcal-based morphometry study. *Neurology* 2011;76:1472–1477.

108. Reyes S, Viswanathan A, Godin O, et al. Apathy: a major symptom in CADASIL. *Neurology* 2009;72:905–910.

109. Grool AM, Gerritsen L, Zuithoff NP, et al. Lacunar infarcts in deep white matter are associated with higher and more fluctuating depressive symptoms during three years follow-up. *Biol Psychiatry* 2013;73:169–176.

110. Grool AM, van der Graaf Y, Mali WP, et al. Location and progression of cerebral small-vessel disease and atrophy, and depressive symptom profiles: the Second Manifestations of Arterial Disease (SMART)-Medea study. *Psychol Med* 2011;42:359–370.

111. Jonsson M, Edman A, Lind K, et al. Apathy is a prominent

neuropsychiatric feature of radiological white-matter changes in patients with dementia. *Int J Geriatr Psychiatry* 2010;25:588–595.

112. Andersson S, Krogstad JM, Finset A. Apathy and depressed mood in acquired brain damage: relationship to lesion localization and psychophysiological reactivity. *Psychol Med* 1999;29:447–456.

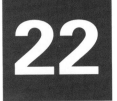

22 脑小血管病的结局：残疾，死亡和预后

Anna Poggesi, Leonardo Pantoni, Domenico Inzitari

前言

脑小血管病（SVD）导致不同的病变，包括腔隙性脑梗死、白质病变、微出血、颅内出血，均位于皮层下结构。过去的十年间，已经积累了大量关于这些病变的患病率、临床意义和预后价值的证据。正如本书的其他章节中提到的那样，已证实 SVD 在卒中、认知功能减退、精神和运动障碍中扮演着重要角色。同样，SVD引起的病变是致残率和死亡率及预后不良的主要原因。从种族、个体、家庭、社会和经济角度，残疾和死亡具有重要意义。

本章着重讨论已有的关于白质改变，腔隙性脑梗死和微出血与残疾和死亡之间关系的证据。首先，我们对残疾的定义进行简单介绍。

1980 年，世界卫生组织（WHO）制定了第一个关于健康的模型，主要包括：缺陷、残疾和残障的国际分类[1]。在这一模型中，健康包括以下三个领域：①身体功能和结构的缺陷；②残疾或无法完成任务；③残障或伴随缺陷或残疾的角色丧失。这一分类认为残疾和残障是由疾病这一单一因素引起，而没有考虑环境和社会性因素，因此引发了争议。2001 年，新修订分类有效地回应了以上质疑。国际功能、残疾和健康分类（ICF）中健康的定义基于以下几个层次的相互作用：身体功能和结构与其缺陷之间；活动与活动受限（即前述的"残疾"）；参与和参与限制之间（即前述的"残障"），背景或环境因素与个人因素之间。[2]。因此，功能性和残疾被认为是个体健康状况和环境的背景因素及个人因素之间的复杂的交互作用。这些因素和维度交互组成了"在他 / 她的世界里"这幅画卷。

在老年医学中，功能状态指日常生活中进行必要的活动的能力。功能状态直接受到健康状态，尤其是老年人生活环境和社会支持网的影响。功能状态改变提示需要进一步的诊断性评估和干预。

表 22.1 总结了一些在神经科和老年病科中用于评估整体功能的方法，将在下述段引用[3~7]。本表中，突出显示了影响每个皮质下血管病变的证据。

白质改变：对死亡和残疾的预后影响

白质改变（WMC）表现为 CT 上双侧、片状、弥漫性低密度影，或 T_2 加权 MR 扫描中的高信号影。这些影像学改变通常可以在老年人中，尤其是有高血压病史及伴有其他血管危险因素的老年人脑部影像中观察到。WMC 可能位于脑室周围白质、放射冠、半卵圆中心，通常或多或少都有着不规则的边界，并且多不遵循脑血管分布范围。图 22.1 显示的是依据 Fazekas 可视性评定量表测得的不同严重程度下 WMC 的磁共振表现[8]。如今，人们已经认识到 WMC 是一种最典型的脑 SVD 的神经影像学改变[9]。在过去的 30 年里，WMC 的

表22.1 老年病学及神经病学领域用于评估全脑功能的主要临床工具

量表	简要介绍	小血管病		
		白质病变	腔隙	微出血
BADL[3]基本日常生活活动	包括个人生活自理任务（个人卫生保健，整理内务，衣着，进食，功能性改变，大小便管理，运动）	×		
IADL[4]工具性日常生活量表	非必要的基本功能，但使个人可在社区独立生活（能使用电话，购物，家务，准备食物，洗衣，搬运，独立服药，财务处理）	×		
DAD[5]痴呆残疾评定量表	40 项量表问卷，包括基础日常生活能力，工具性日常生活活动能力，闲暇活动（娱乐）。每一项都包括以下和认知过程相关的内容：起始，计划和组织，有效的执行	×		
mRS[6]改良 Rank 评分	对有卒中或其他原因导致神经源性残疾的患者残疾严重程度测量。测量值从 0～6，表示完全健康到死亡		×	×
巴塞尔标准[7]	10 项变量描述卒中后或出院后患者日常生活活动能力和流动性		×	×

临床病理特征一直是研究的重点。在 20 世纪 90 年代，尽管有研究证据（1995 年的综述，见[10]）提示认知、运动、情绪和排尿障碍可能与 WMC 存在联系，但在学界仍未就 WMC 临床特征达成完全一致的意见。进一步研究发现广泛 WMC 的患者的心血管事件和死亡风险增加[11~14]。现在研究普遍认为 WMC，尤其是严重的 WMC，与许多显著的临床表现或功能性预后相关[15~17]。

为了达成 WMC 的临床和病理意义的一致共识，并促进该领域内的一致研究，欧盟在 1996 年启动了一项与年龄相关 WMC 的攻关项目的合作[18]。这项合作是规划脑白质疏松和致残研究（LADIS）的理想计划。在 2001 年，该项目在得到了欧洲第五框架计划——"生活质量和生存资源管理"的基金支持后，获得了欧盟的认可和资金支持。这项计划主要目标是评估老年人从功能自主性到依赖性转变中 WMC 所扮演的角色[19]。这一定义基于日常生活器械活动评分（IADL）。能够在无帮助情况下完成 IADL 评分下的所有活动，或仅有一项活动完成受损的患者可纳入研究。终点事件为超过一项活动进展为缺陷。图 22.2 展示 LADIS 试验的设计和方法学。获得的试验结果已经发表在近期发表的文章上。

一项关于 LADIS 受试者基线的横断面分析研究显示，在试验开始时，IADL 评分提示有功能自主性，最严重的 WMC 患者在包含 40 项的痴呆残疾评估（DAD）量表中已经存在小的但可测量的功能缺陷[21]。似乎 DAD 评分表现不佳和 WMC 评分严重程度有一定的相关性。在控制其他老年残疾决定性因素后，多回归分析提示 WMC 是半球功能损害的一个独立因素。WMC 严重程度和全局功能性之间的可能联系是执行领域的选择性缺陷，这类缺陷随着 WMC 严重性的增加而恶化，并与 DAD 总分显著相关[21]。

鉴于 LADIS 研究的前瞻性部分，在试验开始后仅仅一年，中期分析显示，相对应于轻度、中度、重度的 WMC 三组患者，从功能自主到残疾的转化率分别为 9%、15%、26%。独立于其他残疾的预测因素，重度 WMC 具有超过两倍于轻度 WMC 患者的转化风险[22]。

3 年的随访分析数据给最初的试验假设提供了强有力的支持[23]。在平均随访 2.9 年后，可获得超过 90% 患者的主要结果信息。轻度、中度、重度 WMC 每年的转化或死亡率分别为 10.5%、15.1%、29.5%（Kaplan-Meier 秩和分析，$P<0.001$）。重度和轻度 MWC 患者相比，其他影响功能下降的因素经 Cox 模型修正后，上述

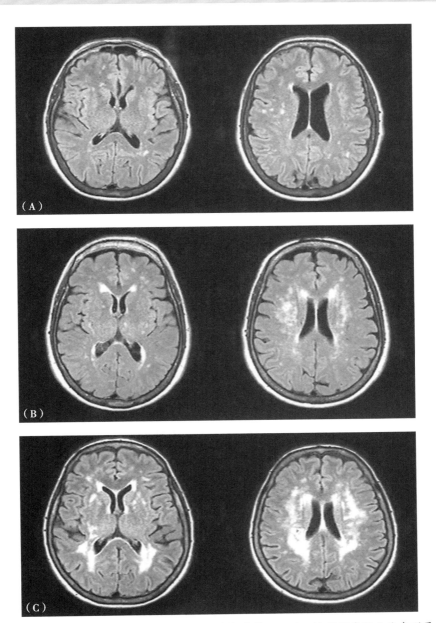

图22.1 不同严重程度白质病变（WMC）的磁共振成像（MRI）。这里用多种方法来测量WMC的严重程度。如脑白质疏松和致残（LADIS）研究中，采纳的一种简单的测量方法——改良Fazekas评分，即针对MRI液体衰减反转恢复序列成像中WMC进行可视化评估[8]。该评分涵盖从轻到重范围。（A）轻度WMC，点状深部白质病变，单个最大直径9mm，成簇病变，最大直径20mm。（B）中度WMC，早期融合病变，单个10～20mm，成簇病变中任何病变直径超过20mm，但每片病变之间没有连接。（C）重度WMC，单个或融合病变直径均不少于20mm的高信号影

转化为残疾或死亡的风险多于两倍（危险比值2.43，95%*CI* 1.70～3.74）。严重的MWC在致残上的影响效应同样独立于脑萎缩和梗死灶数目的基线水平，而卒中事件和痴呆对这一效应影响很小[23]。

系统回顾和meta分析46项前瞻性研究强烈支持与包括死亡、卒中和痴呆在内的不良预后和WMC相关[17]。该Meta分析包括能够提

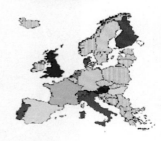

纳入患者
693人（平均年龄74.0±5.0；男/女：288/351）

11个欧洲中心
佛罗伦萨 (D.Inzitari)
赫尔辛基 (T.Erkinjuntti)
格拉茨 (F.Fazekas)
里斯本 (J.Ferro)
阿姆斯特丹 (P.Scheltens)
歌德堡 (A.Wallin)
呼丁格 (L.O.Wahlund)
巴黎 (H.Chabriat)
曼海姆 (M.Hennerici)
哥本哈根 (G.Waldemar)
纽卡斯尔 (J.O'Brien)

→ 依据日常生活能力量表（IADL）评估
  伴有无/轻度残疾
→ 依据修订版Fazekas量表将不同MRI
  WMC严重程度患者分为三组

评估项目	评估方式	
全面功能	IADL和DAD量表	
认知表现	MMSE，斯特鲁普测验、连线测验、VADAS-cog	基线和之后的1，2，3年随访完成
情绪	GDS-15，Cornell，DSM-IV标准	
运动表现	SPPB，单腿平衡，步态速度	
生活质量	欧洲生活质量评分	
脑MRI	轴位/冠状位T1，T2，PD，FLAIR序列弥散张力和磁化传递技术	基线和之后的3年随访完成

图22.2 脑白质疏松和残障研究（LADIS）的设计和主要方法学。DAD，痴呆量表的残疾评估；FLAIR，液体衰减反转恢复序列；GDS-15，老年抑郁量表15项；IADL，工具性日常生活活动能力量表；MMSE，简易精神状态检查表；PD，质子密度；SPPB，简易体能状况量表；WMC，白质改变
*仅在已选区域

供 WMC 与卒中、痴呆、认知功能下降和死亡风险的相关纵向研究数据。纳入的是对 WMC 的研究采用分类法的研究，当有超过两种分类计量数据存在时，取最高和最低分类计量数据的 HR 值。关于死亡率数据，4 个基于人口和 6 个基于医院研究（后者包括了高风险患者，即有卒中、抑郁和其他少数精神症状史的患者）一致证实 WMC 是一种死亡风险增加的危险因素。通过数据收集，发现有 WMC 的患者死亡风险是没有 WMC 的患者的两倍（*HR* 2.0，95%*CI* 1.6～2.7）[17]。

腔隙性脑梗死：对死亡和残疾的预后影响

腔隙性卒中作为一种主要的卒中类型，是一种被广泛认可的 SVD 后果。腔隙性脑梗死主要位于基底核、内囊、丘脑、放射冠和脑干。在 MRI 上表现为 T1 序列直径通常为 15mm 的低密度灶（图 22.3）。腔隙性脑梗死既可以表现为临床中可见的脑卒中，也可以静止的，这取决于腔隙性脑梗死在重要或不重要的部位。重要的是，无论是有临床症状或无临床症状的腔隙性脑梗死都有着相同的危险性和影响[24]。因此，"静止的"一词有误导的含义在内。

有临床症状时，腔隙性脑梗死通常按照经典 Fisher 腔隙性综合征分类：纯运动性轻偏瘫，感觉运动性卒中，纯感觉性卒中，构音障碍 - 手笨拙综合征，共济失调轻偏瘫[25]。缺血性卒中大约 1/4 为腔隙性脑梗死。就目前的研究来看，年发生率大致在（13～59）/100 000[26]。法国基于人口登记（1989—2006）的数据显示，腔隙性脑梗死发生率显著升高，尤其在 65 岁以下人群尤著[27]。

在所有缺血性卒中亚型中，腔隙性脑梗死曾被认为是最轻的一种，且恢复良好，不易复发，预后佳，但这一观点在过去的十年中得到了修正[24]。实际上，相比起其他亚型，可能腔

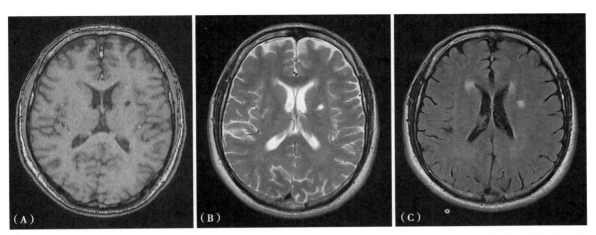

图22.3　腔隙性脑梗死的MRI表现。不同序列的腔隙性脑梗死表现：T_1加权序列（A），T_2加权序列（B），FLAIR序列（C）。联合三种扫描序列用于区分腔隙，V-R间隙与微出血。本上述病例中，左侧苍白球处有一个腔隙性脑梗死灶

隙性脑梗死有着更小的病灶，因此在短期内幸存和残疾的预后更乐观。然而，从长期看来，不断有文献报道其增加的死亡、残疾、卒中复发和认知功能减退风险。

2003年，Norrving[24]研究了24项已报道的关于腔隙性脑梗死患者生存和卒中复发的数据的研究。这些研究中大多数认为该类患者在卒中发生后短期内死亡风险较低，这一现象至少可以部分解释为与其他卒中类型相比，原发灶大小有限，典型的快速恢复率和更少的心源性并发症。平均死亡率在30天时为2.5%（0～10%），1年时为2.8%（2%～15%）。这一现象在更长时间的随访后发生了变化。在一项10年的随访研究中发现，最初的5年中，腔隙性脑梗死患者死亡率和普通人群相差无几；在5～10年，增加到10%～15%；10年之后，60%的患者死亡[28]。在另一项14年的随访研究中，与普通人群相比，腔隙性脑梗死患者死亡率在6年后显著下降，但14年后75%患者死亡[29]。在一项基于人口的研究中，伴有腔隙的脑梗死的患者5年生存率高于不伴腔隙的脑梗死患者，但当比较年度死亡率时，发现更长的生存率绝大多数基于早期低的死亡率，同时，从第3年起，两者的进展速率大致相当，甚至于伴有

腔隙的脑梗死的患者要略高一点[26]。

相比起死亡和卒中复发，腔隙性脑梗死的大脑半球功能在长时间的研究中并未受到重视。Bamford等[30]比较了腔隙性脑梗死患者和其他类型卒中患者，发现在卒中早期腔隙性脑梗死患者有着更好的功能预后。然而，日常活动中需要帮助的腔隙性脑梗死患者占所有腔隙性脑梗死患者的比例，在1年时为18%～33%，2年时为36%，3年时为42%[24]。10%的能够独立日常活动的腔隙性脑梗死患者在其他方面有着可被检测出的损害，例如社交活动受限或娱乐活动减少[31]。

在Norrving的综述中[24]，腔隙性脑梗死患者残疾预后的预测因子中，除年龄、糖尿病、初始发病严重程度外，无症状的腔隙病变和WMC的影像学特点也是重要的预测因子。这说明脑小动脉疾病影像特征越晚期，即使病灶小的局限的病灶，功能恢复的可能性也越有限。同样，在讨论死亡率时，腔隙性卒中的患者同时合并静止性梗死和WMC的患者有着更高的死亡率[32]。这些数据强化了概念，即合并静息性梗死和WMC对死亡率和残疾率有附加或协同作用。在近十多年里，已经很明显的是不引起急性卒中综合征的小梗死较有症状者更常见[33]。

总之，并不能认为腔隙性脑梗死是无害的血管旁路病变。尽管在短期内，这些病变的预后要更好，但是长期看来，有着额外的死亡风险，卒中复发和致残风险增加。此外，长期看来，腔隙性卒中患者有着更高的认知功能下降和痴呆风险[31,34,35]。与腔隙性脑梗死有关的认知功能下降相关的危险因素为多发性腔隙及其部位[36,37]。近来，小皮层下卒中二级预防研究（SPS3）数据提示，近50%腔隙性卒中患者中出现轻度认知功能损害[38]。

微出血：对死亡和残疾的预后影响

微出血在 MR 的梯度回波 T_2^* 加权像或磁敏感 MR 成像上表现为点状低信号。如 WMC 和腔隙被认为是缺血性脑 SVD 的特征，微出血和更大面积的脑出血（例如脑内出血或大量出血）被认为是出血性 SVD 的 MRI 表现[39]。基于现有证据，根据它们位置的不同，在形态学上脑微出血表现多样。皮质-皮质下，即脑叶的微出血与脑淀粉样血管病变关系更密切，同样，也与阿尔茨海默病病理变化的定义相关；而深部和幕下微出血被认为是高血压性小血管病的结果[40]。实际上，后者在高血压患者中更常见，无论是否存在脑血管病[41]。图 22.4 显示的主要是皮质下微出血的 MRI 表现。

在不同的人群研究中，脑微出血的患病率变化很大，从一般人群中的 5% 到伴发缺血性脑卒中患者的 35%，并且在出血性卒中患者中可高达 60%[41]。在不同情况下的真实的患病率甚至会更高，未来由于包括敏感加权 MRI 和超高场强技术等在内的更新颖和更灵敏的扫描技术的发展，这一数字在会更高[42,43]。

脑微出血在很长一段时间里曾经被认为是一种偶发病变，但是迅速增长的证据显示它们与认知功能损害、痴呆、出血风险和卒中相关。关注微出血和致残与死亡关系的研究很少。近来已经有回顾支持这种关系的数据（见[39]）。首先，第一个论证这种可能关系的研究是来自

伴有皮层下梗死和白质脑病的常染色体显性遗传病（CADASIL）患者的研究[44~46]，与其他小血管病一样，WMC、腔隙性脑梗死和微出血与典型 CADASIL 血管病相关。一项包括 147 例患者的队列研究中，35% 观察到微出血，绝大多数发生在深部组织，例如丘脑、基底核和脑干[45]。基于改良 Rankin 评分或 Barthel 指数评估，微出血的表现和数量，独立于其他临床致残的决定因素和其他 MRI 病变外，均与残障和残疾相关[45,46]。

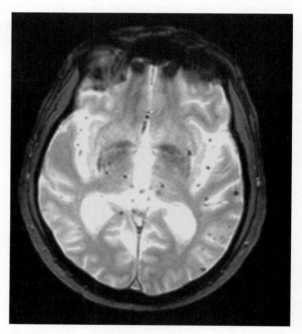

图 22.4 主要位于皮质下微出血的 MRI 表现。MRI，轴位，T_2 梯度回波序列显示基底核区多发微出血

在以往的临床诊疗中，Henneman 等用 MRI 改变和脑微出血预测死亡风险。研究组整理了 1138 例临床以认知、记忆损害为主诉的患者，阿尔茨兹海默、血管性痴呆或其他痴呆类型。在平均 2.5 年的随访中，微出血或更小程度上，WMC 被证实为独立的致死因素（微出血组：*HR*1.5, 95% *CI* 1.1~2.0，WMC 组 *HR*[1.2, 95% *CI* 1.0~1.4)[47]。

老年人应用普伐他汀风险的前瞻性（PROSPER）试验研究近来证实微出血相对于

不良反应的预测价值[48]。在 435 例患者中，平均 7 年随访后，血管病风险增加，非脑叶微出血是心血管病致死的独立危险因素，而脑叶出血可预测卒中相关死亡[48]。

结论

我们回顾了关于三种形式的 SVD，即 WMC、腔隙性脑梗死和微出血，对残疾和死亡预后的影响。WMC 特别是病变严重时被认为是老年人功能缺失的决定性因素。在 LADIS 中，明确指出老年人 MRI 示 WMC 是全脑功能快速下降的危险因素。同样，腔隙性梗死，已有数据表明无论是临床症候还是静息类型（即无症状的），均被认为是功能不好的一种重要标志。最后，初步研究数据提示大脑微出血可能是总体功能恶化的独立的风险因素。

此外，已有充足证据提示 SVD 在脑血管病中扮演重要角色，是出现一些老年人功能下降和认知问题的主要原因。鉴于 SVD 有不同类型（即 WMC、腔隙性梗死和大脑微出血），因此需要考虑所有类型的相关病变。我们需要特异性地预防和治疗以减轻 SVD 引起的功能缺失带来的负荷。因此，神经影像学是帮助我们评估效果的主要的工具。例如一些研究考虑 WMC 进展可作为脑 SVD 治疗试验的替代标志。培哚普利保护对抗再发卒中研究（PROGRESS）试验，MRI 证实降低血压与减少 WMC 进展一致[49]。另外两个试验研究他汀类药物在 WMC 进展过程中的作用，显示出矛盾的结果[50,51]。初步的经验告诉我们未来的研究应利用更先进的 MRI 技术如弥散成像和波谱分析。

（马　铁 译）

参考文献

1. World Health Organization. *International Classification of Impairments, Disabilities and Handicaps.* Geneva: World Health Organization; 1980.

2. World Health Organization. *International Classification of Functioning, Disability and Health.* Geneva: World Health Organization; 2001. Available from: http://www3.who.int/icf/intros/ICF-Eng-Intro.pdf (accessed January 3, 2014).

3. Katz S. Assessing self-maintenance: Activities of Daily Living, mobility, and Instrumental Activities of Daily Living. *J Am Geriatr Soc* 1983;31:721–727.

4. Lawton MP, Brody EM. Assessment of older people: self-maintaining and Instrumental Activities of Daily Living. *Gerontologist* 1969;9:179–186.

5. Gelinàs I, Gauthier L, McIntyre M, et al. Development of a functional measure for persons with Alzheimer's disease: the Disability Assessment for Dementia. *Am J Occup Ther* 1999;53:471–481.

6. Van Swieten J, Koudstaal P, Visser M, et al. Interobserver agreement for the assessment of handicap in stroke patients. *Stroke* 1988;19:604–607.

7. Mahoney FI, Barthel DW. Functional evaluation: the Barthel Index. *MD State Med J* 1965;14:61–65.

8. Fazekas F, Chawluk JB, Alavi A, Hurtig HI, Zimmerman RA. MR signal abnormalities at 1.5 T in Alzheimer's dementia and normal aging. *AJR Am J Roentgenol* 1987;149:351–356.

9. Pantoni L. Cerebral small vessel disease: from pathogenesis and clinical characteristics to therapeutic challenges. *Lancet Neurol* 2010;9:689–701.

10. Pantoni L, Garcia JH. The significance of cerebral white matter abnormalities 100 years after Binswanger's report. A review. *Stroke* 1995;26:1293–1301.

11. Tarvonen-Schröder S, Kurki T, Räihä I, Sourander L. Leukoaraiosis and cause of death: a five year follow up. *J Neurol Neurosurg Psychiatry* 1995;58:586–589.

12. Inzitari D, Di Carlo A, Mascalchi M, Pracucci G, Amaducci L. The cardiovascular outcome of patients with motor impairment and extensive leukoaraiosis. *Arch Neurol* 1995;52:687–691.

13. Inzitari D, Cadelo M, Marranci ML, Pracucci G, Pantoni L. Vascular deaths in elderly neurological patients with leukoaraiosis. *J Neurol Neurosurg Psychiatry* 1997;62:177–181.

14. Briley DP, Haroon S, Sergent SM, Thomas S. Does leukoaraiosis predict morbidity and mortality? *Neurology* 2000;54:90–94.

15. Inzitari D. Leukoaraiosis: an independent risk factor for stroke? *Stroke* 2003;34:2067–2071.

16. Pantoni L. Leukoaraiosis: from an ancient term to an actual marker of poor prognosis. *Stroke* 2008;39:1401–1403.

17. Debette S, Markus HS. The clinical importance of white matter hyperintensities on brain magnetic resonance imaging: systematic review and meta-analysis. *BMJ* 2010;341:3666.

18. Erkinjuntti T, Pantoni L,

Scheltens P. Cooperation and networking on white matter disorders: the European Task Force on Age-Related White Matter Changes. *Dement Geriatr Cogn Disord* 1998;9(Suppl 1): 44–45.

19. Pantoni L, Basile AM, Pracucci G, et al. Impact of age-related cerebral white matter changes on the transition to disability – the LADIS study: rationale, design and methodology. *Neuroepidemiology* 2005; 24:51–62.

20. The LADIS Study Group. 2001–2011: a decade of the LADIS (Leukoaraiosis And DISability) study: what have we learned about white matter changes and small-vessel disease? *Cerebrovasc Dis* 2011;32:577–588.

21. Pantoni L, Poggesi A, Basile AM, et al. LADIS Study Group. Leukoaraiosis predicts hidden global functioning impairment in nondisabled older people: the LADIS (Leukoaraiosis And DISability in the elderly) study. *J Am Geriatr Soc* 2006;54:1095–2101.

22. Inzitari D, Simoni M, Pracucci G, et al. LADIS Study Group. Risk of rapid global functional decline in elderly patients with severe cerebral age-related white matter changes: the LADIS study. *Arch Intern Med* 2007; 167:81–88.

23. Inzitari D, Pracucci G, Poggesi A, et al. LADIS Study Group. Changes in white matter as determinant of global functional decline in older independent outpatients: three year follow-up of LADIS (Leukoaraiosis And DISability) study cohort. *BMJ* 2009;339:2477.

24. Norrving B. Long-term prognosis after lacunar infarction. *Lancet Neurol* 2003;2:238–245.

25. Fisher CM. Lacunar stroke and infarcts: a review. *Neurology* 1982;32:871–876.

26. Sacco S, Marini C, Totaro R, et al. A population-based study of the incidence and prognosis of lacunar stroke. *Neurology* 2006;66:1335–1338.

27. Bejot Y, Catteau A, Caillier M, et al. Trends in incidence, risk factors, and survival in symptomatic lacunar stroke in Dijon, France, from 1989 to 2006: a population-based study. *Stroke* 2008;39:1945–1951.

28. Staaf G, Lindgren A, Norrving B. Pure motor stroke from presumed lacunar infarct: long-term prognosis for survival and risk of recurrent stroke. *Stroke* 2001;32:2592–2596.

29. Eriksson S-E, Olsson JE. Survival and recurrent strokes in patients with different subtypes of stroke: a 14-year follow-up study. *Cerebrovasc Dis* 2001;12: 171–180.

30. Bamford J, Sandercock P, Dennis M, Burn J, Warlow C. Classification and natural history of clinically identifiable subtypes of cerebral infarction. *Lancet* 1991;337:1521–1526.

31. Samuelsson M, Söderfelt B, Olsson GB. Functional outcome in patients with lacunar infarction. *Stroke* 1996;27:842–846.

32. De Jong G, Kessels F, Lodder J. Two types of lacunar infarcts. Further arguments from a study on prognosis. *Stroke* 2002;33:2072–2076.

33. Vermeer S, Longstreth WT Jr, Koudstaal PJ. Silent brain infarcts: a systematic review. *Lancet Neurology* 2007;6:611–619.

34. Miyao S, Takano A, Teramoto J, Takahashi A. Leukoaraiosis in relation to prognosis for patients with lacunar infarction. *Stroke* 1992;23:1434–1438.

35. Yamamoto Y, Akiguchi I, Oiwa K, et al. Twenty-four-hour blood pressure and MRI as predictive factors for different outcomes in patients with lacunar infarct. *Stroke* 2002;33:297–305.

36. Koga H, Takashima Y, Murakawa R, et al. Cognitive consequences of multiple lacunes and leukoaraiosis as vascular cognitive impairment in community-dwelling elderly individuals. *J Stroke Cerebrovasc Dis* 2009;18:32–37.

37. Benisty S, Gouw AA, Porcher R, et al. Location of lacunar infarcts correlates with cognition in a sample of non disabled subjects with age-related white matter changes: the LADIS study. *J Neurol Neurosurg Psychiatry* 2009;80:478–483.

38. Jacova C, Pearce LA, Costello R, et al. Cognitive impairment in lacunar strokes: the SPS3 trial. *Ann Neurol* 2012;72:351–362.

39. Van der Flier WM, Cordonnier C. Microbleeds in vascular dementia: clinical aspects. *Exp Gerontol* 2012;47:853–857.

40. Cordonnier C, van der Flier WM. Brain microbleeds and Alzheimer's disease: innocent observation or key player? *Brain* 2011;134:335–344.

41. Cordonnier C, Al-Shahi SR, Wardlaw J. Spontaneous brain microbleeds: systematic review, subgroup analyses and standards for study design and reporting. *Brain* 2007;130: 1988–2003.

42. Biessels GJ, Zwanenburg JJ, Visser F, Frijns CJ, Luijten PR. Hypertensive cerebral hemorrhage: imaging the leak with 7-T MRI. *Neurology* 2010;75:572–573.

43. Theysohn JM, Kraff O, Maderwald S, et al. Seven Tesla MRI of microbleeds and white matter lesions as seen in vascular dementia. *J Magn Reson Imaging* 2011;33:782–791.

44. Lesnik Oberstein SA, van den Boom R, van Buchem MA, et al. Cerebral microbleeds in CADASIL. *Neurology* 2001; 57:1066–1070.

45. Viswanathan A, Guichard JP, Gschwendtner A, et al. Blood pressure and haemoglobin A1c are associated with microhaemorrhage in CADASIL: a two-centre cohort study. *Brain* 2006;129:2375–2383.

46. Viswanathan A, Gschwendtner A, Guichard JP, et al. Lacunar lesions are independently associated with disability and cognitive impairment in CADASIL. *Neurology* 2007;

69:172–179.

47. Henneman WJ, Sluimer JD, Cordonnier C, et al. MRI biomarkers of vascular damage and atrophy predicting mortality in a memory clinic population. *Stroke* 2009;40:492–498.

48. Altmann-Schneider I, Trompet S, de Craen AJ, et al. Cerebral microbleeds are predictive of mortality in the elderly. *Stroke* 2011;42:638–644.

49. Dufouil C, Chalmers J, Coskun O, et al. Effects of blood pressure lowering on cerebral white matter hyperintensities in patients with stroke: the PROGRESS (Perindopril Protection aGainst Recurrent Stroke Study) Magnetic Resonance Imaging Substudy. *Circulation* 2005;112:1644–1650.

50. Mok VC, Lam WW, Fan YH, et al. Effects of statins on the progression of cerebral white matter lesion: post hoc analysis of the ROCAS (Regression of Cerebral Artery Stenosis) study. *J Neurol* 2009;256:750–757.

51. Ten Dam VH, van den Heuvel DM, van Buchem MA, et al. for the PROSPER Study Group. Effect of pravastatin on cerebral infarcts and white matter lesions. *Neurology* 2005;64:1807–1809.

23 遗传性小血管病的临床表现

Maria Teresa Dotti, Antonio Federico

前言

由于分子遗传学的最新进展，一些少见的调节小血管发育和功能的单一基因突变疾病已得到认识。它们主要影响大脑白质，和与年龄相关的脑白质疏松症和（或）所谓的 Binswanger 病具有一些共同的特征。其中最常见的是伴有皮质下梗死和白质脑病的常染色体显性遗传性脑动脉病（cerebral autosomal dominant arteriopathy with subcortical infarcts and leukoencephalopathy，CADASIL）和 Fabry 病（Fabry's disease，FD）。还有一些文献报道了很少见家系的疾病，如遗传性脑小血管病，如伴有皮质下梗死和脑白质病的常染色体隐性遗传性脑动脉病（cerebral autosomal recessive arteriopathy with subcortical infarcts and leukoencephalopathy，CARASIL）、COL4A1 基因相关疾病和脑白质营养不良相关视网膜病变（retinal vasculopathy with cerebral leukodystrophy，RVCL）等。在这里，我们将详细描述这些疾病的临床表现，特别是 CADASIL 和 FD。对于所有的这些疾病而言，异常的脑小血管血流会导致类似的临床和神经影像学表现。然而，不同的发病年龄、遗传类型和某些特定相关的症状会有助于鉴别诊断。

伴有皮质下梗死和白质脑病的常染色体显性遗传性脑动脉病

CADASIL 是最常见的遗传性脑小血管病（small vessel disease，SVD）。它是由 NOTCH3 基因外显子 2～24 位点的高度同质突变所导致，这种突变造成了异源二聚体 Notch3 受体上的表皮生长因子样重复（epidermal growth factor-like repeats，EGFR）发生了异常半胱氨酸残基表达。

自 20 世纪 90 年代初 CADASIL 的临床和遗传特征被认识以来[1]，在世界范围内已报道了不同种族的数百个 CADASIL 家系。最大的病例报道系列来自于欧洲国家，包括德国、英国、法国、斯堪的纳维亚和意大利等[1~5]。最近，在亚洲国家也发现了越来越多的 CADASIL 患者[6,7]。CADASIL 的患病率目前仍未明确。在有限的几个苏格兰西部和东北英格兰周边区域的人口研究中，通过估算得到了相似的确诊成人 CADASIL 的最低患病率（分别为 1.98/100 000 和 1.32/100 000）和高危人群比例（>4/100 000）[8]。而在芬兰[9]和意大利中部（个人数据）则有较高的确诊 CADASIL 患病率（约 4/100 000）。这种区别可能是由于不同人群的疾病发生率差异所致，但也可能受到其他因素的影响，如对 NOTCH3 基因突变的筛查常常不够全面，一般仅限于外显子上一些最常见的突变位点。然而，因为 CADASIL 的临床表现在很大程度上仍是未知的，经常被误诊为其他常见的神经系统疾病，目前广泛认为其患病率仍被低估了。在一些国家，基因检测的有效性有限也使其诊断受到限制。

CADASIL 的小动脉病变主要影响脑穿支

动脉和软脑膜动脉，但也累及颅外血管，主要表现为血管中膜平滑肌细胞进行性丢失、血管壁增厚、管腔变窄以及细胞外的嗜锇颗粒物质沉积（granular osmiophilic material，GOM）。但这些病理特征中，只有后者是疾病的特征性表现并具有诊断价值。除了 GOM，CADASIL 的基因突变也导致 Notch3 的细胞外结构域沉积，从而形成了不同于正常对照组的特殊染色表现[10]。也有研究报道血管壁中血管内皮细胞的形态和功能发生变化，表明血管内皮功能障碍可能是 CADASIL 发病一个致病因素。这些血管壁改变对血管功能的影响至今尚未完全阐明，推测其可能和脑血管反应性的改变相关，并导致慢性皮质下低灌注和缺血性腔隙性病变。已有一些研究报道采用血流成像方法证实了 CADASIL 患者存在脑血流灌注不足状态。尽管脑和全身微循环有着相似的小血管病理变化，但不同 CADASIL 表型的临床表现几乎只表现为脑损害症状，而这些表现在不同家系以及不同个体间存在高度异质性。导致这种显著而常见的临床差异的原因目前基本上仍然是未知的，也是当前许多基础和临床研究的课题。

磁共振成像（magnetic resonance imaging，MRI）是 CADASIL 的诊断和监测随访的重要工具。典型的影像学表现包括常累及颞极和外囊的多灶或广泛的脑白质异常信号（脑白质疏松症），多发腔隙性病变，以及脑微出血（cerebral microbleeds，CMB）。患者的临床表现则由这些弥漫性脑白质病变、累及白质和深部灰质的腔隙性脑梗死（lacunar infarcts，LI）所引起，主要临床特点为年轻成人呈现一个或多个以下症状的组合：通常有先兆的偏头痛，短暂性脑缺血发作和（或）卒中，逐渐加重并导致痴呆的认知功能障碍，情绪障碍。除了这些"核心症状"外，也有少量其他的神经系统表现以及偶尔发生的神经系统外表现被报道。本病的病程通常呈进展性的并致残，最终发展为假性延髓性麻痹综合征，伴寿命缩短[11]。然而，也有部分患者临床症状很少，病程进展缓慢，甚

至直到老年也是如此。

临床特征

缺血事件

CADASIL 的脑微血管病变导致白质慢性低灌注和大脑半球皮层下白质、脑干、基底核区深部灰质部位的反复梗死，但皮层通常免于受累。临床上可见到经典的腔隙综合征形式的短暂性脑缺血发作（transient ischemic attacks，TIA）或卒中，即表现为纯运动或纯感觉性卒中，感觉运动混合性卒中，共济失调性轻偏瘫，构音障碍 - 手笨拙综合征。TIA/ 卒中通常发生于中年时期（<60 岁，平均年龄 49 岁），但偶尔也有很早（<15 岁）和很晚（>80 岁）的情况报道。缺血性事件是最常见的临床表现，在不同的人群研究中报道的发生率范围可从 50% 到大于 90%（表 23.1）[1~7]。缺血性事件与多变的疾病过程之间的关系一直是临床和影像学相关研究的主题。在一个关于多种易于检测的 MRI 标志物对疾病严重程度影响的神经影像学研究中，研究者发现 CADASIL 患者腔隙性病变负荷和认知功能障碍与残疾间存在显著的相关性[12]。CADASIL 患者的缺血性事件和常见心血管危险因素不相关，因此，缺乏常见心血管危险因素被认为符合 CADASIL 的临床拟诊标准。然而，考虑到传统心血管危险因素在一般人群中的高患病率，有研究表明传统心血管危险因素也可能影响 CADASIL 的临床表型[4]。特别是：①高血压 CADASIL 患者卒中的风险显著增加；②在 CADASIL 患者中吸烟人群的卒中发病年龄更早，其急性穿动脉闭塞脑卒中易感性更高。因此，控制这些可控制因素是值得推荐的。

偏头痛

偏头痛是多种单基因脑 SVD 的临床特征，包括 CADASIL，RVCL，线粒体脑病伴卒中样发作（mitochondrial encephalopathy with stroke-like episodes，MELAS），遗传性小儿偏瘫，视

表 23.1 CADASIL 患者临床症状发生率（按时间顺序排列）

CADASIL 家系报道	国家/组	有症状人数/总数	TIA 或卒中（%）	偏头痛（%）	有先兆的偏头痛（%）	精神障碍（%）	认知下降/痴呆（%）
Chabriat 等（1995）[1]	法国	45/45	84	–	22	20	–
Dichgans 等（1998）[2]	德国	83/102	71	38	87	30	48
Desmond 等（1999）[3]	混合组	105/105	68	43	67	21	60
Kim 等（2006）[6]	韩国	14/29	93	7	100（1/1）	36	50
Adib-Samii 等（2010）[4]	英国	200/200	51	75	90	35	17
Wang 等（2011）[7]	中国	57/57	82	–	5	7	60
Pescini 等（2012）[5]	意大利	61/61	80	49	50	53	57

CADASIL，伴皮质下梗死和白质脑病的常染色体显性遗传性脑动脉病；TIA，短暂性脑缺血发作

网膜小动脉弯曲，以及 *COL4A1* 基因突变相关白质脑病等。这些遗传性血管病变增加偏头痛风险的机制仍存在争议，并可能存在一定的重叠。这些研究提供的见解也可能有助于了解一般人群中偏头痛的发病机制，特别是现在已有报道发现常见的散发性偏头痛的遗传易感性与 *NOTCH3* 基因变异型存在关联。关于偏头痛和缺血性事件相关的假说似乎不太适用于偏头痛患者，因为典型腔隙性卒中的皮层下特性（见上文）和 CADASIL 偏头痛患者具有的频繁发生的皮质先兆相悖，而且偏头痛发作通常先于缺血性卒中发作并在后者出现临床表现前就已经消退[13]。有研究发现皮层扩布性抑制（先兆偏头痛的电生理基础）在 CADASIL 小鼠模型中被强化[14]。根据研究者的观点，这一发现表明血管性 *NOTCH3* 突变增强皮层扩布性抑制的易感性，支持神经血管单元参与有先兆偏头痛的发生和发展机制。有些研究指出，血管内皮功能障碍参与了偏头痛发病机制；偏头痛患者的内皮祖细胞（endothelial progenitor cells，EPC）数量减少，此外血管内皮反应性降低的发现也支持这一观点。值得注意的是，上述两种血管内皮异常最近都被发现存在于 CADASIL 患者[15, 16]。据我们所知，尚缺乏其他单基因脑血管病与偏头痛的类似相关研究。最近，发表了两个关于 CADASIL 和偏头痛的大型回顾研究。在第一个研究中，Liem 等[17]针对 CADASIL 患者偏头痛的特点和流行病学的相关文献进行了回顾，汇聚分析了具有足够样本（>10 例患者）的调查，并得出结论，欧洲国家的 CADASIL 患者偏头痛患病率为 43%（95%*CI* 为 38%～48%）。英国的 CADASIL 患者偏头痛患病率最高（75%，150/200 例患者）[4]。而一些研究表明，在亚洲部分地区，偏头痛的患病率非常低，平均约为 5%，这提示了种族易感性的差异。自从第一例临床观察以来，CADASIL 患者的先兆型偏头痛的高患病率一直被关注，并在不同的人群中得到统计；这些研究报告的患病率变异范围较大，从大约 5% 到大于 90%（表 23.1）。在 Sacco 等[18]的另一篇综述中得到了相似的结果，他们系统地回顾了 34 项研究，并报告了 749 例患者的资料。48%（356/749）的患者被发现存在偏头痛，其中 35% 有先兆，其余 44% 的病例为未指定发作类型的偏头痛，19% 患者有超过一种类型的偏头痛。偏头痛平均发病年龄为 32.2 岁，女性约为男性的两倍（分别为 63.3% 和 36.7%）。如果偏头痛临床表型之一，它是最常见的首发症状（所有病例的 81.5%），超过 TIA/卒中和其他症状。在各个研究中，先兆的类型很少被报道。总体而言，非典型先兆似乎占了多数[13]。

认知功能损害

CADASIL 患者几乎总有认知功能的下降，多数情况下会发展为痴呆。认知功能损害通常

被列为本病的第二常见的临床表现[13]。和预计的一样，它的临床特征具有与散发 SVD 同样的额叶型认知损害的典型特征。详细的神经心理测试显示，在不同年龄段涉及的技能不同，在疾病早期阶段，认知概况的异质性更为明显[19]。据报道，执行功能的改变是最常见的认知功能损害，在较年轻患者中（<50 岁）发生率较高。在相同年龄组中，执行功能障碍往往与注意力和记忆力的参与有关。在较高的年龄组中（>60 岁），认知功能损害程度变得一致，所有认知领域的广泛性损害最终导致痴呆。Epelbaum 等对 140 例患者的记忆损害的症状和表现进行了详细分析[20]，他认为记忆损害在 CADASIL 患者中具有高发生率和重要作用。相当一部分病例表现为海马型遗忘综合征——一种通常被认为是阿尔茨海默病的早期特征。

LI、白质高信号（white matter hyperintensities，WMH）以及 CMB，这些不同的脑部病变对认知功能障碍和痴呆的临床影响已通过磁共振检查进行了广泛的研究，但其结论并不一致。LI 的负荷和 CMB 的数量被认为与认知能力下降关系最为密切[12]，而 WMH 和认知表型之间的关联似乎存在较多争议。最近的一项研究将 CADASIL 作为一种 SVD 血管性认知功能障碍模型，通过使用基于体素的病变 - 症状绘制方法研究了缺血性病变位置与认知功能障碍之间的联系[21]，发现缺血性病变的额叶 - 皮层下的神经元回路中断对认知症状尤其是处理速度具有非常显著的影响。

精神障碍

精神障碍被认为是本病的核心症状之一，然而无论是病例报道还是综述分析，普遍缺乏对精神障碍的详细特征描述。精神障碍在大多数 CADASIL 系列中报道的发病率范围为 20%～53%，在意大利人口中报道比例最高[5]。精神症状通常在疾病的进程中表现出来，很少是首发症状。在一个 18 外显子 10 位点突变携带者的意大利家系中具有非常不多见的高的精神症状发生率（66% 的病例），而且大多于起病时即发生[22]。在 CADASIL 中有多种伴随精神障碍被报道，包括抑郁、焦虑、精神病。情感障碍是最常见的表现，但其发生率可能被低估。淡漠是另一种常见的行为改变，它会对生活质量产生负面影响，在认知障碍和痴呆患者中尤为显著[13]。情绪变化和淡漠常见于血管性痴呆和皮质下缺血性病变患者，因此被看做所谓的"血管性抑郁"的一个重要危险因素。一些研究结果表明，继发于皮层下缺血性损害的累积病变程度，以及关键病变位置，在这些症状的发生中发挥了重要作用[23]。Reye 等[23]建议进行详细的定位研究以确定主要涉及了哪些通路。

其他临床表现

在韩国患者中发现了脑大血管受累，一些病例被报道存在症状性大动脉狭窄[24]。亚洲国家中，较高比例的（25%）CADASIL 患者存在症状性脑出血，在部分病例为首发表现。不足 10% 的患者有癫痫发作，主要发生于病程中，被认为可能与缺血性卒中有关。最常见的是发作类型为全身强直阵挛发作，偶尔也可观察到部分性发作。尽管全身微血管均受累，除了少数例外情况，CADASIL 临床表现限于中枢神经系统。神经肌肉症状，包括虚弱、消瘦、乏力、肢体麻木、深反射减弱，以及电生理和活检证实的肌肉和神经疾病等已在一些患者中被报道。周围神经受累通常会导致周围性轴索病变，骨骼肌活检也已多次观察到线粒体功能障碍的形态学和生化证据[25]。小血管功能障碍和继发的慢性缺血是中枢神经系统外损害最可能的致病机制，但是很少有明确的缺血性事件的征象被发现。特别是，关于线粒体变化究竟是原发性或是继发性的，以及线粒体在血管平滑肌细胞变性中的作用仍存在争论。

视觉损害，尽管是短暂且轻微的，大量发生于 CADASIL 患者的起病阶段和病程之中。视觉功能受损可能发生在视觉通路的任何水平，包括视神经和视网膜纤维层，可能与微血管病变有关。然而，尽管有广泛的亚临床异常证据，临床上很少报道可检测到的眼部症状。现有的报道包括一对父子的症状性急性视力丧失，提示缺血性视神经病变[26]。

其他少见的临床表现，包括心肌梗死——在荷兰患者中有异常高的发生率[27]，和深静脉血栓形成，或许和 CADASIL 神经系统外的微血管损伤相关。较高的右向左分流患病率也可能是心脏受累的一个表现[28]，其与伴先兆的偏头痛和青少年隐源性缺血性脑卒中的相关性已被广泛报道。在 CADASIL 患者中，它的存在与临床严重程度不相关，可能和 Notch 信号通路在房室形态发生中的作用有关。

表型变异

CADASIL 家系内和不同家系间的临床表现差异很大，具体原因尚不明确。例如，我们观察到的第一个家系中，三代人中有几个成员受到影响，其中包括一对纯合子双胞胎，其临床细节如图 23.1 所示。考虑到 NOTCH3 基因致病突变的高度一致特性，这是令人惊讶的。然而，除了少数例外，关于 NOTCH3 基因突变位点和表型间联系的研究没有显示任何有显著意义的基因型-表型关联。

因此，其他因素可能在临床变异中发挥了作用。如前所述，心血管危险因素对于 CADASIL 患者的作用得到了广泛研究[4]，在高血压人群中卒中风险显著增加，吸烟者更早发

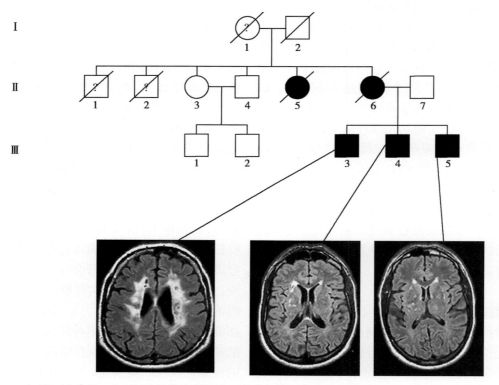

图23.1　一个 Notch3 基因 p.Arg1076 顺位突变的同一家系成员临床表型变异
?：根据临床病史怀疑 CADASIL 者。实心符号表示 CADASIL 患者。Ⅰ，1：在 56 岁去世，有严重的老年痴呆症。Ⅱ，1 和Ⅱ，2：分别于 27 岁及 33 岁死亡，生前有逐步加重的运动障碍和认知功能障碍病史。5：轻度抑郁，72 岁时死于第一次卒中。Ⅱ，6：自 38 岁以后渐进性痴呆，50 岁卧病在床，享年 76 岁。Ⅲ，3：57 岁男性，自 40 岁以来反复皮质下卒中，50 岁卧病在床伴有假性延髓麻痹。Ⅲ，4、Ⅲ，5：54 的纯合双胞胎。4：无症状。Ⅲ，5：无先兆的偏头痛发作

生缺血性事件，以及高同型半胱氨酸水平与偏头痛之间存在显著关联。我们的研究小组[29]对 CADASIL 患者血压随着时间的变化进行了研究。我们观察到 CADASIL 患者有着不同的血压曲线：平均收缩压和舒张压显著减小，夜间血压下降减少。降低的血压曲线和认知功能障碍之间被发现有显著的相关性，表明它可能是整体认知功能恶化的另一个危险因素。

疾病进程

CADASIL 病程通常是渐进的，并导致严重的运动和认知障碍和过早死亡，阶梯式进展通常是疾病早期的典型表现。然而，很缓慢的以及其他形式的病程也经常被观察到。Opherk 等[11]对 411 例患者的回顾性研究是我们了解 CADASIL 自然病程的基本文献。其主要研究成果有：①性别对疾病的严重程度的影响，男性比女性 CADASIL 患者发病和死亡年龄均更早；②男性病例相对于普通男性人群生存率显著下降；③ NOTCH3 基因型对临床进展影响不大。一个值得注意的发现是，猝死对于 CADASIL 患者是仅次于肺炎的第二位的最常见死亡原因。这在一定程度上可能与从很多患者中观察到的心脏自主神经系统紊乱相关，它可以导致危及生命的心律失常和猝死[30]。简便无创的心脏指标，如心率和 QT 间期，应该用于这些患者的常规治疗管理。

脑影像表现

脑 MRI 是 CADASIL 诊断的基本工具。不同的神经影像学模式可以观察到微血管病变所导致从缺血性到出血性实质病变的征象。主要的异常表现包括多灶性的，或多或少融合的，大多对称性的白质脑病，和位于异常白质、基底神经节、丘脑、脑干的多发 LI[31]。虽然很有特征性，但是这些发现都并非 CADASIL 所独有。T_2 加权和液体衰减反转恢复序列（fluid-attenuated inversion recovery，FLAIR）上发现的位于外囊（>90% 的病例）和颞极（>60% 的病例）的高信号则高度提示 CADASIL 诊断。相反，前部颞叶受累在亚洲国家的患者报道中相对较为罕见（22%~43%）。其他 MRI 表现包括梯度回波成像可检测到随着年龄而增加的 CMB，特别是在伴有高血压等危险因素的患者。亚洲患者中很大比例具有脑出血[24]。

MRI 信号异常也可以在无症状 CADASIL 患者中被发现。可以预期，随着越来越多的新的磁共振技术在临床和研究中使用，可以更好地了解 CADASIL 脑病变的发病机制和临床关联。定量 MRI 技术已经证实，白质病变几乎总是在临床前阶段即已出现，并普遍影响到额叶脑区。而 T_1 加权上低信号病变的严重程度，曾被认为是脑损伤的重要标志，现在被认为没有太大意义[32]。临床前基因突变携带者在 MRI 上可以发现主要影响额叶和顶叶皮层的显著脑萎缩，这一发现有利于使用这些早期脑损害指标作为疾病进展的临床前标志物用于临床研究[32]。以前的脑容积研究已经发现，有症状的 CADASIL 患者的大脑萎缩随着年龄的增加而增加，并且与认知和运动障碍相关，但不与白质病变程度相关[33]。

治疗

目前仍然缺乏基于高水平循证医学证据的 CADASIL 标准化治疗方案，但对症治疗仍普遍用于处理不同的临床症状。目前对于缺血性卒中的预防基于抗血小板药物（但在 CADASIL 中尚未证实具有确切疗效）和控制危险因素。因此，临床上使用降压药物以保护血管，使用复合维生素 B 以降低高同型半胱氨酸水平。他汀类药物经常用于散发 SVD 患者，但至少在短期研究中，它们的使用并没有显著改善血流动力学参数。偏头痛患者并不经常需要预防性药物，虽然有临床证据表明，乙酰唑胺可有效地预防偏头痛的发生。

由于具有不同于阿尔茨海默病的病理改变，在一项多中心随机对照研究中，CADASIL 被用作纯血管性皮质下痴呆的模型，旨在评估

263

胆碱酯酶抑制剂多奈哌齐对认知功能障碍的疗效。但在血管性痴呆评估量表 - 认知子量表（vascular dementia assessment acale-cognitive subscale, VADAS-cog）中没有得到期望的评分改善，尽管在执行功能上得到了一些改善[13]。

诊断

CADASIL 诊断的金标准是 NOTCH3 基因的遗传分析。皮肤活检发现 GOM 超微结构也可以作为确诊依据。这两种诊断方法特异度均为 100%，但在部分患者人群中，后者的灵敏度较低（45%～57%）[34]。这些研究结果表明，皮肤活检可用于筛选怀疑有病的受试者，但明确诊断仍需要分子分析。由于存在大量不同的突变，如果遗传分析仅限于外显子簇可能会获得假阴性结果。因此，对临床怀疑对象应强制对所有 NOTCH3 基因上编码 EGFR 受体的外显子（2～24）进行突变分析，特别是考虑到一些突变具有较高发生频率，以及特定地理种群的遗传筛选过程中的众所周知的奠基者效应。

诊断的第一步仍是临床诊断，但因为临床及 MRI 特征不足以确立诊断，这一步并不容易。CADASIL 的表现往往与其他神经系统疾病重叠，包括散发 SVD（发病年龄较大，常具有较大心血管危险因素），其他遗传性 SVD（不同的遗传特点和神经系统外表现），多发性硬化症（常见脊髓 MRI 信号异常，脑脊液异常），和成年发病的脑白质营养不良 [更多的弥漫性白质改变，周围神经病变和（或）多系统受累]，在诊断中需要加以鉴别。

遗传前筛选也具有挑战性，因为 CADASIL 表型具有显著的临床变异性和迷惑性的临床和 MRI 表现组合形式。越来越多的证据表明，许多迟发患者（>65 岁）可能会偏离"经典"的临床和神经影像学表现，表现为存在一个或多个心血管危险因素，没有卒中，没有典型表现，没有家族史，没有颞叶受累，以及存在脑出血。迅速增长的关于 CADASIL 临床和遗传多样性

的全球性证据使几个此前提出的诊断标准的有效性（例如，缺乏危险因素）和权重（例如，颞叶病变而不是外囊高信号）受到质疑。为了尝试更新和规范临床评估，Pescini 等[5]提出了一个 CADASIL 量表，作为对怀疑 CADASIL 患者进行 NOTCH3 基因分析前的一个简单的筛选工具。该表列出了 CADASIL 典型的临床和神经影像学特征，对每一项在相对发生频率的基础上分配一个从 1～5 的得分，总评分范围为 0～25，如果分值大于 15 则需怀疑此病。

伴有皮质下梗死和脑白质病的常染色体隐性遗传性脑动脉病

伴有皮质下梗死和脑白质病的常染色体隐性遗传性脑动脉病（CARASIL）是一种罕见的常染色体隐性遗传疾病，主要影响到大脑的小血管，以皮质下梗死和白质脑病为主要特征。它主要在日本被报道，最近发现与 HTRA1 基因突变有关。这种疾病的患病率尚不清楚（目前报道的不足 100 例，主要在日本，但中国也有报道，而最近在西方国家也有发现）[35, 36]。

临床表现

临床表现包括缓慢进行性步态障碍，下肢肌张力增高，在 20 岁左右开始的脱发。后者在最初被认为是一个固有的临床表现，但在随后几个研究报道中发现并非如此[37, 38]。常伴有关节炎、腰痛、颈椎病、椎间盘突出症等。与脑血管损害、卒中和认知能力下降相关的神经系统症状多在 40 岁以前出现。

神经影像

神经影像学显示的结果类似于 CADASIL，包括脑室周围和深部白质的对称的 WMH 而 U 纤维不受累，小脑白质（CADASIL 中罕见）、脑干、小脑中脚和外囊的长 T_2 异常信号，丘脑和基底核区的多发 LI。颞极和外囊的早期异常（CADASIL 的特征性表现）则很少被描述[35]。

神经病理

Arima 等[39]回顾分析了 CARASIL 的病理改变并和 CADASIL 相比较,发现 CARASIL 的主要病理特征是脑白质及基底核区的小血管异常,表现为伴有内膜纤维增生的动脉硬化改变,内弹性膜分裂,动脉壁透明变性,管腔狭窄。动脉平滑肌细胞也受到严重影响。没有发现淀粉样蛋白沉积和 GOM 表现。以两个 CARASIL,一个 CADASIL 患者和一个无动脉粥样硬化对照的大脑进行的病理检查对照显示,相比 CADASIL,CARASIL 血管闭塞性硬化改变相对要轻,但动脉中膜硬化改变非常严重以至于平滑肌细胞几乎完全消失。相比对照组,CARASIL 动脉外膜更薄,这增加了血管脆性,导致动脉容易破裂。与 CADASIL 不同,相比脑血管,CARASIL 其他器官的小血管的改变并不明显,因此,皮肤活检对于 CARASIL 并没有诊断价值。

遗传学

Hara 等[37]首次描述了 CARASIL 的相关基因,HTRA1 基因,它位于染色体 10q25,产生九个外显子的转录本,编码高温需求蛋白酶 A1(high temperature requirement protease A1,HTRA1),一个胰凝乳蛋白酶家族的 480 个氨基酸组成的丝氨酸蛋白酶,在不同生理过程中起到伴侣蛋白和蛋白酶作用。HTRA1 可抑制转化生长因子 β(transforming growth factor-β,TGF-β)信号[40],导致血管纤维化。

COL4A1 相关疾病

COL4A1 相关疾病是一组小儿和成年期发病,以大脑 SVD 为主要特征的疾病,临床表现主要有脑穿通畸形、脑动脉瘤、眼部缺陷,并可累及全身多系统(肾、肌肉、心脏、雷诺现象)。其病因为 COL4A1 基因突变,COL4A1 基因编码Ⅳ型胶原蛋白 α1 链,通常为常染色体显性遗传。

COL4A1 相关表型见表 23.2。在分子遗传学改变明确之前,临床分型主要由以下特点决定的:

- 常染色体显性遗传的 I 型脑穿通畸形
- 伴脑出血的脑 SVD
- 伴 Axenfeld-Rieger 综合征的脑 SVD
- 伴肾病、动脉瘤、肌肉痉挛的遗传性血管病(hereditary angiopathy with nephropathy,aneurysms,and muscle cramps,简称 HANAC 综合征)。

表 23.2 COL4A1 突变相关疾病不同表型

小儿表型
围生期脑出血
脑穿通畸形(产前或产后)

脑 SVD 表型
深部脑出血和脑白质病
深小梗死和白质脑病

眼表型
视网膜动脉迂曲伴视网膜出血
无症状视网膜动脉扭曲
先天性或少年白内障
Axenfeld-Rieger 综合征(眼的前部发育不全)
高眼压,视神经异常

肾型(不典型的 HANAC 表型)
镜下或肉眼血尿
双侧肾囊肿
肾功能不全(通常为轻度)

无症状神经影像学表现型
脑室周围白质脑病
未破裂的颅内动脉瘤
深部微出血、深部腔隙性脑梗死
脑穿通畸形

其他表型
肝囊肿
血清肌酸激酶升高的肌肉痉挛

HANAC,伴肾病、动脉瘤、肌肉痉挛的遗传性血管病;SVD,小血管病

临床发现

COL4A1 相关疾病临床表现包括婴儿偏瘫、癫痫发作、不同程度智力障碍直至痴呆,有或无先兆的偏头痛,各年龄段的脑出血(包括

产前和多次发作），缺血性卒中，继发于视网膜出血的短暂性视力丧失、白内障、青光眼、小角膜、血尿、大型双侧肾囊肿，雷诺现象，阵发性室上性心律失常，肌肉痉挛。疾病呈常染色体显性遗传。

神经系统表现

COL4A1 相关疾病神经系统表现在严重程度、发病年龄上可以有非常大的变异，也有广泛的家系内异质性。脑穿通畸形表型的临床特点通常是小儿偏瘫、癫痫、智力障碍、肌张力障碍、卒中和偏头痛。系统分析发现，伴脑穿通畸形、小儿偏瘫或围产期脑出血的家系的突变携带者存在脑血管改变、无症状性脑穿通畸形、弥漫性白质异常、脑出血和 TIA 情况[41,42]。

常染色体显性遗传性脑 SVD 和出血表型的特点是典型的脑小血管损害 MRI 表现，伴有眼部异常，但没有脑穿通畸形。

HANAC 综合征，在几个家系[43]中主要表现为脑 SVD，在部分病例可以是无症状的，而在另外一些病例则可表现为脑血管症状（卒中、出血），肾脏损害（不伴蛋白尿和高血压的镜下血尿，或间歇性肉眼血尿、肾囊肿），肌肉痉挛伴血清肌酸激酶（creatine kinase，CK）持续升高，以及不同程度的眼部异常。目前没有脑穿通畸形以及肌电图（electromyography，EMG）和肌肉活检异常的报告。

脑神经影像学发现

脑神经影像学主要表现是大脑中充满液体的腔形成的脑穿通畸形，系继发于产前或围生期的脑实质出血[42,44]，T_2 加权 MRI 显示主要位于幕上后部脑室周围的脑白质 WMH，脑微出血，LI，深部脑出血，血管周围间隙扩大[45]，单发或颅内动脉瘤（通常位于颈内动脉颅内段）[43]。在真皮内皮连接处的皮肤毛细血管以及肾小管基底膜的超微结构异常也有报道[44,46]。

COL4A1 相关疾病的这些异常与胶原蛋白密切相关，胶原蛋白是细胞外基质的主要结构成分。IV 型胶原 α1（COL4A1）和 α2（COL4A2）是基底膜包括血管基底膜的重要成分。此外，也参与了发育过程中最初的基底膜形成，以及血管张力和内皮功能的维持。

遗传学

COL4A1 基因包含 52 个外显子，不同的错义突变涉及在 COL4A1 基因三螺旋域的高度保守的甘氨酸残基。甘氨酸残基对胶原三重螺旋结构的形成至关重要。在第一例被报道的 HANAC 综合征患者，其外显子 24、25 上[43]发现了 6 处突变，而在最严重的病例发现突变遍布于外显子 25～51[41,42,44]。最近，在表现为穿通畸形性出血性卒中和 SVD 的两个家系中分别发现了两种新的 COL4A1 基因突变（缺失一个碱基和一个剪接位点突变），提示单倍不足为发病机制之一[46]。最后，Weng 等[47]报道，在 96 例散发性脑出血患者中发现了两处推测的 COL4A1 基因突变。通过体外研究，研究者认为，这些突变以及其他突变可能会导致细胞内 COL4A1 大量增加和 / 或细胞外 COL4A1 大量减少，导致脑血管疾病和脑出血。由于 IV 型胶原 α1（COL4A1）和 α2 链（COL4A2）构成了 $(α1)_2(α2)_2$ 四异聚体，这是血管和基底膜的重要组成部分，COL4A2 基因突变在家族性与散发性患者中具有类似于 COL4A1 基因突变患者的表型[48]。

视网膜血管病变伴脑白质营养不良

视网膜血管病变伴脑白质营养不良（retinal vasculopathy with cerebral leukodystrophy，RVCL）包含脑视网膜血管病变（cerebroretinal vasculopathy，CRV）三个综合征、遗传性内皮细胞病、视网膜病、肾病及卒中（hereditary endotheliopathy，retinopathy，nephropathy，and stroke，HERNS）以及遗传性血管性视网膜病（hereditary vascular retinopathy，HVR），因为以上这些组成部分被认为是一个等位基因病。

RVCL 是成人常染色体显性遗传性疾病，主要影响脑小血管并导致进行性神经系统损害，一般在 40～50 岁发病。

临床发现

临床表现主要有毛细血管扩张，微动脉瘤和始于黄斑的视网膜毛细血管闭塞导致的视力减退，偏头痛样头痛，短暂性脑缺血发作和卒中，伴焦虑和抑郁的人格改变、运动障碍和导致痴呆的精神障碍。在有些情况下，系统性血管改变可表现为雷诺现象，伴结节性肝硬化的轻度肝病和肾小球功能障碍。第一个家系是由 Grand[49] 和 Gutmann[50] 等报道的，他们着重描述了遗传内皮细胞病和视网膜病变、肾病、卒中，提示为 HERNS。

磁共振成像可发现位于大脑和小脑白质的逐渐进展的伴病灶周围水肿的增强病灶，其表现类似于肿瘤，因此一些患者需要行脑活检。这些磁共振成像随访发现是 Mateen 等[51] 在此前 Grand 等[49] 的大家系报道基础上完成的。

继发于闭塞性血管病变和微小炎症浸润的凝固性坏死可见于脑桥、小脑、基底核和额颞叶区域。超微结构检查可发现位于大脑和其他组织的小血管内皮下基底膜的多层结构。

遗传学

Ophoff 等[52] 对视网膜血管病家系和 HERNS 家系进行了基因定位，发现突变位于同一区域（3p21.3-p21.1），提示这些疾病间具有等位基因。Richards 等[53] 在 9 个家系中发现了 5 个在 TREX1 基因（脱氧核糖核酸酶Ⅲ）的 C- 末端的杂合移码突变。这种 3′-5′ 核酸外切酶在哺乳动物细胞中广泛存在。

Fabry 病

Fabry 病（Fabry's disease，FD）是一个 X 染色体连锁进行性遗传性糖脂代谢疾病，由于 α- 半乳糖苷酶的缺乏，致使鞘糖脂，其中主要为脂酰鞘氨醇三己糖苷（globotriaosylceramide，GL3）在各种组织的溶酶体中积聚而发病，并通过尿液异常排泄[54]。此病的经典形式，表现为在男性婴儿期就开始的 α- 半乳糖苷酶活性丧失。临床表现为血管角质瘤，肢端感觉异常，少汗症，角膜混浊导致角膜线状变性和进行性心、肾、脑血管疾病等。表 23.3 显示了临床症状随年龄的演变。

表 23.3　Fabry 病不同年龄段的临床症状

年龄（岁）	症状
10	肢端感觉异常 疼痛
10～15	血管角质瘤 泌汗障碍（少汗，无汗，多汗） 眼科异常和角膜线状变性 腹泻，腹痛
20～30	尿蛋白、脂肪尿、血尿 肾功能受损
30～40	心脏受累（左、右心室肥厚，左心房扩大，心脏瓣膜异常、传导障碍）
40～50	卒中或短暂性脑缺血发作 听力障碍

FD 一直被视为主要累及男性的成人疾病，符合此特点的被称为"经典"型。根据其主要的或唯一的受累器官是心脏或肾脏可分为"心型"与"肾型"两种亚型。女性一直被描述为"缺陷基因的携带者"，但在最近被发现也有轻微的临床症状。

早期神经损害主要累及周围躯体神经和自主神经系统的小神经纤维。60%～80% 的患者有疼痛症状。最明显的早期临床特征是血管角化瘤，通常发生在臀部、腹股沟、脐部和大腿。组织学上，皮肤损害表现为浅表小血管瘤，是由于皮肤血管内皮细胞损伤累及引起的真皮血管扩张所致。

FD 的一些最具破坏性的神经功能损害是由于多灶性脑小血管损害引起的。脑血管受累可出现许多症状，包括头痛、眩晕、头晕、TIA、缺血性卒中、血管性痴呆[55]。脑血管表现可能是疾病的首发症状，若伴有基底动脉扩张延长则提醒临床医师应警惕 FD 可能。

脑 MRI 可以表现为脑室周围白质病变、微出血、皮层灰质梗死以及位于深部灰质和白质的 LI[55]。丘脑枕 T_1 加权高信号在 FD 很常见，可能提示钙化的存在[56]。丘脑枕征象在 FD 具有高度特异性，是其特征性表现之一，在伴心肌病和严重肾损害的男性患者中尤为常见。

杂合子女性

临床症状在杂合子女性中变异很大，这和莱昂作用有关。所谓莱昂作用指在女性胚胎的所有细胞中 X 染色体中的一条随机失活，导致正常和突变的细胞以不同比例混杂。

女性的临床表现变异很大，可从完全无症状到具有多种临床表现，包括疼痛，直立性低血压，血管角化瘤，眼部异常，前庭异常及胃肠功能障碍。女性发生器官损害的比例（心脏、脑、肾）很高，大约比男性晚 10 年发生。脑部损害主要表现为脑血管综合征[57]。

病理生理学

由于 α- 半乳糖苷酶缺乏，鞘糖脂（主要 GL3）在溶酶体中逐渐贮积，导致溶酶体和细胞功能障碍；通过与其他因素的相互作用，这些改变又进一步引起了组织缺血和血管纤维化（表 23.4）。

表 23.4 *Fabry 病脑血管病损的病理生理*

- 脑大、小血管损害
- 缺血性心脏病、瓣膜病、心律失常以及心肌病引起的心源性栓塞
- 血管壁糖脂积累导致小血管进行性狭窄及闭塞
- 继发于血管壁脂质沉积的大血管扩张与迂曲
- 细胞内和细胞间的细胞因子信号改变
- 内皮细胞凝血因子和白细胞黏附分子的表达水平上升和内皮介导的血管反应性上调
- 局部脑血流模式改变

检测到血浆或白细胞中的 α- 半乳糖苷酶缺乏伴有异常的鞘糖脂经尿液排泄可以明确诊断。酶分析可能偶尔帮助检测到杂合子，但由于随机的 X 染色体失活，往往不能确诊，这使得女性必需行基因分子检测才能明确。酶检测在产前诊断也是很重要的。

和其他代谢疾病相似，酶替代疗法和分子伴侣疗法近期被用于 FD 的治疗。前者是通过静脉注射重组 X- 半乳糖苷酶，它被细胞和组织吸收并被转送到溶酶体，可以改善除神经系统损害之外的所有的症状[58]。

小结

表 23.5 描述了在此讨论的 5 种遗传性 SVD 的临床特征差异，可作为它们的诊断指南。虽然相比其他散发脑小血管病罕见，注意

表 23.5　不同遗传性 SVD 的临床和遗传表现

	CADASIL	CARASIL	COL4A1	HERNS	Fabry 病
遗传特性	显性遗传	隐性遗传	显性 / 隐性遗传	显性遗传	性连锁
基因	*NOTCH3*	*HTRA1*	*COL4A1*	*TREX1*	*GLA*
神经系统症状					
卒中，发病年龄（岁）	20～70	30～40	10～50	30～50	25～50
腔隙性脑梗死	+++	++	++	++	+++
皮层下出血	+/-	-	+++	-	-
头痛	+++	-	+	++	++
癫痫	+	+	+	+	+/-
痴呆	+++	+++	+/-	++	++
精神症状	++	++	+	++	+

续表

	CADASIL	CARASIL	COL4A1	HERNS	Fabry 病
发育延迟	–	–	+/–	–	–
小儿偏瘫	–	–	++/–	–	+/–
神经影像学表现					
SVD	+++	+++	+++	+++	+++
脑穿通畸形	–	–	+++/–	–	–
局灶性强化病灶	–	–	–	+	–
微出血	+++	++	++	+	+
脑动脉瘤	–	–	++	–	–
神经系统外表现					
眼部受累	+	–	++	+++	+++
肾脏疾病	–	–	+	++	+++
心脏受累	+	–	+/–	–	+++
雷诺现象	–	–	+	+++	++/–
皮肤改变	–	–	–	–	+++
脱发	–	++/–	–	–	–
肌肉痉挛	–	–	–	–	++
颈椎病	–	++/–	–	–	–

CADASIL，伴皮质下梗死和白质脑病的常染色体显性遗传性脑动脉病；CARASIL，伴皮质下梗死和脑白质脑病的常染色体隐性遗传性脑动脉病；HERNS，遗传性内皮细胞病、视网膜病、肾病及卒中；SVD，小血管病

到它们并做出正确诊断对于临床神经专家非常重要，因为其中之一目前是可以治疗的，而对于所有 5 种疾病，正确的诊断会使患者及亲属得到正确的遗传咨询。为了解正常和病理状态下脑微循环的发育和功能，研究其基本的遗传异常和不同蛋白是非常重要的。

致谢

研究的部分资金来自于托斯卡纳地区的 A. F. 和教育部大学和研究项目的 M. T. D.。

（林　琅 译）

参考文献

1. Chabriat H, Vahedi K, Iba-Zizen MT, et al. Clinical spectrum of CADASIL: a study of seven families. Cerebral autosomal dominant arteriopathy with subcortical infarcts and leukoencephalopathy. *Lancet* 1995;346:934–939.

2. Dichgans M, Mayer M, Uttner I et al. The phenotypic spectrum of CADASIL: clinical findings in 102 cases. *Ann Neurol* 1998; 44:731–739.

3. Desmond DW, Moroney JT, Lynch T, et al. The natural history of CADASIL: a pooled analysis of previously published cases. *Stroke* 1999;30:1230–1233.

4. Adib-Samii P, Grice G, Martin RJ, Markus HS. Clinical spectrum of CADASIL and effect of cardiovascular risk factors on phenotype. Study in 200 consecutively recruited individuals. *Stroke* 2010; 41:630–634.

5. Pescini F, Nannucci S, Bertaccini B, et al. The Cerebral Autosomal Dominant Arteriopathy with Subcortical Infarcts and Leukoencephalopathy (CADASIL) scale: a screening tool to select patients for *NOTCH3* analysis. *Stroke* 2012;43:2871–2876.

6. Kim Y, Choi EJ, Choi CG, et al. Characteristics of CADASIL in Korea: a novel cysteine-sparing Notch3 mutation. *Neurology* 2006;66:1511–1516.

7. Wang Z, Yuang Y, Zhang W, et al. *NOTCH3* mutations and clinical features in 33 mainland Chinese families with CADASIL. *J Neurol Neurosurg Psychiatry* 2011;82:534–539.

8. Narayan SK, Gorman G, Kalaria RN, Ford GA, Chinnery PF. The minimum prevalence of

CADASIL in northeast England. *Neurology* 2012;78:1025–1027.

9. Kalimo H, Ruchoux MM, Viitanen M, Kalaria RN. CADASIL: a common form of hereditary arteriopathy causing brain infarcts and dementia. *Brain Pathol* 2002;12:371–84.

10. Joutel A, Favrole P, Labauge P, et al. Skin biopsy immunostaining with a Notch3 monoclonal antibody for CADASIL diagnosis. *Lancet* 2001;358:2049–2051.

11. Opherk C, Peters N, Herzog J, Luedtke R, Dichgans M. Long-term prognosis and cause of death in CADASIL: a retrospective study of 411 patients. *Brain* 2004;127:2533–2539.

12. Viswanathan A, Gschwendtner A, Guichard JP, et al. Lacunar lesions are independently associated with disability and cognitive impairment in CADASIL. *Neurology* 2007;69:172–179.

13. Chabriat H, Joutel A, Dichgans M, Tournier-Lasserve E, Bousser MG. CADASIL. *Lancet Neurol* 2009;8:643–653.

14. Eikermann-Haerter K, Yuzawa I, Dilekoz E, et al. Cerebral autosomal dominant arteriopathy with subcortical infarcts and leukoencephalopathy syndrome mutations increase susceptibility to spreading depression. *Ann Neurol* 2011;69:413–418.

15. Pescini F, Cesari F, Giusti B, et al. Bone marrow-derived progenitor cells in cerebral autosomal dominant arteriopathy with subcortical infarcts and leukoencephalopathy. *Stroke* 2010;41:218–223.

16. Campolo J, De Maria R, Frontali M, et al. Impaired vasoreactivity in mildly disabled CADASIL patients. *J Neurol Neurosurg Psychiatry* 2012;83:268–274.

17. Liem MK, Lesnik Oberstein SAJ, va der Grond J, Ferrari M, Haan J. CADASIL and migraine: a narrative review. *Cephalagia* 2010;30:1284–1289.

18. Sacco S, Degan D, Carolei A. Diagnostic criteria for CADASIL in the International Classification of Headache Disorders (ICHD-II): are they appropriate? *J Headache Pain* 2010;11:181–186.

19. Charlton RA, Morris RG, Nitkunan A, Markus HS. The cognitive profile in CADASIL and sporadic small vessel disease. *Neurology*, 2006;66:1523–1526.

20. Epelbaum S, Benisty S, Reyes S, et al. Verbal memory impairment in subcortical ischemic vascular disease. A descriptive analysis in CADASIL. *Neurobiol Aging* 2011;32:2172–2182.

21. Duering M, Zieren N, Hervé D, et al. Strategic role of frontal white matter tracts in vascular cognitive impairment: a voxel-based lesion-symptom mapping study in CADASIL. *Brain* 2011;134:2366–2375.

22. Bianchi S, Rufa A, Ragno M, et al. High frequency of exon 10 mutations in the *NOTCH3* gene in Italian CADASIL families: phenotype peculiarities. *J Neurol* 2010;257:1039–1042.

23. Reye S, Viswanathan A, Godin O, et al. Apathy: a major symptom in CADASIL. *Neuroloy* 2009; 72:905–910.

24. Choi JC, Song SK, Lee JS, Kang S, Kang JH. Diversity of stroke presentation in CADASIL: study from patients harboring the predominant *NOTCH3* mutation R544C. *J Stroke Cerebrovasc Dis* 2013;22:126–131.

25. Dotti MT, De Stefano N, Bianchi S, et al. A novel Notch3 frameshift deletion and mitochondrial abnormalities in a patient with CADASIL. *Arch Neurol* 2004;61:942–945.

26. Rufa A, De Stefano N, Dotti MT, et al. Acute unilateral visual loss as the first symptom of cerebral autosomal dominant arteriopathy with subcortical infarcts and leukoencephalopathy. *Arch Neurol* 2004;61:577–580.

27. Lesnik Oberstein SA, Jukema JW, Van Duinen SG, et al. Myocardial infarction in cerebral autosomal dominant arteriopathy with subcortical infarcts and leukoencephalopathy (CADASIL).

28. Zicari E, Tassi R, Stromillo ML, et al. Right-to-left shunt in CADASIL patients. Prevalence and correlation with clinical and MRI findings. *Stroke* 2008;39:2155–2157.

29. Rufa A, Dotti MT, Franchi M, et al. Systemic blood pressure profile in cerebral autosomal dominant arteriopathy with subcortical infarcts and leukoencephalopathy. *Stroke* 2005;36:2554–2558.

30. Rufa A, Guider F, Acampa M, et al. Cardiac autonomic nervous system and risk of arrhythmias in cerebral autosomal dominant arteriopathy with subcortical infarcts and leukoencephalopathy (CADASIL). *Stroke* 2007; 38:276–280.

31. Singhal S, Rich P, Markus HS. The spatial distribution of MR imaging abnormalities in cerebral autosomal dominant arteriopathy with subcortical infarcts and leukoencephalopathy and their relationship with age and clinical features. *AJNR Am J Neuroradiol* 2005;26:2481–2487.

32. Stromillo ML, Dotti MT, Battaglini M, et al. Structural and metabolic brain abnormalities in preclinical CADASIL. *J Neurol Neurosurg Psychiatry* 2009;80:41–47.

33. Peters N, Holtmannspotter M, Opherk C, et al. Brain volume changes in CADASIL: a serial MRI study in pure subcortical ischemic vascular disease. *Neurology* 2006;66:1517–1522.

34. Malandrini A, Gaudiano C, Gambelli S, et al. Diagnostic value of ultrastructural skin biopsy studies in CADASIL. *Neurology* 2007;68:1430–1432.

35. Fukutake T. Cerebral autosomal recessive arteriopathy with subcortical infarcts and leukoencephalopathy (CARASIL): from discovery to gene identification. *J Stroke Cerebrovasc Dis* 2011;20:85–93.

36. Mendioroz M, Fernández-Cadenas I, Del Río-Espinola A, et al. A missense *HTRA1* mutation

Medicine (Baltimore) 2003;82:251–256.

expands CARASIL syndrome to the Caucasian population. *Neurology* 2010;75:2033–2035.

37. Hara K, Shiga A, Fukutake T, et al. Association of *HTRA1* mutations and familial ischemic cerebral small-vessel disease. *N Engl J Med* 2009;360:1729–1739.

38. Nishimoto Y, Shibata M, Nihonmatsu M, et al. A novel mutation in the *HTRA1* gene causes CARASIL without alopecia. *Neurology* 2011; 76:1353–1355.

39. Arima K, Yanagawa S, Ito N, Ikeda S. Cerebral arterial pathology of CADASIL and CARASIL (Maeda syndrome). *Neuropathology* 2003;23:327–334.

40. Shiga A, Nozaki H, Yokoseki A, et al. Cerebral small-vessel disease protein HTRA1 controls the amount of TGF-β1 via cleavage of proTGF-β1. *Hum Mol Genet* 2011;20:1800–1810.

41. Gould DB, Phalan FC, Breedveld GJ. Mutations in COL4A1 cause perinatal cerebral hemorrhage and porencephaly. *Science* 2005;308:1167–1171.

42. De Vries LS, Koopman C, Groenendaal F, et al. COL4A1 mutation in two preterm siblings with antenatal onset of parenchymal hemorrhage. *Ann Neurol* 2009;65:12–18.

43. Plaisier E, Gribouval O, Alamowitch S, et al. Role of COL4A1 mutations in the hereditary angiopathy with nephropathy, aneurysm and cramps (HANAC) syndrome. *New Engl J Med* 2007;357:2687–2695.

44. Van der Knaap MS, Smit LM, Barkhof F, et al. Neonatal porencephaly and adult stroke related to mutations in collagen IV A1. *Ann Neurol* 2006; 59:504–511.

45. Vahedi K, Boukobza M, Massin P, et al. Clinical and brain MRI follow up study of a family with COL4A1 mutation. *Neurology* 2007;69:1564–1568.

46. Lemmens R, Maugeri A, Niessen HWM, et al. Novel COL4A1 cause cerebral small vessel disease by haploinsufficiency. *Hum Mol Genet* 2013;22:391–397.

47. Weng YC, Sonni A, Labelle-Dumais C, et al. COL4A1 mutations in patients with sporadic late-onset intracerebral hemorrhage. *Ann Neurol* 2012;71:470–477.

48. Jeanne M, Labelle-Dumais C, Jorgensen J, et al. COL4A2 mutations impair COL4A1 and COL4A2 secretion and cause hemorrhagic stroke. *Am J Hum Genet* 2012;90:91–101.

49. Grand MG, Kaine J, Fulling K, et al. Cerebroretinal vasculopathy. *Ophthalmology* 1988;95:649–659.

50. Gutmann DH, Fischbeck KH, Sergott RC. Hereditary retinal vasculopathy with cerebral white matter lesions. *Am J Med Genet* 1989;34:217–220.

51. Mateen FJ, Krecke K, Younge BR, et al. Evolution of a tumor-like lesion in cerebroretinal vasculopathy and *TREX1* mutation. *Neurology* 2010;75:1211–1213.

52. Ophoff RA, DeYoung J, Service S, et al. Hereditary vascular retinopathy, cerebroretinal vasculopathy, and hereditary endotheliopathy with retinopathy, nephropathy, and stroke map to a single locus on chromosome 3p21.1–p21.3. *Am J Hum Genet* 2001;69:447–453.

53. Richards A, van den Maagdenberg AM, Jen JC, et al. C-terminal truncations in human 3′-5′ DNA exonuclease TREX1 cause autosomal dominant retinal vasculopathy with cerebral leukodystrophy. *Nature Genet* 2007;39:1068–1070.

54. Tagliavini F, Pietrini V, Gemignani F, et al. Anderson–Fabry's disease: neuropathological and neurochemical investigations. *Acta Neuropathol* 1982;56: 93–98.

55. Sims K, Politei J, Banikazemi M, Lee P. Stroke in Fabry disease frequently occurs before diagnosis and in absence of other clinical events: natural history data from the Fabry Registry. *Stroke* 2009;40:788–794.

56. Takanashi J, Barkovich AJ, Dillon WP, et al. T1 hyperintensity in the pulvina: key imaging feature for diagnosis of Fabry disease. *AJNR Am J Neuroradiol* 2003; 24:916–921.

57. Federico A. Fabry's disease and cerebrovascular disorders. *Neurol Sci* 2002;23:47–48.

58. Bersano A, Lanfranconi S, Valcarenghi C, et al. Neurological features of Fabry disease: clinical, pathophysiological aspects and therapy. *Acta Neurol Scand* 2012;126:77–97.

24 脑小血管病和神经退行性变的相互作用

Wiesje M. van der Flier, Raj Kalaria

前言

神经退行性变和血管病变是老年人脑内病变两个最常见的类型。这两种病症的发病率的增加在高龄老人中尤为显著[1, 2]。有四个令人好奇的问题已经困扰该领域很长一段时间，它们是：这两种类型的病症如何相互作用？它们是独立的，还是具有共同的疾病过程？两者是否具有协同作用（1+1>2）？神经退行性变是否为引发脑小血管病（SVD）的原因，还是脑小血管病是神经退行性变的原因？在这一章中，我们将定义并全面回顾现有关于脑 SVD 和神经退行性变间相互作用的临床、影像学和神经病理学证据，并提出两者如何彼此促进的理论构架。

临床诊断

阿尔茨海默病

阿尔茨海默病（Alzheimer's disease, AD）的诊断标准在制订约 30 年后最近被修订[3]。可能 AD 的临床诊断标准的核心内容包括：①痴呆；②隐匿起病；③认知功能损害（遗忘或非遗忘性表现均被认可）；④排除其他类型的痴呆和严重的脑血管疾病。修订后的标准反映了对 AD 认识的进展，生物标志物被允许作为 AD 病理生理过程的证据用于提高临床诊断的确定性。新的诊断标准基于淀粉样蛋白级联假

说，对共存的 SVD 可能，仅仅只作为一个排除标准以及在可疑的 AD 痴呆的背景中被提及，当存在二者病原学混合的临床表现时，可给予诊断。，例如合并脑 SVD。在 AD 引起的轻度认知障碍（mild cognitive impairment, MCI）的修订标准中，几乎未提及任何脑血管的病理[4]。由国际工作组提出的研究标准也基于淀粉样蛋白级联假说，很大程度上忽视了 AD 中的脑 SVD[5]。在后续的论文中，国际工作组提出混合性 AD 以定义有阿尔茨海默病病理改变同时伴有其他原因导致的认知功能下降，但他们警告不应滥用这个术语[6]。此外，没有提供混合性 AD 的分类标准。

血管性痴呆

最广泛使用的血管性痴呆（vascular dementia, VaD）诊断标准源于 1993 年[7]。这些标准的独特之处在于不仅提出了 VaD 临床标准，同时也提出了放射学标准。此外，该标准提出 VaD 发病机制既可以是大血管疾病，也可以是 SVD，或者是两者的混合。虽然 VaD 通常被认为是痴呆的第二位最常见原因，病理和临床研究均显示其患病率低[8~10]。事实上，"纯粹"的 VaD，也就是严格的血管病变引起的痴呆看来是非常罕见的。但是一定程度的血管病变却很常见的，尽管其程度不足以严重到满足 VaD 诊断标准[11]。对 VaD 的描述已经逐渐扩大到血管性认知功能障碍（VCI）的概念，它被设定为包括和任何类型的脑血管疾病都相关的任何程

度的认知损害[12, 13]。一个关于 VCI 知识的全面更新在最近被发表，但在这篇综述里面没有提供诊断指南[14]。目前正在开关于 VCI 的诊断标准的几项工作，结合了不同严重程度的病情阶段和不同类型、不同程度的脑血管病理改变[13]。VCI（和 VaD）的固有问题仍然是很难将血管病变的严重程度和观察到的体征和症状关联起来。以前的标准在很大程度上是基于多发梗死性痴呆的概念，在这个标准里，阶梯式加重的病程和血管事件与认知改变的时间联系是必需满足的原则，以确认观察到的血管损害和体征及症状间的因果关联[7]。我们现在知道大部分 VaD 或 VCI 患者的认知下降为 SVD 的一个结果[15, 16]。而在 SVD，无论阶梯式加重的病程，还是病损和症状间的时间关联都可能不明显，这使得判断所观察到的病理改变与临床症状间的因果关系更加困难。

混合性痴呆：混合性病理对认知状态的影响

虽然大多数患者在一定程度上有混合的病理改变，但迄今为止仍没有混合性痴呆的临床标准[17]。这对临床实践构成了妨碍，因为指南并没有提及临床上如何对辅助检查中指向 AD 或 SVD 的证据进行权衡。此外，也没有考虑到大多数患者有混合性疾病也很可能会阻碍治疗的进展。临床试验的纳入标准往往是非常严格的，这需要患者有比较"纯粹"的 AD。这意味着，如果研究发现了有益的影响，这种效果是否可以推广到大多数的 AD 患者仍是值得怀疑的，因为某种程度上大多数 AD 患者伴有混合性疾病。

将 AD 和 VaD 归因于 SVD 是因为它们在危险因素、发病机制、临床特征和神经病理基础上具有一定的相似性。在许多情况下，很难确定不同的体征或症状分别是由哪个病变引起的。AD 型神经退行性变和脑梗死之间的直接关系仍然相当暧昧不明，但一些临床研究表明，当 AD 与脑血管病变的病理基础并存时，更

容易达到痴呆的阈值。除了其对神经退行性变和血管性病理损害的附加影响之外，一个或多个梗死的存在会独立增加痴呆的发生几率[18]。另一种见解是，AD 类型的病变和微血管病变的组合，会使任何年龄的认知水平均发生恶化[19]。较早报道的 Nun 研究表明，神经原纤维病变的患者个体中，有一至两个腔隙性梗死灶者较无梗死者认知功能下降更为迅速[20]。因此，存在轻度淀粉样沉积物增多或过度磷酸化 tau 蛋白病理改变而其程度不够 AD 病理诊断时，若有 SVD 共存则可以更快地达到导致认知障碍和痴呆的阈值。

磁共振成像在痴呆评估中的作用

在痴呆的诊断性检查中，磁共振成像（magnetic resonance imaging，MRI）通常是用来排除认知下降的其他原因，如肿瘤或大血肿。MRI 也可以详尽观察神经退行性变（萎缩）情况。内侧颞叶萎缩，包括海马萎缩被认为是 AD 的 MRI 标志性特征[21]。然而，内侧颞叶萎缩并不一定意味着潜在的阿尔茨海默病（见下文）。萎缩也并不仅限于内侧颞叶，在病程中也可影响到皮质[22]。此外，患者的萎缩模式可能会有所不同，在相当比例的患者中，后部萎缩也是 AD 的一个早期标志[23~25]。AD 的新诊断标准将脑萎缩作为支持 AD 病理生理学改变证据的指标之一，从而使 AD 的诊断跨越了排他性诊断阶段[3, 5]。

除了萎缩，MRI 也可以详细的观察 SVD 情况。脑 SVD 在 MRI 上研究最为广泛的三个表现分别是白质高信号（white matter hyperintensities，WMH），腔隙和微出血。WMH 指 T_2 加权液体衰减反转恢复序列（fluid-attenuated inversion recovery，FLAIR）上高信号的影像，它们可有不同的病理基础，包括脱髓鞘，小动脉硬化，代表不完全梗死的胶质细胞增生和组织退行性变[11, 26~28]。WMH 可分为脑室周围或深部白质 WMH，但这种细分的使用越来越少，因为两者之间没有明确的界限[29]。

腔隙是位于白质或皮质下灰质的小洞。它们在 T_1、T_2 加权以及 FLAIR 序列上呈低信号改变，一般被认为是小缺血性脑梗死。最后，微出血是小点状低信号病变，可在 T_2^* 加权 MRI 上发现，代表含铁血黄素沉积[30]。微出血是一个影像学结构，它们往往在尸检中不被发现。因此，它们被怀疑是否真的反映微小的出血，或者"出血"是否言过其实。然而，由于它们在临床转归上的相关和在抗淀粉样蛋白疫苗接种试验中的发生情况，微出血和脑出血间的相关性得到越来越多的认识。微出血可以位于脑实质深部，也可位于脑叶，已经表明微出血的病因可能根据其位置的不同而不同。根据流行病学和临床研究，深部微出血被认为是高血压血管病变所致，而脑叶微出血则可能反映潜在的脑淀粉样血管病（cerebral amyloid angiopathy，CAA）[31~34]。因此，作为某种形式的潜在微血管病代表，微出血看起来与 SVD 和阿尔茨海默病的病理改变均有相关。

新型 MRI 定量方法为脑 SVD 研究提供了额外的工具。弥散张量成像（diffusion tensor imaging，DTI）利用了水的弥散特性来研究白质纤维束的完整性。弥散加权成像（diffusion-weighted imaging，DWI）可以显现新发梗死。动脉自旋标记（arterial spin labeling，ASL）可对脑灌注进行区域定量测量，可能成为研究 AD 和 VaD 的一个强大的工具。

AD 与 SVD 的相互作用

许多 AD 患者合并有不同程度的 SVD（图 24.1）。充分的证据表明，在超过 60% 的被神经病理学诊断为 AD 的患者中存在有 CAA、微血管变性、（腔隙性）脑梗死、脑微出血和类似 Binswanger 病的白质病变[26,35]等血管病变。在晚发性 AD 中，大血管受累（区域性梗死，动脉到动脉栓塞，颅外或颅内血管闭塞，脑出血）罕见，但 SVD 则很常见。其中，微梗死、小皮质梗死和白质疏松则是最常见的（图 24.2）。这些病变可能由局灶性动脉病变，CAA，导致脑部低灌注的血流动力学改变（脉搏波脑病和慢性灌注压功能障碍）等不同机制所引起[36,37]。

AD 患者比健康老年人在 MRI 上有更多的 WMH 和腔隙[18,38]。此外，基线的 WMH 可预测非痴呆老人进展为痴呆，尽管这个发现尚缺乏一致性[39~41]。在基于人群的研究中，WMH 和腔隙已被证实为痴呆的预测因素[42~44]。

尽管一再发现 WMH 参与 AD 的进程，但目前仍未能清楚解释为何其对认知损害只有较弱的作用[45~47]。目前对于这个临床放射学悖

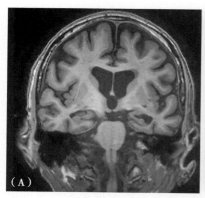
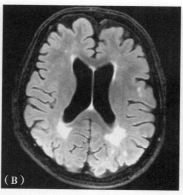
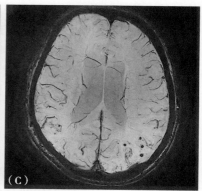

图 24.1　一个 68 岁的男子被诊断为可能的阿尔茨海默病，同时 MRI 上也可见到伴发的小血管病改变。他有高血压病史，简易精神状态检查评分为 23 分，临床痴呆评分为 1 分。（A）冠状位 T_1 加权图像显示内侧颞叶萎缩（Scheltens 量表评分：左 3 分；右 2 分）。（B）轴位液体衰减反转恢复序列（FLAIR）图像显示脑室周围和深部白质高信号（Fazekas 评分 2 分）。（C）轴位磁敏感加权成像显示多个微出血，多数位于同一个脑叶（总数：45 个）

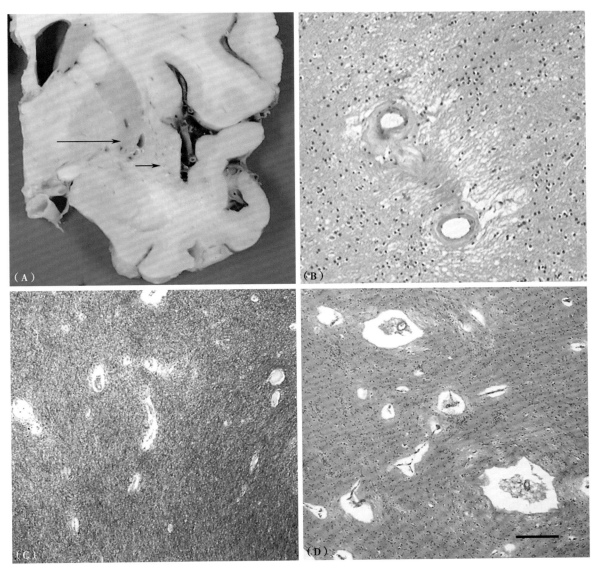

图 24.2   AD 中可经常发现的小血管病相关病理病变。(A)基底核区腔隙(长箭头)和外囊区白质病变(短箭头),见于一名 78 岁的男性认知损害患者。(B)透明变性的血管,伴血管周围组织稀疏和微梗死。(C,D)血管周围间隙(扩张)和白质脱髓鞘(分别为 Luxolfastblue 染色和苏木精、伊红染色)。在两个病例的周边区域的中度胶质增生也很明显。标尺 A=2cm;标尺 B-D=50μm

论有几种可能的假说:① WMH 和 SVD 在认知功能下降的病理生理机制中只是一个小角色——虽然它们存在,但在疾病过程中的作用有限。② WMH 有着多种不同的病理学基础。根据其具体病理基础不同,可能分别有着"良性"和"恶性"的 WMH[27]。这或许可以解释为什么有些具有重度 WMH 的患者有严重的认知障碍,而另外一些则几乎没有任何问题。一些 MRI 指标,如 DTI,可以对病理生理过程提供详尽的量化检测方法,可能有助于区分不同的 WMH[48,49]。③最后,WMH 和腔隙可能反映了不同的潜在病理基础。目前在活体上仍不能通过常规 MRI 序列观测到的微梗死,则是一个可能的候选[50,51]。按照同样的推理,WMH 也可能是潜在 CAA 的一个附带表现，而 CAA 则更直接地参与 AD 的疾病过程。这个悖论的机制可能涉及以上假说中的某一个，也可能是多个假说共同作用的结果。

在过去的 5 年，AD 患者的微出血已受到越来越多的关注。微出血在 AD 人群中比一般人群中更为常见[52~54]。目前的文献表明，大约有 1/4 的 AD 患者有一个或多个微出血[52]。AD 患者的微出血多见于脑叶，可能提示潜在的 CAA。AD 患者脑脊液（cerebrospinal fluid，CSF）中 β 淀粉样蛋白（β-amyloid，Aβ）水平降低以及和载脂蛋白 E（apolipoprotein E，ApoE）ε4 基因型之间的联系为这个观点提供了进一步的证据[31, 55]。此外，微出血，尤其是深部微出血，与血压以及 WMH 之间的联系也已被证实[32]。在 AD 患者，微出血与认知功能之间的关系充其量来说也是非常微弱的，大多数研究显示彼此间无显著关联[54, 56, 57]。微出血对认知的细微影响可能与其在 AD 的临床痴呆表现中被掩盖了有关。但是微出血似乎会提高 AD 患者的死亡风险[58, 59]。

作为淀粉样蛋白相关影像异常（amyloid-related imaging abnormalities，ARIA）广义概念的一部分，微出血在抗淀粉样蛋白疫苗试验中得到了特别的关注[60]。接受抗淀粉样蛋白治疗的患者已观察到了微出血事件。一个可能的解释是，当使用抗淀粉样蛋白治疗成功时，位于脑实质血管周围转运路线上的淀粉样蛋白被清除，而影响了微血管的完整性，最终导致微出血[61]。因此，血管的质量，包括 CAA 的数量，可能是这类治疗的效果的决定性因素。

最后，新的 MRI 方法使 SVD 可以得到更详细的检查。通过 DTI，AD 患者已被证明存在白质的完整性受损[62, 63]。这可能反映了轻微的微血管病，或是神经退行性变的后果（例如沃勒变性）。与健康老年人相比，AD 患者具有较小的脑血流量[64, 65]，而这是神经退行性过程的后果（脑实质减少导致所需脑血流量减小）或是缺血性改变所致（低脑血流量导致 WMH）

仍是未知的。新的成像技术，如 ASL 可提供脑血流区域定量测量能力，将可能使我们来回答这些问题。

伴有 AD 病理改变的 VaD

反之亦然，VAD 也可伴有 AD 类型的病理改变，包括 Aβ 斑块和神经原纤维改变[66, 67]。内侧颞叶萎缩，AD 的 MRI 标志性表现之一，也可以在 VaD 患者中发现（图 24.3）[68, 69]，而且甚至在 VaD 患者中，相比 WMH 或腔隙，内侧颞叶萎缩也与认知障碍具有更强的关联[68, 70]。可以想象的是，这些患者中的大多数 AD 病理改变也会影响到痴呆。另外，在这些患者中海马萎缩可能具有不同类型的病理改变基础，但是 MRI 对这些潜在病理改变的检测能力尚有不足。一个对脑卒中的老年生存患者为期 2~5 年的 MRI 随访研究发现，内侧颞叶萎缩可以预测认知能力下降和进行性脑萎缩，而白质高信号（提示 SVD）却不可以[69]。虽然这表明 AD 式病理改变而不是血管病变对脑卒中后认知功能障碍的进展具有更大的影响，随后的 ASL 研究和随访病理结果表明内侧颞叶和海马细胞萎缩具有确切的血管基础[71, 72]。换句话说，内侧颞叶萎缩并不一定表明存在潜在的 AD 病理改变，因为它也可能直接由缺血性改变引起。

评估 VaD 患者是否存在 AD 病理改变的更直接的方法是测量 Aβ。和认知正常的老年人相比，我们发现在以 SVD 为主要表现的受试者的颞叶和额叶中可溶性 Aβ 沉积有不同程度的增加，尤其是 Aβ1~42 肽残基[67]。这些研究结果与越来越多的活体检测证据是一致的，包括对主要为血管疾病的患者检测脑脊液 Aβ1~42 肽残基水平和正电子发射断层扫描（positron emission tomography，PET）检测淀粉样蛋白水平[55, 67, 73, 74]。这些发现究竟是反映了对于这些患者的误诊或是至少存在一定程度的混合性病理改变，或是反映低灌注本身增加了 Aβ 积累从而 AD 病理可以是原发性 SVD 的一个继发事件，尚不清楚。

微梗死已在病理研究中被发现，被描述为皮质和皮质下区域的无固定形状的组织稀薄病变，在其核心含有一条小血管，病灶色泽苍白，神经元丢失，轴突损伤，胶质增生[75]。尽管神经病理学检查允许的采样有限，但看起来微梗死符合脑小血管引起的广泛微血管病变表现。此外，微梗死被发现与 CAA 相关[36]。有充分的证据表明，微小梗死的数量和体积与认知障碍密切相关，使它们可能是 VaD 第一位的致病原因[50]，而且微梗死也很可能经常发生于 AD 患者。微梗死在常规 MRI 检查中不可见，这使得常规 MRI 不能作为其诊断工具。超高场强 MRI 成像和 DWI 有可能会使这些病变能在活体上被发现[76]。

AD 和 SVD 是如何相互作用的？

大量的研究表明，AD 和 SVD 的病理表现经常被同时发现。LADIS 研究（the Leukoaraiosis and DIS Ability Study）被设计为研究 WMH 对于初始为独立生活状态的老年人群发生残疾的独立影响[77]。研究结果明确显示，WMH 独立地促进残疾和痴呆的发生[40,78,79]；LADIS 研究还表明，神经退行性变（即脑萎缩）也和生活能力衰退独立相关[80,81]。虽然在 LADIS 研究中并不能进行 Aβ 检测，这些研究结果提供了进一步的证据证实两种疾病进程共同促进了临床表现衰退。

但问题并没有完全解决，这两者是如何相互作用的？它们究竟是共存的独立病理过程，当它们的总和超过一定的阈值后导致认知减退和痴呆；或是 AD 患者引起了血管损害，例如 CAA，而血管损害又加剧了 AD——也就是说这两者是协同作用的，或者可以被看做是同一个硬币的两面？

微出血与微梗死在认知衰退和痴呆的研究中吸引了越来越多的关注。这两个 SVD 的特征表现能在某些方面反映对方吗？微出血是一个影像学结构，很少能在病理检查中观察到。另一方面，微梗死在病理研究中被发现，但在常规 MRI 则是不可见的。这两种类型的病变都被发现与 CAA 密切相关，它们可能反映了来自于脑小血管的广泛微血管病变。因为它们与微血管病和 CAA 之间均存在密切联系，微梗死和微出血可能为理解神经退行性病变和 SVD 的之间的相互作用提供了一个新的框架。

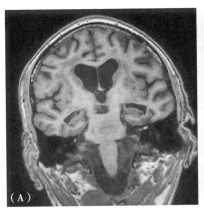 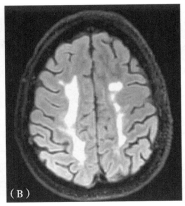 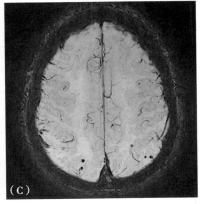

图 24.3　一个 70 岁的男性被诊断为轻度认知功能障碍，最可能的是血管性痴呆（血管性认知功能障碍），但同时磁共振成像上也显示了内侧颞叶萎缩。他有高血压和短暂性脑缺血发作病史，简易精神状态检查评分为 29 分，临床痴呆评分为 0.5 分。（A）冠状位 T₁ 加权图像显示内侧颞叶萎缩（Scheltens 量表评分：双侧均为 2 分）。（B）轴位液体衰减反转恢复序列图像显示了广泛的白质高信号（Fazekas 评分：3 分）。（C）轴位磁敏感加权成像显示大量的微出血（总数：58 个）和一处陈旧脑出血（未显示）

在散发性 AD 中,不适当的 Aβ 降解被认为是疾病过程的触发因素之一。结果,Aβ 将停留在血管壁上(CAA),并导致了一个恶性循环,使更多的淀粉样蛋白在血管壁上沉积,阻碍有效的 Aβ 转运(图 24.4A)。这个致病链也可能以另一种形式运作——血管壁的老化相关改变导致 Aβ 的不当降解和转运受阻,从而使 Aβ 在血管和老年斑中异常沉积。最初的环节是什么?大量的 Aβ 片段导致血管壁损害,还是病变的血管引起的 Aβ 降解减少?也许这个问题并没有什么意义,可能在不同个体上有着很大区别。

可能会有几条路径,最终导致了在脆弱的血管壁上的恶性循环,Aβ 在血管壁上积累,造成更多的血管损害。

推理的另一个重点在于更下游的神经退行性病变(即脑萎缩)的进展过程。内侧颞叶萎缩通常被视为阿尔茨海默病的病理证据,但它也可能是由其他疾病的过程引起,如海马硬化或缺血[82,84]。最近的一项研究表明,与卒中后无痴呆患者相比,卒中后痴呆患者的海马神经元体积减小了[71]。此外,神经元体积和认知功能之间存在相关,而不是血管疾病程度和认知

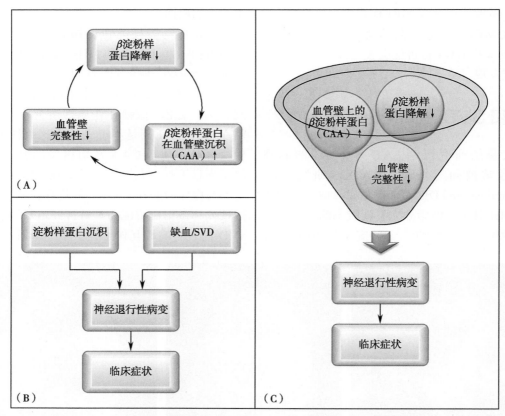

图24.4　脑小血管病(SVD)、阿尔茨默病的病理和神经退行性病变之间的可能相互作用框架示意图。图(A)重点描述了脑淀粉样血管病(CAA)对血管壁性质的重要作用。在散发性阿尔茨海默病(AD)中,β- 淀粉样蛋白(Aβ)的不当降解被认为是疾病过程的触发因素之一。作为其结果,Aβ 将停留在血管壁(CAA),导致了一个恶性循环——越来越多的淀粉样蛋白沉积于血管壁,导致 Aβ 转运进一步受阻。有的转运通路可能在这个损害血管壁的恶性循环中终结,导致血管上的 Aβ 进一步增多,血管变得更加脆弱。图(B)重点描述了更下游的神经退行性病变(即脑萎缩)的过程。这里提出了一个构想——AD 和 SVD 都可能导致神经退行性变。这个构想反映了认知功能障碍源自于神经退行性变的下游事件,而在瀑布上游事件(血管性痴呆的血管病变;AD 的淀粉样蛋白沉积)与临床症状间没有太多直接关系。图(C)表示脑 SVD、AD 和神经退行性病变之间的联合相互作用

功能存在相关。血管疾病和认知功能之间缺乏关联也使人联想到淀粉样蛋白沉积和认知功能之间也缺乏关联，这是淀粉样蛋白级联假说的一个主要不足之处。神经退行性病变的下游事件导致认知功能障碍，而瀑布的上游事件（VAD 患者的血管病理改变；AD 患者的淀粉样蛋白沉积）和症状缺少直接关系（图 24.4B）。SVD，AD 和神经退行性病变这两方面之间相互作用，当结合在一起时会更大（图 24.4C）。

未来的建议

在探索 AD 和 SVD 的相互作用上存在有很多的挑战。首先，如何将宏观观察和微观发现联系起来是个问题。死后影像学检查有助于将尸检和影像学发现直接联系起来，但仍有缺点，它可以明确事件发生后的情况，但疾病的过程可能已经在几十年前就开始了[27, 28]。超高场强成像给可视化观察大脑变化提供了前所未有的细节，因此它可以弥补在活体影像学观察和尸检显微镜发现之间的缺口，甚至有助于跨越一些病理问题（例如，脑样本非常有限）[76, 85]。此外，AD 的替代标志物（即脑脊液 Aβ 水平和淀粉样蛋白 PET 检测）已经可用于临床，使 AD 可在活体上实现病理验证。同样，MRI 定量指标，如脑血流和 DTI，使得详细测量 SVD 的相关大脑改变成为可能。其次，关于因果关系的问题：这两个过程有因果关系吗？如果有，因果链的方向是什么？上面介绍的方法和技术相结合的纵向研究设计（最好在随访的最后完善

尸检）将在未来探求这些问题的答案。

小结

在这一章中，我们对 AD 和 SVD 经常合并存在的情况进行了回顾。最近的证据表明，AD 和 SVD：①相互加重，导致 Aβ 不当降解和清除受损的恶性循环以及血管受损；②可能具有不同的、不相关的上游病理过程，而这些又可以导致同样的下游结果，也就是神经元容积减少，进而与临床症状恶化有关。按照这个推理，它清楚地表明，谈到 AD 的治疗进展，必须考虑到脉管系统的状态。或者说，改善脑血管情况可能是找到 AD 有效治疗方法的关键。

致谢

阿姆斯特丹自由大学医学中心阿尔茨海默病中心的科研工作是阿姆斯特丹神经科学校区的神经退行性病变研究计划的一部分。该中心由荷兰阿尔茨海默病和阿姆斯特丹自由大学医学中心学会资助。

Raj Kalaria 的工作得到了纽卡斯尔脑老化和活力中心（BBSRC，EPSRC，ESRC 和 MRC，LLHW）、英国阿尔茨海默病研究会，英国医学研究委员会和英国国家卫生研究所纽卡斯尔生物医学研究中心的泰恩河畔纽卡斯尔医院 NHS 信托基金会衰老和年龄相关疾病奖项资助。

（林　琅 译）

参考文献

1. Jellinger KA, Attems J. Neuropathology and general autopsy findings in nondemented aged subjects. *Clin Neuropathol* 2012;31:87–98.

2. Polvikoski TM, Van Straaten EC, Barkhof F, et al. Frontal lobe white matter hyperintensities and neurofibrillary pathology in the oldest old. *Neurology* 2010;75:2071–2078.

3. McKhann GM, Knopman DS, Chertkow H, et al. The diagnosis of dementia due to Alzheimer's disease: recommendations from the National Institute on Aging–Alzheimer's Association Work Groups on diagnostic guidelines for Alzheimer's disease. *Alzheimers Dement* 2011;

7:263–269.

4. Albert MS, DeKosky ST, Dickson D, et al. The diagnosis of mild cognitive impairment due to Alzheimer's disease: recommendations from the National Institute on Aging–Alzheimer's Association Work Groups on diagnostic guidelines for Alzheimer's disease. *Alzheimers Dement* 2011;

7:270–279.

5. Dubois B, Feldman HH, Jacova C, et al. Research criteria for the diagnosis of Alzheimer's disease: revising the NINCDS–ADRDA criteria. *Lancet Neurol* 2007;6:734–746.

6. Dubois B, Feldman HH, Jacova C, et al. Revising the definition of Alzheimer's disease: a new lexicon. *Lancet Neurol* 2010;9:1118–11127.

7. Román GC, Tatemichi TK, Erkinjuntti T, et al. Vascular dementia: diagnostic criteria for research studies. Report of the NINDS–AIREN international workshop. *Neurology* 1993;43:250–260.

8. Hejl A, Hogh P, Waldemar G. Potentially reversible conditions in 1000 consecutive memory clinic patients. *J Neurol Neurosurg Psychiatry* 2002;73:390–394.

9. Lobo A, Launer LJ, Fratiglioni L, et al. Prevalence of dementia and major subtypes in Europe: a collaborative study of population-based cohorts. Neurologic Diseases in the Elderly Research Group. *Neurology* 2000;54:S4–S9.

10. Barker WW, Luis CA, Kashuba A, et al. Relative frequencies of Alzheimer disease, Lewy body, vascular and frontotemporal dementia, and hippocampal sclerosis in the State of Florida Brain Bank. *Alzheimer Dis Assoc Disord* 2002;16:203–212.

11. Neuropathology Group of the Medical Research Council Cognitive Function and Ageing Study (MRC CFAS). Pathological correlates of late-onset dementia in a multicentre, community-based population in England and Wales. *Lancet* 2001;357:169–175.

12. O'Brien JT, Erkinjuntti T, Reisberg B, et al. Vascular cognitive impairment. *Lancet Neurol* 2003;2:89–98.

13. Hachinski V, Iadecola C, Petersen RC, et al. National Institute of Neurological Disorders and Stroke–Canadian Stroke Network vascular cognitive impairment harmonization standards. *Stroke* 2006;37:2220–2241.

14. Gorelick PB, Scuteri A, Black SE, et al. Vascular Contributions to Cognitive Impairment and Dementia: a Statement for Healthcare Professionals from the American Heart Association/American Stroke Association. *Stroke* 2011;42:2672–2713.

15. Erkinjuntti T, Inzitari D, Pantoni L, et al. Research criteria for subcortical vascular dementia in clinical trials. *J Neural Transm Suppl* 2000;59:23–30.

16. Staekenborg SS, Van Straaten EC, van der Flier WM, et al. Small vessel versus large vessel vascular dementia: risk factors and MRI findings. *J Neurol* 2008;255:1644–1651.

17. Gold G, Giannakopoulos P, Herrmann FR, Bouras C, Kovari E. Identification of Alzheimer and vascular lesion thresholds for mixed dementia. *Brain* 2007;130:2830–2836.

18. Schneider JA, Wilson RS, Bienias JL, Evans DA, Bennett DA. Cerebral infarctions and the likelihood of dementia from Alzheimer disease pathology. *Neurology* 2004;62:1148–1155.

19. Esiri MM, Nagy Z, Smith MZ, Barnetson L, Smith AD. Cerebrovascular disease and threshold for dementia in the early stages of Alzheimer's disease. *Lancet* 1999;354:919–920.

20. Snowdon DA, Greiner LH, Mortimer JA, et al. Brain infarction and the clinical expression of Alzheimer disease. The Nun Study. *JAMA* 1997;277:813–817.

21. Scheltens P, Fox N, Barkhof F, De Carli C. Structural magnetic resonance imaging in the practical assessment of dementia: beyond exclusion. *Lancet Neurol* 2002;1:13–21.

22. Sluimer JD, van der Flier WM, Karas GB, et al. Accelerating regional atrophy rates in the progression from normal aging to Alzheimer's disease. *Eur Radiol* 2009;19:2826–2833.

23. Lehmann M, Koedam EL, Barnes J, et al. Posterior cerebral atrophy in the absence of medial temporal lobe atrophy in pathologically-confirmed Alzheimer's disease. *Neurobiol Aging* 2012;33:672.

24. Frisoni GB, Pievani M, Testa C, et al. The topography of grey matter involvement in early and late onset Alzheimer's disease. *Brain* 2007;130:720–730.

25. Koedam EL, Lehmann M, van der Flier WM, et al. Visual assessment of posterior atrophy development of a MRI rating scale. *Eur Radiol* 2011;21:2618–2625.

26. Fernando MS, Ince PG. Vascular pathologies and cognition in a population-based cohort of elderly people. *J Neurol Sci* 2004;226:13–17.

27. Gouw AA, Seewann A, Vrenken H, et al. Heterogeneity of white matter hyperintensities in Alzheimer's disease: postmortem quantitative MRI and neuropathology. *Brain* 2008;131:3286–3298.

28. Gouw AA, Seewann A, van der Flier WM, et al. Heterogeneity of small vessel disease: a systematic review of MRI and histopathology correlations. *J Neurol Neurosurg Psychiatry* 2011;82:126–135.

29. Barkhof F, Scheltens P. Is the whole brain periventricular? *J Neurol Neurosurg Psychiatry* 2006;77:143–144.

30. Fazekas F, Kleinert R, Roob G, et al. Histopathologic analysis of foci of signal loss on gradient-echo T2*-weighted MR images in patients with spontaneous intracerebral hemorrhage: evidence of microangiopathy-related microbleeds. *AJNR Am J Neuroradiol* 1999;20:637–642.

31. Goos JD, Kester MI, Barkhof F, et al. Patients with Alzheimer disease with multiple microbleeds: relation with cerebrospinal fluid biomarkers and cognition. *Stroke* 2009;40:3455–3460.

32. Vernooij MW, van der Lugt A, Ikram MA, et al. Prevalence and risk factors of cerebral microbleeds: the Rotterdam Scan Study. *Neurology* 2008;70:1208–1214.

33. Vernooij MW, Haag MD, van der

Lugt A, et al. Use of antithrombotic drugs and the presence of cerebral microbleeds: the Rotterdam Scan Study. *Arch Neurol* 2009;66:714–720.

34. Goos JD, van der Flier WM, Knol DL, et al. Clinical relevance of improved microbleed detection by susceptibility-weighted magnetic resonance imaging. *Stroke* 2011;42:1894–1900.

35. Ihara M, Polvikoski TM, Hall R, et al. Quantification of myelin loss in frontal lobe white matter in vascular dementia, Alzheimer's disease, and dementia with Lewy bodies. *Acta Neuropathol* 2010;119:579–589.

36. Okamoto Y, Yamamoto T, Kalaria RN, et al. Cerebral hypoperfusion accelerates cerebral amyloid angiopathy and promotes cortical microinfarcts. *Acta Neuropathol* 2012;123:381–394.

37. Kalaria RN, Erkinjuntti T. Small vessel disease and subcortical vascular dementia. *J Clin Neurol* 2006;2:1–11.

38. DeCarli CS. When two are worse than one: stroke and Alzheimer disease. *Neurology* 2006;67:1326–1327.

39. Staekenborg SS, Koedam EL, Henneman WJ, et al. Progression of mild cognitive impairment to dementia: contribution of cerebrovascular disease compared with medial temporal lobe atrophy. *Stroke* 2009; 40:1269–1274.

40. Verdelho A, Madureira S, Moleiro C, et al. White matter changes and diabetes predict cognitive decline in the elderly: the LADIS study. *Neurology* 2010;75:160–167.

41. Smith EE, Egorova S, Blacker D, et al. Magnetic resonance imaging white matter hyperintensities and brain volume in the prediction of mild cognitive impairment and dementia. *Arch Neurol* 2008;65:94–100.

42. Prins ND, van Dijk EJ, den Heijer T, et al. Cerebral white matter lesions and the risk of dementia. *Arch Neurol* 2004;61:1531–1534.

43. Debette S, Beiser A, DeCarli C, et al. Association of MRI markers of vascular brain injury with incident stroke, mild cognitive impairment, dementia, and mortality: the Framingham Offspring Study. *Stroke* 2010;41:600–606.

44. Vermeer SE, Prins ND, den Heijer T, et al. Silent brain infarcts and the risk of dementia and cognitive decline. *N Engl J Med* 2003;348:1215–1222.

45. Prins ND, van Dijk EJ, den Heijer T, et al. Cerebral small-vessel disease and decline in information processing speed, executive function and memory. *Brain* 2005;128:2034–2041.

46. Van der Flier WM, Van Straaten EC, Barkhof F, et al. Small vessel disease and general cognitive function in nondisabled elderly: the LADIS study. *Stroke* 2005;36:2116–2120.

47. Schmidt R, Ropele S, Enzinger C, et al. White matter lesion progression, brain atrophy, and cognitive decline: the Austrian Stroke Prevention Study. *Ann Neurol* 2005;58:610–616.

48. Schmidt R, Ropele S, Ferro J, et al. Diffusion-weighted imaging and cognition in the Leukoariosis And DISability in the elderly study. *Stroke* 2010;41:e402–e408.

49. Van Norden AG, van Uden IW, de Laat KF, van Dijk EJ, de Leeuw FE. Cognitive function in small vessel disease: the additional value of diffusion tensor imaging to conventional magnetic resonance imaging: the RUN DMC study. *J Alzheimers Dis* 2012;32:667–676.

50. Kalaria RN. Cerebrovascular disease and mechanisms of cognitive impairment: evidence from clinicopathological studies in humans. *Stroke* 2012;43:2526–2534.

51. Brundel M, de Bresser J, van Dillen JJ, Kappelle LJ, Biessels GJ. Cerebral microinfarcts: a systematic review of neuropathological studies. *J Cereb Blood Flow Metab* 2012;32:425–436.

52. Cordonnier C, van der Flier WM. Brain microbleeds and Alzheimer's disease: innocent observation or key player? *Brain* 2011;134:335–344.

53. Cordonnier C, van der Flier WM, Sluimer JD, et al. Prevalence and severity of microbleeds in a memory clinic setting. *Neurology* 2006;66:1356–1360.

54. Pettersen JA, Sathiyamoorthy G, Gao FQ, et al. Microbleed topography, leukoaraiosis, and cognition in probable Alzheimer disease from the Sunnybrook Dementia Study. *Arch Neurol* 2008;65:790–795.

55. Goos JD, Teunissen CE, Veerhuis R, et al. Microbleeds relate to altered amyloid-β metabolism in Alzheimer's disease. *Neurobiol Aging* 2012;33:1011–1019.

56. Van der Vlies AE, Goos JD, Barkhof F, Scheltens P, van der Flier WM. Microbleeds do not affect rate of cognitive decline in Alzheimer disease. *Neurology* 2012;79:763–769.

57. Van der Flier WM. Clinical aspects of microbleeds in Alzheimer's disease. *J Neurol Sci* 2012;322:56–58.

58. Henneman WJ, Sluimer JD, Cordonnier C, et al. MRI biomarkers of vascular damage and atrophy predicting mortality in a memory clinic population. *Stroke* 2009;40:492–498.

59. Altmann-Schneider I, Trompet S, de Craen AJ, et al. Cerebral microbleeds are predictive of mortality in the elderly. *Stroke* 2011;42:638–644.

60. Sperling RA, Jack CR, Jr., Black SE, et al. Amyloid-related imaging abnormalities in amyloid-modifying therapeutic trials: recommendations from the Alzheimer's Association Research Roundtable Work Group. *Alzheimers Dement* 2011; 7:367–385.

61. Boche D, Zotova E, Weller RO, et al. Consequence of Aβ immunization on the vasculature of human Alzheimer's disease brain. *Brain* 2008;131:3299–3310.

62. Damoiseaux JS, Smith SM, Witter MP, et al. White matter tract integrity in aging and Alzheimer's disease. *Hum Brain Mapp*

2009;30:1051–1059.

63. Clerx L, Visser PJ, Verhey F, Aalten P. New MRI markers for Alzheimer's disease: a meta-analysis of diffusion tensor imaging and a comparison with medial temporal lobe measurements. *J Alzheimers Dis* 2012;29:405–429.

64. Spilt A, Weverling-Rijnsburger AW, Middelkoop HA, et al. Late-onset dementia: structural brain damage and total cerebral blood flow. *Radiology* 2005;236:990–995.

65. Binnewijzend MA, Kuijer JP, Benedictus MR, et al. Cerebral blood flow measured with 3D pseudocontinuous arterial spin-labeling MR imaging in Alzheimer disease and mild cognitive impairment: a marker for disease severity. *Radiology* 2013;267:221–230.

66. Allan LM, Rowan EN, Firbank MJ, et al. Long term incidence of dementia, predictors of mortality and pathological diagnosis in older stroke survivors. *Brain* 2011;134:3716–3727.

67. Lewis H, Beher D, Cookson N, et al. Quantification of Alzheimer pathology in ageing and dementia: age-related accumulation of amyloid-β42 peptide in vascular dementia. *Neuropathol Appl Neurobiol* 2006;32:103–118.

68. Bastos-Leite AJ, van der Flier WM, Van Straaten EC, et al. The contribution of medial temporal lobe atrophy and vascular pathology to cognitive impairment in vascular dementia. *Stroke* 2007;38:3182–3185.

69. Firbank MJ, Burton EJ, Barber R, et al. Medial temporal atrophy rather than white matter hyperintensities predict cognitive decline in stroke survivors. *Neurobiol Aging* 2007;28:1664–1669.

70. Vogels RL, Oosterman JM, van Harten B, et al. Neuroimaging and correlates of cognitive function among patients with heart failure. *Dement Geriatr Cogn Disord* 2007;24:418–423.

71. Gemmell E, Bosomworth H, Allan L, et al. Hippocampal neuronal atrophy and cognitive function in delayed poststroke and aging-related dementias. *Stroke* 2012;43:808–814.

72. Firbank MJ, He J, Blamire AM, et al. Cerebral blood flow by arterial spin labeling in poststroke dementia. *Neurology* 2011;76:1478–1484.

73. Huang KL, Lin KJ, Ho MY, et al. Amyloid deposition after cerebral hypoperfusion: evidenced on [(18)F]AV-45 positron emission tomography. *J Neurol Sci* 2012;319:124–129.

74. Grimmer T, Faust M, Auer F, et al. White matter hyperintensities predict amyloid increase in Alzheimer's disease. *Neurobiol Aging* 2012;33:2766–2773.

75. Deramecourt V, Slade JY, Oakley AE, et al. Staging and natural history of cerebrovascular pathology in dementia. *Neurology* 2012;78:1043–1050.

76. Van Veluw SJ, Zwanenburg JJ, Engelen-Lee J, et al. In vivo detection of cerebral cortical microinfarcts with high-resolution 7T MRI. *J Cereb Blood Flow Metab* 2013;33:322–329.

77. Pantoni L, Basile AM, Pracucci G, et al. Impact of age-related cerebral white matter changes on the transition to disability – the LADIS study: rationale, design and methodology. *Neuroepidemiology* 2005;24:51–62.

78. Inzitari D, Simoni M, Pracucci G, et al. Risk of rapid global functional decline in elderly patients with severe cerebral age-related white matter changes: the LADIS study. *Arch Intern Med* 2007;167:81–88.

79. Inzitari D, Pracucci G, Poggesi A, et al. Changes in white matter as determinant of global functional decline in older independent outpatients: three year follow-up of LADIS (Leukoaraiosis And DISability) study cohort. *BMJ* 2009;339:2477.

80. Van der Flier WM, Van Straaten EC, Barkhof F, et al. Medial temporal lobe atrophy and white matter hyperintensities are associated with mild cognitive deficits in non-disabled elderly people: the LADIS study. *J Neurol Neurosurg Psychiatry* 2005;76:1497–1500.

81. Jokinen H, Lipsanen J, Schmidt R, et al. Brain atrophy accelerates cognitive decline in cerebral small vessel disease: the LADIS study. *Neurology* 2012;78:1785–1792.

82. De Leeuw FE, Korf E, Barkhof F, Scheltens P. White matter lesions are associated with progression of medial temporal lobe atrophy in Alzheimer disease. *Stroke* 2006;37:2248–2252.

83. Murray ME, Graff-Radford NR, Ross OA, et al. Neuropathologically defined subtypes of Alzheimer's disease with distinct clinical characteristics: a retrospective study. *Lancet Neurol* 2011;10:785–796.

84. Van de Pol LA, Hensel A, van der Flier WM, et al. Hippocampal atrophy on MRI in frontotemporal lobar degeneration and Alzheimer's disease. *J Neurol Neurosurg Psychiatry* 2006;77:439–442.

85. De Bresser J, Brundel M, Conijn MM, et al. Visual cerebral microbleed detection on 7T MR imaging: reliability and effects of image processing. *AJNR Am J Neuroradiol* 2013;34:E61–E64.

25 预防小血管病的潜在靶点

Vincent Mok, Philip B. Gorelick, Christopher Chen

前言

腔隙性脑梗死、脑白质病变（white matter lesions，WML）、深部脑出血（intracerebral hemorrhages，ICH）和微出血，现在被认为是与年龄及血管危险因素相关的脑小血管病（SVD）的不同表现。整体来看，这些病变均与众多常见于老年人的残疾相关。这些残疾包括认知功能障碍、痴呆、抑郁、运动和步态障碍、泌尿系统症状、功能障碍以及卒中等。更重要的是，这些病变的存在增加死亡率[1,2]。鉴于 WML 和血管危险因素的密切关联，与这些病变的相关的发病率和死亡率可能是可以预防的。本章回顾了这些不同的 SVD 表现存在和发展的相关危险因素。这方面的知识将有助预防 SVD 潜在靶点的假说的提出。

腔隙性脑梗死

背景

理解腔隙性脑梗死的发病机制对于了解 SVD 的潜在相关危险因素有重要意义。"腔隙"源自于神经病理文献的描述，指的是深在的小梗死灶在坏死组织被清除后残留在脑组织中的一个小洞[3,4]。Dechambre 在 1838 年首先使用了这个术语，Durand-Fardel 于 1843 年发表了以此为主题的专题论文[3]。据 Durand-Fardel 所述，相关术语"état criblé"（即组织布满孔洞或

筛子样状态）用于描述扩大的血管周围间隙，而"atrophie interstitielle du cerveau"用于描述神经组织的稀疏状态，相当于脑白质疏松[4]。Pierre Marie 在他的著名发现中报告了 50 例尸检大脑中发现了 45 例存在腔隙，并发现这些区域与穿通动脉及其分支由于局部动脉硬化而导致的闭塞或破裂相关[3]。此外，Marie 称多发腔隙为"état lacunaire"，并描述了伴随于这些病变的缓慢、蹒跚步态和假性延髓麻痹表现。

腔隙性脑梗死的现代认识在很大程度上归功于 C. Miller Fisher 等进行的细致的临床和神经病理学研究。1965 年，Fisher 发表了对 1042 个成人大脑进行的一系列腔隙研究[5]。他描述了大量的临床卒中综合征并将其与腔隙联系起来，显示了这些腔隙主要位于脑深部结构如壳核、尾状核、丘脑、内囊、放射冠和脑桥，可以由穿支动脉闭塞性疾病所引起[5]。Fisher 的开创性工作还发现，腔隙可以大至 1.5～2cm，小至 3～4mm。较大的腔隙往往是症状性的，通常和位于穿通动脉近端的小动脉粥样硬化斑块（即微粥样硬化斑，microatheroma）相关，这些微粥样硬化斑大小范围为 400～900μm。在大动脉壁上的大动脉粥样硬化斑块发生也可能阻断穿支动脉口，导致腔隙性脑梗死[6]。小腔隙症状常常是亚临床的，与直径 100～400μm 的穿支动脉脂质透明变性和纤维素样坏死相关[6]。在罕见的情况下，支配腔隙区域的供血动脉是正常的，Fisher 推测其可能是由从近端来源的微栓子导致梗阻所致[6]。Fisher 还指出，高血

压患者几乎总是被发现存在腔隙，同时存在的严重脑动脉粥样硬化也很常见。然而，在他研究的系列中，糖尿病是罕见的[5]。

最近由 Lammie 等进行的病理学研究[7]包含 70 例连续的具有 SVD 镜下证据的脑尸检发现。这个研究的一个重点是 SVD 与其危险因素的存在与否之间的关联。研究表明，SVD 主要表现为血管壁同心玻璃样变并增厚，而脂质透明变性和纤维素样坏死不明显。此外，有31% 患者没有达到显著高血压的研究标准，其中 9% 的病例既非老年，又没有糖尿病和高血压情况，这 6 例没有常规的心血管危险因素的病例中有 5 例存在各种可以提高小血管通透性的不同状况。研究者认为，自 Fisher 的原始研究发布以来，由于对高血压的有效处理，经典心血管危险因素可能已不存在，故而此类 SVD 机制可能已经被改变，小血管的通透性可能是导致腔隙性梗死的发病机制[7]。这些结果表明，我们需要更新关于腔隙性脑梗死机制的陈旧观念，进而重新认识可能与腔隙性梗死相关的危险因素。

值得注意的是，并不是所有的急性腔隙性梗死最终空化成腔隙[8]，也不是所有的"腔隙"都是由于腔隙性梗死形成，因为腔隙也可能由其他病变产生，例如小的脑出血，甚或一个大的急性梗死。此外，虽然小血管病变可能是腔隙性脑梗死最常见的原因，其他原因如淀粉样血管病，近端来源的微栓子，或系统性疾病如真性红细胞增多症或动脉炎，也可能导致腔隙性脑梗死。确切的鉴别腔隙性脑梗死和腔隙的病因往往是困难的。即使在当代影像技术下，确定是否在活体内存在各种小血管病变也是不可能的。各种研究中关于腔隙性脑梗死危险因素间的分歧可能至少部分地与腔隙性梗死的潜在相关机制的复杂性和异质性相关。

卒中研究中腔隙性脑梗死的危险因素

卒中可能是腔隙性脑梗死最常见的临床表现。Jackson 和 Sudlow[9]系统地回顾比较了腔隙性脑梗死和非腔隙性脑梗死之间的危险因素的研究。28 项研究中，共有 16 项研究了不同缺血性卒中亚型的危险因素。总的来说，相较非腔隙性脑梗死，高血压和糖尿病在腔隙性梗死患者中更为常见。然而，在非基于危险因素的卒中分型中，腔隙性卒中患者只有血压稍稍增高，而糖尿病没有差异。心房颤动与颈动脉狭窄的患者更频繁地发生非腔隙性卒中，但同样，在非基于危险因素的卒中分型中，这些相关性变得不再显著。最后，这篇回顾分析显示，没有明确的证据可证明吸烟、短暂性脑缺血发作史、过量饮酒以及高胆固醇血症在腔隙性与非腔隙性脑卒中亚型之间存在任何关联。

一些研究人员推测，不同的腔隙模式可能反映了脑卒中患者中不同的潜在 SVD 机制（例如，微粥样硬化斑，脂质透明变性），并且比较了不同模式之间的危险因素[10～12]。Khan 等[10]比较了大血管病（large vessel disease，LVD）卒中和 SVD 卒中患者，发现高血压更常见于 SVD，而高胆固醇血症、吸烟、心肌梗死以及外周血管疾病多见于 LVD。在 SVD 患者中，不伴或仅有轻微 WML 的单独腔隙性脑梗死（推测与微粥样硬化斑相关）与高胆固醇血症，糖尿病，心肌梗死相关，即危险因素与 LVD 相似，而伴随中度至重度 WML 的腔隙性脑梗死（推测与脂质透明变性相关）则与年龄和高血压相关。Arauz 等[12]发现糖尿病、高血细胞比容及 WML 和多发腔隙性脑梗死（推测与脂质透明变性相关）而不是单个腔隙性脑梗死（推测与微粥样硬化斑相关）相关。在最近的研究中，Nah 等[13]发现伴有载瘤动脉粥样硬化病（推测与大血管动脉粥样硬化斑块阻塞穿支动脉口相关）的急性深部小梗死患者具有最高的动脉粥样硬化相关指标发生率（指冠心病、无症状性脑动脉粥样硬化性疾病）和最低的小血管病相关指标发生率（指 WML、微出血）；不伴有载瘤动脉粥样硬化病的远端深部小梗死（推测与脂质透明变性相关）最高的小血管病相关指标发生率和最低的动脉粥样硬化相关指标发生率；而不伴有载瘤动脉粥样硬化病的近端深部小梗死（推测与穿支动脉近端部分微粥样斑块相关）的特征介于上述两者之间。

社区研究中腔隙发生和流行的危险因素

并非所有的腔隙性梗死表现为脑卒中。事实上，亚临床腔隙性梗死或腔隙比腔隙性卒中更普遍。在心血管健康研究（the Cardiovascular Health Study，CHS）中纳入了 3660 名社区居住的老年人，其中 23% 有 1 个或更多的腔隙（3～20mm）。大多数的腔隙为亚临床的（89%），即没有卒中或短暂性脑缺血发作史[14]。与腔隙相关的因素是年龄增长、舒张压、肌酐、吸烟量、颈内动脉（internal carotid artery，ICA）狭窄、男性以及糖尿病史。对于单个及多个、无症状及有症状性腔隙的亚组间进行的比较未能发现显著差异，不足以表明不同 SVD 亚型可以有不同的腔隙征象或表现。

在动脉粥样硬化风险的社区研究（the Atherosclerosis Risk in Communities，ARIC）中，对两种 SVD 亚型（脂质透明变性和微粥样硬化斑）的相关风险进行了研究，这些危险因素包括糖尿病和糖化血红蛋白（HbA1c）、低密度脂蛋白胆固醇（low-density lipoprotein，LDL）和其他心血管危险因素。这个横断面研究纳入了 1827 名社区居住参与者，核磁共振成像（MRI）上直径≤20mm 的皮层下病变被分为≤7mm 的小腔隙（推测与脂质透明变性相关）和直径 8～20mm 的较大腔隙（推测与微粥样硬化斑相关）。在这项研究中，小腔隙与糖尿病和糖化血红蛋白相关，而较大的腔隙与 LDL 相关。这些研究结果表明，糖尿病可能与脂质透明变性相关，而 LDL 与微粥样硬化斑相关。此外，与 MRI 上较大的腔隙相关的其他因素还有高血压和吸烟。

腔隙事件与各种临床事件有关，包括卒中和认知下降[15]。与横断面研究设计相比，纵向研究使用 MRI 序列上的腔隙事件作为衡量结果的指标可以提供有力的证据，以确定危险因素与疾病的严重程度和进展之间的因果关系。纳入了 668 名社区居住的老年参与者，鹿特丹脑部扫描研究（Rotterdam scan study，RSS）发现腔隙事件（3～20mm）与年龄、性别、基线的颈动脉粥样硬化相关[16]。脑白质疏松和致残性的研究（leukoaraiosis and disability，LADIS）招募了 639 名在 MRI 上至少有某种程度的脑白质损伤的老年人，腔隙事件（3～10mm）被发现与基线腔隙和 WML 负荷、收缩压、低水平的高密度脂蛋白胆固醇（high-densitylipoprotein，HDL）有关。令人意外的是，高舒张期血压、高 LDL 胆固醇是腔隙事件的保护因素[17]。需要注意的是，在 RSS 和 LADIS 研究中之间的腔隙大小定义不同，研究人群也有差别。后者只包括小腔隙和那些已经有至少一定程度的 WML 的对象。对腔隙的定义和研究人群的差别至少可部分解释两个研究关于腔隙事件的危险因素的分歧。

对腔隙性脑梗死风险的新线索

全身因素或脑局部因素也可能预测脑腔隙性梗死。例如，外周动脉粥样硬化疾病的动脉粥样硬化程度[18]，视网膜的分形维数（即微血管分支的复杂性和密度），小动脉或小静脉的相对大小[19]以及扩大的血管周围间隙[20]或可预测腔隙性脑梗死的发生。而在我们为腔隙性梗死寻找新的风险因素时，神经血管单元已成为 SVD 发病机制的关注焦点，我们在此后将就此详述。

SVD 在老年人中很常见。此外，在各种类型痴呆症的老年患者中，血管壁改变如小动脉硬化或淀粉样血管病是常见的，而腔隙性脑梗死可能是 SVD 过程的最后阶段，也可能是一个独立的过程[21]。内皮细胞的活化可能是 SVD 的一个重要过程；例如，腔隙性脑梗死伴弥漫性 SVD 的人群中有广泛的 WML 者可能比那些单纯腔隙性梗死者有更高的组织型纤溶酶原激活剂（tissue plasminogen activator，tPA）

水平,而低水平的纤溶酶原激活物抑制物 -1(plasminogen activator inhibitor type 1,PAI-1)可能与 WML 相关[22]。其他循环内皮细胞活化的标志物,如细胞间黏附分子 -1(intercellular adhesion molecule-1,ICAM-1)和血栓调节蛋白,炎症标志物如白细胞介素 -6 等,其水平可在 SVD 患者中升高,这些发现将有助于进一步研究和产生新的预防策略。这些因素中,血栓调节蛋白可能具有保护作用[23]。

小结

随着年龄的增长,腔隙性脑梗死是致残和死亡以及认知功能障碍的重要原因之一。因难以建立深部小梗死和小血管病理改变的神经病理学关联,我们对腔隙性脑梗死的确切发病机制的认识受到了挑战。证据表明,腔隙性梗死的形态、位置及大小可能反映了不同亚型的 SVD 基础,各亚型可能与独特的危险因素相关。此外,传统心血管危险因素(如高血压、糖尿病、高胆固醇血症)在腔隙性脑梗死患者中并非一定常见,这表明腔隙还可能存在其他发病机制。内皮细胞活化、血管壁的通透性和全身因素对内皮细胞的影响可能为腔隙性梗死和随后的预防策略的研究提供更多的线索。此外,包括显性遗传性脑动脉病伴皮层下梗死和脑白质病(CADASIL)在内,可能还有多种遗传因素的影响导致腔隙性梗死的发生[24]。

白质病变

背景

类似于腔隙性脑梗死,脑白质病变(WML)的发病机制是不确定的而且复杂的。自 Babikian 和 Ropper[25] 的一篇早期综述中报道了自 1912 年以来 47 例与可疑的弥漫性缺血性脑白质病变(Binswanger 病)相关的痴呆病例。所有病例均具有临床与病理的关联。所有病例在受影响的白质区域都存在动脉硬化表现(硬

化与钙化、玻璃样变和小穿通动脉的血管壁增厚)。WML 的病理特征为脱髓鞘、轴突和少突胶质细胞丢失而 U 纤维保留。大多数病例存在高血压。从这些早期的研究结果得到的主要的假说是,WML 是由于弥漫性动脉硬化继发的慢性局部缺血所致,弥漫性动脉硬化则可能是由于高血压引起。其他早期的研究表明,脑白质病变可能与低血压发作相关的系统性因素(如心律失常、使用利尿剂)或不稳定的血压和直立性低血压相关,这些因素可能会导致血流动力学性缺血和 WML[26,27]。

除了"缺血"假说外,血脑屏障破坏,有毒液体渗漏到白质是另一个 WML 的发病机制假说。这一假说是因为早期的研究显示 WML 受试者的脑脊液蛋白水平升高,这是一个衡量血脑屏障损伤的指标[28]。在另一项研究中,Moody 等[29] 描述了 22 例患者的影像学和病理学发现,发现 WML 和静脉胶原病变具有很强的相关性。这项研究指出,WML 归因于小静脉胶原病导致的"静脉性"缺血和水肿的可能。总的来说,这些早期的研究发现提供了我们目前认识 WML 可能机制及危险因素的基础知识。我们现在的研究转向为大规模社区研究以评估 WML 的危险因素。

WML 的危险因素

大多数社区研究一致表明,除年龄之外,高血压与 WML 相关[30~34]。无论是 RSS 研究还是血管老化的流行病学研究(epidemiology of vascular aging study,EVA)都进一步显示,高血压病程与 WML 相关,而有效的高血压治疗可使 WML 风险降低[33,34]。值得注意的是,血压水平和融合性 WML 之间的关联可能不是线性的。对 10 个欧洲队列研究的荟萃分析显示了 J 形曲线现象,舒张压的增加和减少都与更严重的 WML 相关[35]。血压降低和 WML 之间的关联可能与脑血管自动调节功能受损有关,这通常与年龄增长和(或)暴露于血管危险因素相关。RSS 研究发现脑血管反应性受损与

WML 相关[36]。由于脑血管反应性受损，脑动脉不能舒张以应对系统血压降低状态来增加脑血流量，导致血流动力学性脑缺血。在最近的维生素预防卒中研究（VITAmins to prevent stroke，VITATOPS）的 MRI 子研究的亚组分析中，对于伴有重度基线 WML 的患者而言，较低的基线舒张压可预示认知能力下降[37]。其他研究表明，直立性低血压或高血压[35]，血压长期波动幅度增高[38]，和各种 24 小时动态血压改变（例如，更高的收缩压变异性，收缩压或舒张压夜间下降幅度减小）都和 WML 相关[39]。无论是 RSS 和 ARIC 研究进一步表明，动脉硬化程度指数（例如，肱动脉脉压、主动脉脉搏波速度）是 WML 的危险因素，甚至在控制血压水平和其他心血管危险因素后仍是如此。因此，动脉硬化可能会使脑小血管处于高脉动性的压力和血流下，从而参与了 SVD 的发病机制。

大多数研究发现吸烟与 WML 相关[30,32]。尽管糖尿病是卒中和冠心病的重要危险因素，大多数以社区为基础的横断面研究未能发现糖尿病和 WML 之间的关联[30,31]。在赫尔辛基脑老化脑（Helsinki aging brain）研究中，WML 只在较年轻的高龄组（<75 岁）中与糖尿病相关，但在极高龄组（>75 岁）中则不相关[40]。

RSS 研究发现高同型半胱氨酸水平与 WML[41] 相关。在另一项评估同型半胱氨酸和内皮细胞标志物（ICAM1，血栓调节蛋白）之间关联的研究中，Hassan 等[42]发现，同型半胱氨酸和 WML 之间的关联可能是由内皮细胞活化介导的。高同型半胱氨酸血症也可能通过 N-甲基 -D- 天冬氨酸受体的激活产生直接的毒性作用，导致细胞死亡，它还可以被转化成对神经元具有兴奋毒性作用的同型半胱氨酸[43]。维生素 B_{12} 和叶酸与同型半胱氨酸代谢密切相关，在 RSS 后续研究中发现，维生素 B_{12} 和叶酸的水平低下和 WML 相关，但这种相关并不依赖于同型半胱氨酸水平[44,45]。这些研究结果表明，维生素 B_{12} 和叶酸水平低下也可以通过不

依赖于的同型半胱氨酸或内皮细胞活化的机制导致 WML，如维生素 B_{12} 水平低下介导的髓鞘完整性受损。然而必须指出的是，CHS 研究中未能发现脑白质病变与同型半胱氨酸水平之间的关联[46]。

关于胆固醇水平和他汀类药物的使用与 WML 之间联系的研究结果缺少一致性，有时甚至是矛盾的。心血管危险因素与衰老和痴呆发生研究（the Cardiovascular Risk Factors and the Aging and Incidence of Dementia）的 MRI 子研究[47]显示，使用降脂药与 WML 发生减少相关。国家心脏，肺和血液研究所双生子研究（National Heart，Lung，and Blood Institute Twin Study）发现中年期的低 HDL 胆固醇水平与老年 WML 相关[48]。与此相反，奥地利卒中预防研究（Austrian Stroke Prevention Study，ASPS）表明，总胆固醇水平降低与 WML 相关[49]。在另一项研究调查 WML 和胆固醇水平之间相关性的研究中，对两组卒中人群（共 1135 例）的研究显示，高脂血症与更少的 WML 相关[50]。研究者认为，高脂血症可能在脑 SVD 中起保护作用。然而，鉴于高脂血症患者中他汀类药物的广泛使用，研究者不能排除高脂血症和 WML 之间的关联可能与他汀类药物的使用相关。值得注意的是，在 VITATOPS 研究的 MRI 子研究的亚组分析中，高脂血症或他汀类药物的使用与重度基线 WML 人群的认知能力下降之间没有发现关联[37]。

最近一些评估核糖核酸（ribonucleic acid，RNA）在脑或血液样本中的表达谱的研究显示，与 WML 有关的基因参与损伤反应，氧化应激以及炎症过程[51,52]。在一个以欧洲血统个体为研究对象的基于社区的队列研究中，对 WML 负荷进行了大基因组层次的关联研究，一个新的 17 号染色体上的位点被判定与 WML 相关。尽管尚缺乏这个特定基因及其潜在功能变异的相关信息，该位点的深入研究将为 WML 发病机制和新的预防性治疗靶点提供更多的视点[53]。

WML 进展的危险因素

鉴于 WML 进展与临床结果相关，WML 进展可以在预防性临床试验中用作观察指标。几个纵向研究使用 MRI 序列检查研究了 WML 进展的危险因素。

大多数研究表明，基线病灶负荷[16, 17, 54]、年龄[16, 55]、吸烟[16, 56]和高血压[16, 55, 57]可以预测 WML 进展。ARIC 研究发现累积平均收缩压（即整个研究期间的估算平均收缩压）是一个比在个别时间点获得的收缩压读数更强的预测 WML 进展的指标[58]。三城市 -Dijon MRI 研究（Three City-Dijon MRI study）表明，除了基线高血压可预测 WML 进展之外，在基线收缩压>160mmHg 且未接受降压药物治疗的受试者中，两年内开始降压治疗者比未接受降压治疗者 WML 体积增加较少[57]。培哚普利防止复发性卒中研究（Perindopril Protection aGainst Recurrent Stroke Study，PROGRESS）的 MRI 子研究进一步表明，更强的降压策略可能会延缓脑卒中患者的 WML 进展[59]。然而，值得注意的是，RSS 研究的亚组分析显示，在那些已经在基线具有严重病变和那些极高龄患者（>80 岁），较高的血压没有影响病变的进展[16]。血压和 WML 进展的联系在那些相对年轻的老年人或那些在没有严重基线 WML 人群中更为明显。在 CHS 研究中发现了相似的结果，即只在那些没有严重基线 WML 的人群中，WML 进展和血压间的关联具有显著性意义[56]。

大多数研究没有发现基线糖尿病和 WML 进展之间存在关联。胆固醇水平 / 使用他汀类药物与 WML 进展之间的联系也存在争议。在 CHS 研究中，在那些最初的 WML 程度较轻的患者中，增高的 HDL 胆固醇水平和降低的 LDL 胆固醇水平与 WML 进展的风险增加有关；而在那些最初的 WML 程度较重的患者中，他汀类药物的使用与风险增加相关[56]。在 LADIS 研究中，高甘油三酯血症水平看起来有助于防止 WML 进展[17]。相反，在脑动脉狭窄回归研究（Regression of Cerebral Artery Stenosis，ROCAS）中，在那些最初的 WML 程度较重的患者中，他汀类药物的使用与较少的 WML 进展相关[60]。

在 ASPS 研究中，ICAM-1 水平与 WML 进展相关，进一步支持内皮细胞激活在 WML 发病中的关键作用[55]。在同一研究中，没有发现外周凝血激活指标（例如，二聚体，凝血酶原片段 1 和凝血酶原片段 2 等）与 WML 进展之间具有关联。值得注意的是，近期 VITATOPS 研究的 MRI 子研究中，使用 B 族维生素降低同型半胱氨酸被发现与 WML 体积增量减少相关，但仅限于有严重的基线 SVD 的患者[61]。尽管炎症过程已被推测为 WML 的致病机制之一，评估 C- 反应蛋白水平与 WML 进展关联的纵向研究的结果并不一致。在 RSS 研究中两者成正相关[62]，而 ASPS 研究中则未能发现显著性联系[63]。

小结

高血压仍然是 WML 存在和发展的最一致的危险因素。然而，最佳的血压控制目标并不确定，尤其是在极高龄患者和那些基线已经有严重 WML 的患者。关于脑血流自动调节完整性和其他血压指标（例如，体位性变化，急性峰，昼夜变化）也可以指导具体的治疗策略。关于胆固醇水平和他汀类药物的使用与 WML 之间的联系仍存在争议。降低同型半胱氨酸或 B 族维生素疗法的进一步的试验研究是必要的。证据还表明，内皮细胞激活和血脑屏障破坏是 WML 重要的致病机制。这些因素或许可以被用作判断 WML 严重程度和治疗反应的重要指标。

深部脑出血

背景

高血压被认为是皮层下出血的主要危险因

素和发病机制[64, 65]。早在 19 世纪高血压对心、脑、肾的心血管不良影响就已得到认识。20 世纪初也已明确高血压会导致动脉硬化和动脉粥样硬化（脂质在血管壁的沉积），尽管高血压可能不是这些血管壁的变化的特征性原因[65]。下述三种血管壁病理改变更可能是高血压病的特征性损害，包括发生于深穿支动脉的纤维素样坏死（血管壁中膜出现纤维素样物质，小血管平滑肌细胞消失），脂质透明变性（通常约小于 200μm 直径的小动脉血管壁变薄，血管壁结缔组织减少，出现含铁血黄素的巨噬细胞，脂质沉积，玻璃样变和纤维素样改变）和粟粒性（Charcôt-Bouchard）动脉瘤（直径 0.2～1mm）[65]。这三种血管壁的变化被认为是深部脑出血（intracerebral hemorrhage，ICH）的发病机制。可以想象，菲薄受损的血管壁或小的深部动脉瘤在高血压的影响下，构成了一个容易发生血管破裂的环境，并导致随之而来的皮层下脑出血。然而，也有人认为，粟粒性动脉瘤作为皮质下脑出血的原因尚缺少足够的证据支持[65]。

皮层下出血的危险因素

除了高血压之外，还有一些因素与脑出血相关，它们包括但不限于以下因素：人种 / 种族（例如，亚裔和非洲裔美国人发病率较高）、药物滥用（例如，可卡因）、吸烟、酗酒、低血清胆固醇、阿司匹林和抗凝剂的使用等[66]。这些因素中有一些不如其他因素研究得深入，或者可能是混杂因素，使得解释和理解其作用机制较为困难。高血压是最重要的也最可能解释发病原因的危险因素。但是，高血压也一直是争论的话题，因为在有一些研究中约 90% 的脑出血患者存在高血压，但在另一些研究中可以低至 39%～49%。因此，Kase[64]认为，高血压占脑出血的整体病因比例的 60%～65%。此外，通过老年人和比较年轻的患者的对比，在年轻的人中高血压作为脑出血原因的比例更高。这个发现可能部分是由于被研究的人群不分种族，以及老年人中其他机制所致脑出血更容易发生

（例如，脑肿瘤，出血性疾病）[64]。

Caplan[65]提出，高血压性脑出血的机制可能是由于小穿支动脉在慢性高血压和高龄老化作用下损坏而破裂，或血压和血流的急剧变动导致正常的微动脉和毛细血管不能适应，丧失对高血压压力峰的保护机制而破裂所致。Caplan 的假说表明，需要仔细采集相关神经血管病史以了解是否存在血压可能大幅上升和波动的情况（例如，暴露在极冷的环境，应对灾难或紧急情况），或使用动态血压监测技术来发现那些可能不是很明显的高血压形式（例如，夜间血压升高，或"非杓型血压"）。

皮层下出血危险因素的新线索

最近发现了一些其他的与脑出血相关的因素。首先是脑淀粉样血管病（cerebral amyloid angiopathy，CAA），它常与阿尔茨海默病合并存在，现已被认为与脑叶出血、蛛网膜下腔或硬膜下出血以及偶发的皮层下出血相关[67]。CAA 相关性出血也可能可以通过降压药物预防。其次是他汀类药物治疗，这在很大程度上是基于强化降胆固醇治疗对卒中预防研究（Stroke Prevention by Aggressive Reduction in Cholesterol Levels，SPARCL）试验的结果，提示在那些使用他汀药物治疗的人群的出血风险升高了[68]。然而，通过 Hackem 等进行的协同系统荟萃分析[69]得出的结论是，假使存在这样的风险，绝对量可能也很小，远不及他汀类药物的治疗带来的获益。第三，MRI 上的重度 WML 和脑梗死也被发现与自发性 ICH 相关[70]。第四，近期脑出血患者的血压降低可能与缺血性脑损伤有关[71]。最后，Weng 等[72]发现 COL4A1 突变（和其他可能的突变，例如 COL4A2）可能存在于迟发自发性脑出血患者，这为脑出血的预防提供了另一种潜在的可能。

小结

皮层下脑出血占脑卒中患者的 10%～15% 或更多，是神经系统致残和死亡的主要

原因之一。更准确地诊断高血压，或预防血压的周期性波动，有助于提高脑出血的预防能力。此外，与 ICH 相关的遗传突变的发现（例如，COL4A1）可能有助于发现新的脑出血预防措施。

微出血

背景

小量脑出血经常在高血压患者的脑标本中被观察到[73]。由于 CT 不能检测到微出血，直到 20 世纪 90 年代 $T_2{}^*$ 加权梯度回波 MRI 序列得到临床广泛应用前，脑微出血的确切患病率、病因和临床相关一直是不清楚的[74]。Fazekas 等[75]检查了 11 例死于脑出血患者的放射学和病理学资料，发现 $T_2{}^*$ 加权梯度回波 MRI 上的低信号病灶和血管周围间隙的灶性含铁血黄素沉积是对应的。所有的病例都具有中度至重度脂质透明变性——高血压性深部脑出血典型的发现，而只有两个病例发现同时伴有淀粉样血管病。多数有高血压病史的病例的微出血主要位于深部脑组织和幕下区域，但并不限于这些部位。一位有淀粉样血管病和反复脑叶出血的患者表现为纯粹的皮质 - 皮质下微出血，另一位淀粉样血管病患者则表现为皮质 - 皮质下和深部脑组织的混合性微出血。在这些脑标本中经常发现腔隙性梗死和 WML。从这些早期的研究表明，微出血可能与其对应部位的宏观脑出血具有相似的机制，深部微出血可能与脂质透明变性相关更多，而脑叶微出血则与 CAA 相关脑叶出血关系更密切。此外，SVD 的这两种类型可以同时存在于同一个体中。

最近的 MRI 研究结果表明，存在微出血不仅与脑出血风险增加有关，也和其他神经系统损害（如认知障碍、步态障碍、抑郁情绪）以及全因死亡率增加相关[2]。防止微出血进展可能有助于防止这些临床后果。由于本章的重点在

于介绍脑 SVD 主要相关血管危险因素，单纯研究 CAA 相关脑叶出血的研究在这里不作详述。

微出血的危险因素

在 Cordonnier 等进行的系统回顾中[76]，无论是在健康成人还是有脑血管疾病的成人，高血压是微出血的最一致的危险因素。在这个回顾中，糖尿病也被发现与微出血相关，但这种关联仅见于健康的成年人[76]。RSS 研究发现收缩压与深部 / 幕下脑微出血的发生有关，而舒张压则仅和脑叶微出血相关[77]。在同一研究中，吸烟被发现与脑深部微出血而不是脑叶微出血相关[77]。在另一项针对首发腔隙性卒中患者的研究中，Staals 等[78]发现，动态血压水平（24 小时、白天和夜间的收缩压和舒张压）比没有或轻微的高血压能更准确地预测微出血。在划分不同的微出血位置后，发现各种血压参数只和脑深部（或脑深部和脑叶混合性）微出血相关，但和单纯脑叶微出血没有显著性关联[78]。

类似于脑出血，在具有各种不同神经系统疾病的病例中，低血清总胆固醇水平被发现是独立于高血压的微出血相关因素[79]。在 RSS 研究中，低甘油三酯而不是 HDL 或 LDL 胆固醇水平，与脑深部 / 幕下微出血以及脑出血相关[80]。在既往有自发性脑出血的患者中，使用他汀类药物，而不是胆固醇水平，和微出血的存在和数量相关，特别是皮层 - 皮层下微出血[81]。然而，在一项以急性缺血性卒中或短暂性脑缺血发作的患者为对象的研究中，发病前他汀类药物的使用与微出血的患病率和严重程度没有明显相关[82]。另一项研究发现，缺血性卒中或短暂性脑缺血发作患者中，蛋白尿和高同型半胱氨酸血症均与微出血的存在和严重程度相关[83]。这一研究同时发现，性别、心房颤动病史、SVD 亚型的卒中也与微出血相关。

在 RSS 研究中，携带载脂蛋白 E（apolipoprotein E, ApoE）ε4 和 ε2 /ε2 基因型仅限于和脑叶微出血相关，而与深部、幕下微出血不相关[77]。

Maxwell 等[84]进行的针对微出血的遗传学相关的系统回顾和荟萃分析发现，ApoEε4 等位基因携带者具有更高的微出血风险，主要限于脑叶部位。鉴于 ApoE 基因型与 CAA 以及脑叶出血间的已知联系，该研究结果支持脑叶微出血可以用作 CAA 的影像学标志。

微出血事件的危险因素

到目前为止，只有少数的纵向研究探索微出血事件的危险因素。在一组小样本（n=21）的缺血性卒中或短暂性脑缺血发作患者序列中，基线微出血的存在和平均收缩压可预测微出血事件[85]。在 RSS 研究中，基线的微出血、年龄、收缩压、高脉压和严重的高血压都与微出血事件相关。根据微出血部位分层，年龄、收缩压、严重的高血压、低血清胆固醇水平可预测脑深部微出血事件，而年龄与 ApoEε4 /ε4 基因型则单纯预测脑叶微出血事件[86]。在另一项以记忆诊所就诊患者为受试者的研究发现，基线的多发微出血、WML 严重程度、腔隙性脑梗死和 APOEε2 基因型可预测微出血事

件，特别是脑深部微出血；吸烟则仅和脑叶出血相关[87]。

小结

高血压是脑微出血的存在和发展的最重要的危险因素，尤其是脑深部微出血或脑深部和脑叶联合微出血。动态血压水平测定可能比没有或轻度高血压更能预测微出血。尽管脑叶微出血可能与 ApoE 基因型相关 CAA 有更强的联系，血压水平以及其他心血管危险因素（如吸烟）也可能有助于脑叶微出血的发生。胆固醇和甘油三酯水平可能与微出血成负相关。在脑出血患者中，他汀类药物的使用可能与微出血相关，特别是脑叶微出血。需要进一步的研究以确定同型半胱氨酸水平或内皮细胞的活化指标是否为微出血的危险因素。由于微出血可能与脑出血有相似的发病机制，传统或新的脑出血预防措施也可能对微出血有帮助。然而，是否有仅与微出血相关而与脑出血无关的额外的独特危险因素是一个有吸引力的研究领域。

（林　琅译）

参考文献

1. Debette S, Markus HS. The clinical importance of white matter hyperintensities on brain magnetic resonance imaging: systematic review and meta-analysis. *BMJ* 2010;341:3666.

2. Altmann-Schneider I, Trompet S, de Craen AJ, et al. Cerebral microbleeds are predictive of mortality in the elderly. *Stroke* 2011;42:638–644.

3. Fields WS, Lemak NA. *A History of Stroke. Its Recognition and Treatment.* New York, NY: Oxford University Press; 1989.

4. Hauw JJ. The history of lacunes. In Donnan G, Norrving B, Bamford J, Bogousslavsky J, eds. *Subcortical Stroke*, 2nd edn. New York, NY: Oxford University Press; 2002: pp. 3–15.

5. Fisher CM. Lacunes: small, deep cerebral infarcts. *Neurology* 1965;15:774–784.

6. Fisher CM. Lacunar strokes and infarcts: a review. *Neurology* 1982;32:871–876.

7. Lammie GA, Brannan F, Slattery J, Warlow C. Nonhypertensive cerebral small-vessel disease. An autopsy study. *Stroke* 1997;28:2222–2229.

8. Potter GM, Doubal FN, Jackson CA, et al. Counting cavitating lacunes underestimates the burden of lacunar infarction. *Stroke* 2010;41:267–272.

9. Jackson C, Sudlow C. Are lacunar strokes really different? A systematic review of differences in risk factor profiles between lacunar and nonlacunar infarcts. *Stroke* 2005;36:891–901.

10. Khan U, Porteous L, Hassan A, Markus HS. Risk factor profile of cerebral small vessel disease and its subtypes. *J Neurol Neurosurg Psychiatry* 2007;78:702–706.

11. Boiten J, Lodder J, Kessels F. Two clinically distinct lacunar infarct entities? A hypothesis. *Stroke* 1993;24:652–656.

12. Arauz A, Murillo L, Cantu C, Barinagarrementeria F, Higuera J. Prospective study of single and multiple lacunar infarcts using magnetic resonance imaging: risk factors, recurrence, and outcome in 175 consecutive cases. *Stroke* 2003;34:2453–2458.

13. Nah HW, Kang DW, Kwon SU, Kim JS. Diversity of single small subcortical infarctions according to infarct location and parent artery disease: analysis of indicators for small vessel disease and atherosclerosis. *Stroke* 2010;41:2822–2827.

14. Longstreth WT, Jr., Bernick C, Manolio TA, et al. Lacunar infarcts defined by magnetic resonance imaging of 3660 elderly people: the Cardiovascular Health Study. *Arch Neurol* 1998;55:

1217–1225.

15. Vermeer SE, Prins ND, den Heijer T, et al. Silent brain infarcts and the risk of dementia and cognitive decline. *N Engl J Med* 2003;348:1215–1222.

16. Van Dijk EJ, Prins ND, Vrooman HA, et al. Progression of cerebral small vessel disease in relation to risk factors and cognitive consequences: the Rotterdam Scan Study. *Stroke* 2008;39:2712–2719.

17. Gouw AA, van der Flier WM, Fazekas F, et al. Progression of white matter hyperintensities and incidence of new lacunes over a three-year period: the Leukoaraiosis And DISability study. *Stroke* 2008;39:1414–1420.

18. Jackson CA, Hutchison A, Dennis MS, et al. Differences between ischemic stroke subtypes in vascular outcomes support a distinct lacunar ischemic stroke arteriopathy: a prospective, hospital-based study. *Stroke* 2009;40:3679–3684.

19. Cheung N, Liew G, Lindley RI, et al. Retinal fractals and acute lacunar stroke. *Ann Neurol* 2010;68:107–111.

20. Doubal FN, MacLullich AM, Ferguson KJ, Dennis MS, Wardlaw JM. Enlarged perivascular spaces on MRI are a feature of cerebral small vessel disease. *Stroke* 2010;41:450–454.

21. Deramecourt V, Slade JY, Oakley AE, et al. Staging and natural history of cerebrovascular pathology in dementia. *Neurology* 2012;78:1043–1050.

22. Knottnerus IL, Govers-Riemslag JW, Hamulyak K, et al. Endothelial activation in lacunar stroke subtypes. *Stroke* 2010;41:1617–1622.

23. Giwa MO, Williams J, Elderfield K, et al. Neuropathologic evidence of endothelial changes in cerebral small vessel disease. *Neurology* 2012;78:167–174.

24. Van Dijk EJ, Prins ND, Vermeer SE, et al. Plasma amyloid β, apolipoprotein E, lacunar infarcts, and white matter lesions. *Ann Neurol* 2004;55:570–575.

25. Babikian V, Ropper AH. Binswanger's disease: a review. *Stroke* 1987;18:2–12.

26. McQuinn BA, O'Leary DH. White matter lucencies on computed tomography, subacute arteriosclerotic encephalopathy (Binswanger's disease), and blood pressure. *Stroke* 1987;18:900–905.

27. Sulkava R, Erkinjuntti T. Vascular dementia due to cardiac arrhythmias and systemic hypotension. *Acta Neurol Scand* 1987;76:123–128.

28. Pantoni L, Inzitari D, Pracucci G, et al. Cerebrospinal fluid proteins in patients with leucoaraiosis: possible abnormalities in blood–brain barrier function. *J Neurol Sci* 1993;115:125–131.

29. Moody DM, Brown WR, Challa VR, Anderson RL. Periventricular venous collagenosis: association with leukoaraiosis. *Radiology* 1995;194:469–476.

30. Liao D, Cooper L, Cai J, et al. The prevalence and severity of white matter lesions, their relationship with age, ethnicity, gender, and cardiovascular disease risk factors: the ARIC study. *Neuroepidemiology* 1997;16:149–162.

31. Longstreth WT, Jr., Manolio TA, Arnold A, et al. Clinical correlates of white matter findings on cranial magnetic resonance imaging of 3301 elderly people. The Cardiovascular Health Study. *Stroke* 1996;27:1274–1282.

32. Jeerakathil T, Wolf PA, Beiser A, et al. Stroke risk profile predicts white matter hyperintensity volume: the Framingham Study. *Stroke* 2004;35:1857–1861.

33. De Leeuw FE, de Groot JC, Oudkerk M, et al. Hypertension and cerebral white matter lesions in a prospective cohort study. *Brain* 2002;125(Pt 4):765–772.

34. Dufouil C, de Kersaint-Gilly A, Besancon V, et al. Longitudinal study of blood pressure and white matter hyperintensities: the EVA MRI cohort. *Neurology* 2001;56:921–926.

35. Van Dijk EJ, Breteler MM, Schmidt R, et al. The association

between blood pressure, hypertension, and cerebral white matter lesions: cardiovascular determinants of dementia study. *Hypertension* 2004;44:625–630.

36. Bakker SL, de Leeuw FE, de Groot JC, et al. Cerebral vasomotor reactivity and cerebral white matter lesions in the elderly. *Neurology* 1999;52:578–583.

37. Mok V, Xiong Y, Wong KK, et al. Predictors for cognitive decline in patients with confluent white matter hyperintensities. *Alzheimers Dement* 2012;8(Suppl 5):S96–S103.

38. Brickman AM, Reitz C, Luchsinger JA, et al. Long-term blood pressure fluctuation and cerebrovascular disease in an elderly cohort. *Arch Neurol* 2010;67:564–569.

39. Goldstein IB, Bartzokis G, Hance DB, Shapiro D. Relationship between blood pressure and subcortical lesions in healthy elderly people. *Stroke* 1998;29:765–772.

40. Ylikoski A, Erkinjuntti T, Raininko R, et al. White matter hyperintensities on MRI in the neurologically nondiseased elderly. Analysis of cohorts of consecutive subjects aged 55 to 85 years living at home. *Stroke* 1995;26:1171–1177.

41. Vermeer SE, van Dijk EJ, Koudstaal PJ, et al. Homocysteine, silent brain infarcts, and white matter lesions: the Rotterdam Scan Study. *Ann Neurol* 2002;51:285–289.

42. Hassan A, Hunt BJ, O'Sullivan M, et al. Homocysteine is a risk factor for cerebral small vessel disease, acting via endothelial dysfunction. *Brain* 2004;127(Pt 1):212–219.

43. Weir DG, Scott JM. Brain function in the elderly: role of vitamin B12 and folate. *Br Med Bull* 1999;55:669–682.

44. De Lau LM, Smith AD, Refsum H, Johnston C, Breteler MM. Plasma vitamin B12 status and cerebral white-matter lesions. *J Neurol Neurosurg Psychiatry* 2009;80:149–157.

45. De Lau LM, Refsum H, Smith AD,

Johnston C, Breteler MM. Plasma folate concentration and cognitive performance: the Rotterdam Scan Study. *Am J Clin Nutr* 2007;86:728–734.

46. Longstreth WT, Jr., Katz R, Olson J, et al. Plasma total homocysteine levels and cranial magnetic resonance imaging findings in elderly persons: the Cardiovascular Health Study. *Arch Neurol* 2004;61:67–72.

47. Vuorinen M, Solomon A, Rovio S, et al. Changes in vascular risk factors from midlife to late life and white matter lesions: a 20-year follow-up study. *Dement Geriatr Cogn Disord* 2011;31:119–125.

48. Carmelli D, Swan GE, Reed T, et al. Midlife cardiovascular risk factors and brain morphology in identical older male twins. *Neurology* 1999;52:1119–1124.

49. Schmidt R, Hayn M, Fazekas F, Kapeller P, Esterbauer H. Magnetic resonance imaging white matter hyperintensities in clinically normal elderly individuals. Correlations with plasma concentrations of naturally occurring antioxidants. *Stroke* 1996;27:2043–2047.

50. Jimenez-Conde J, Biffi A, Rahman R, et al. Hyperlipidemia and reduced white matter hyperintensity volume in patients with ischemic stroke. *Stroke* 2010;41:437–442.

51. Xu H, Stamova B, Jickling G, et al. Distinctive RNA expression profiles in blood associated with white matter hyperintensities in brain. *Stroke* 2010;41:2744–2749.

52. Simpson JE, Hosny O, Wharton SB, et al. Microarray RNA expression analysis of cerebral white matter lesions reveals changes in multiple functional pathways. *Stroke* 2009;40:369–375.

53. Fornage M, Debette S, Bis JC, et al. Genome-wide association studies of cerebral white matter lesion burden: the CHARGE consortium. *Ann Neurol* 2011;69:928–939.

54. Schmidt R, Enzinger C, Ropele S, Schmidt H, Fazekas F. Progression of cerebral white matter lesions: six-year results of the Austrian Stroke Prevention Study. *Lancet* 2003;361:2046–2048.

55. Markus HS, Hunt B, Palmer K, et al. Markers of endothelial and hemostatic activation and progression of cerebral white matter hyperintensities: longitudinal results of the Austrian Stroke Prevention Study. *Stroke* 2005;36:1410–1414.

56. Longstreth WT, Jr., Arnold AM, Beauchamp NJ, Jr., et al. Incidence, manifestations, and predictors of worsening white matter on serial cranial magnetic resonance imaging in the elderly: the Cardiovascular Health Study. *Stroke* 2005;36:56–61.

57. Godin O, Tzourio C, Maillard P, Mazoyer B, Dufouil C. Antihypertensive treatment and change in blood pressure are associated with the progression of white matter lesion volumes: the Three-City (3C)–Dijon Magnetic Resonance Imaging Study. *Circulation* 2011;123:266–273.

58. Gottesman RF, Coresh J, Catellier DJ, et al. Blood pressure and white-matter disease progression in a biethnic cohort: Atherosclerosis Risk In Communities (ARIC) study. *Stroke* 2010;41:3–8.

59. Dufouil C, Chalmers J, Coskun O, et al. Effects of blood pressure lowering on cerebral white matter hyperintensities in patients with stroke: the PROGRESS (Perindopril Protection aGainst Recurrent Stroke Study) magnetic resonance imaging substudy. *Circulation* 2005;112:1644–1650.

60. Mok VC, Lam WW, Fan YH, et al. Effects of statins on the progression of cerebral white matter lesion: post hoc analysis of the ROCAS (Regression of Cerebral Artery Stenosis) study. *J Neurol* 2009;256:750–757.

61. Cavalieri M, Schmidt R, Chen C, et al. B vitamins and MRI-detected ischemic brain lesions in patients with recent transient ischemic attack or stroke: the VITAmins TO Prevent Stroke (VITATOPS) MRI-substudy. *Stroke* 2012;43:3266–3270.

62. Van Dijk EJ, Prins ND, Vermeer SE, et al. C-reactive protein and cerebral small-vessel disease: the Rotterdam Scan Study. *Circulation* 2005;112:900–905.

63. Schmidt R, Schmidt H, Pichler M, et al. C-reactive protein, carotid atherosclerosis, and cerebral small-vessel disease: results of the Austrian Stroke Prevention Study. *Stroke* 2006;37:2910–2916.

64. Kase CS. Subcortical hemorrhages. In Donnan G, Norrving B, Bamford J, Bogousslavsky J, eds. *Subcortical Stroke*, 2nd edn. New York, NY: Oxford University Press; 2002: pp. 347–377.

65. Caplan LR. Hypertensive intracerebral hemorrhage. In Kase CS, Caplan LR, eds. *Intracerebral Hemorrhage*. Boston, MA: Butterworth–Heinemann; 1994: pp. 99–116.

66. Wolf PA. Epidemiology of intracerebral hemorrhage. In Kase CS, Caplan LR, eds. *Intracerebral Hemorrhage*. Boston, MA: Butterworth–Heinemann; 1994: pp. 21–30.

67. Grysiewicz R, Gorelick PB. Update on amyloid-associated intracerebral hemorrhage. *Eur Neurol Rev* 2012;7:22–24.

68. Gorelick PB. Statin use and intracerebral hemorrhage: evidence for safety in recurrent stroke prevention? *Arch Neurol* 2012;69:13–16.

69. Hackam DG, Woodward M, Newby LK, et al. Statins and intracerebral hemorrhage: collaborative systematic review and meta-analysis. *Circulation* 2011;124:2233–2242.

70. Folsom AR, Yatsuya H, Mosley TH, Jr., Psaty BM, Longstreth WT, Jr. Risk of intraparenchymal hemorrhage with magnetic resonance imaging-defined leukoaraiosis and brain infarcts. *Ann Neurol* 2012;71:552–559.

71. Menon RS, Burgess RE, Wing JJ, et al. Predictors of highly prevalent brain ischemia in intracerebral hemorrhage. *Ann Neurol* 2012;71:199–205.

72. Weng YC, Sonni A, Labelle-Dumais C, et al. COL4A1 mutations in patients with sporadic late-onset intracerebral hemorrhage. *Ann Neurol* 2012;71:470–477.

73. Cole FM, Yates PO. Comparative incidence of cerebrovascular lesions in normotensive and hypertensive patients. *Neurology* 1968;18:255–259.

74. Offenbacher H, Fazekas F, Schmidt R, et al. MR of cerebral abnormalities concomitant with primary intracerebral hematomas. *AJNR Am J Neuroradiol* 1996;17:573–578.

75. Fazekas F, Kleinert R, Roob G, et al. Histopathologic analysis of foci of signal loss on gradient-echo T2*-weighted MR images in patients with spontaneous intracerebral hemorrhage: evidence of microangiopathy-related microbleeds. *AJNR Am J Neuroradiol* 1999;20:637–642.

76. Cordonnier C, Al-Shahi Salman R, Wardlaw J. Spontaneous brain microbleeds: systematic review, subgroup analyses and standards for study design and reporting. *Brain* 2007;130:1988–2003.

77. Poels MM, Vernooij MW, Ikram MA, et al. Prevalence and risk factors of cerebral microbleeds: an update of the Rotterdam Scan Study. *Stroke* 2010;41(Suppl 10): S103–S106.

78. Staals J, van Oostenbrugge RJ, Knottnerus IL, et al. Brain microbleeds relate to higher ambulatory blood pressure levels in first-ever lacunar stroke patients. *Stroke* 2009;40: 3264–3268.

79. Lee SH, Bae HJ, Yoon BW, et al. Low concentration of serum total cholesterol is associated with multifocal signal loss lesions on gradient-echo magnetic resonance imaging: analysis of risk factors for multifocal signal loss lesions. *Stroke* 2002;33: 2845–2849.

80. Wieberdink RG, Poels MM, Vernooij MW, et al. Serum lipid levels and the risk of intracerebral hemorrhage: the Rotterdam Study. *Arterioscler Thromb Vasc Biol* 2011;31:2982–2989.

81. Haussen DC, Henninger N, Kumar S, Selim M. Statin use and microbleeds in patients with spontaneous intracerebral hemorrhage. *Stroke* 2012;43:2677–2681.

82. Day JS, Policeni BA, Smoker WR, et al. Previous statin use is not associated with an increased prevalence or degree of gradient-echo lesions in patients with acute ischemic stroke or transient ischemic attack. *Stroke* 2011;42:354–358.

83. Ovbiagele B, Liebeskind DS, Pineda S, Saver JL. Strong independent correlation of proteinuria with cerebral microbleeds in patients with stroke and transient ischemic attack. *Arch Neurol* 2010;67: 45–50.

84. Maxwell SS, Jackson CA, Paternoster L, et al. Genetic associations with brain microbleeds: systematic review and meta-analyses. *Neurology* 2011;77:158–167.

85. Gregoire SM, Brown MM, Kallis C, et al. MRI detection of new microbleeds in patients with ischemic stroke: five-year cohort follow-up study. *Stroke* 2010;41:184–186.

86. Poels MM, Ikram MA, van der Lugt A, et al. Incidence of cerebral microbleeds in the general population: the Rotterdam Scan Study. *Stroke* 2011;42:656–661.

87. Goos JD, Henneman WJ, Sluimer JD, et al. Incidence of cerebral microbleeds: a longitudinal study in a memory clinic population. *Neurology* 2010;74:1954–1960.

26 腔隙性卒中的治疗方法

Makoto Nakajima, Thalia Field, Oscar R. Benavente

前言

虽然腔隙性卒中具有短期良好功能预后，其长期预后并不乐观。梗死机制的异质性，发病率和复发率的人种/种族差异，以及继发出血性卒中的风险，使得无论是在急性和慢性阶段的腔隙性卒中，均难以确定最佳管理所有腔隙性卒中患者的策略。腔隙性脑卒中是最常见的小血管病（SVD）的症状[1]。它包括15%～34%的缺血性卒中，是仅次于阿尔茨海默病的最常见的认知功能障碍和痴呆的原因[2,3]。黑人，西班牙裔和亚洲人腔隙性卒中发病率更高，继发颅内出血（ICH）发病率也更高[4~9]。脑缺血的任何机制（如心源性脑栓塞、大动脉病）均可导致腔隙性卒中[10~12]，但大多数是脑穿通小动脉病的结果[13~15]。

在腔隙性卒中患者中，超急性期静脉溶栓治疗的适应证以及如何管理如房颤或颈动脉狭窄等疾病仍有争论，特别是那些表现为重度白质高信号（WMH）和脑微出血的患者。此外，腔隙性卒中和高血压性颅内出血有相似的机制和危险因素。因此，在有SVD的患者中使用溶栓和抗栓药物是在平衡获益和风险中的两难选择。

此外，几乎全部缺血性卒中二级预防试验纳入的受试者有着不同的卒中机制，很少有特意性的腔隙性卒中个体化管理的证据。皮层下小卒中（SPS3）的二级预防研究是唯一的包括同质的有着新发腔隙性卒中患者队列的随机试验。SPS3的结果提供了在这类卒中亚型中预防卒中复发的指南[16]。

腔隙性卒中早期复发率和死亡率可能低于其他卒中亚型，但是在长期随访后，复发率和死亡率与其他卒中亚型趋于一致[17,18]。腔隙性卒中1年后卒中复发的风险在基于医院的研究为5%～10%[4,6,7,9,17~38]，基于社区的研究为6%～11%[1,39~45]，临床试验中每年复发卒中率为3%～10%[46~52]。更长期的随访研究显示腔隙性卒中的长期复发和死亡率与其他卒中亚型相当[28,29,31,44,53~55]，但是一项最新的随访12年的研究报告小血管闭塞患者的死亡率高于其他卒中亚型[38]。此外，腔隙性卒中的幸存者可由于包括认知功能障碍和痴呆等卒中后并发症变成残疾[2,3,56]。因为这些原因，这类卒中亚型的合适的二级预防是很重要的。

急性腔隙性卒中的管理

急性腔隙性卒中的溶栓

静脉组织型纤溶酶原激活物（tPA）仍然是治疗急性缺血性卒中的金标准。当前的指南在使用静脉tPA时并不区分缺血性卒中亚型[57]。美国国家神经疾病和中风研究院（NINDS）研究显示静脉tPA对所有卒中亚型均有效，包括腔隙性卒中。17%的受试者有小血管闭塞疾病；tPA组中63%的有良好的结局（安慰剂组有40%）[58]（图26.1）。后来的研究有着更严格的卒中亚型的诊断标准，需要临床和影像标准，

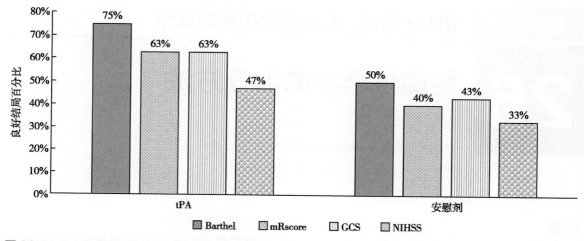

图26.1　腔隙性卒中患者3个月时的结局：美国国家神经疾病和中风研究院（NINDS）实验（由[58]的数据创建）。Barthel代表巴塞尔指数；GCS代表格拉斯哥结局量表，mRscore代表改良Rankin评分，NIHSS代表国立卫生院卒中量表评分；

在腔隙性卒中患者中也显示静脉tPA相似的有效性和安全性[59~61]。在赫尔辛基卒中登记中，接受了静脉tPA（11%）的SVD患者比没有接受的有着更好的功能结局[62]。此外，腔隙性卒中患者因为临床症状轻而没接受tPA治疗的并不一定有着良好的功能结局[63, 64]。

鉴于腔隙性卒中患者常并存WMH[65~67]，多发脑梗死[66]和脑微出血[68]，与该类卒中亚组有关的问题是与溶栓相关的症状性颅内出血的可能性。然而，目前没有足够的有效数据表明腔隙性卒中患者有其他SVD影像学表现不能使用溶栓治疗。

总之，急性腔隙性卒中使用静脉tPA的总体有效性和安全性并不十分明确。此外，腔隙性卒中伴有WMH和微出血的亚组可能在溶栓中更容易有高的脑出血风险[69]。根据当前的推荐，适合的急性腔隙性卒中患者应当接受静脉tPA治疗[57]。

临床症状波动："内囊警示综合征"。

腔隙性卒中急性期，20%~30%患者经历初始神经缺损的加重或波动（比如俗称的"内囊警示综合征"）。可能的机制包括进行性分支动脉粥样硬化疾病，血流动力学变化，梗死周围水肿，细胞毒性或炎症[70~72]。

目前，没有预防临床波动或阻止神经症状恶化的有效方案。抗血小板治疗是非心源性卒中最主要的抗栓治疗，一些研究表明早期应用抗血小板药物能预防腔隙性梗死后临床症状加重[73]。在急性期和亚急性期，其他旨在稳定症状的治疗选择，包括抗凝治疗，静脉tPA或血压管理，其效果仍需要证实，而且并不是标准治疗[70]。

急性期的抗血小板药物

对于不适合溶栓治疗的患者，使用抗血小板药物对预防早期复发性卒中是一种有效的选择。测试阿司匹林和氯吡格雷联合使用的试验的数据提出了短期的双重抗血小板治疗的可以降低卒中或短暂性脑缺血发作（TIA）后短期复发性缺血事件的可能性[48, 74]。最近公布的中国的氯吡格雷联合阿司匹林治疗急性轻型卒中或短暂性脑缺血发作（CHANCE）的试验纳入了5170名在发病24小时内的轻型缺血性卒中和TIA患者。给与受试者阿司匹林和氯吡格雷［氯吡格雷初始剂量为300mg（译者注，原书错误）］，然后每天75mg使用90天，最初的21天联合每天阿司匹林75mg），安慰剂加每天阿司匹林（75mg）。90天的卒中复发显著降低32%；联合组为8.2%，阿司匹林组为11.7%（风险比[HR]为0.68，95% CI为0.57～0.81，$P<0.001$）。两组在全身性出血和颅内出血上无显著差异[75]。虽然该试验仅仅涉及亚洲受试者，并且没有区分入组时或结束时基于卒中发病机制分析卒中亚型，但是短期（30天）联合治疗（阿司匹林加氯吡格雷）可能是急性腔隙性卒中的一种选择。目前，在新发 TIA 和缺血性小卒中（POINT）试验（NCT00991029）中的血小板定向抑制正在测试一种相似的治疗策略并可能进一步探讨腔隙性卒中患者的管理。

腔隙性卒中的二级预防

卒中二级预防的抗血小板药物

尽管大多数腔隙性卒中是由于脑的小穿通动脉病变引起而与粥样硬化斑相关的血栓无关[76]，但可能导致小血管闭塞的过程也包括血小板聚集和血栓形成，但病理研究很少有此发现[77]。因此，假定抗栓药物能在预防腔隙性卒中患者的卒中复发及认知功能障碍中有益。抗血小板治疗在腔隙性卒中患者二级预防中的益处有现存的来自随机对照试验数据支持。从

1983 至 2012 年，11 个研究不同抗栓药物的脑卒中二级预防随机试验根据卒中机制对指标事件进行了分类指标事件。在 81 626 个非心源性卒中患者中，28 244（35%）被归类为腔隙性事件（表 26.1；[46,48,50,51,78~84]）。虽然这些研究都存在缺乏严格的卒中亚型分类和缺乏针对性检测腔隙性卒中益处的统计功效[46,48,50,51,78~84]，总体结果表明，抗血小板治疗（阿司匹林、西洛他唑或噻氯匹啶）在预防腔隙性卒中患者复发上优于安慰剂[78~81]（图 26.2）。当比较腔隙性与大血管性亚型的特定的抗栓药物的反应时，未发现针对某种机制的治疗效果比另一种好[48,50,82~85]（图 26.3 和图 26.4）。

SPS3 是第一个评估症状性腔隙性梗死患者的治疗干预的卒中二级预防试验。2003—2011 年，北美、拉丁美洲、西班牙共 81 个城市研究纳入 3020 位受试者。入选的受试者是症状性腔隙性梗死，经过磁共振检查证实没有颈动脉狭窄或心源性栓塞疾病。除外皮层梗死或出血病史的患者。采用 2×2 析因设计，受试者随机给予两种干预治疗：①抗血小板干预（阿司匹林 325mg 对比阿司匹林 325mg + 氯吡格雷 75mg）；②收缩压控制的两个目标水平（"高" 130～149mmHg 对比 "低" <130mmHg）。抗血小板药物是双盲的，而血压目标是公开的

表 26.1 将腔隙性卒中作为指标事件和结局的卒中二级预防试验，根据卒中亚型报道（试验按时间顺序列出）

研究*	年	样本量	腔隙性卒中(%)	干预†
AICLA[78]	1983	604	98（16）	ASA vs ASA + DIP vs. Plac.
CATS[79]	1989	1072	275（30）	Ticlop. vs. Plac.
CAST[80]	1997	20 655	6102（30）	ASA vs. Plac.
CSPS1[81]	1999	1095	810（74）	Cilost. vs. Plac.
WARSS[46]	2001	2206	1237（56）	ASA vs. warfarin
AAASPS[82]	2003	1809	1221（67）	ASA vs. Ticlop.
MATCH[48]	2004	7599	3148（52）	Clop vs. Clop + ASA
ESPRIT[83]	2006	2739	1377（50）	ASA vs. ASA + Clop
PRoFESS[50]	2008	22 000	10 500（50）	ASA + DIP vs. Clop
CSPS2[51]	2010	2757	1743（63）	Cilost vs. ASA
PERFORM[84]	2011	19 100	1733（10）	Terutobran vs. ASA
总计		81 626	28 244（35）	

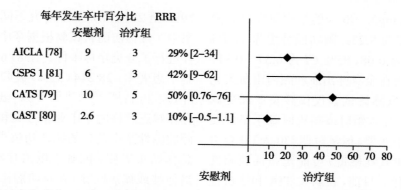

图 26.2　将腔隙性卒中作为指标事件和结局的卒中随机试验，根据卒中亚型报道 AICLA，动脉粥样硬化性脑缺血二级预防中联合应用阿司匹林和双嘧达莫的试验

CATS：加拿大 - 美国噻氯匹啶研究；CAST：中国急性卒中试验；CSPS：西洛他唑的卒中预防研究；RRR：相对风险降低率

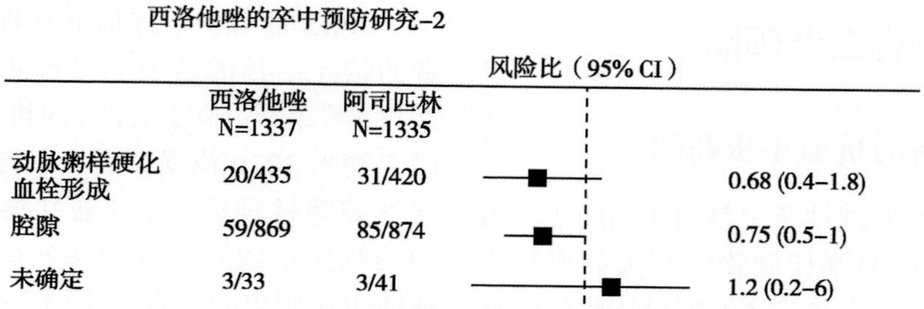

西洛他唑的卒中预防研究-2

	西洛他唑 N=1337	阿司匹林 N=1335	风险比（95% CI）
动脉粥样硬化 血栓形成	20/435	31/420	0.68 (0.4–1.8)
腔隙	59/869	85/874	0.75 (0.5–1)
未确定	3/33	3/41	1.2 (0.2–6)

图 26.3　按卒中亚型分析西洛他唑在卒中二级预防中的结果。CI，可信区间

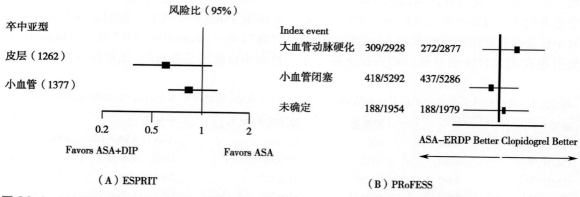

（A）ESPRIT

（B）PRoFESS

图 26.4　（A）欧洲 / 大洋洲可逆性缺血性卒中预防试验（ESPRIT）根据卒中亚型分析的主要结局。（B）有效地避免二次卒中预防管理研究（PRoFESS）根据指标事件分析的结果

ASA：阿司匹林；DIP：双嘧达莫；ERDP：延长释放的双嘧达莫

（前瞻性、随机、开放标记、盲终点（PROBE）设计）[16]。试验阿司匹林加氯吡格雷的基本原理是根据它们抑制血小板聚集的互补作用机制。在体外研究表明，氯吡格雷和阿司匹林合用减少血栓重量和降低血小板和纤维蛋白沉积是非常有效的[86,87]。此外，氯吡格雷在不稳定型心绞痛中预防复发事件（CURE）试验的结果，氯吡格雷联合阿司匹林的抗栓作用的增加在预防

血管事件上提供了令人信服的证据[88]。根据在华法林-阿司匹林复发性卒中研究（WARSS）中观察到的每年的复发事件发生率 6% 计算 SPS3 的统计功效[46]。由于联合治疗缺乏疗效和死亡率过高，试验中的抗血小板部分被提前终止了。在平均随访 3.7 年后，双重治疗的复发性卒中的年化率为 2.5%，阿司匹林是 2.7%，（风险比 0.92，95%CI0.72～1.16）。对缺血性卒中或致残性卒中均没有效果。联合用药组大出血（每年 2.7%）比阿司匹林组增加了一倍（每年 1.1%，P<0.001）。超过 2/3 的复发性缺血性脑卒中是腔隙型（图 26.5）。双重抗血小板治疗的死亡率（全因）显著增加，（风险比 1.52；95%CI1.14～2.04，P=0.004）[52]。鉴于 SPS3 研究的发现，腔隙性脑卒中患者不应接受长期阿司匹林联合氯吡格雷治疗。

现有的二级预防试验证据支持使用抗血小板治疗作为腔隙性脑卒中的二级预防。无论基于循证或其他方式，关于对腔隙性卒中是否一种抗血小板药物优于另一个，目前还没有共识。阿司匹林，在 75～325mg 的剂量，25mg 阿司匹林和缓释双嘧达莫 200mg 每天两次，或氯吡格雷每天 75mg 都是可接受的选择[89]。没有证据支持在没有心源性栓子来源的腔隙性卒中患者中使用口服抗凝药物。

降脂治疗

观察性研究显示，血清总胆固醇和低密度脂蛋白（LDL-C）的升高与缺血性卒中的风险增加有轻度的相关[90, 91]。然而，这些研究并没有区分缺血性卒中的机制。通常认为有动脉粥样硬化性卒中机制的患者对此种治疗的反应更强烈[49, 92]。一项针对原发性和继发性血管事件他汀试验的荟萃分析发现在卒中患者中每降低 1mmol/L 的 LDL-C 会有 21% 的相对风险降低率（RRR）（95%CI6.3～33.5）[93]。

强化降低胆固醇水平卒中预防（SPARCL）试验，随机的 4731 位没有明显的缺血性心脏病的卒中和 TIA 患者，接受每天 80mg 阿托伐他汀或安慰剂。接受阿托伐他汀的患者显著降低致命和非致命性卒中（HR 0.84，95%CI 0.71～0.99）和冠脉事件（HR 0.58，95%CI 0.46～9.73）。出血性脑卒中风险增加（HR 5.65，95%CI2.82～11.30）；出血危险因素为男性，高龄，2 期高血压。在 4371 例受试者中（67% 缺血性卒中，31%TIA，2% 出血性卒中），1409 例有腔隙性事件。事后分析显示，没有证据表明某种卒中亚型在减少卒中或其他主要血管事

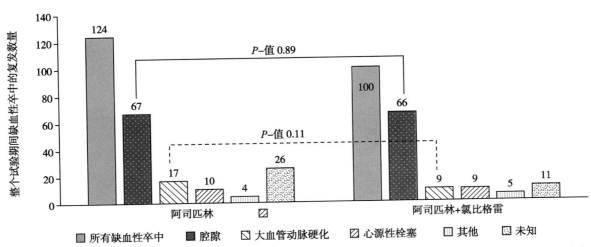

图 26.5　根据治疗不同的复发缺血性卒中的病因亚型：皮层小卒中二级预防试验（SPS3）纵坐标：整个试验期间缺血性卒中的复发数量

件上有选择性地从他汀类药物治疗中获益[94]。同样，没有证据表明腔隙性卒中患者在他汀治疗中面临更高的颅内出血[95]（图26.6）。

有动脉粥样硬化证据和LDL-C水平≥100mg/dl（1mg/dl =0.026mmol/L），并没有缺血性心脏病的腔隙性卒中患者应当接受他汀强化降脂（例如，阿托伐他汀每天80mg）。患者的LDL-C水平≥100mg/dl，没有动脉粥样硬化的表现，辛伐他汀每天40mg是一种有效的替代方案[89,92]。在进一步的研究探讨腔隙性脑梗死、高脂血症和他汀类药物反应之间的关系前，患者应按目前的推荐意见治疗[89]。

腔隙性卒中后的降压治疗

高血压是小血管卒中和一般卒中最常见和强大的可控危险因素，归因危险度在35%~50%[96]。多个一级预防研究显示降低血压可以减少脑卒中的发生。每降低10mmHg收缩压可降低40%卒中[97~99]。在二级预防试验中

看到了类似的降压的益处。在卒中和TIA患者的二级预防研究的汇总分析显示长期降低血压减少约28%的卒中[100~102]。培哚普利防止复发性卒中研究（PROGRESS）的试验，纳入了近6000例卒中和短暂性脑缺血发作患者，表明平均降低9mmHg收缩，降低28%的卒中风险（治疗组的收缩压力为138mmHg）。虽然这项试验的结果表明"越低越好"，但是卒中二级预防的血压目标指并没有定义。

SPS3试验在3020例症状性腔隙性脑梗死患者中测试了两组收缩压目标值："较高"130~149mmHg，与"较低"，小于130mmHg[16]。在2003年3月至2011年4月，1519名患者被分配到较高目标值组，1501名到较低组。经过平均3.7年的随访，较低组的所有复发性卒中非显著的降低19%（HR 0.81, 95% CI 0.64~1.03）。然而，颅内出血显著降低了63%（HR 0.37, 95%CI 0.15~0.95, P=0.03）（图26.7）。罕见降压治疗的严重不良反应（3%），两个目标组

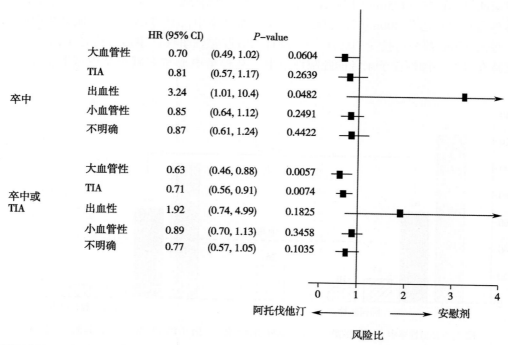

图26.6 SPARCL中复发卒中和TIA的复发风险（数据来源于[94]）。CI：可信区间；HR：危害比；TIA：短暂性脑缺血发作

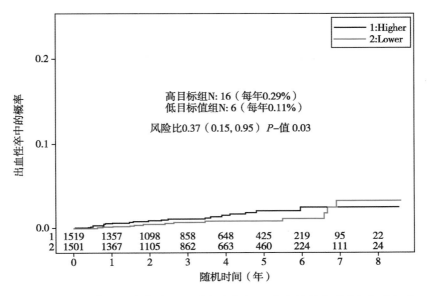

图 26.7 小的皮层下卒中的二级预防试验（SPS3）中根据血压目标组分组的颅内出血的生存曲线

间没有差异。该试验的血压组使用了 PROBE 设计，研究人员能够使用任何抗高血压药物或联合药物来达到指定的目标。

SPS3 的结果显示了腔隙性脑梗死患者显著获益，减少了卒中复发的趋势并降低了出血性卒中。虽然整体结果没有达到统计学意义，在以前的试验中降压治疗使脑卒中减少的背景下，低目标组中的颅内出血明显减少，两组降压的主要不良反应发生率低，因此腔隙性脑梗死患者收缩压降至130mmHg是适当的[103]。目前没有证据支持腔隙性卒中患者优先使用某一种特定的降压药物或联合用药。

腔隙性卒中的其他可能机制和治疗考虑

任何脑缺血的病因（如动脉粥样硬化、心源性栓塞）都可能引起腔隙性脑梗死[33, 54, 104, 105]。然而，大多数腔隙性脑梗死由小穿支动脉疾病引起[10, 13, 14, 77]。因此，在不清楚是否有其他潜在病因前，管理腔隙性卒中患者是很有挑战性的。

腔隙性卒中和心房颤动

有卒中风险的心房颤动患者应根据其危险分层评分进行治疗。$CHADS_2$ 和 $CHADS_2$-$VASC_2$ 评分经过验证，是被广泛接受的使用华法林或经批准的新型口服抗凝剂（达比加群，阿哌沙班，利伐沙班）的分层方案[106]。有卒中病史的患者至少是中等风险（$CHADS_2$=2），大多数指南表明 $CHADS_2$ 评分≥2 的患者应接受抗凝治疗。"卒中 /TIA 病史"在分层评分中并没有具体指明是哪种卒中亚型，也不需要影像学验证有梗死。因此，大多数有症状的腔隙性脑梗死伴心房颤动的患者给予口服抗凝药预防卒中复发[89]。当前的知识不排除神经影像上有白质病变、脑微出血、脑白质疏松症的患者使用口服抗凝药，但还需要进一步研究口服抗凝药时这些特征是否会增加颅内出血的风险。

颈动脉狭窄和腔隙性卒中

症状性颈动脉狭窄有时可能导致腔隙性卒中，因为腔隙性卒中患者有 3%~39% 存在同侧颈动脉狭窄[107]。由于许多研究未能证明颈动脉病变与腔隙性卒中的因果关系，一些学者认为它们可能是巧合的共存病[107,108]。

在北美症状性颈动脉内膜切除术试验

（NASCET）的 1158 位受试者中，493 例（42.6%）有腔隙性脑梗死的临床和影像学特点。随访 3 年发现，在治疗组中，有"很可能"的腔隙性卒中患者（3 年内 9.2%）比非腔隙性（2.9%）或"可能"的腔隙性卒中患者（4.2%）有更高的患侧腔隙性卒中发生率。在非腔隙性卒中伴颈动脉狭窄≥50% 的患者中，颈动脉内膜切除术（CEA）3 年后可降低 15.2% 的绝对风险，而在"很可能"腔隙事件的患者，CEA 降低 9% 的绝对风险[109]。虽然患侧颈动脉狭窄的腔隙性卒中患者比没有腔隙性事件的患者在 CEA 获益少，CEA 仍能降低腔隙性患者的卒中复发[110]。因此，腔隙性脑梗死有同侧颈动脉狭窄大于 70% 的患者应考虑颈动脉介入治疗。

总结

　　腔隙性卒中与长期功能及认知损害相关。因此，预防复发性事件至关重要。现有的证据支持合适的急性腔隙性卒中使用静脉 tPA。虽然迄今为止，大多数脑卒中的二级预防研究没有区分卒中的机制或即使区分也是没有影像学验证的特定的方式，腔隙性卒中患者在这些试验中都是一个重要的少数群体。有很好的证据表明，抗血小板、降压和他汀类治疗有利于包括腔隙性卒中在内的缺血脑卒中的二级预防。SPS3 试验对症状性腔隙性卒中患者进行干预，发现长期联合使用阿司匹林和氯吡格雷治疗对这些患者是有害的，而在腔隙性卒中患者中，激进的小于 130mmHg 的收缩压目标是安全且耐受性良好，能显著降低颅内出血的风险，并会降低本组患者所有卒中的复发风险。那些伴心房颤动或同侧中到重度颈动脉狭窄的腔隙性卒中患者，应该相应的给予口服抗凝药和动脉内膜切除术 / 支架。尽管腔隙性卒中患者的 SVD 其他影像学表现，包括 WMH、微出血或多发腔隙，可能增加颅内出血的风险，但并有没有一致的证据不推荐使用静脉 tPA、抗血小板治疗、他汀类药物，或者当伴心房颤动时使用口服抗凝药。需要进一步的研究来量化这些特定脑 SVD 的神经影像学特征的相关风险。

（陈　飞　译）

参考文献

1. Petty GW, Brown RD, Jr., Whisnant JP, et al. Ischemic stroke subtypes: a population-based study of functional outcome, survival, and recurrence. *Stroke* 2000;31:1062–1068.

2. O'Brien JT, Erkinjuntti T, Reisberg B, et al. Vascular cognitive impairment. *Lancet Neurol* 2003;2:89–98.

3. Pendlebury ST, Rothwell PM. Prevalence, incidence, and factors associated with pre-stroke and post-stroke dementia: a systematic review and meta-analysis. *Lancet Neurol* 2009;8:1006–1018.

4. Mok VC, Lau AY, Wong A, et al. Long-term prognosis of Chinese patients with a lacunar infarct associated with small vessel disease: a five-year longitudinal study. *Int J Stroke* 2009;4:81–88.

5. Sacco RL, Kargman DE, Zamanillo MC. Race–ethnic differences in stroke risk factors among hospitalized patients with cerebral infarction: the Northern Manhattan Stroke Study. *Neurology* 1995;45:659–663.

6. Samanci N, Dora B, Kizilay F, et al. Factors affecting one year mortality and functional outcome after first ever ischemic stroke in the region of Antalya, Turkey (a hospital-based study). *Acta Neurol Belg* 2004;104:154–160.

7. Soda T, Nakayasu H, Maeda M, et al. Stroke recurrence within the first year following cerebral infarction – Tottori University Lacunar Infarction Prognosis Study (TULIPS). *Acta Neurol Scand* 2004;110:343–349.

8. Worley KL, Lalonde DR, Kerr DR, Benavente O, Hart RG. Survey of the causes of stroke among Mexican Americans in South Texas. *Tex Med* 1998;94:62–67.

9. Yokota C, Minematsu K, Hasegawa Y, Yamaguchi T. Long-term prognosis, by stroke subtypes, after a first-ever stroke: a hospital-based study over a 20-year period. *Cerebrovasc Dis* 2004;18:111–116.

10. Fisher CM. Lacunar strokes and infarcts: a review. *Neurology* 1982;32:871–876.

11. Lammie GA. Hypertensive cerebral small vessel disease and stroke. *Brain Pathol* 2002;12:358–370.

12. Feekes JA, Hsu SW, Chaloupka JC, Cassell MD. Tertiary microvascular territories define lacunar infarcts in the basal ganglia. *Ann Neurol* 2005;58:18–30.

13. Fisher CM. Lacunes: small, deep cerebral infarcts. *Neurology* 1965;15:774–784.

14. Fisher CM. The arterial lesions underlying lacunes. *Acta Neuropathol* 1968;12:1–15.

15. Pantoni L. Cerebral small vessel disease: from pathogenesis and clinical characteristics to therapeutic challenges. *Lancet Neurol* 2010;9:689–701.

16. Benavente OR, White CL, Pearce L, et al. The Secondary Prevention of Small Subcortical Strokes (SPS3) study. *Int J Stroke* 2011;6:164–175.

17. Clavier I, Hommel M, Besson G, Noelle B, Perret JE. Long-term prognosis of symptomatic lacunar infarcts. A hospital-based study. *Stroke* 1994;25:2005–2009.

18. Nadeau SE, Jordan JE, Mishra SK, Haerer AF. Stroke rates in patients with lacunar and large vessel cerebral infarctions. *J Neurol Sci* 1993;114:128–137.

19. Gandolfo C, Moretti C, Dall'Agata D, et al. Long-term prognosis of patients with lacunar syndromes. *Acta Neurol Scand* 1986;74: 224–229.

20. Hier DB, Foulkes MA, Swiontoniowski M, et al. Stroke recurrence within two years after ischemic infarction. *Stroke* 1991;22:155–161.

21. Miyao S, Takano A, Teramoto J, Takahashi A. Leukoaraiosis in relation to prognosis for patients with lacunar infarction. *Stroke* 1992;23:1434–1438.

22. Landi G, Cella E, Boccardi E, Musicco M. Lacunar versus non-lacunar infarcts: pathogenetic and prognostic differences. *J Neurol Neurosurg Psych* 1992;55:441–445.

23. Brainin M, Seiser A, Czvitkovits B, Pauly E. Stroke subtype is an age-independent predictor of first-year survival. *Neuroepidemiology* 1992;11: 190–195.

24. Boiten J, Lodder J. Prognosis for survival, handicap and recurrence of stroke in lacunar and superficial infarction. *Cerebrovasc Dis* 1993;3:221–226.

25. Samuelsson M, Lindell D, Norrving B. Presumed pathogenetic mechanisms of recurrent stroke after lacunar infarction. *Cerebrovasc Dis* 1996;6:128–136.

26. Salgado AV, Ferro JM, Gouveia-Oliveira A. Long-term prognosis of first-ever lacunar strokes. A hospital-based study. *Stroke* 1996;27:661–666.

27. Yamamoto Y, Akiguchi I, Oiwa K, Hayashi M, Kimura J. Adverse effect of nighttime blood pressure on the outcome of lacunar infarct patients. *Stroke* 1998;29:570–576.

28. Staaf G, Lindgren A, Norrving B. Pure motor stroke from presumed lacunar infarct: long-term prognosis for survival and risk of recurrent stroke. *Stroke* 2001;32:2592–2596.

29. Eriksson SE, Olsson JE. Survival and recurrent strokes in patients with different subtypes of stroke: a 14-year follow-up study. *Cerebrovasc Dis* 2001;12:171–180.

30. Kazui S, Levi CR, Jones EF, et al. Lacunar stroke: transoesophageal echocardiographic factors influencing long-term prognosis. *Cerebrovasc Dis* 2001;12:325–330.

31. Yamamoto Y, Akiguchi I, Oiwa K, et al. Twenty-four-hour blood pressure and MRI as predictive factors for different outcomes in patients with lacunar infarct. *Stroke* 2002;33:297–305.

32. De Jong G, van Raak L, Kessels F, Lodder J. Stroke subtype and mortality. A follow-up study in 998 patients with a first cerebral infarct. *J Clin Epidemiol* 2003;56:262–268.

33. Jackson CA, Hutchison A, Dennis MS, et al. Differences between ischemic stroke subtypes in vascular outcomes support a distinct lacunar ischemic stroke arteriopathy: a prospective, hospital-based study. *Stroke* 2009;40:3679–3684.

34. Suto Y, Kowa H, Nakayasu H, et al. Relationship between three-year survival and functional outcome at discharge from acute-care hospitals in each subtype of first-ever ischemic stroke patients. *Intern Med* 2011;50:1377–1383.

35. Stead LG, Gilmore RM, Bellolio MF, et al. Cardioembolic but not other stroke subtypes predict mortality independent of stroke severity at presentation. *Stroke Res Treat* 2011;2011:281496.

36. Kwan MW, Mak W, Cheung RT, Ho SL. Ischemic stroke related to intracranial branch atheromatous disease and comparison with large and small artery diseases. *J Neurological Sci* 2011;303: 80–84.

37. Ntaios G, Michel P. Temporal distribution and magnitude of the vulnerability period around stroke depend on stroke subtype. *Cerebrovasc Dis* 2011;32:246–253.

38. Melkas S, Putaala J, Oksala NK, et al. Small-vessel disease relates to poor poststroke survival in a 12-year follow-up. *Neurology* 2011;76:734–739.

39. Bamford J, Sandercock P, Jones L, Warlow C. The natural history of lacunar infarction: the Oxfordshire Community Stroke Project. *Stroke* 1987;18:545–551.

40. Sacco SE, Whisnant JP, Broderick JP, Phillips SJ, O'Fallon WM. Epidemiological characteristics of lacunar infarcts in a population. *Stroke* 1991;22:1236–1241.

41. Sacco RL, Shi T, Zamanillo MC, Kargman DE. Predictors of mortality and recurrence after hospitalized cerebral infarction in an urban community: the Northern Manhattan Stroke Study. *Neurology* 1994;44: 626–634.

42. Anderson CS, Jamrozik KD, Broadhurst RJ, Stewart-Wynne EG. Predicting survival for one year among different subtypes of stroke. Results from the Perth Community Stroke Study. *Stroke* 1994;25:1935–1944.

43. Kolominsky-Rabas PL, Weber M, Gefeller O, Neundoerfer B, Heuschmann PU. Epidemiology of ischemic stroke subtypes according to TOAST criteria: incidence, recurrence, and long-term survival in ischemic stroke subtypes: a population-based study. *Stroke* 2001;32:2735–2740.

44. Hata J, Tanizaki Y, Kiyohara Y, et al. Ten year recurrence after first ever stroke in a Japanese community: the Hisayama study.

J Neurol Neurosurg Psych 2005;76:368–372.

45. Bejot Y, Catteau A, Caillier M, et al. Trends in incidence, risk factors, and survival in symptomatic lacunar stroke in Dijon, France, from 1989 to 2006: a population-based study. *Stroke* 2008;39:1945–1951.

46. Mohr JP, Thompson JL, Lazar RM, et al. A comparison of warfarin and aspirin for the prevention of recurrent ischemic stroke. *New Engl J Med* 2001;345:1444–1451.

47. Sacco RL, Prabhakaran S, Thompson JL, et al. Comparison of warfarin versus aspirin for the prevention of recurrent stroke or death: subgroup analyses from the Warfarin–Aspirin Recurrent Stroke study. *Cerebrovasc Dis* 2006;22:4–12.

48. Diener HC, Bogousslavsky J, Brass LM, et al. Aspirin and clopidogrel compared with clopidogrel alone after recent ischaemic stroke or transient ischaemic attack in high-risk patients (MATCH): randomised, double-blind, placebo-controlled trial. *Lancet* 2004;364:331–337.

49. Amarenco P, Bogousslavsky J, Callahan A, 3rd, et al. High-dose atorvastatin after stroke or transient ischemic attack. *New Engl J Med* 2006;355:549–559.

50. Sacco RL, Diener HC, Yusuf S, et al. Aspirin and extended-release dipyridamole versus clopidogrel for recurrent stroke. *New Engl J Med* 2008;359:1238–1251.

51. Shinohara Y, Katayama Y, Uchiyama S, et al. Cilostazol for Prevention of Secondary Stroke (CSPS2): an aspirin-controlled, double-blind, randomised non-inferiority trial. *Lancet Neurol* 2010;9:959–968.

52. Benavente OR, Hart RG, McClure LA, et al. Effects of clopidogrel added to aspirin in patients with recent lacunar stroke. *New Engl J Med* 2012;367:817–825.

53. Norrving B. Long-term prognosis after lacunar infarction. *Lancet Neurol* 2003;2:238–245.

54. Jackson C, Sudlow C. Comparing risks of death and recurrent vascular events between lacunar and non-lacunar infarction. *Brain* 2005;128(Pt 11):2507–2517.

55. Norrving B. Lacunar infarcts: no black holes in the brain are benign. *Pract Neurol* 2008;8:222–228.

56. Jacova C, Pearce LA, Costello R, et al. Cognitive impairment in lacunar strokes: the SPS3 trial. *Ann Neurol* 2012;72:351–362.

57. Jauch EC, Saver JL, Adams HP, Jr., et al. Guidelines for the early management of patients with acute ischemic stroke: a guideline for healthcare professionals from the American Heart Association/ American Stroke Association. *Stroke* 2013;44:870–947.

58. National Institute of Neurological Disorders and Stroke rt-PA Stroke Study Group. Tissue plasminogen activator for acute ischemic stroke. *New Engl J Med* 1995;333:1581–1587.

59. Hsia AW, Sachdev HS, Tomlinson J, Hamilton SA, Tong DC. Efficacy of IV tissue plasminogen activator in acute stroke: does stroke subtype really matter? *Neurology* 2003;61:71–75.

60. Cocho D, Belvis R, Marti-Fabregas J, et al. Does thrombolysis benefit patients with lacunar syndrome? *Eur Neurol* 2006;55:70–73.

61. Fluri F, Hatz F, Rutgers MP, et al. Intravenous thrombolysis in patients with stroke attributable to small artery occlusion. *Eur J Neurol* 2010;17:1054–1060.

62. Mustanoja S, Meretoja A, Putaala J, et al. Outcome by stroke etiology in patients receiving thrombolytic treatment: descriptive subtype analysis. *Stroke* 2011;42:102–106.

63. Ohara T, Nagakane Y, Tanaka E, et al. Clinical and radiological features of stroke patients with poor outcomes who do not receive intravenous thrombolysis because of mild symptoms. *Eur Neurol* 2012;69:4–7.

64. Smith EE, Fonarow GC, Reeves MJ, et al. Outcomes in mild or rapidly improving stroke not treated with intravenous recombinant tissue-type plasminogen activator: findings from Get With The Guidelines–Stroke. *Stroke* 2011;42:3110–3115.

65. Neumann-Haefelin T, Hoelig S, Berkefeld J, et al. Leukoaraiosis is a risk factor for symptomatic intracerebral hemorrhage after thrombolysis for acute stroke. *Stroke* 2006;37:2463–2466.

66. Palumbo V, Boulanger JM, Hill MD, Inzitari D, Buchan AM. Leukoaraiosis and intracerebral hemorrhage after thrombolysis in acute stroke. *Neurology* 2007;68:1020–1024.

67. Demchuk AM, Khan F, Hill MD, et al. Importance of leukoaraiosis on CT for tissue plasminogen activator decision making: evaluation of the NINDS rt-PA stroke study. *Cerebrovasc Dis* 2008;26:120–125.

68. Shoamanesh A, Kwok CS, Lim PA, Benavente OR. Postthrombolysis intracranial hemorrhage risk of cerebral microbleeds in acute stroke patients: a systematic review and meta-analysis. *Int J Stroke* 2013;8:348–356.

69. Chalela JA, Kang DW, Warach S. Multiple cerebral microbleeds: MRI marker of a diffuse hemorrhage-prone state. *J Neuroimaging* 2004;14:54–57.

70. Del Bene A, Palumbo V, Lamassa M, et al. Progressive lacunar stroke: review of mechanisms, prognostic features, and putative treatments. *Int J Stroke* 2012;7:321–329.

71. Donnan GA, Bladin PF, Berkovic SF, Longley WA, Saling MM. The stroke syndrome of striatocapsular infarction. *Brain* 1991;114(Pt 1A):51–70.

72. Donnan GA, O'Malley HM, Quang L, Hurley S, Bladin PF. The capsular warning syndrome: pathogenesis and clinical features. *Neurology* 1993;43:957–962.

73. Paul NL, Simoni M, Chandratheva A, Rothwell PM. Population-based study of capsular warning syndrome and

prognosis after early recurrent TIA. *Neurology* 2012;79: 1356–1362.

74. Kennedy J, Hill MD, Ryckborst KJ, et al. Fast Assessment of Stroke and Transient ischaemic attack to prevent Early Recurrence (FASTER): a randomised controlled pilot trial. *Lancet Neurol* 2007;6:961–969.

75. Wang Y, Wang Y, Zhao X, et al. Clopidogrel with aspirin in acute minor stroke or transient ischemic attack. *New Engl J Med* 2013;369:11–19.

76. Khan A, Kasner SE, Lynn MJ, Chimowitz MI. Risk factors and outcome of patients with symptomatic intracranial stenosis presenting with lacunar stroke. *Stroke* 2012;43:1230–1233.

77. Bailey EL, Smith C, Sudlow CL, Wardlaw JM. Pathology of lacunar ischemic stroke in humans – a systematic review. *Brain Pathol* 2012;22:583–591.

78. Bousser MG, Eschwege E, Haguenau M, et al. "AICLA" controlled trial of aspirin and dipyridamole in the secondary prevention of athero-thrombotic cerebral ischemia. *Stroke* 1983;14:5–14.

79. Gent M, Blakely JA, Easton JD, et al. The Canadian–American Ticlopidine Study (CATS) in thromboembolic stroke. *Lancet* 1989;1:1215–1220.

80. CAST (Chinese Acute Stroke Trial) Collaborative Group. CAST: randomised placebo-controlled trial of early aspirin use in 20 000 patients with acute ischaemic stroke. *Lancet* 1997;349:1641–1649.

81. Gotoh F, Tohgi H, Hirai S, et al. Cilostazol Stroke Prevention Study: a placebo-controlled doubleblind trial for secondary prevention of cerebral infarction. *J Stroke Cerebrovasc Dis* 2000;9:147–157.

82. Gorelick PB, Richardson D, Kelly M, et al. Aspirin and ticlopidine for prevention of recurrent stroke in black patients: a randomized trial. *JAMA* 2003; 289:2947–2957.

83. Halkes PH, van Gijn J, Kappelle LJ, Koudstaal PJ, Algra A. Aspirin plus dipyridamole versus aspirin alone after cerebral ischaemia of arterial origin (ESPRIT): randomised controlled trial. *Lancet* 2006;367:1665–1673.

84. Bousser MG, Amarenco P, Chamorro A, et al. Terutroban versus aspirin in patients with cerebral ischaemic events (PERFORM): a randomised, double-blind, parallel-group trial. *Lancet* 2011;377:2013–2022.

85. Shinohara Y, Gotoh F, Tohgi H, et al. Antiplatelet cilostazol is beneficial in diabetic and/or hypertensive ischemic stroke patients. Subgroup analysis of the Cilostazol Stroke Prevention Study. *Cerebrovasc Dis* 2008;26:63–70.

86. Harker LA, Marzec UM, Kelly AB, et al. Clopidogrel inhibition of stent, graft, and vascular thrombogenesis with antithrombotic enhancement by aspirin in nonhuman primates. *Circulation* 1998;98:2461–2469.

87. Makkar RR, Eigler NL, Kaul S, et al. Effects of clopidogrel, aspirin and combined therapy in a porcine ex vivo model of high-shear induced stent thrombosis. *Eur Heart J* 1998;19:1538–1546.

88. Yusuf S, Zhao F, Mehta SR, et al. Effects of clopidogrel in addition to aspirin in patients with acute coronary syndromes without ST-segment elevation. *New Engl J Med* 2001;345:494–502.

89. Furie KL, Kasner SE, Adams RJ, et al. Guidelines for the prevention of stroke in patients with stroke or transient ischemic attack: a guideline for healthcare professionals from the American Heart Association/American Stroke Association. *Stroke* 2011;42:227–276.

90. Ebrahim S, Sung J, Song YM, et al. Serum cholesterol, haemorrhagic stroke, ischaemic stroke, and myocardial infarction: Korean National Health System Prospective Cohort Study. *BMJ* 2006;333:22.

91. Iso H, Jacobs DR, Jr., Wentworth D, Neaton JD, Cohen JD. Serum cholesterol levels and six-year mortality from stroke in 350 977 men screened for the multiple risk factor intervention trial. *New Engl J Med* 1989;320:904–910.

92. Collins R, Armitage J, Parish S, et al. Effects of cholesterol-lowering with simvastatin on stroke and other major vascular events in 20 536 people with cerebrovascular disease or other high-risk conditions. *Lancet* 2004;363:757–767.

93. Amarenco P, Labreuche J. Lipid management in the prevention of stroke: review and updated meta-analysis of statins for stroke prevention. *Lancet Neurol* 2009;8:453–463.

94. Amarenco P, Benavente O, Goldstein LB, et al. Results of the Stroke Prevention by Aggressive Reduction in Cholesterol Levels (SPARCL) trial by stroke subtypes. *Stroke* 2009;40: 1405–1409.

95. Goldstein LB, Amarenco P, Szarek M, et al. Hemorrhagic stroke in the Stroke Prevention by Aggressive Reduction in Cholesterol Levels study. *Neurology* 2008;70(24 Pt 2): 2364–2370.

96. O'Donnell MJ, Xavier D, Liu L, et al. Risk factors for ischaemic and intracerebral haemorrhagic stroke in 22 countries (the INTERSTROKE study): a case-control study. *Lancet* 2010;376:112–123.

97. Collins R, Peto R, Godwin J, MacMahon S. Blood pressure and coronary heart disease. *Lancet* 1990;336:370–371.

98. Collins R, Peto R, MacMahon S, et al. Blood pressure, stroke, and coronary heart disease. Part 2. Short-term reductions in blood pressure: overview of randomised drug trials in their epidemiological context. *Lancet* 1990;335:827–838.

99. MacMahon S, Peto R, Cutler J, et al. Blood pressure, stroke, and coronary heart disease. Part 1. Prolonged differences in blood pressure: prospective observational studies corrected for the regression dilution bias.

Lancet 1990;335:765–774.

100. PROGRESS Management Committee. PROGRESS – The Perindopril Protection aGainst Recurrent Stroke Study: characteristics of the study population at baseline. *J Hypertens* 1999;17:1647–1655.

101. Gueyffier F, Boissel JP, Boutitie F, et al. Effect of antihypertensive treatment in patients having already suffered from stroke. Gathering the evidence. The INDANA (INdividual Data ANalysis of Antihypertensive intervention trials) Project Collaborators. *Stroke* 1997;28:2557–2562.

102. Rashid P, Leonardi-Bee J, Bath P. Blood pressure reduction and secondary prevention of stroke and other vascular events: a systematic review. *Stroke* 2003;34:2741–2748.

103. Benavente OR, Coffey CS, Conwit R, et al. Blood-pressure targets in patients with recent lacunar stroke: the SPS3 randomised trial. *Lancet* 2013;382:507–515.

104. Jackson CA, Hutchison A, Dennis MS, et al. Differing risk factor profiles of ischemic stroke subtypes: evidence for a distinct lacunar arteriopathy? *Stroke* 2010; 41:624–629.

105. Micheli S, Agnelli G, Palmerini F, et al. Need for extensive diagnostic work-up for patients with lacunar stroke. *J Neurol* 2008; 255:637–642.

106. Apostolakis S, Lane DA, Buller H, Lip GY. Comparison of the CHADS$_2$, CHADS$_2$–VAS$_c$ and HAS–BLED scores for the prediction of clinically relevant bleeding in anticoagulated patients with atrial fibrillation: the AMADEUS trial. *Thromb Haemostasis* 2013;110: 1074–1079.

107. Rajapakse A, Rajapakse S, Sharma JC. Is investigating for carotid artery disease warranted in non-cortical lacunar infarction? *Stroke* 2011;42:217–220.

108. Mead GE, Lewis SC, Wardlaw JM, Dennis MS, Warlow CP. Severe ipsilateral carotid stenosis and middle cerebral artery disease in lacunar ischaemic stroke: innocent bystanders? *J Neurol* 2002;249:266–271.

109. Inzitari D, Eliasziw M, Sharpe BL, Fox AJ, Barnett HJ. Risk factors and outcome of patients with carotid artery stenosis presenting with lacunar stroke. North American Symptomatic Carotid Endarterectomy Trial Group. *Neurology* 2000;54:660–666.

110. Barnett HJ, Meldrum HE, Eliasziw M. The appropriate use of carotid endarterectomy. *CMAJ* 2002;166:1169–1179.

27 脑小血管病影像作为临床试验的替代指标

Reinhold Schmidt, Margherita Cavalieri, Marisa Loitfelder

前言

替代指标，或替代终点，是一种实验室测量方法或物理符号，其在治疗性试验中用于替代有意义的临床终点，能直接衡量患者的感受，功能或生存状况，并预测治疗的效果[1]。

标志物和临床终点或预后之间必然有很强的联系，而且一种治疗对替代指标的效果必须反映其对临床结果的影响[2]。

虽然替代指标可能与疾病进展有关，但它们不应该被误认为唯一的相关性。即使一个给定的干预影响潜在的替代指标，并且该指标明确的在临床终点路径上，对药物来说，这种影响可能也不会持续足够长时间以改变远期的临床结果。随着对标志物的兴趣日益增加，使得研究人员可将短期作用外推至长期临床终点以预测药物效果或疾病进展。因此，为了降低临床试验的成本和时间，替代指标尤其有吸引力。在血管性认知功能损害（VCI）中，脑小血管病（SVD）的磁共振成像（MRI）最近才被提议作为治疗试验的潜在次要结局[3]。

任何 MRI 异常成为潜在的替代标志需要几个先决条件。包括：①一个合理的置信度，即观察到的组织变化确实与脑微血管病变有关；②反映进展速度的证据足够快，能够在合理的时间内能监测治疗效果；③在影像标志的变化和临床结果变化之间有相关性[3]。

在下面的章节，我们回顾了皮质下 VCI 的潜在替代指标如何满足这些先决条件，并报告

为试验规划的目前样本量大小计算的数据。

白质病变

与脑微血管病的关系

白质病变（WML）的微血管病相关起源由血管危险因素相关性和组织病理的相关性支持。

虽然一些与 WML 相关的血管危险因素被报道，但最重要和最经常报道的相关因素还是高血压[4~6]。

Framinghan 后代研究显示 WML 体积和 Framinghan 中风危险预测谱之间是独立的正相关，并且这种关系是由高血压驱动[6]，高血压也被报道为最强的 WML 进展预测因子[7]。

组织病理学研究描述了 WML 相关的正常及缺血性脑改变与 WML 相关。

平滑的脑室旁白质的改变，包括侧脑室角周围的带帽和脑室旁线样和光晕，似乎是非血管起源。它们与脑室扩大后的室管膜内层的破裂有关，必须与皮质下和深部白质异常鉴别[8,9]。

重要的是，深部及皮层下 WML 在组织病理方面是不同的。点状 WML 往往代表着扩大的血管周围间隙而无实质缺血性组织损伤[8,9]，早期融合和融合性病变相当于不完全性脑缺血的破坏，包括脑 SVD 存在时完全的脱髓鞘和轴突丢失[10,11]。

进展率

纵向研究显示 WML 的实质进展需经过几年时间[7, 12~25]（表 27.1）。

正如预期的那样，进展的速度与病变类型有关。MRI 上的点状异常进展趋势低，而早期融合和融合改变进展迅速[15, 16, 19]（图 27.1）。

在有早期融合到融合性病变的正常老龄人群中，平均进展率从每年 $0.23cm^3$ [23]至每年 $1.33cm^3$ [14]。

高血压的人群（每年 $0.14 \sim 0.54cm^3$）[26]和伴皮质下梗死和白质脑病的常染色体显性遗传脑动脉病（CADASIL）的患者（每年 $3.96cm^3$）[27]

进展率更快。

当考虑 WML 体积的年增长百分比时，具有早期融合性病变的受试者范围在 12.5%～14.4%，融合者在 17.3%～25%[15]。

与临床结局的相关性

WML 进展与认知功能下降、痴呆、脑卒中、步态障碍和情绪变化相关（表 27.2）[16, 20, 24~26, 28~32]。

纵向数据连续报道 WML 进展与广泛认知功能或在特定认知领域的下降有关[16, 20, 24~26, 28~32]。

在心血管健康研究中，白质分级的升高与广泛认知下降有关[22]。鹿特丹扫描研究表明，脑室旁 WML 进展与总体认知功能和信息处理

表 27.1 白质病变进展的不同的 MRI 研究（研究按时间顺序列出）

研究（时间）	样本	受试者数量	随访时间（年）	进展测量	进展率（患者的%）；增加的体积（cm³）
Wahlund 等（1996）[12]	正常人	13	5	Scheltens 量表	92%
Veldink 等（1998）[13]	正常人和认知减退者	14	2	Scheltens 量表	57%
Whitman 等（2001）[14]	正常人	70	4	网格法	$1.1cm^3$
Schmidt 等（2003）[15]	社区居住（ASPS）	296	6	半自动式体积测量	17.2%；$1.4cm^3$
Taylor 等（2003）[16]	社区居住	117	2	半自动式体积测量	$1.4cm^3$
Garde 等（2005）[17]	80 岁以上	26	3.8	半自动式体积测量	$2.6cm^3$
Ten Dam 等（2005）[18]	试验队列（PROSPER 研究）	535	2.8	全自动式体积测量	$1.1cm^3$
Gouw 等（2008）[19]	社区居住（LADIS 研究）	396	3	改良的鹿特丹进展量表	74%
Van Dijk 等（2008）[20]	人群（RSS）	668	3.4	改良的鹿特丹进展量表	27%PWWML 32%DWML
Maillard 等（2009）[21]	人群（3C 研究）	1118	4	全自动式体积测量	$0.25cm^3$/年
Longstreth 等（2005）[22]	人群（CHS）	1919	5	CHS 评分	28%
Sachdev 等（2007）[23]	社区居住	51	3	全自动式体积测量	$6.5cm^3$ PWML $16.3cm^3$ DWML
Gottesman 等（2010）[7]	人群（ARIC）	983	11	从可视化等级预测方程估计量	$13cm^3$
Lo 等（2012）[24]	队列研究（ADNI）	819	1.7～3.0	全自动式体积测量	MCI= 每月 $0.0076cm^3$ AD= 每月 $0.0074cm^3$ N= 每月 $0.0049cm^3$
	队列研究	150	4	半自动式体积测量	$2.5cm^3$

AD，阿尔茨海默病；ADNI，阿尔茨海默病自发神经成像；ARIC，社区动脉粥样硬化风险；ASPS，奥地利卒中预防研究；CHS，心血管健康研究；DWML，深部白质病变；LADIS，白质疏松和失能；MCI，轻度认知功能障碍；MRI，磁共振成像；N，正常对照；PROSPER，老年人普伐他汀风险的前瞻性研究；PWWML，脑室旁白质病变；RSS，鹿特丹扫描研究；3C 研究，三城市研究

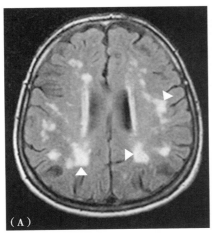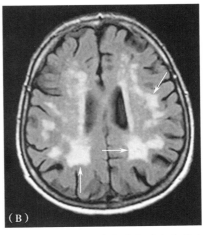

图 27.1　白质病变（WML）的快速进展。（A）基线扫描显示多发早期融合和融合的 WML（小箭头）；（B）3.5 年随访后各个脑区病变的进展（长箭头）

表 27.2　白质病变的进展和相应的临床结局（研究按时间顺序列出）

研究（时间）	样本	受试者数量	随访时间（年）	MRI 发现	结局
Garde 等（2000）[28]	80 岁以上者	26	3.8	WML 体积增加	92%
Taylor 等（2003）[16]	伴重度抑郁患者	133	2	WML 体积增加	WAIS 的行为和言语下降
Longstreth 等（2005）[22]	人群（CHS）	1919	5	WML 程度加重	预后差（对治疗反应）
Van den Heuvel 等（2006）[26]	试验队列	554	3	PWWML 进展	MMSE 和 DSST 下降
Kramer 等（2007）[29]	健康老年人	50	3.7	WML 进展	意识处理速度下降
Silbert 等（2008）[30]	正在进行的纵向研究（俄勒冈脑老龄化研究）	104	13	DWML 体积增加	步态表现和逻辑记忆测试表现下降
Van Dijk 等（2008）[20]	人群（RSS）	668	3	PWWML 进展	整体认知功能和个别信息处理速度下降
Schmidt 等（2009）[31]	社区居住（ASPS）	243	6	WML 体积增加	记忆、概念推理、视空间能力下降
Firbank 等（2012）[32]	社区居住（LADIS 研究）	—	3	WML 进展	抑郁事件
Maillard 等（2012）[25]	加利福尼亚大学，戴维斯阿尔茨海默病中心的连续患者	150	4	MRI 体素事件	情景记忆和执行功能下降

　　ASPS，奥地利卒中预防研究；CHS，心血管健康研究；DSST，数字化符号替换测验；DWML，深部白质病变；LADIS，白质疏松和失能；MMSE，简易智能精神状态检查量表；MRI，磁共振成像；PWWML，脑室旁白质病变；RSS，鹿特丹扫描研究；WAIS，韦克斯勒成人智力量表；WML，白质病变

速度的下降相关[20]。

奥地利卒中预防研究的数据表明，WML 的进展、脑萎缩和随着 WML 体积增加的认知功能之间有着复杂的相互作用。脑体积的变化可调节 WML 进展和认知能力下降之间的关系，特别是在记忆领域，视空间能力和执行功能[31]。

通过研究表明，基线脑白质病变负荷高提示正常老龄容易转化为轻度认知障碍（MCI）[33]且遗忘型 MCI 转化成阿尔茨海默病（AD）[34]，也说明了 WML 的临床重要性。基线 WML 负荷也预测广泛功能下降和相对短期内的残疾[35]。

试验计划的样本量计算

在奥地利卒中预防研究中，我们报道 3 年间，每个治疗组需要少于 200 位的融合病变受试者以证明疾病进展率降低 20%[3]。因此，WML 进展成为脑 SVD 的概念验证研究的一个有趣结果。

考虑到 WML 变化的体积测量是劳动密集和费时的，在临床试验中需要考虑用一个可视的评定量表来评估进展。

脑白质疏松和残疾（LADIS）研究的最新的文章用可视化的鹿特丹进展量表评价了 WML 进展[36]和认知功能之间的关系，并提供了临床试验中使用鹿特丹进展量表评定 WML 进展作为替代终点的样本量的计算[37]。

73.6% 的研究受试者中可见进展，与以往的研究一致[38]，基线 WML 分级是最强的未来 WML 进展的预测指标。

认知功能由血管性痴呆评定量表 - 认知评估量表（VADAS-cog）[39]和执行功能评分来评定。表 27.3 总结了所有结果[37]。从表 27.3 可以看出，将 WML 进展作为主要终点测量的方案 1 中，每个治疗组需要少数受试者。当只包括早期融合或融合的 WML 个体时，这样的设置将允许较少的样本量。方案 2 和方案 3，对 WML 进展的治疗作用导致认知预期的改变作为结果，VADAS-cog 每组需要 2599 名或 18 853 名受试者，执行功能测试需要 1809 名或

1988 名受试者。通过这些数据显然清楚样本的大小取决于基线 WML 分级和所应用的认知测试[37]。

在使用 VADAS-cog 作为临床结局的早期融合或 WML 融合的患者的试验中，不论未来病变进展与否，WML 早期融合和融合的个体的显著认知功能恶化需要极大的样本量。

表 27.3 根据一项三年的关于治疗降低 MWL 一个级别*进展的三年的研究中白质病变（WML）的基线等级来估计每组的样本量

试验结果测量	所有 WML 等级	早期融合和融合的 WML
WML 进展降低（方案 1）	70	58
血管性痴呆评估量表 - 认知子表（WADAS-cog）改变（方案 2）	2599	18 853
执行功能改变（方案 3）	1809	1988

*认为所有计算的效能为 80%，双边有意义区间为 5%

数据来自 Schmidt 等[37]

方案 1：试验结果是降低 WML 进展鹿特丹进展量表的一个等级

方案 2：结果是 VADAS-cog 的变化，由 RPS 上 WML 进展中的一个等级的降低引起

方案 3：结果是由于 RPS 的 WML 进展中的一个分级的减少而导致的执行功能的改变

腔隙

与脑微血管病的关系

腔隙无疑是血管源性的。几乎无一例外，腔隙代表皮层下缺血性梗死，由小穿支动脉闭塞导致。

腔隙与血管危险因素相关，特别是高血压和心血管疾病[40, 41]。

腔隙的发病率

表 27.4 报告了多个纵向研究在不同观测时期的腔隙的发病率[19, 20, 42, 43]。3～5 年随访发现，新的腔隙发生频率为 1.6%～19%[42]。关

于腔隙发病率最大的研究是在 Dijon 卒中登记中处理的[42]。这项研究包括 140 000 的参与者，并报道 5 年的腔隙发生率为 16.7%。类似的数据来自鹿特丹扫描研究[20]，心血管健康研究[22]和 LADIS 研究[44]。

与临床结局的相关性

许多横向研究发现腔隙和认知功能减退之间有关联，不幸的是，只有很少的纵向数据可评估腔隙事件与临床预后之间的关系（表 27.5 [20, 43, 45]）。所有研究的结果一直证明腔隙事件会产生有害的后果。心血管健康研究中，腔隙发生率与简易精神状态检查表（MMSE）和数字符号替换测试下降相关[22]。鹿特丹扫描研究也发现了类似的关联，腔隙事件与总体认知功能和信息处理速度下降有关[20]。在 LADIS 研究 3 年随访后，腔隙事件与执行功能和精神运动速度快速下降相关[45]。

试验计划的样本量计算

根据此前公布的腔隙[19, 20, 42, 43]事件的频率的数据，在一项为期 3 年的试验，20% 治疗效果可被样本大小范围在 1540～3678 例所检测，效能达到 80%。

微出血

与脑微血管病的关系

健康人群脑微出血的患病率范围为 4.7%～23.5%[46, 47]，并与包括高龄、高血压、糖尿病、男性、载脂蛋白 E（ApoE）ε4 等位基因、低血清胆固醇浓度等血管危险因素有关[48]。我们用 MRI 研究了 11 例有脑微出血患者的脑部，描述 9 例有早期高血压性脂质玻璃样变，2 例有脑淀粉样血管病[49]。自发性脑出血患者的组织病理学分析也表明有微出血的患者微血管病变的证据[49]。

高血压血管病变的脑微出血通常在基底核、丘脑、脑干和小脑，而早期脑淀粉样血管病在脑叶分布[50]。

脑微出血的发病率

鹿特丹扫描研究表明，脑微出血的发生率

表 27.4 不同 MRI 研究中腔隙发生的频率（按时间顺序排列）

研究	样本量	受试者数量	随访时间（年）	新发腔隙频率（%）
Gouw 等（2008）[19]	社区居住（LADIS 研究）	396	3.0	19.0
Van Dijk 等（2008）[20]	人群（RSS）	668	3.4	12.0
Giroud 等（1991）[42]	Dijon 卒中登记	140 000	5.0	16.7
Longstreth 等（2002）[43]	人群（CHS）	1433	5.0	14.6

CHS，心血管健康研究；LADIS，白质疏松和失能；MRI，磁共振成像；RSS，鹿特丹扫描研究

表 27.5 腔隙事件和纵向研究中的相关临床结局（按时间顺序排列）

研究	样本量	受试者数量	随访时间（年）	MRI 发现	结局
Longstreth 等（2002）[43]	人群（CHS）	1433	5	腔隙发生	MMSE 和 DSST 下降
Van Dijk 等（2008）[20]	人群（RSS）	668	3	腔隙发生	整体认知功能下降，个别信息处理速度下降
Jokinen 等（2011）[45]	社区居住（LADIS 研究）	387	3	腔隙发生	执行功能和心理运动速度下降

CHS，心血管健康研究；DSST，数字化符号替换测验；LADIS，白质疏松和失能；MMSE，简易智能精神状态检查量表；MRI，磁共振成像；RSS，鹿特丹扫描研究

在很大程度上取决于年龄[51]。病变率在60～69岁年龄段的人群受试者是7.6%，70～79岁的受试者增高到15.6%，超过80岁的受试者是18.6%。基线有微出血在增加新发生的微出血风险上是基线没有异常的受试者的5倍[52]。

在一个较小的纵向研究中，在卒中或短暂性脑缺血发作后的12个月后重新评估患者，53.9%基线时有脑微出血的患者在随访中出现新的微出血[53]。

与临床结局的相关性

到目前为止，对发生脑微出血的临床结局的信息很少。只有一个纵向研究可用[54]。作者在7年的随访中确定认知功能下降与CADASIL患者微出血的数量增加有关。由于临床相关数据的缺乏，这些病变的验证状态作为VCI试验的可能替代指标已被认为是不完整的，因此没有提供样本大小的计算。

正常表现脑组织中的微结构改变

与脑微血管病的关系

成像技术的最新进展，强调研究与年龄有关的白质异常的情况下的正常表现脑组织的重要性。WML伴随更广泛的组织损伤，是在常规MRI不可见的，却可以通过新的定量磁共振技术检测到，如弥散张量成像（DTI）及磁化传递成像（MTI）。DTI通过测量轴突细胞内水分方向和扩散幅度，提供脑组织微结构的完整性信息。由于脂质双分子层和其他细胞成分的限制，在脑组织中的水扩散是各向异性的，沿轴突的方向上扩散最高。MTI是一个探索脑组织成分的方法。质子与较大的分子结合，如髓鞘脂质和蛋白质，有松弛的性质，使它们在常规磁共振不可见。然而，结合质子的池可利用磁化传递以间接量化。动物模型和尸检研究显示定量DTI和MTI的测量方法与髓鞘完整性标志物及轴索的损伤和密度相

关[55~58]。在最近的一项脑低灌注小鼠研究中测定了DTI和MTI对脑白质损伤的互补价值[59]。作者报道，中度低灌注持续1个月后的小鼠的一些组织部位的分数各向异性减少与磁化传递率降低平行，认为两种技术，至少在鼠类脑白质，都足够适合检测微结构组织的变化。死后组织学分析评估髓鞘成分、轴突密度和胶质含量，发现AD[55]或多发性硬化症[60]患者大脑中类似的相关性。到目前为止，还没有研究评估组织微结构的改变和脑血管改变之间的关联。

进展率

一项评价MRI参数作为脑SVD的替代指标的多模式研究报道，腔隙性脑梗死和脑白质疏松症超过1年的患者，尽管病变量和脑体积没有变化[61]，平均弥散系数峰值降低1.18%，分数各向异性增加10.73%。

与临床结局的相关性

与可视化的SVD相关改变如WML的体积相比，DTI的改变与认知功能的关系更密切。到目前为止，只有很少的纵向研究关于微结构损害的增加和认知功能下降之间的关系是可用的。对MTI和认知之间关系的认识更少。

从LADIS研究发现，在正常脑组织DWI的微结构变化能预测认知参数快速下降[62]。在纵向的为期两年的随访研究，62例CADASIL受试者的平均弥散系数改变与临床疾病的进展有关[27]。

DTI技术也被用于早期检测[63,64]和监测疾病从MCI向AD的进展[65]。

试验计划的样本量计算

基于在CADASIL患者为期两年的随访数据的样本大小的计算表明，当平均弥散系数作为试验结果时，每治疗组需要1944人来展示20%的治疗效果和80%功效[27]。

结论

目前，融合 WML 是唯一的与 MRI 相关的脑 SVD，其血管性起源、进展快，与认知功能下降的相关性已被证明。在经选择的患者样本中腔隙可能满足这些先决条件，但在总体人群中，在短期观察中腔隙发生率低，因此关注腔隙的试验需要大样本量。与当前的数据一致，在皮质下 VCI 患者的理论证明研究中，融合 WML 是理想替代指标。然而，如果这种试验的目的是为证明对 WML 进展的治疗可以延缓认知功能减退，样本量需要大幅增加。到目前为止，在 VCI 领域，只有少数的概念验证研究使用 WML 模型。对老年有风险的普伐他汀前瞻性研究（PROSPER）和培哚普利防止复发性卒中研究（PROGRESS）试验中评价了抗高血压治疗和他汀类药物对 WML 进展的作用[18, 66]。

PROSPER 的 MRI 亚组研究检查普伐他汀对缺血性脑病灶包括 WML 进展的每日治疗的作用。平均 33 个月后，WML 体积进展在普伐他汀治疗组 265 名受试者与安慰剂组 270 名受试者之间无差异。

PROGRESS 的目的是评估是否用培哚普利、吲达帕胺降低血压治疗可降低脑血管病患者 WML 的进展。这项研究包括 192 名受试者的基线和 36 个月后的脑 MRI。作者发现，积极的降压策略有助于停止或延迟 WML 的进展。

从维生素预防卒中研究（VITATOPS）最新的数据表明，每日补充维生素 B 两年并没有显著减少 359 例新发卒中或 TIA 和脑 SVD 患者的 WML 体积的进展，但在重度脑 SVD 患者亚组中可能有效[67]。这些研究很重要，因为它们第一个为脑 SVD 的治疗策略提供可能的证据，尽管 SVD 仍然是一个对老龄化人口的功能状态有重要意义的未研究透彻的疾病。新的治疗靶点的预期来自于最近的遗传关联研究[68]，强调了验证的替代标记的重要性，这将允许以相对较低的成本和更具时效性地进行概念验证研究。

（陈　飞　译）

参考文献

1. US Food and Drug Administration. New drug, antibiotic, and biological drug product regulations; accelerated approval–FDA. Final rule. *Fed Regist* 1992;57:58942–58960.

2. Fleming TR, DeMets DL. Surrogate endpoints in clinical trials: are we being misled? *Ann Intern Med* 1996;125:605–613.

3. Schmidt R, Scheltens P, Erkinjuntti T, et al. White matter lesion progression: a surrogate endpoint for trials in cerebral small-vessel disease. *Neurology* 2004;63:139–144.

4. Fazekas F, Niederkorn K, Schmidt R, et al. White matter signal abnormalities in normal individuals: correlation with carotid ultrasonography, cerebral blood flow measurements, and cerebrovascular risk factors. *Stroke* 1988;19:1285–1288.

5. De Leeuw F-E, de Groot JC, Oudkerk M, et al. Hypertension and cerebral white matter lesions in a prospective cohort study. *Brain* 2002;125:765–772.

6. Jeerakathil T, Wolf PA, Beiser A, et al. Stroke risk profile predicts white matter hyperintensity volume: the Framingham Study. *Stroke* 2004;35:1857–1861.

7. Gottesman RF, Coresh J, Catellier DJ, et al. Blood pressure and white-matter disease progression in a biethnic cohort: Atherosclerosis Risk In Communities (ARIC) study. *Stroke* 2010;41:3–8.

8. Fazekas F, Kleinert R, Offenbacher H, et al. Pathologic correlates of incidental MRI white matter signal hyperintensities. *Neurology* 1993;43:1683–1689.

9. Chimowitz MI, Estes ML, Furlan AJ, Awad IA. Further observations on the pathology of subcortical lesions identified on magnetic resonance imaging. *Arch Neurol* 1992;49:747–752.

10. Scarpelli M, Salvolini U, Diamanti L, et al. MRI and pathological examination of postmortem brains: the problem of white matter high signal areas. *Neuroradiology* 1994;36:393–398.

11. Scheltens P, Barkhof F, Leys D, et al. Histopathologic correlates of white matter changes on MRI in Alzheimer's disease and normal aging. *Neurology* 1995;45:883–888.

12. Wahlund LO, Almkvist O, Basun H, Julin P. MRI in successful aging, a five-year follow-up study from the eighth to ninth decade of life. *Magn Reson Imaging* 1996;14:601–608.

13. Veldink JH, Scheltens P, Jonker C, Launer LJ. Progression of cerebral

white matter hyperintensities on MRI is related to diastolic blood pressure. *Neurology* 1998;51:319–320.

14. Whitman GT, Tang Y, Lin A, Baloh RW, Tang T. A prospective study of cerebral white matter abnormalities in older people with gait dysfunction. *Neurology* 2001;57:990–994.

15. Schmidt R, Enzinger C, Ropele S, Schmidt H, Fazekas F. Progression of cerebral white matter lesions: six-year results of the Austrian Stroke Prevention Study. *Lancet* 2003;361:2046–2048.

16. Taylor WD, MacFall JR, Provenzale JM, et al. Serial MR imaging of volumes of hyperintense white matter lesions in elderly patients: correlation with vascular risk factors. *AJR Am J Roentgenol* 2003;181:571–576.

17. Garde E, Lykke Mortensen E, Rostrup E, Paulson OB. Decline in intelligence is associated with progression in white matter hyperintensity volume. *J Neurol Neurosurg Psychiatr* 2005;76:1289–1291.

18. Ten Dam VH, van den Heuvel DMJ, van Buchem MA, et al. Effect of pravastatin on cerebral infarcts and white matter lesions. *Neurology* 2005;64:1807–1809.

19. Gouw AA, van der Flier WM, Fazekas F, et al. Progression of white matter hyperintensities and incidence of new lacunes over a three-year period: the Leukoaraiosis And DISability Study. *Stroke* 2008;39:1414–1420.

20. Van Dijk EJ, Prins ND, Vrooman HA, et al. Progression of cerebral small vessel disease in relation to risk factors and cognitive consequences: the Rotterdam Scan Study. *Stroke* 2008;39:2712–2719.

21. Maillard P, Crivello F, Dufouil C, et al. Longitudinal follow-up of individual white matter hyperintensities in a large cohort of elderly. *Neuroradiology* 2009;51:209–220.

22. Longstreth WT, Arnold AM, Beauchamp NJ, et al. Incidence, manifestations, and predictors of worsening white matter on serial cranial magnetic resonance imaging in the elderly: the Cardiovascular Health Study. *Stroke* 2005;36:56–61.

23. Sachdev P, Wen W, Chen X, Brodaty H. Progression of white matter hyperintensities in elderly individuals over three years. *Neurology* 2007;68:214–222.

24. Lo RY, Jagust WJ. Vascular burden and Alzheimer disease pathologic progression. *Neurology* 2012;79:1349–1355.

25. Maillard P, Carmichael O, Fletcher E, et al. Coevolution of white matter hyperintensities and cognition in the elderly. *Neurology* 2012;79:442–448.

26. Van den Heuvel DMJ, ten Dam VH, de Craen AJM, et al. Increase in periventricular white matter hyperintensities parallels decline in mental processing speed in a non-demented elderly population. *J Neurol Neurosurg Psychiatr* 2006;77:149–153.

27. Holtmannspötter M, Peters N, Opherk C, et al. Diffusion magnetic resonance histograms as a surrogate marker and predictor of disease progression in CADASIL: a two-year follow-up study. *Stroke* 2005;36:2559–2565.

28. Garde E, Mortensen EL, Krabbe K, Rostrup E, Larsson HB. Relation between age-related decline in intelligence and cerebral white-matter hyperintensities in healthy octogenarians: a longitudinal study. *Lancet* 2000;356:628–634.

29. Kramer JH, Mungas D, Reed BR, et al. Longitudinal MRI and cognitive change in healthy elderly. *Neuropsychology* 2007;21:412–418.

30. Silbert LC, Nelson C, Howieson DB, Moore MM, Kaye JA. Impact of white matter hyperintensity volume progression on rate of cognitive and motor decline. *Neurology* 2008;71:108–113.

31. Schmidt R, Ropele S, Enzinger C, et al. White matter lesion progression, brain atrophy, and cognitive decline: the Austrian Stroke Prevention Study. *Ann Neurol* 2005;58:610–616.

32. Firbank MJ, Teodorczuk A, van der Flier WM, et al. Relationship between progression of brain white matter changes and late-life depression: three-year results from the LADIS study. *Br J Psychiatr* 2012;201:40–45.

33. Smith EE, Egorova S, Blacker D, et al. Magnetic resonance imaging white matter hyperintensities and brain volume in the prediction of mild cognitive impairment and dementia. *Arch Neurol* 2008;65:94–100.

34. Van Straaten ECW, Harvey D, Scheltens P, et al. Periventricular white matter hyperintensities increase the likelihood of progression from amnestic mild cognitive impairment to dementia. *J Neurol* 2008;255:1302–1308.

35. Inzitari D, Pracucci G, Poggesi A, et al. Changes in white matter as determinant of global functional decline in older independent outpatients: three year follow-up of LADIS (Leukoaraiosis And DISability) Study Cohort. *BMJ* 2009;339:2477.

36. Prins ND, van Straaten ECW, van Dijk EJ, et al. Measuring progression of cerebral white matter lesions on MRI: visual rating and volumetrics. *Neurology* 2004;62:1533–1539.

37. Schmidt R, Berghold A, Jokinen H, et al. White matter lesion progression in LADIS: frequency, clinical effects, and sample size calculations. *Stroke* 2012;43:2643–2647.

38. Schmidt R, Petrovic K, Ropele S, Enzinger C, Fazekas F. Progression of leukoaraiosis and cognition. *Stroke* 2007;38:2619–2625.

39. Ferris SH. General measures of cognition. *Int Psychogeriatr* 2003;15(Suppl 1):215–217.

40. Longstreth WT, Bernick C, Manolio TA, et al. Lacunar infarcts defined by magnetic resonance imaging of 3660 elderly people: the Cardiovascular Health

Study. *Arch Neurol* 1998;55:
1217–1225.

41. Arauz A, Murillo L, Cantú C,
Barinagarrementeria F, Higuera J.
Prospective study of single and
multiple lacunar infarcts using
magnetic resonance imaging: risk
factors, recurrence, and outcome
in 175 consecutive cases. *Stroke*
2003;34:2453–2458.

42. Giroud M, Milan C, Beuriat P,
et al. Incidence and survival rates
during a two-year period of
intracerebral and subarachnoid
haemorrhages, cortical infarcts,
lacunes and transient ischaemic
attacks. The Stroke Registry of
Dijon: 1985–1989. *Int J Epidemiol*
1991;20:892–899.

43. Longstreth WT, Dulberg C,
Manolio TA, et al. Incidence,
manifestations, and predictors of
brain infarcts defined by serial
cranial magnetic resonance
imaging in the elderly: the
Cardiovascular Health Study.
Stroke 2002;33:2376–2382.

44. Gouw AA, van der Flier WM,
Pantoni L, et al. On the etiology of
incident brain lacunes:
longitudinal observations from
the LADIS study. *Stroke*
2008;39:3083–3085.

45. Jokinen H, Gouw AA, Madureira
S, et al. Incident lacunes influence
cognitive decline: the LADIS
study. *Neurology* 2011;76:
1872–1878.

46. Jeerakathil T, Wolf PA, Beiser A,
et al. Cerebral microbleeds:
prevalence and associations
with cardiovascular risk
factors in the Framingham
Study. *Stroke* 2004;35:
1831–1835.

47. Vernooij, MW van der Lugt A,
Ikram MA, et al. Prevalence and
risk factors of cerebral
microbleeds. *Neurology*
2008;70:1208–1214.

48. Loitfelder M, Seiler S,
Schwingenschuh P, Schmidt R.
Cerebral microbleeds: a review.
Panminerva Medica 2012;54:
149–160.

49. Fazekas F, Kleinert R, Roob G,
et al. Histopathologic analysis of
foci of signal loss on gradient-
echo T2*-weighted MR images in
patients with spontaneous
intracerebral hemorrhage:
evidence of microangiopathy-
related microbleeds. *AJNR Am
J Neuroradiol* 1999;20:637–642.

50. Knudsen KA, Rosand J, Karluk D,
Greenberg SM. Clinical diagnosis
of cerebral amyloid angiopathy:
validation of the Boston criteria.
Neurology 2001;56:537–539.

51. Poels MMF, Vernooij MW, Ikram
MA, et al. Prevalence and risk
factors of cerebral microbleeds: an
update of the Rotterdam Scan
Study. *Stroke* 2010;41:103–106.

52. Poels MMF, Ikram MA, van der
Lugt A, et al. Incidence of cerebral
microbleeds in the general
population: the Rotterdam Scan
Study. *Stroke* 2011;42:656–661.

53. Lee S-H, Lee S-T, Kim BJ, et al.
Dynamic temporal change of
cerebral microbleeds: long-term
follow-up MRI study. *PloS One*
2011;6:e25930.

54. Liem MK, Haan J, Neut IL, et al.
MRI correlates of cognitive
decline in CADASIL. *Neurology*
2009;72:143–148.

55. Gouw AA, Seewann A, Vrenken
H, et al. Heterogeneity of white
matter hyperintensities in
Alzheimer's disease: postmortem
quantitative MRI and
neuropathology. *Brain*
2008;131:3286–3298.

56. Holland PR, Bastin ME, Jansen
MA, et al. MRI is a sensitive
marker of subtle white matter
pathology in hypoperfused mice.
Progressive change in primary
progressive multiple sclerosis
normal-appearing white matter: a
serial diffusion magnetic
resonance imaging study. *Mult
Scler* 2004;10:182–187.

57. Schmierer K, Altmann DR,
Kassim N, et al. Progressive
change in primary progressive
multiple sclerosis normal-
appearing white matter: a serial
diffusion magnetic resonance
imaging study. *Mult Scler*
2004;10:182–187.

58. Shereen A, Nemkul N, Yang D,
et al. Ex vivo diffusion tensor
imaging and neuropathological
correlation in a murine model of
hypoxia–ischemia-induced
thrombotic stroke. *J Cerebral
Blood Flow Metab* 2011;31:
1155–1169.

59. Holland PR, Bastin ME, Jansen
MA, et al. MRI is a sensitive
marker of subtle white matter
pathology in hypoperfused
mice. *Neurobiol Aging* 2011;
32:2325.

60. Schmierer K, Scaravilli F,
Altmann DR, Barker GJ,
Miller DH. Magnetization
transfer ratio and myelin in
postmortem multiple sclerosis
brain. *Ann Neurol* 2004;56:
407–415.

61. Nitkunan A, Barrick TR,
Charlton RA, Clark CA,
Markus HS. Multimodal MRI
in cerebral small vessel disease:
its relationship with cognition
and sensitivity to change
over time. *Stroke* 2008;39:
1999–2005.

62. Jokinen H, Schmidt R, Ropele S,
et al. Diffusion changes predict
cognitive and functional outcome.
The LADIS study. *Ann Neurol*
2013;73:576–583.

63. Hong YJ, Yoon B, Lim S-C, et al.
Microstructural changes in the
hippocampus and posterior
cingulate in mild cognitive
impairment and Alzheimer's
disease: a diffusion tensor imaging
study. *Neurological Sci*
2013;34:1215–1221.

64. Teipel SJ, Meindl T, Wagner M,
et al. Longitudinal changes in fiber
tract integrity in healthy aging and
mild cognitive impairment: a DTI
follow-up study. *J Alzheimer's Dis*
2010;22:507–522.

65. Chua TC, Wen W, Slavin MJ,
Sachdev PS. Diffusion tensor
imaging in mild cognitive
impairment and Alzheimer's
disease: a review. *Curr Opin
Neurol* 2008;21:83–92.

66. Dufouil C, Chalmers J, Coskun O,
et al. Effects of blood pressure
lowering on cerebral white matter
hyperintensities in patients with
stroke: the PROGRESS
(Perindopril Protection aGainst
Recurrent Stroke Study) magnetic
resonance imaging substudy.

Circulation 2005;112:1644–1650.

67. Cavalieri M, Schmidt R, Chen C, et al. B vitamins and MRI-detected ischemic brain lesions in patients with recent transient ischemic attack or stroke: the VITAmins TO Prevent Stroke (VITATOPS) MRI-substudy. *Stroke* 2012;43:3266–3270.

68. Fornage M, Debette S, Bis JC, et al. Genome-wide association studies of cerebral white matter lesion burden: the CHARGE consortium. *Ann Neurol* 2011;69:928–939.

28 脑小血管病：对未来的展望

Philip B. Gorelick, Leonardo Pantoni

对脑大、小动脉的传统解剖和病理思考

在本文中，小血管病（SVD）一词指所有可能影响脑小血管的病理改变[1]。可能参与SVD的血管类型包括脑动脉、微动脉、毛细血管和小静脉。小动脉和微动脉的区别是缺乏连续的弹力层。SVD相关的动脉通常起源于蛛网膜下腔的中型动脉和发出穿支动脉至脑深部结构的脑基底的大动脉。此外，静脉也可能参与，静脉胶原性疾病，作为被忽视的病理过程，可能是如白质病变的脑实质改变的病因[1]。

我们重点关注SVD，是因为我们相信，SVD是一个重要的，却相对理解不足的概念，并且是未来研究的一个关键焦点，因为小血管是我们老龄时对认知和功能结局关键的神经解剖结构供血的最终共同通路。大、小动脉都是从心脏和大动脉分出的一个连续管道的一部分，并为大脑灰质和白质供血。中断的脑血流的后果有急性、亚急性或慢性脑功能障碍，合并梗死和脑白质病。相比大动脉，小动脉的研究更具挑战性，因为甚至我们最先进的神经影像学技术在阐明这些血管的结构性疾病上有很大的局限性[1]。因此，在我们精确理解机制的认识上经常有一个差距，认为小动脉结构性可能结构受损。这里我们简要讨论脑动脉的解剖和病理，讨论包括作为同时维持大脑血流系统的大、小血管。

脑血管解剖

4支主要动脉为大脑供血[2]。有两个成对的颈内动脉和椎动脉。这4支动脉是形成动脉环（即Willis环或脑吻合），大脑半球、脑干和小脑的动脉分布点的基础。较小的动脉由分布动脉发出，走行于脑表面，供应穿透大脑的分支。这些脑内或穿通动脉一般向心以直角进入其表面。然后，它们分支多次进入脑实质内，并终止于毛细血管床。毛细血管从汇入脑静脉分为浅层和深层系统。脑基底部的大动脉先天变异多（例如，大脑后动脉起源，没有前交通动脉），提供侧支循环的潜力。

虽然脑血管与人体内的其他血管相似，但是脑较大的动脉的正常结构仍有一定的特点[2]。组织学上，其特征是在内弹力层发育良好，几乎没有中膜弹力纤维，缺乏外膜组织，没有外弹力膜。另一方面，静脉的特点是具有宽的内腔，壁薄，含有很少的肌纤维。在小血管水平，两种类型的动脉血管穿通进入大脑[3]。一种类型有内弹性膜，由三层或四层的平滑肌细胞组成的中膜内径直径为100～400μm。另一种类型是缺乏连续的弹性膜，并有一至两层平滑肌细胞组成的中层；这些被称为微动脉，内径直径≤100μm。在这两种情况下，这些由蛛网膜下腔中的上级血管发出的动脉，暴露于管腔内的压力下，要知道脑外的动脉或微动脉很少承受如此大的压力[3]。因此，高血压可能是一个重要的促进在这些血管疾病的病因[1]。

脑血管的病理

传统上，脑动脉粥样硬化往往发生在动脉分叉或分支点。当动脉粥样硬化影响大的颅内动脉时，它通常涉及颈内动脉虹吸段、颈内动脉的远端部分，基底动脉、大脑中动脉及其他位置[3]。颅外部分的颈动脉粥样斑块，包括颈总动脉的起始部，颈内、颈外动脉分叉处。动脉粥样硬化斑块的特点是内皮下脂质沉积、平滑肌细胞增生、胶原、炎性细胞聚集。脑动脉粥样硬化，也被称为小血管病或微血管病，影响平均直径≤500μm的穿支动脉。这类血管包括起源于大脑前、中动脉的豆纹动脉和丘脑穿通动脉[3]。

脑动脉粥样硬化可能受高血压、糖尿病、高龄和其他因素的影响[3]。动脉粥样硬化的组成包括微粥样斑、脂质透明变性、纤维素样坏死和微动脉瘤。微粥样斑是穿支动脉在上级血管开口处形成动脉粥样硬化斑块，并从中发出穿支动脉，其特点是内膜下成纤维细胞增生、充满脂质的巨噬细胞和胆固醇。脂质透明样变包括血管壁动脉粥样化脂质沉积和玻璃样变，通常在大脑深部结构中，如尾状核、壳核、内囊、脑桥、腔隙性脑梗死和高血压出血可能发生的区域。纤维样坏死是当有急性、恶性高血压时，一种坏死的平滑肌细胞和脑实质动脉和小动脉中膜蛋白外渗的组合。微动脉瘤包括300～1100μm的粟粒性囊状缺乏内皮的瘤；脂质透明样变的动脉瘤在0.5～1.5mm，在大脑皮层常见，和小出血、梭形扩张或假性动脉瘤（700～800μm）相关；出血球或直径0.3～10.0mm的假性动脉瘤表现为大量的红细胞和血小板缠结在纤维蛋白和网状纤维中[3]。

腔隙是一种小的、深的梗死，直径常为3～7mm。字面意思是指小湖或洞。腔隙是SVD病变的主要后果之一，通常分为三大类型[4]。Ⅰ型腔隙是含有退化脑组织，富含脂质的巨噬细胞，周边胶质瘢痕，有时有稀疏组织的不规则空洞。这种类型腔隙的变异缺乏空洞的全部坏死，被称为"不完整的"腔隙性梗死[4]。Ⅱ型腔隙是由许多充满含铁血黄素的巨噬细胞，表现为旧的、小的脑出血[4]。Ⅲ型腔隙表现为扩张的血管周围间隙或 Virchow-Robin 间隙。它们是圆形的、规则的，由单层的上皮细胞样细胞环绕[4]。

同时，作为一个传统的概念，腔隙性梗死的潜在血管病变可以分为"复杂"或"简单"[4]。"复杂"的 SVD，在急性期可有节段性纤维样坏死，愈合期有脂质透明样变。"简单"是指小动脉硬化侵袭血管腔[4]。其他影响脑小血管的病理改变包括小至中型动脉以及主要位于软脑膜表面、皮层的微动脉，较少见的毛细血管和静脉的脑淀粉样血管病；CADASIL / CARASIL 和其他遗传形式；炎性和免疫介导的 SVD；前述的静脉胶原病；及其他形式（例如，放射治疗后的血管病）[1]。一个应该注意的是，腔隙性假说一直备受争议，并成为临床争议的一大来源。

脑白质疏松症（即白质稀疏）或脑白质病变代表 SVD 的另一个主要的后果。病理学研究显示了多种病变，包括弥漫区域的白质损失伴胶质增生，脑积水，穿透小动脉重度增厚；相关的腔隙性梗死围绕以不完全梗死、水肿，神经胶质增生和脱髓鞘（整个神经纤维损失和髓鞘变薄），小动脉硬化，纤维样坏死；扩大的血管周围间隙，血管扩张，动脉硬化和髓鞘研究中与苍白球相关的片状胶质增生[5]。

发病机制

SVD 和脑损伤之间的联系机制可能是多样的，并未完全清楚[1]。假说机制，简单地说，是脑小血管的病理变化导致缺血性和出血性卒中和脑白质病。此外，小血管管腔闭塞性疾病被认为是导致急性病变（如腔隙性梗死）和慢性白质低灌注 / 缺氧状态，这种低灌注引起髓鞘纤维变性，继之重复的选择性少突胶质细胞的死亡。这个过程可能是一个不完全的梗死。其他机制主要可能与血脑屏障渗漏，亚临床炎症，少突胶质细胞的凋亡有关，这也可能是在 SVD 脑损伤的基础[1]。

最近一篇关于脑血管性认知功能障碍机制的临床病理研究的综述中，Kalaria[6]强调脑血管内皮细胞和毛细血管之间的接触很脆弱，SVD 中可能被激活，易受血流动力学事件影响并分解，导致大分子和液体漏出，诱发炎症反应并导致微出血。此外，Kalaria 和同事[6,7]提示，腔隙性脑梗死与认知障碍关系的密切程度要弱于一些患者微梗死（即累及皮质或皮质下小血管的形状不规则的衰减病变）及表现为复杂的基于基因转录的分子功能表型的白质病变（例如，免疫调节，细胞周期，蛋白水解，离子转运，细胞结构，电子转运，代谢）与认知障碍的关系。

未来的发展方向

结合 2008 年世界卒中日主题，Vladimir Hachinski 教授，时任《卒中》杂志的编辑，对"小卒中，大麻烦"的话题发表评论[8]。Hachinski 不仅强调血管性认知功能损害（VCI）认识、治疗和预防的重要性，而且亚临床（即静息性）卒中的发生是有临床表现的 5 倍。他强调，那样的卒中很多都是 SVD 的结果，是小卒中，不那么"静息性"，因为它们增加了引发临床卒中和痴呆或认知障碍的风险。因此，SVD 不仅在其发病机制和病理生理学的理解，而且在预防方面，为我们提供了挑战。

美国心脏协会／美国卒中协会关于未来的发展方向的指南

我们现在认识到，SVD 是老年人认知功能损害和功能丧失的主要原因，使得 SVD 成为制定预防和治疗策略的主要目标[1]。在美国心脏协会／美国卒中协会（AHA/ASA）指南中，在血管对认知功能障碍和痴呆中的作用方面，我们强调 SVD 的重要性[9]。在后指南中我们讨论了将大动脉血管老化指数、认知障碍和静息性

SVD 联结的研究，并提请进一步关注 SVD 的认识，即 SVD 是涉及不同的但相连接的大小血管床的系统过程的一部分。此外，我们讨论了需要更好地理解脑血管性脑损伤中"静息性"卒中和白质病变的起源，预防和治疗的必要性[9]。

表 28.1 为 VCI 的未来研究计划提供的整套 AHA/ASA 推荐列表。这些建议适用于未来的 SVD 的研究。

表 28.1 根据美国心脏协会／美国卒中协会制订的 VCI 未来研究计划

1. 跨过文化和种族界限，实践认知测验的发展、验证和改进
2. 建立新的影像学方法来确定 VCI 相关的脑损伤生物标志物和风险
3. 发展纵向的临床 - 神经病理学 - 神经影像学相关性研究
4. 建立跨学科，翻译、相互沟通的卓越中心
5. 目标在血管风险和预防 VCI 和阿尔茨海默病的随机试验
6. 人口老龄化对大动脉和神经血管单元影响的临床和临床前研究
7. 研究确定新的 VCI 风险
8. 研究让我们更好地了解认知综合征的血管性脑损伤位置、程度和范围，以及识别新的风险和预防或治疗

见 Gorlick 等[9]

VCI，血管认知功能障碍

来自血管成像标准工作组中的神经退行性变的卓越中心的指南

本章的前面部分提到，SVD 的影像学表现包括皮质下小梗死、腔隙、白质高信号、血管周围间隙、脑微出血和脑萎缩。上述症状可能伴随神经退行性疾病，众所周知，这使得血管性和神经变性在认知障碍上的影响作用将很难区分[9]。不同的术语和定义已被用来描述 SVD 的影像学特征和相应的图像采集和分析方法[10]。因此，需要一个共同的术语来帮助我们更好地理解 SVD 影像特征和其他老年期重要过程的关系（如神经退行性疾病）。神经影像学为我们

提供了了解 SVD 和其他认知损害的疾病在实时性和纵向的关键机会。

最近，召集了一个国际工作组，并负责解决有关 SVD 影像学标准的研究的挑战[10]：建立一个共同的 SVD 的磁共振成像（MRI）术语和定义，并提出图像获取和分析的最低标准；提出 SVD 相关影像学改变的研究报告的标准；描述新出现的 SVD 临床前特点的定量检测的神经影像学方法。作为一个双重目的文件，工作组的研究结果除了在研究中使图像解释、掌握和报告标准化外，还可以应用到临床实践中。工作组达成共识的主要方法是应用 Delphi 的原则，并且术语和定义在一个切实可行的方式选取，反映描述性神经影像学特点，但避免对机制和病理学的假说[10]。由于文献使用穿支动脉和小动脉的词的变化性，小动脉一词指 SVD 涉及的穿支动脉和小动脉。

表 28.2 提供了国际工作组提出的 SVD 的主要形式的定义[10]。详细的术语、定义和 SVD 成像的最低标准的建议，都包括在工作组报告全文内[10]。此外，国际工作组提到未来的发展和挑战，包括小动脉成像的进展，如高场强 MRI，反应结构完整性的弥散张量成像（DTI），评估白质髓鞘形成，血脑屏障通透性的磁化传递成像和血管反应性成像，灌注成像，视网膜血管成像和定量敏感性制图（QSM）[10]。此外，强调了适当地运用多模态成像（例如，DTI 和萎缩的测量）。同时，提到了在 7T MRI，有时在 3T MRI 上诊断和识别皮质微梗死，同时提到影像研究要考虑血管和神经退行性病变，通过使用新的成像技术，如淀粉样病变正电子发射断层扫描（PET），仔细的临床检查、脑脊液和其他生物标志物的研究使我们进一步在临床 - 影像 - 病理相关性的方向进步。

结论

SVD 是脑血管病的重要原因，约占所有卒中的 25%，是 VCI 最常见的病因。未来关于老

化的研究，需要强调 SVD 对卒中及 VCI 的作用。这一研究框架已经由 AHA/ASA 的 VCI 指南提供，下一步在 SVD 研究中的神经影像操作标准和对老化和神经退行性变的作用已经由欧洲神经变性中心的一个国际工作组提供（表 28.1，表 28.2）[9,10]。有必要通过创新的临床 - 神经影像学 - 病理以及基础科学研究来阐明 SVD 的风险、预防措施、发病机制和病理生理，以及它如何与认知功能障碍和神经退行性疾病相联系。

表 28.2　SVD 主要形式的研究定义

1. 皮层下新发小梗死。单一穿支小动脉供血区有新发神经影像学上的梗死的证据；在最近几周发生的病灶，在影像特点和临床症状上是一致的；轴位上病灶最大直径通常小于 20mm；因为不是所有的皮质下梗死都成为腔隙或空腔，术语"腔隙"已经从这类除去

2. 假定血管起源的腔隙。使用这一术语区分血管起源的小空腔和其他小的脑空腔；通常圆形或卵圆形、皮质下、充满液体，直径 3～15mm，符合之前的发生在单个穿支小动脉分布区的急性脑深部小梗死或出血；并应与周围血管间隙鉴别

3. 假定血管源性的脑白质高信号。这词排除非血管性白质高信号（如多发性硬化、脑白质营养不良）；神经放射定义是 T_1 加权 MRI 序列等信号或低信号，CT 表现为脑白质低密度

4. 血管周围间隙。在动脉、小动脉、静脉，小静脉周围的脑外组织液间隙的延伸，包绕以软脑膜；在基底节区常见；通常微观，但如果体积较大时，可在常规影像学上显现；定义为穿通或横贯脑的灰质或白质，充满液体的间隙，信号强度类似于脑脊液，通常圆形或卵圆形，直径不超过 2mm，但大的可达 10～20mm，伴占位效应

5. 脑微出血。T_2^* 或其他脑磁共振成像技术（例如，SWI）上小的（2～5mm，直径≤10mm）的流空信号，这可能与"弥散"效应有关；其他出血性病变如脑出血和皮质表面铁沉积症亦应考虑

6. 脑萎缩。与脑梗死、脑外伤时发生的宏观脑损伤无关的脑体积缩小

见 Wardlawetal[10]

CT，计算机断层扫描；MRI，磁共振成像；SVD，小血管病；SWI，磁敏感加权成像；WMH，白质高信号

在世界范围内，大脑健康的重要性已达成共识[11~16]。协同努力来发展并建立研究 SVD

的国际卓越中心将是非常受欢迎的尝试，并可　　的重要线索。
为 SVD，这个世界性的灾祸，提供预防和治疗

（陈　飞　译）

参考文献

1. Pantoni L. Cerebral small vessel disease: from pathogenesis and clinical characteristics to therapeutic challenges. *Lancet Neurol* 2010;9:689–701.

2. Stephens RB, Stilwell DL. *Arteries and Veins of the Human Brain*. Springfield, IL: Charles C Thomas; 1969: pp. 3–42.

3. Garcia LH, Ho K-H, Pantoni L. Pathology. In Barnett HJM, Mohr JP, Stein BM, Yatsu FM, eds. *Stroke. Pathophysiology, Diagnosis, and Management*, 3rd edn. New York, NY: Churchill Livingstone; 1998: pp. 139–158.

4. Lammie GA. Pathology of lacunar infarction. In Donnan G, Norrving B, Bamford J, Bogousslavsky J, eds. *Subcortical Stroke*, 2nd edn. Oxford: Oxford University Press; 2002: pp. 37–46.

5. Ward NS, Brown MM. Leukoaraiosis. In Donnan G, Norrving B, Bamford J, Bogousslavsky J, eds. *Subcortical Stroke*, 2nd edn. Oxford: Oxford University Press; 2002: pp. 47–66.

6. Kalaria RN. Cerebrovascular disease and mechanisms of cognitive impairment. Evidence from clinicopathological studies in humans. *Stroke* 2012;43:2526–2534.

7. Simpson JE, Hosny O, Wharton SB, et al. Microarray RNA expression analysis of cerebral white matter lesions reveals changes in multiple functional pathways. *Stroke* 2009;40:369–375.

8. Hachinski V. World Stroke Day 2008. "Little strokes, big trouble." *Stroke* 2008;39:2407–2408.

9. Gorelick PB, Scuteri A, Black SE, et al. Vascular contributions to cognitive impairment and dementia: a statement for healthcare professionals from the American Heart Association/American Stroke Association. *Stroke* 2011;42:2672–2713.

10. Wardlaw JM, Smith EE, Biessels GJ, et al. Neuroimaging standards for research into small vessel disease and its contribution to aging and neurodegeneration: a unified approach. Standards for ReportIng Vascular changes on nEuroimaging (STRIVE). *Lancet Neurol* 2013;12:822–838.

11. Lancet Neurology Editorial. Towards a European Brain–Health Union. *Lancet Neurology* 2013;12:525.

12. Freiderich MJ. Dementia should be a priority. *JAMA* 2012;307:2017.

13. World Health Organization and Alzheimer's Disease International. *Dementia: A Public Health Priority*. http://www.who.int/mental_health/publications/dementia_report_2012/en/ (accessed June 9, 2013).

14. NINDS Stroke Progress Review Group. *Report from the Stroke Research Priorities Meeting: Top Scientific Research Opportunities from Workgroups on Stroke Prevention, Treatment, and Recovery Research*. http://www.ninds.nih.gov/find_people/ninds/OSPP/stroke-priorities-2012.pdf (accessed January 2, 2014).

15. Hachinski V, Donnan GA, Gorelick PB, et al. Stroke: working toward a prioritized world agenda. *Stroke* 2010;41:1084–99.

16. Canadian Best Practice Recommendations for Stroke Care. *Mood and Cognition*, 4th edn. http://www.strokebestpractices.ca/index.php/cognition-mood/ (accessed June 19, 2013).

索　引